U0295756

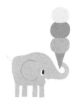

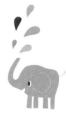

玛丽亚·葛莫利（Maria Gomori） 著

沈明莹 杨志贤 成 蒂 王凤蕾 审阅

释见晔 等 译

Elephant In The Room

大象在屋里

萨提亚模式家庭治疗实录

上海三联书店

译者序

　　萨提亚模式家庭治疗的著作,始于维琴尼亚·萨提亚(Virginia Satir)女士于1964年出版的《联合家族治疗》(Conjoint Family Thera-py)。1983年,萨提亚女士与其学生合著《萨提亚治疗实录》(Satir step by step: a guide to creating change in families),书中第一部分"家庭会谈实录",是萨提亚女士家庭治疗的逐字稿。萨提亚过世以后,台湾似乎不再有关于萨提亚模式家庭治疗的书籍出版。而玛莉亚这本关于"家庭治疗"的书,对萨提亚模式家庭治疗者而言,可说是承先启后之作。

　　玛莉亚自四十九岁起开始追随萨提亚女士学习,如今已届94岁高龄,仍以孜孜矻矻的精神,在每年春、秋两季,自加拿大远赴亚洲地区教导与带领萨提亚模式工作坊。本书即是她2010年6月在上海、2011年3月在南京,以及2011年11月在上海举办三阶"萨提亚模式家庭治疗"专业训练的成果。①

　　本书的出版是"无心插柳柳成荫",它一开始并不存在"萨提亚模式家庭治疗"专业训练的预期成果。第二阶段的训练即将结束时,为了学习,译者建议誊写玛莉亚工作的逐字稿,供学员互相讨论与学习。没想

---

　　①　十场家庭会谈,其中九场在南京、上海,但有一场家庭会谈是在北京进行,那是另一梯次萨提亚模式家庭治疗的训练课程。

到此一建议的影响如雪球般愈滚愈大，其中的过程译者并未参与，但是竟从誊写中文逐字稿而演变成一本书的出版。在此，一并谢谢那些家庭同意他们的故事出版，才有这本书之问世。其间的过程相当艰辛：由专人在保密协议条件下誊写这些案例的中英文逐字稿，①经玛莉亚的修改、增补、删订后，再翻译为中文。接着又把译稿寄给大陆的治疗师过目、确认、修改或重写。"治疗师的说明"即治疗师介绍案例的部分，有些是重写，而不是现场提案的修改。

本书是玛莉亚在台湾出版的第三本书②。前两本书先有英文版，再翻译为中文，本书却只有中文版，直接由英文稿翻译而成。玛莉亚期待台湾繁体、大陆简体版可以同步出版。

本书内容包括八个家庭、十次会谈，并非是以洋洋洒洒、长篇大论的方式来介绍萨提亚模式家庭治疗的教科书，而是呈现玛莉亚现场工作的内涵，看她如何多元运用萨提亚模式为家庭工作。每次会谈，由"治疗师说明"开场，治疗师介绍自己与个案工作的重点；中间是玛莉亚与家庭的会谈；最后则是小组讨论的反馈、提问和玛莉亚的教导。

唯一的例外，是本书中的《舍与不舍——想离家独立做自己的儿子》是首次会谈。换言之，玛莉亚见这个家庭前，并没有治疗师和这个家庭工作过，而是玛莉亚直接和家庭进行首次会谈，所以没有"治疗师说明"这部分。其后，因为时间限制，没有进行小组讨论，所以也没有"反馈、提问和教导"。

本书内容除了呈现现场工作的过程外，玛莉亚为了本书的出版，还新增了一些文稿，除了导论，她增补一段"当我见家庭之前，我的内在发

---

① 项目组注：在南京的课前工作会议上，赖杞丰、夏倩等助教们反映，学员希望有一本教材。玛莉亚回应说，如果逐字稿能转录，就可以写出教材来，大家踊跃响应，并于二阶课结束时专门开会分工。自此，开始了中英文逐字稿的同时转录工作，并于三阶逐个征得愿意参加的家庭的同意，其中也有选定的精彩个案家庭因害怕暴露而最终婉拒。

② 第一本是玛莉亚的自传《爱与自由》；第二本是介绍"家庭重塑"的专业著作《心灵的淬炼》，皆由易之新译，张老师文化出版。

生了什么?"这份珍贵资料,放在本书《由"心结"至"联结"——四个女人之间的爱与痛(1)》第四部分"答客问"里。从中可以管窥玛莉亚在工作时的内在历程。

本书之译文在大陆治疗师过目、确认时,为了照顾个案特定需求或其他因素,删除了一些重要、敏感的语句。这些删除,对于要完全看到玛莉亚现场工作的读者而言,虽有遗憾,但也是不得不的妥协。这是对案主需要之尊重,后来我心也从"不得不"转化为"愿意"妥协。

书中有关萨提亚模式专有名词之中译。自 1983 年萨提亚来台,萨提亚模式就在台湾落地、散播,其间相关书籍不断地被翻译、出版。近十余年来,萨提亚模式也在大陆心理治疗、教育、精神医学等领域大量传播,翻译书籍如雨后春笋般冒出。而专有名词因理解上的差异,出现许多不同的中译词,如 congruent 被译为一致型、一致、表里一致、一致性等。中文的"一致",意指"我希求,我和你'相同'",而这忽略了"我和你可以是有差异的"。此外,"一致性"除了求"表里一致"外,有时因应不同的情境,可以有"一致性的不一致"。所以在本书里,"congruent"均译为"一致性"。

另外,"self-esteem"常被译为自我价值(感)、自尊等。中文的自尊有时会与自尊心相连在一起,但自尊心强的人,其自我价值感有时可能很低,因此本书将"self-esteem"译为"自我价值(感)"。

萨提亚模式某些基本名词如 placating、blaming、super-reasonable、irrelevant,经常被翻译为讨好型、指责型、超理智型、打岔型,因为"型"易有暗指僵化、不变之义,但萨提亚模式相信,"人有改变的可能性",所以在本书译文里,这些都被翻译为讨好、指责、超理智、打岔。

从传入、散播至今,在前人基础上,后学者对萨提亚模式的理解与时俱增。笔者有感于学习者在学习中有关语汇本身的使用与诠释,对于了解萨提亚模式的意义相当重要,为使文本能适当地被诠释,可以为读者提供学习的服务,译者对于译词有其选择,但非定论,之中尚有讨论、发展的空间。

　　翻译以信、雅、达为原则,但本书是现场工作之结集,使用的是口语的文字。若要修饰成典雅的文字,则会丧失玛莉亚现场工作的精华。故译文以信为首要原则,再辅以达。

　　谨慎起见,我希望中文能无误地传递玛莉亚的意思,所以每篇译稿至少都经过沈明莹、杨志贤、郑怡君等人对"英翻中"文义的审阅。他们除了核对"中、英文义"无误外,还会再修稿,尤其沈明莹本人是现场的翻译者,更能掌握文句的前后脉络,经其修订之处,更见文本之流畅、生动。在此,对沈明莹之参与和协助,致上一份我的敬意与谢意,她是我翻译此套书的英语老师。翻译初期,时间较为充裕,译稿经过审阅,再经译者修订后,还会请第三者帮忙润稿,这部分则要谢谢李婉如的耐心修润。

　　因为翻译过程极为复杂,本书出版实是众志成城,而非译者本人单力可为。过程中有许多英文书信的往来:玛莉亚每修订完一个案例,即邮寄给我翻译,我的英文程度虽然可以英译中,但回信联络时的中译英则无把握,需要沈明莹、李岛凤的帮忙。对于沈明莹之大力鼎助及李岛凤之临危救急,我不胜感激。

　　案例都是中国家庭,用的是中文,但在英文逐字稿里,玛莉亚见到的是"中翻英"的语汇。我再"英翻中",如果直接依英文翻译而成,实难以抓到案例使用中文语汇的语感,这样的译文将展现出不中不西的风格。为使译文能流畅、生动,我急需对照中文逐字稿,以了解家庭成员使用的语汇为何。说到这里,我由衷感谢张瑶华,她是我的"救火队"。尤其在翻译后期,时间急迫时,我很感谢她的无私、慷慨,愿意从事这样繁琐的誊写工作,解我燃眉之急。

　　回首来时路,真觉不可思议。我明了自己个人特质,年少轻狂时的选择是宁可写论文也不要从事翻译,没想到为了萨提亚模式家庭治疗的承先启后,我竟然走过十三个月的翻译生涯,这岂不又印证了萨提亚模式的治疗信念:人有改变的可能性。

　　这段时日对我来说不只是工作,也是心性的磨练:磨我的不耐烦,要定下心来一字一句地琢磨、翻译;磨合我的焦虑与不安,译程中有太多的变数,太多的不按部就班,太多的介入……我需要接纳那随之而来、不停舞动的焦虑与不安,才能又按下性子慢慢地推敲、翻译,完成任务。

总之,庆幸生命当中有这段与我本性不合的翻译生涯,因为我的抉择,我需要决定、调整、修炼我的心性。一切滋味,尽在不言中,有不耐烦、枯燥、索然无味的日子,但也有专注、会心一笑的时刻、柳暗花明又一村的豁然。对生命里冥冥之中的安排,我又再一次臣服。

释见晔

目 录

导　论

本书如何诞生

2009 年在上海，有位很特别的人问了我一个问题，她能做什么以让我完成一个我梦想中的计划？那时候，我已经累积了多年和中国不同团队工作的经验。我曾在北京师范大学教导萨提亚模式的家庭治疗，也曾和很多团体合作，在不同的城市，面对大型的团体，采用不同的方式教导萨提亚模式。

我的愿望是和一群专业人士一起工作，他们或许已经从事或即将从事家庭治疗，他们需要具备萨提亚模式的基本知识，必须承诺在两年内愿意参加三期，每期六天的萨提亚模式工作坊。现在的问题是：有多少符合上述条件的人愿意这么做，不但要有足够的时间与精力，还要能偿付参加训练的差旅支出及各项费用。我的愿望终于实现了。这个特别的人叫李希哲，她主动提出赞助这项计划。就这样，一班人马聚集在一起，开始了筹备策划及各项组织安排。

李希哲自愿出资资助，让专业训练可以责无旁贷地进行。感谢我的朋友孙雅芳在整个训练过程中的参与、支持和照顾。夏倩、刘翠莲、鲍立铣等人在筹划、邀请、评估、审核及召集方面发挥了重要的作用，使这一切都变成了事实。刘翠莲以专业态度全心投入个案的召集工作。

陆程专业地录制了上课录像带,鲍立铣、何丽华包揽了其余剩下的事情。

此外,还要感谢"增爱同路人公益专项基金"的尹琪、李希哲、马东、吴海明、袁敏;"上海高校心理咨询协会萨提亚模式研究与发展中心"的叶斌、陈增堂、刘翠莲、鲍立铣、何丽华等人,及由邓焕成带领的"宏慧焕然管理咨询有限公司"的苏青、梁秀丹等人的帮忙与协助,培训项目的第一个阶段完全由他们负责完成。

感谢刘翠莲召集了整个逐字稿的誊写工作。释见晔、沈明莹、黄玉如召集、协调了台湾、香港地区的学员参与誊写工作。

感谢誊写中文逐字稿人员:付林涛、田淑梅、李慧贤、何丽华、茆丁、范忠凤、陈庆玲、张天安、张瑶华、黄碧珠。

感谢誊写英文逐字稿人员:朱雪娴、沈明莹、李伟庆、吴延基、周根骐、徐立新、陈华盛、袁敏、区纯华、黄玉如、曾慧雯、叶李淑仪、鲍立铣、卢婉婷、苏青。

感谢学习小组导师的帮忙:王凤蕾、成蒂、沈明莹、林宏川、陈桂芳、夏倩、杨志贤、赖杞丰、释见晔。

感谢周根骐、李伟庆对"导论的翻译";还有黄碧珠翻译《答客问》的部分(玛莉亚重要的教导)。

感谢释见晔对整本书稿进行翻译、整理及审核的工作。

还要感谢提供相关案例的治疗师:范忠凤、郭苏皖、闵需飞、付林涛、夏倩、刘翠莲、田玉荣、李雪霓。他们在提供案例后,还进行案例内容的审核与确认工作。

特别要感谢愿意把自己家庭呈献给大家的个案家庭:王振武、王霞、王广坤、Jane、Lydia、Alan、Steed 等。

要特别感谢工作坊所有工作人员的努力工作,让项目过程变得非常愉快。感谢摄影师的努力付出,没有他就不可能有此书的诞生。感谢所有小组导师的辛勤工作和对此项目的贡献。感谢钱震华编辑在整个简体版出版过程中克服困难、辛苦的付出。感谢刘翠莲在大陆简体版出版过程中的持续努力与支持,感谢刘翠莲、方伟英、何丽华、李宁、王荣、毕晨虹、冯冰、朱承熹等对简体版的校阅。

　　我要把最特殊的感谢献给所有参与现场会谈的家庭,他们对我们分享了自己的生命。能与这些家庭联结,真的是我们的荣幸。我代表所有读者向这些同意在此书中分享自己个案的家庭表示感谢,读者将从你们的经验中学习并获益。

　　我本人玛莉亚也要给自己一个欣赏,为了写作、修改、编辑此书,不知花了多少时间。我带着爱与欣赏,将此书献给所有在工作坊勤勉工作的同事及学员,他们分别来自中国大陆、港台地区,每个人都渴望学习和成长。

　　你们的参与促进了我的个人成长,也更让我相信我们彼此在一个非常特殊的层面上互相联结。我感谢能有这样的机会分享彼此的生命。

　　第一阶段的训练,2010 年 6 月 23 日至 27 日在上海举行;第二阶段的训练,2011 年 3 月 16 日至 21 日在南京举行;第三阶段的训练,2011 年 11 月 16 日至 21 日在上海举行。

　　训练导师是玛莉亚·葛莫利;翻译是沈明莹;来自香港和台湾地区的学员担任学习小组的导师。[①]

　　学习的基模是依据维琴尼亚·萨提亚家庭治疗的体验性训练工作坊,其方法是以小组分享学习要点、现场的家庭会谈,以及会谈之后的各种讨论。

　　我们邀请治疗师把他们治疗的一些家庭带到工作坊,让他们接受一次或一次以上的会谈,而每次都只做一场会谈。

　　每个被选中的家庭,都会有一位治疗师负责追踪。在我进行家庭会谈前,治疗师需要简要陈述会谈的诉求与期待,以及到目前为止的家庭治疗情况、介入,以及对历程的评估。我们对所有参加会谈的家庭承

---

　　① 有一位来自中国大陆。

诺保密,这些家庭也都同意录像。

会谈后,学员分组(十至十二人为一组)讨论他们的观察和学习要点。小组导师代表小组在全班面前分享学习要点并提出相关问题。为了确保后续的学习成果,我们依照学员居住的地区分组,由指定的地区小组导师带领大家定期观看及讨论工作坊的相关录像资料。地区小组的导师分别是台湾成蒂、香港沈明莹、南京夏倩、上海赖杞丰。

玛莉亚·葛莫利的开场白

工作坊开课的第一天上午,李希哲、邓焕成、夏倩分别致词欢迎、感谢所有学员的参与,并对这个重要的学习机会表达了成功的期待和美好的祝愿。

玛莉亚·葛莫利的开场白如下:

首先,我要感谢大家参加 2010 年度在上海举行的首届工作坊的学习。同时也要感谢筹备和赞助这个工作坊的所有人员,是他们把这项计划变成事实。我很荣幸有这个机会和大家分享我的信念以及我所知道的家庭治疗。相对而言,家庭治疗是心理治疗领域的一个新发展,到目前为止还在不断地变化与发展。

虽然其历史短暂,却有着漫长的过去——它是一种较新的心理治疗方式。有趣的是,在家庭治疗的初创期,那些独特而富有创新精神的先驱们,虽然身处同一时代,却生活在世界的不同地方,而且有很长一段时间,彼此互不相知。1966 年,我在加拿大完成社工硕士学位时,学校里还没有"家庭治疗"这门课。

由历史观之,弗洛伊德认为发生在成人时期的心理障碍,是由儿童时期未解决的问题所导致,但是弗洛伊德的治疗方法却剔除了家庭。

在美国,儿童指导诊所(Child Guidance Clinics)一开始只关注儿童的个体症状,从 20 世纪 20 年代起,甚至演变成一场运动。后来诊所的工作人员慢慢发现问题的根源并不是儿童的病态症状,如尿床,而可能是与家庭的紧张度有关。开始治疗时，母亲和儿童被分开观察，母亲被认为是问题的诱因；父亲则被忽略，因为父亲不被视为是家庭情感生活的一部分。常见的治疗安排是精神科医师治疗小孩，社工会见母亲。会见母亲的主要目的是减轻她的焦虑和情绪压力，调整其育儿态度。虽然在治疗态度上，重视家庭已得到认同，但母亲和孩子被视为个体而分别接受治疗。受到精神分析盛行的影响，关注和强调的重点是人的个体心智及内在冲突。受到大环境影响，虽然儿童发展领域有了很多新发现，但临床治疗还是常常忽略人际互动之脉络。

如前所述，在 20 世纪 40、50 年代时期，家庭治疗的先驱们各自以其独立的方式，在美国不同地方开始其演变发展。1951 年，维琴尼亚·萨提亚会见了她的第一个家庭；萨尔瓦多·米纽庆（Salvador Minuchin）也在 1959 年面见了他的第一个家庭。1950 年代初期，默里·鲍温（Murray Bowen）和卡尔·华特克（Carl Whitaker）会在某位家庭成员被诊断为精神分裂症时，让所有家庭成员都前来住院。1950 年代，有关家庭生活与罹患精神分裂症之关联性研究，引发了格雷戈里·贝特森（Gregory Bateson）开创性之研究工作——精神分裂症研究之项目，该研究阐明了"沟通""家庭"及"治疗"三者间的关联性。

2010 年 11 月在安纳海姆（Annaheim）举行的心理治疗发展大会（Evolution of Psychotherapy Conference）上，米纽庆博士谈到自己身为家庭治疗师的发展历程，我被他的演讲深深打动。他谈到了自己在哈勒姆街区，为住在寄宿学校的少年犯工作时的经历。和这些住校男孩一起工作两年后，他们各自回到自己的家庭，不久后他们又开始新一轮的行为障碍之恶性循环。这个发现引领他开创出家庭治疗的新途径。他不知道如何着手，所以决定从经验中学习。

他们做了一个双面镜，两名治疗师留在镜后观察，两名治疗师带领会谈。他们发展出"三阶段会谈"法。第一阶段，两名治疗师同时会见整个家庭；第二阶段，一名治疗师会见父母，另一名会见小孩。到了第三阶段，两名治疗师花半个小时会见整个家庭。之所以这么做，是因为他们认为父母和孩子在分开时会有不同的行为表现，他们试图探讨这些行为差异。会谈结束时，留在镜子后面的两名治疗师问道："我们做了什么？"他们不知道自己做了什么。这是一个学习的过程。他们对家庭系统的结构、联盟、结盟、界限、不同的功能，以及家庭成员在不同系统中所呈现的不同行为等种种因素产生好奇。

米纽庆博士谈到了他的第一本著作《贫民窟家庭》(1963 年)，此书是以社会学书籍的名义发表，因为那时没有心理学读者会对拿政府福利金的家庭产生兴趣；此书只售出五千本。

接着，他们与有厌食症患者的家庭一起工作。他们发现这些家庭相互纠缠，父母间的冲突加重了孩子的症状。随后几年间，米纽庆博士出版了十本书。他说，在那些年里，他的风格和思想发生了很多变化。他说：

> 当我听到结构式家庭治疗时，我多半会有很大兴趣，就像 20 世纪 70 和 80 年代时那样……，但现在我已不再那样了。所以我说我不是结构式家庭治疗师。我曾经是，但我现在的做法不一样了。
>
> 我的风格随年龄而改变，也随时代的习尚而改变……我在前二十至二十五年间所从事的工作虽说可以，但还不够……尽管我的思想保持了某种连续性，但我的风格已经发生很大变化。我阅读过所有同事的著作，通常我有自己的想法，而且经常不同意他们的观点。但我效仿维琴尼亚·萨提亚、艾克曼(N. Ackermann)、贝特森和海利(Haley)、华特克，我效仿麦克·怀特(Michael White)，我效仿每个我认为值得效仿的人……如果他们的观点正确，那便是他们奉献给这个领域的礼物……当然，我也效仿自己。我在自己的领域里不断地思考探索，不停地工作。

我被他的人性、诚实及企图变革的持久好奇心深深打动。我认为他传播的信念是永远不要固着于某种方法,乃至在学习上要不拘格、永不停息,这非常重要。我学习萨提亚竭尽自己所能、努力学习的态度,随后我发展出适合自己的东西,并形成自己的风格。她告诫我学无止境。我希望你们每个人要永远记住这一点。

我很高兴把我从萨提亚,以及我有幸认识的其他伟大导师那里学来的东西和你们一起分享。我从来没有停止学习,从来没有停止将适合自己的东西整合到自己的哲学和信念中。我希望在这三阶段的工作坊中,你们可以学到并拾取适合自己风格、信念及哲学的养分。

浅谈萨提亚

现在我来说说萨提亚。

在经济大萧条的年代,她在威斯康星州的一个农场长大,是五个孩子中的老大。父母亲的关系跌宕起伏,她很想理解父母亲的行为方式,他们一会儿彼此恨得咬牙切齿,一会儿又爱得死去活来。当然,在不断的争吵和暴力之间,也夹杂着一些欢乐的时光。她在《新家庭如何塑造人》书中写道:"我在五岁时就决定长大后要当侦探,为孩子们侦探自己的父母。"的确如此,萨提亚成了侦探,她创造"历程",让所有人看清自己的生命并作出新的选择。她谈到了自己成长过程中无时不在的仁慈上帝;她谈到了自己的母亲,从母亲身上她学到了一切皆有可能。

萨提亚五岁时,找到了几块真丝碎料,吵着要母亲为她做一件衣服。母亲说:"我们来想想可以怎么做。"母亲加上其他小布条,把它们缝在一起,真的为她做了件衣服。同样的想法,一直在她的工作中体现出来,我们如何能化零为整,东西无论多么渺小,当它成为整体的一部分时,就是重要的。她三岁就能看书,十六岁就当了老师。在 20 世纪50 年代,没有人会有兴趣了解学生的家庭情况,但萨提亚却做了非比寻常的事情,她想更了解孩子们的家庭情况,她陪学生回家去拜访他们的父母,她那时已经感觉到必须在家庭脉络下关照这些孩子。有一天,有个小男孩带她回家,他母亲一开门就说:"哦,我的天哪! 你做了什么坏事?"因为她认为只有孩子做了坏事,老师才会来家里。

萨提亚非常能干,十八岁时就负责管理一所孤儿院。1937 年,她在芝加哥大学社会服务行政管理学院攻读硕士学位。有一次她得了一个 D 的分数,有位教授告诉她:"很显然,你不是做社工的料。"她没有听从指导教授的建议,因为她已经直觉地采用了一种不同的路径去帮助人们。在 70 年代,正是前面那位教授授予她一枚"金奖",表彰她为人类服务所作出的贡献。萨提亚在颁奖仪式上说:

> "当我刚到这所学校就读时,心里充满期待与憧憬,但后来发现这所学校提供了同样旧模式的东西,和我在其他学校学过的课程一模一样。然后我对自己说:'以后当我成长时,我要做不一样的事情。'"

此时全场起立,报以热烈的掌声。

完成硕士学业后,她开始私人执业。一开始,她凭借自己在社工方面的训练及精神分析的底子投入工作,可是她却面临了事先毫无准备的状况。她会见了那些绝望的人,而当时的社会没有人想为这些人治疗。她被那些饱受精神折磨的社会弃儿及迷失灵魂的人所吸引。她发现自己可以帮助其中很多人,但不清楚自己做的哪些事情发挥了作用。她没有学习典范,没有人可以追随并效仿。在没有妇女运动和执业保险的前提下,萨提亚闯入了以男性为主的心理治疗领域,并开始了自己的工作。

精神分析技巧注重个人内在的心理历程。她勇于破除不适合自己的规条,她要在治疗中破除所谓的"个人隐私",而将家庭包括进来。在她那个时代,这是一个非常激进的举动。她从零开始,为自己的治疗模式设计了每一个步骤。萨提亚认为自己是"进化狂"。

1951 年,萨提亚和一个家庭有了重要的经验。在精神分析一统天下的时代,她打破了一些治疗的基本规条,做了自己的第一次家庭会谈。在一篇题为《我是如何成为家庭治疗师》的文章里,萨提亚女士描述了她的历程(In Her Own Words:Virginia Satir:Selected Papers 1963—1983,p.50 中译本:《当我遇见一个人》,北京:希望出版社):

二十五年前,也就是 1951 年 1 月,没想到我竟然约见了我的第一个家庭,当时只是想"治愈"我的病人。就这样,我贸然闯入了后来所谓的"家庭治疗"领域。那时的我,身为精神分析取向的治疗师,已经有八年个人治疗的工作经验。经由精神分析治疗,让病人发生改变,这需要很长的时间,但整体而言效果还算不错,所以我才敢私人执业。在这之前,我已经有六年的中小学教学经历和八年个人治疗的实务经验。

当时,我正在对一位二十四岁的女孩进行治疗,她已经被诊断为"门诊精神分裂症"(ambulatory schizophrenia)①。在我这里,经过大约六个月、隔周一次的疗程后,病人的状态有了很大改善。就在这时,病人的妈妈打电话给我,威胁说要起诉我,因为我使她们母女情感疏远。不知是出于什么缘由,尽管我清晰地听到她在威胁我,但我却听到了言语之外的声音:那是一种恳求、一种伤痛,尽管隐藏在威胁下面。我对这种感觉作出了回应,并邀请她一起参加她女儿和我的治疗会谈,她马上就接受了邀请。

母亲一加入会谈,病人立即退回到我和她初次见面时的状态。病人所有的成长都从我眼前消失殆尽。我立即陷入很多情绪之中——怀疑、愤怒、自责——直到最后我停止自责,开始"观察"眼前发生的一切。当我冷静下来后,不再只"听"到她们说什么,而是

---

①　指症状较轻的精神分裂症,病人不需要住院治疗,只需定期到门诊复查。这是国外的设置。

开始"观察"母女间你来我往的非言语讯息。我开始注意到,她们母女间出现了重复的模式。似乎女儿在与妈妈的互动中,采用了与我互动中不同的方式。而且,似乎她与妈妈的互动模式,比与我之间的互动模式更有力量。后来,我从理论的角度推测这是必然,因为她和母亲有着以求生存为基础的依附关系,而她与我就不同了。此后我觉察到,除非病人愿意转变为行为的主动发起者,而不仅仅是回应者,否则她将毫无希望地成为他人行为的受害者。

不过,当时我还不知道这些,但我开始理解:对当前互动线索的回应如何影响了人们的行为,这些行为又如何最终发展成为一个可预测的模式。当时我也并不理解,这些模式反过来又是如何编织成一个系统来满足生存的需要。但我很清楚自己正在违背精神分析治疗的专业伦理:不要见病人的其他关系人。后来在与女儿和妈妈一起工作了五至六周后,我突然意识到这个关系中可能还有爸爸。我询问她们之后,得到肯定的答复。

我又一次违反精神分析治疗的重要规条,因为在当时,似乎只有母亲是可以包括在病理学图像中的。我邀请了父亲,他同意加入我们。他的加入拓宽了互动的模式,包括更多的互动,也印证我之前看到的母女间的互动。起初我还没觉察到,当时我所观察到的正是后来由贝特森和杰克森(Don Jackson)命名的"双重束缚"现象(the double-bind phenomenon)。这样的互动模式和有精神分裂症患者的家庭通常有密切的关联性。直到最后病人所谓的"好哥哥"也加了进来,整个家庭的图像才算完整。哥哥进来时,同样的不平衡再度发生。我又重新开始工作,直到取得新的平衡。那次治疗结束后不久,我追踪得到的信息是新的平衡趋于稳定,情况良好。

我确实让情况发生了变化,但我不能确切地告诉你,我是怎么做的。但有一点是我可以肯定的,那就是我有一个坚定不移的信念:所有的家庭成员都可以互相联结,并能一致性地向对方表达自己。正因为我坚信这是可能的，才让我获得这样的成果。接下来我得思考"我做了什么？""我从那个家庭中学到的，并在治疗中能用于其他家庭的东西是什么？"

早期这个阶段，对我们这些开始观察家庭的人来说真是令人兴奋，因为我们正在开创新的疆域；却也令人害怕，因为从理论上来说，而且有时也确实如此，我们将自己的职业名声全押了上去。幸而我无需开立医药处方而没受到很多批评，也无需顾虑这方面的损失。

一开始，我们大多数人只是独自工作，并不知道别人在做什么。因为我们都在处理精神分裂症，而这种病或多或少被认为是不可治愈的；我们起初只是处于精神病理学科领域的边缘。

如你所见，这就是她（指萨提亚女士）家庭治疗的开端，她面临很多新的想法：家庭系统的力量、沟通中的谜团、所有的人际关系，以及人的内在价值。

当那位母亲打电话威胁萨提亚要告她破坏母女情感时，萨提亚感觉到了两种信息：语气中流露出来的恳求，以及言语上的威胁。"我要告你"这句话是一个威胁；其实质性效果是非语言讯号发出的表明："我很无助，我很害怕。"字面上——指责与威胁；内在的情绪——无助与害怕。

萨提亚没有对威胁做出"即时反应"（react），而是对恳求作出了回应（respond）。萨提亚邀请母亲参加治疗会谈，让她吃惊的是那位母亲居然同意了。

萨提亚在这之前所接受的教育告诉她，邀请母亲参加会谈违反了专业伦理。在当时的会谈里，若有家庭成员参与，是违反当时的精神分析方法及指导原则，而且被认为是不好的心理治疗。当母亲加入了女儿的会谈，女儿与萨提亚的关系又回到了起点。萨提亚观察了后来她所谓的"非语言暗示系统"，即"双重信息（double message）"构成的部分:言词是一回事,肢体语言又是另一回事,这就是萨提亚沟通理论的开端。

当萨提亚邀请身为父亲和丈夫的男性加入后,新的情况再度发生。本来母亲和女儿已经进展得很好,但父亲的加入使得会谈室里的沟通再次陷入破裂。萨提亚此时观察到了后来她所谓的"在基本三角关系中的求存活姿态"(The primary survival trio),我们一出生就生活在这种基本三角关系之中,这基本三角关系的维系方式影响到我们如何看待自己。在家庭治疗中,成功的结果取决于能否发展出滋养健康的三角关系。

当那位哥哥——所谓的"好人"进入会谈中,而妹妹被视为"病人"时,萨提亚了解到家庭其实是一个系统。每进来一个人,系统就会发生改变。当两个人在一起,之后再加入一人,系统会发生改变。例如,家庭中因婚姻关系而增加了另一个人,整个家庭系统就会发生很大的改变。

无论你学习哪个学派的家庭治疗,系统理论都是基础。当你身为治疗师进入这个家庭时,整个系统也会随之改变。

一个系统包括行动(action)、即时反应(creaction)及人际互动(interaction)。这是个人如何影响系统,系统如何影响个人的历程。当儿子进入这个系统,一切都变了。事实上,他是这个家庭的领导者,控制且强悍。每个人都讨好这个儿子,很显然妹妹在家中的地位被贬损了,而且被标签为"病人"。

从1951年起,萨提亚深知自己正在从事一项崭新又非常重要的工作。从那时候开始,她就不断邀请家庭成员加入病人的会谈。

她透过观察沟通来学习家庭系统,在治疗历程中逐渐发展出自己的沟通理论。她有胆量和勇气去做与众不同的事情,就像个艺术家,一路创新,勇往直前,在观察过程中创造了自己的理论,每一次治疗中的新尝试都会让她有新的发现。她有胆量迎接挑战,独辟蹊径。在心和直觉的指引下,她勇往直前,突破疆域,进入未知的新领域,并经由各种途径建立起新的联结方式。

1956年,萨提亚和帕洛阿托团队(the Palo Alto group)取得了联系,这个研究团队的成员包括:格雷戈里·贝特森、唐·杰克森、杰·海利(Jay Hayley)和约翰·韦克兰(John Weakland)。贝特森于1954年发表了关于家庭系统平衡的文章,该文章阐述了孩子病态行为的功能是为了恢复家庭现状的平衡。贝特森试图发展出一套沟通理论,来解释精神分裂症的起源及本质。从家庭的脉络来观察行为,家长争吵之后,孩子就会用行为作出反应,家长就会把注意力放在孩子被诊断的病态症状上,因此病人的症状维持了家庭的稳定。从家庭脉络来看精神分裂的症状是有意义的。

例如,父母争吵后,其中一个孩子会表现出病态行为。其症状本身有可能是为了阻止父母争吵,转移他们的注意力,把焦点转移到孩子身上而引起的。如此,孩子的病态行为就发挥了维持家庭平衡的功能,而其中一位家庭成员就承担了"被认定的病人"(identified patient)之角色。之所以这么说,是因为精神分裂症的沟通方式是从家庭中学来的。

在我曾经工作的医院里有个少年住院部,孩子们的住院、出院是司空见惯的事情。每当他们又住院了,我们就和整个家庭一起工作。我记得有位男孩进进出出医院很多次。在一次家庭会谈中,我们问这位男孩:"你还要这样做多少次呢?目的只是为了把你全家人带到这里来做治疗吗?"他站起来说:"我再也不会了。"

在《指向精神分裂症的理论》(Towards the theory of schizophrenia)这份报告中,贝特森介绍了"双重束缚"的概念。其推论是精神错乱的行为表现,可能不是因为能力崩溃导致无法应对现实,而是无法摆脱不得不应对现实的混乱和自相矛盾的沟通所造成。试想一个人收到了两个互相关联,但在不同层面上又互相矛盾的信息,而发现很难做出回应……这就创造出"双重束缚"。

举例来说,有位母亲来探望住院的儿子,儿子将手臂搭在母亲身上,此时,母亲的身体变得很僵硬。当儿子要缩回手臂时,母亲却说:

"难道你不爱我了!"儿子生气了,母亲又说:"亲爱的,你不要这么容易就感到窘迫不安,不要害怕表达你的感情。"

另一个例子是,母亲为儿子买了两条领带,儿子戴了其中一条,母亲就说:"难道你不喜欢另一条领带?"

我们也许经常碰到这种"双重束缚",而精神病患者却不得不长期面对这种情境,并且不允许表达自己的看法。

1959年,杰克森成立了"心智研究机构"(Mental Research Institute)并邀请萨提亚加入。这个研究机构专门研究家庭成员彼此间的关系,而这些关系又如何引起或影响到家庭成员的健康或生病状况。他们深入研究有精神病人的家庭,并把焦点放在治疗上。他们同意运用系统理论来确定这些家庭的模式(patterns)、规条(rules)、信息层面(levels of messages)及家庭的主导方式(governing processes in families)。萨提亚发展了一项训练项目,并于1959年夏季开班。这就是第一次正式的家庭治疗训练课程。

我在教学医院从事精神病学工作很多年,我们有着相似的经历。我记得一位二十六岁的男孩被诊断为精神分裂症,因退缩症状而住院治疗。他早上不想起床、不想工作也不想去上学。他跟父母住在一起。经过约三个月的密集治疗,他愿意开始新的生活。他有兴趣去工作,独立生活。我们认为这是一个很好的计划,之后我们邀请父母共同讨论这个计划。这个讨论可以说是个典型的双重信息。当我们提出工作计划时,父亲口头上说很支持,但随即提出一大堆顾虑,说明儿子不可能、也没能力这样做的理由。当我们提出让孩子搬出去独立生活时,同样地,父母一方面表示同意,另一方面母亲立即搬出种种理由,说明儿子为什么不能独立生活。病人回家后,再也没有离开过父母,不久他又回到了医院。

萨提亚女士参阅了默里·鲍温及其他研究精神病学者的论文。他们将精神分裂症患者的家人全部请进医院做治疗。鲍温发现当患者出院回家以后,他们的症状及行为又回到了当初入院时的糟糕状态。他开始让所有患者的家人都住院,进行观察。当萨提亚女士访问鲍温博士时,她觉得自己的发现获得了很大的证实与支持。

　　1964年,萨提亚来到了伊萨兰(Esalen)——一个位于加利福尼亚州的成长中心——她担任成长中心的主任。在这里,她遇到了完形治疗、人际沟通分析、心理剧、身体疗法及其他非传统治疗学派的创始人,并和他们一起工作。从1959年起,邀请萨提亚前往加州不同医院进行咨询和教导家庭治疗的人愈来愈多,后来,邀请不断地扩展,世界各国的相关机构都前来邀请她。1964年,她发表了第一本家庭治疗的著作《联合家族治疗》。

　　萨提亚的工作路径,在当时是革命性的。大多数专业训练都以症状为基础,病理学是他们关注的焦点。她反对这种看法,聚焦于症状是一种病理学的观点,他们假设“没有疾病”(the absence of illness)和“存在的健康”(the presence of health)是同一回事。相反地,萨提亚关注的是“健康”和“成长”,是一种持续不断的历程,需要人们摒弃不再适合自己的东西。她认为治疗是让人变成“全人”的教育过程。

我如何遇见萨提亚

　　我第一次遇见萨提亚是在1968年,我读了她的《联合家族治疗》,这本书开启了我的旅程。1966年,我在加拿大完成了社工硕士学位。这本书打开了我的新视野。当时我还不太明白,因为到那时为止,我在大学里的学习和这个完全不一样。我觉得这很新颖又有价值,所以我很激动,充满了好奇心,想要了解更多……

　　1969年,我有幸参加了一个为期五天的工作坊,就在那儿,我见到了萨提亚,亲身感受到她的神奇,这是最让我兴奋的一星期。我亲身体验到应对姿态、雕塑、家庭重塑、冰山;我参加了葬礼和婚礼中的角色扮演;最重要的是我看到人们发生了改变,太神奇了!工作坊结束时,我和萨提亚分享我自己的信念。我说:“这份工作,除了你,没有人可以做得如此神奇。"她看着我说:"我正在教导大家,而它是可以学习的。其实神奇力量(magic)就在你自己和每个人的身上。我的工作就是协助大家找到自己的神奇力量。"

我当时并没有完全明白,直到四十年后的今天,我才明白这是真的。在随后的岁月里,我发现了自己的神奇,也在别人身上发现了神奇。

之后的十七年里,我成了萨提亚的学生、朋友及同事,她成为我生活重心的一部分。跟她学习,我的人生发生了巨大变化,丰富了我的工作,以及和其他人的关系。

过去二十五年,我有幸和很多人一起工作,见证了他们生命中的种种变化。

在我认识萨提亚这十七年里,她不断地发展、扩充自己,从不重复自己已做过的事。她会谈过的家庭数量,比同行中的任何人都要多。她的理论源自于与他人一起工作和教学的实务成果。她见过成千上万的人、无数个家庭及团体。尽管我们还存有种族、文化、肤色、宗教及性别等种种差异,她却已经在寻找可以让人类彼此联结的普遍性。她发展出的"历程"适用于任何人,所以我们可以在全世界任何地方传播她建立的模式。这就像一场永不停息的舞蹈,随着情境而不断延伸扩大,最终与更大的系统相拥,乃至包容整个世界。

萨提亚的使命是在全世界播下成长的种子。她坚信人们只要先觉察自己,尊重自己及他人身上的人性,并透过人性彼此联结,世界和平就能成真。

我坚信健康的家庭造就健康的世界。任何人的出生和成长都离不开家庭系统。在孤儿院长大的孩子,从教育他们的人的身上,学习到如何做人。人的成长离不开人。我们在成长过程中学习到价值、文化、沟通、关系、性别、权力、控制,以及如何与他人联结。我们发展出有关"我们是谁"及"我们想要成为怎样的人"的概念。成年后,我们带着所有学来的东西进入世界、进入新的人际关系、进入家庭和工作的地方。所以，我们一直带着从原生家庭学来的东西。

如果用同心圆来表示，每个人就处于同心圆中心的第一个圆圈，被家庭围绕着；第二个圆圈是社区，然后是社会等等。它们彼此影响，互相作用。家庭影响社区，社区影响家庭。每个人身上都带着从家庭学来的东西。有些是我们为了求生存而学到的东西，但是长大后，它就不再适用了。

萨提亚真切地希望，如果我们能够在一个健康、一致性的家庭系统中抚养孩子，人们就能在互相尊重和富有同理心的前提下彼此联结，重视自己与他人，那么我们就能拥有健康、和平的世界。

这就是为什么我相信"家庭"以及"和家庭一起工作"极其重要。

永远记住，你们的工作是很重要。

随后五天的课程安排

萨提亚的工作基础是基于自己的信念、基本原则、希望，以及自己对人和家庭的观察。和世界各地的人一起工作，让她发现了关于人和家庭的普遍性。尽管每个人和每个家庭都是独特的，根基却很相似。我们因相似而联结，因差异而成长。

我会每天见一个家庭，也会给你们一些观察的指引，告诉你们在观察家庭会谈时要关注什么。之后，你们在小组里讨论自己的观察、学习、体会并提问。每位小组导师要在大组里报告小组讨论的结果及观察要点。你们要讨论会谈如何进行的，以及我怎样示范萨提亚模式的基本要素、治疗目标、信念，以及运用自己。

具体说明如下：

萨提亚模式的基本要素

1. 体验性

治疗必须是体验性的，要尽可能地提供案主正向的生命能量。一种常用的方式是利用身体的记忆，让案主感受到早期生活事件对自己的冲击。体验过去及现在的正向生命能量,可以产生能量的转换。

我们从经验中学习,沟通的应对姿态是隐喻,当我们讨好、指责、超理智、打岔或一致性时,反映出我们采取不同的应对姿态时,我们的身体会有什么感受和如何感受。经由不同的应对姿态或任何身体位置的雕塑,案主进入此时此地,与自己的内在历程联结。

例如,如果有个人进入我的办公室说:"我很忧郁。"我会让案主摆出一个身体姿势,去体验他现在的感觉。之后,再看看案主要摆出什么样的身体姿势,去感受他希望的感觉。身体姿势的改变,在多个层面上创造出新的觉察:我们承受了怎样的心理压力? 我们需要放下什么?

2. 系统性

治疗必须进入案主的内在系统和人际互动系统进行工作,让案主体验到自己的生命。转化是个人内在系统里一种能量的转换,会冲击到人际互动系统的改变。个人的内在系统包括:感受、观点、期待、渴望,以及真实的"我是"(the authentic "I am"),所有这些因素都以系统的方式,彼此互动影响。人际互动系统包括"关系",指的是过去和现在所经历的各种人际关系。这两种系统互相作用,彼此影响。

有些治疗路径只聚焦于人际关系,即人际间发生的事情;另一些治疗方式则关注自我内在的体验。在萨提亚模式中,我们希望每个人在自己内在层面和人际关系层面都能发生转变。

深层的转化涉及到冰山的每个层面,我们的观点、期待、感受及应对方式都会改变,同时可以接触到自己的渴望。

3. 以正向为导向

聚焦于案主的健康、选择的可能性、成长、能获取资源、对成长的期待,而不是强调病理或问题解决;联结人们正向的生命能量,而不是联结生命中负面的影响。当症状以身体痛苦的方式表现出来时,要问的是:能量被卡在身体的哪个部位?

正向的意图意味着我们不会聚焦于症状、疾病或被认定的病人身上。在家庭里，常常会认定某个人是"问题"。例如这个男孩不去上学，就会被认为"他就是个问题"。但是，我们不这么认为，而是要观察整个家庭系统。当我们问"你想要改变什么"时，这已经表示"改变是可能的"，总是存有希望。

例如，家庭经常会把"孩子不去上学"，认定是有症状的。如果我们把这个当作症状加以处理，孩子就会被贴标签，认定他是个问题。有时候父母带着孩子四处求医，试图找出孩子到底出了什么问题。对此，我们会建议去发现孩子和家庭的资源及力量，以便打开家庭系统里被阻塞的正向能量。

又如，创伤是一种经验，照传统的做法，我会很支持案主：(玛莉亚转身面对口译者)"真可怜，你竟然发生了这种事情。你肯定感觉糟透了！我支持你。"诸如此类，这是提供帮助的传统方式，这是我曾经学到的给予支持、安慰、同情的方式。但这不是真正的帮助，因为案主感到自己越来越渺小，越来越依赖他人。我们事实上支持了他的软弱，而忽视了他的力量。运用萨提亚模式，我会用一种很不同的语气说："当时，你是怎样走出困境、活过来的？""你运用了哪些资源？""你很有力量。"我知道，如果案主是活着并坐在我面前，一定有他应对的资源。

我在家庭治疗中也运用同样的方法。如果家庭中有虐待，我们不是聚焦于虐待，而是聚焦于案主如何在应对和求生存时发展出的资源。这就是正向导向的意义。无论案主如何悲伤，如何压抑，如何被剥夺，只要这个家庭能出现在你的面前，就表示他们已经走过来了，已经应对了，他们具备了求生存的能量及资源。问题是，我们如何帮助他们使用自己的能量，走向下一步。我们唯一能做的是支持他们自己的能量。这是不同于医生为病人做的医学模式，即使有医生的介入，但病人的参与还是非常重要，因为病人的参与促进了自己的康复。

其内在深层的含义是，我们都是能量，而"症状"意味着，能量被卡在系统的某个地方。我们都是宇宙能量的一部分，因此是彼此联结的，这就是为什么我们可以角色扮演彼此的家人。我还相信,我们这群人能聚在一起,必然有聚在一起的缘由。从每个个体和整个群体中,我们可以彼此学习。

4.聚焦于改变

所有萨提亚模式的治疗,是聚焦在"转化"和"改变"。

会谈时,我们首先问的是:"你想要什么?"而不是问:"问题是什么?"你绝不会听到萨提亚女士或某位萨提亚治疗师问:"问题是什么?"因为这不是一个以解决问题为导向的治疗方法。我们会问:"你想改变什么?"会问家庭里的每个人,他们想要什么? 这样的提问已经反映出"改变会发生,而且治疗师相信改变是可能的"。

我们相信能量的转换,所以我们会问:"你想改变什么?"我如何正向地去使用我所有的资源? 这是什么意思呢? 如果在很长一段时间里,我用某种方式运用自己的能量,就会形成一种模式。比如一位青少年叛逆成性而排斥一切,因此耗费了自己的大部分能量。在那个时候,也许因为叛逆而好几次拯救了自己的生命,但后来发现生命里能让自己叛逆的东西已经不存在了,所以必须学习转化那部分能量,把它们用于对自己当下生活更有益处的地方。很多人继续使用一些他们从小就学会的资源,事实上,这些资源已经不能帮助他们现在的情境了。例如,小时候学会的资源是"保持沉默",因为家庭规条是"不许对大人回嘴"或"小孩子不该口无遮拦"。所以,这些压抑的能量可以被释放,并且转化成开放的能力。

5.治疗师自己

治疗师的一致性是创造会谈氛围的必要条件,如信任、安全感、关怀、接纳、希望、真诚的关注及真实性。改变的主要工具是治疗师的"运用自己";而建立信任则是治疗历程中不可或缺的一部分。

治疗师是改变历程中的一个陪伴者和参与者。和案主是合作关系,其目的是取得资源以做出新的选择,聚焦于健康而非症状。整个历程一定是在人与人接触的前提下展开,其重点是让案主赋能。整个历程的脉络,是在案主和治疗师间一种成长和学习的体验。治疗师需要在行为上示范一致性,需要全然地活在当下,并和自己的内在情感及思想联结在一起。

萨提亚用乐器来比喻和说明治疗师如何运用自己。乐器的声音取决于演奏者的经验与创造力。这个乐器代表治疗师自己,而治疗师身为人,需要调整自己的状态。

治疗的历程,是治疗师的自己和人们/病人/案主或家庭的自己相遇。当这个历程发生时,会为脆弱和改变的开放性创造情境。每个人都拥有成长所需的资源,治疗师的任务是帮助案主发现并运用这些资源。

治疗师的信念是最重要的。如果治疗师认为人是神圣的,他就会帮助案主去实践这个信念。如果治疗师认为人是受害者,就会试图去拯救他们。如果他认为人是可以被操纵的,就会变个法子操纵他们。萨提亚家庭治疗模式高度尊重人性,尊重每个人身上的生命力,相信改变是可能的,相信任何人都能够发展与成长。

治疗师要"运用自己",意味着要先了解自己。这需要治疗师已经处理过自己的家庭议题,清楚自己的脆弱及陷阱。

萨提亚模式的四大总目标

1. 提高自我价值

自我价值是人对自己价值的体验或解释(不只是他如何感觉)。自我价值是一种存在状态,包括自我、他人及情境。

2. 促进负责任的选择

鼓励案主做出自己的选择,永远有选择的可能;越是觉察自己、接纳自己,越能为自己、他人和情境作出更好的选择。

3. 鼓励为自我负责

自我负责是成熟的要素，它包含行为、感受、想法及经验，以满足自己的渴望。

4. 协助案主一致性

一致性是一种觉察、接纳和开放的状态，是内在自己的真实体现，代表内在的和谐。

设定治疗目标，是治疗师先进行评估，然后为案主设立目标。传统上，在萨提亚模式中，治疗目标和阶段性目标并不是以内容为导向。所有的目标都是为了成长，为自己站起来，成为一致性的人。这意味着要有高自我价值、重视自己、为自己负责、做出自己的选择。"成熟成人"的定义就是，高自我价值、脚踏实地站着、为自己负责，并且能自己做出选择。

无论我们和个人、家庭或团体工作，这些都是我们的目标。家庭是一个系统，在一个健康的系统里，每个人脚踏实地站着，而且彼此联结。这是一个健康家庭的图像，也是一个完整、健康的个人图像。这是一个一般性目标，而我们如何到达那里是一个历程。我们去发现"他们想要什么""用什么方式得到他们想要的"。基本而言，在每个家庭里，人们都需要被爱，彼此联结，和谐生活。我见过很多家庭，无论是真实的或模拟的，当我问他们想要什么时，他们都会围成一个圈，渴望彼此联结并感受到个人的尊严。

在萨提亚模式里，我们一边评估，一边介入。如果案主离开时没有带走任何希望，就表示你没有做好工作，他们有可能再也不会回来了。无论希望多大，他们都需要感觉到有希望，改变是可能的。

萨提亚发展出很多模式与工具。只要可能，我们就提供家庭一个体验的机会。雕塑为评估和介入提供了丰富的机会，雕塑显示出语言不能表达的东西，让家庭获得新的信息。当大家围坐成一圈时，要他们表达感受、观点及期待是不太容易的。举例来说，每个人都可能认为母亲指责父亲,但要讲出来却有些困难。若是透过雕塑,就能经由不同的应对姿态让真相一目了然。需要注意的是,只有在建立起关系和一定的信任度之后,才能引入雕塑。

对治疗师而言,如何与案主联结是一门艺术。身为治疗师,在整个历程中,你是最重要的工具。你是什么样的人? 如何运用自己? 如何示范一致性? 处理过自己多少的家庭议题? 愿意在多大程度上用专业的方式暴露自己? 所有这些因素,都会决定你和家庭或案主的关系。

做出接触,是首要任务。

评估与介入

观察一个家庭时,我关注什么呢?

1. 沟通

你可以确定的是,当一个人或一个家庭有问题时,他们的沟通是不一致的。如果系统是一致性的,他们就不需要来求助了。我们希望他们学会从不一致性到一致性地沟通。

2. 自我价值

来求助的家庭通常是低自我价值的。我要提醒大家的是:高自我价值并不是感觉幸福。自我价值是一种意识的层次,是认可自己和他人的一种体验。

想象一下,你一觉醒来后感觉很沮丧。这表明你情绪低落,感觉糟糕。虽然如此,你仍然可以提高自我价值,重视自己。同时,你也感觉到悲伤、苦恼。如果你可以接受这种情绪,你甚至可以和朋友分享你的感受。

协助人们得到不同层次的自我认可,是萨提亚模式的核心目标。

3. 家庭规条

在一个不健康的家庭系统里,家庭规条是僵化、非人性、没有选择余地的。我们希望这些家庭能把僵硬的"规条"改变成"生活指引"和"界限",用负责任的态度为后果负责,而不是强行惩罚。

4. 家庭系统

不一致性的沟通、低自我价值、僵化的规条,创造出封闭、僵硬的家庭系统。在学习一致性沟通的历程里,家庭成员能够自我肯定,希望封闭的家庭系统会变得更开放和有弹性。

在家庭系统里,家庭成员一直在互动。如果我们让家中的一位成员学会"自我肯定",很可能会产生一连串的连锁反应,并逐渐改变整个家庭系统。所以,需要寻找那个最愿意成长的人。有时候,最愿意成长的人就是那个需要帮助的人,他常常是个孩子,最容易被调动起来参与改变的历程。

5. 对改变的态度

不健康、封闭且僵化的家庭系统害怕改变、拒绝改变。我们希望家庭系统更趋向于一致性和健康时,它会变得开放且欢迎改变。

6. 生产力

在不健康的家庭里,家庭成员觉得没有安全感、混乱。如果他们改变自己的沟通方式,就会获得更多的自我肯定、改变僵化的规条,以及对改变持更开放的态度;他们的生产力会因此变得更脚踏实地而安全。

不健康的家庭系统		健康的家庭系统
从:	转化	到:
破坏性的、不一致性	沟通	建设性的、一致性
低且自我破坏的	自我价值	高且自我肯定的
僵化、非人性的	家庭规条	生活指引和界限
封闭、僵化的	家庭系统	开放且有弹性地
拒绝且害怕	改变	开放并欢迎
混乱、不安全感的	生产力	平稳、脚踏实地的

家庭或夫妻的会谈

1. 建立关系
◎　与每位家庭成员接触
◎　留意每件事情并适当地回应
◎　缔造改变的希望
◎　建立信任关系

和家庭中的每位成员联结并建立关系非常重要。要建立信任关系。我花很多精力在建立信任关系。有时候我会问："你想知道我这个人多一些吗?"我尽最大努力,营造良好的会谈氛围和安全感。我们的工作坊是个非常特殊的场景,因为有一大群人在这里。试想一下,如果你和家人一进门就看见六十多个人在这里,而且还要在这么多人的面前揭露自己、回答问题,这种场景为我们的工作增加了特别的难度。所以,当我面对一个家庭时,我会花更多时间与他们联结。

2. 问每个人"想要什么"(而不是问"问题是什么")
◎　对每个人个别提问
◎　给每个人相同的时间
◎　引导成员互相对话,而不只是和治疗师对话

无论家庭里有多少人,我们都要花相同的时间与每位成员联结。治疗师往往很容易给了其中一个人很多时间,尤其是刚从个人治疗转为家庭治疗时。治疗师会忍不住想对和你说话的人说话。当我第一次做家庭会谈时,我很高兴其中一个人不停地跟我说话,我因此而忽略了其他人。

如果你把重点放在一、两个人身上,而不是让每个人都得到相同的时间及关注度,你将失去整个家庭,他们有可能再也不来找你了。没有人愿意被忽视,即使是一个不愿跟你沟通的孩子也是如此。处于这种情况,你可以说："我发现你不愿意跟我说话。"所以和每个人联结非常重要。每个人都需要被关注。

树立改变的希望也很重要。"你想改变什么?"这个问题已经包含了希望。你需要相信改变是可能的,但你不能假装。如果你不相信有希望,那就不要说。

3.观察与倾听
◎ 家庭成员之间的互动
◎ 他们的沟通模式
◎ 语言与非语言的模式
◎ 谁说得最多
◎ 谁看上去最有权力
◎ 谁保持沉默
◎ 他们之间的关系如何
◎ 评估他们之间的"桥梁"(bridges)或"墙"(walls)

当我问了每个人想要什么以后,我会抛出问题,引导家庭成员互相对话。例如,在一个四口之家(丈夫、妻子和两个孩子),首先每个人会跟我对话,之后我会引导他们互相对话。如果妻子说:"我希望他有更多时间在家。"我会转向丈夫,对他说:"你知道她希望你有更长的时间待在家里吗?"丈夫会接着说:"我太忙了。"然后,我会让妻子直接跟丈夫说这个议题。我会让他们调整位置,能彼此看着对方的眼睛,并告诉妻子:"请你告诉他,你希望他有更多的时间待在家里。"我会鼓励丈夫和妻子就这个议题互相对话。

然后我会问女儿,她要什么,也许她要的东西很不一样。我会和父母核对,他们是否知道女儿要什么。同样地,他们可以就这个议题互相对话。所以,一步一步地,每位家庭成员都表达了自己的愿望与期待。接下来便是尽可能地引导他们彼此对话。

有些事情很难开口说出来,尤其是谈到"他们想要什么"的时候。通常孩子会一言不发,这时候我会问妈妈,这是不是他在家里的习惯。很快地,我会发现谁是那个被认定的病人。在这样的系统里,经常会有一个代罪羔羊，而且他们已经认定谁就是那个人。即使那个人不愿说话，我们也可以透过间接的沟通方式，给予他们（指代罪羔羊）支持，并且接纳他们是一个"人"。

焦点不在问题或症状本身，我们更关注他们如何应对痛苦。很快你就会发现，他们如何应对那个代罪羔羊。父亲可能会指责，母亲可能很挫败，而妹妹可能很支持。在这个家庭，我们看到母亲有她应对女儿的方式；丈夫用另一种方式应对妻子。父亲不担心症状，母亲却很焦虑，且夸大孩子的症状，她想要女儿摆脱所有的症状。

雕塑帮助我们和家庭看到彼此、个人的观点。例如，如果是一家四口，你可以说："我对你们家发生的事情有一个图像。我可以呈现这幅图像吗？"我呈现我的图像，让他们看到。这样，他们就可以学到不同的应对姿态，然后我要每个人再呈现他们自己的图像。

我希望可以有机会对你们呈现一个模拟家庭的图像。这种方法能非常有效地帮助每个人看到彼此的观点。例如，女儿用家庭雕塑呈现出她的观点：她认为的"父母之间的关系"，及"父母与孩子之间的关系"。就这样一步一步地，我会让每个人透过家庭雕塑呈现出自己的观点，包括代罪羔羊者的观点。这种方式，不需要用语言来表达他们的观点，但让人一目了然。这种方法对孩子非常有用，尤其是不愿说话的孩子，让他们有机会用非语言的方式表达出自己的感受、谁最有权威等等。孩子对我们呈现出他们对权力、控制、亲密和疏远的观点，并表达他们的愿望及想要的结果。

总结非常重要——结束时，你一定要让每个人都呈现出自己未来想要怎样的家庭图景。

4. 情绪方面

◎　他们如何表达受伤害的感受、生气、冷漠或爱、关爱、接纳

◎　评估他们自我价值的层次

◎　表达感受时，他们自我保护的程度

◎ 他们的亲密与疏离

◎ 他们如何分享爱及情感

今天的呈现不是典型的首次会谈,因为我已经从治疗师那里得到与案主相关的信息。与情绪有关的,我们可以从每个人自我价值的层次入手。在今天的案例中,似乎父亲的自我价值很低,母亲的自我价值较好一些。但我会对此提出质疑,因为如果母亲还需要透过女儿来为自己加分,那也表现出她的低自我价值。他们如何分享爱与亲情呢? 我还没有看到。

5. 原生家庭及文化背景

◎ 姻亲和大家庭的影响

◎ 宗教和文化议题及差异

◎ 父母如何相遇

◎ 他们希望得到什么

◎ 对彼此的期待是什么

◎ 教育孩子的方法与议题

◎ 资源

6. 议题的讨论

关于如下议题的讨论:

◎ 财务

◎ 孩子教养

◎ 工作压力

◎ 时间分配

◎ 如何做决定

◎ 分担工作

7. 使用的工具

◎ 运用雕塑

◎ 雕塑的历程

◎ 呈现每个人对他人的看法

◎ 鼓励家庭成员彼此沟通，借此增加彼此的互动

◎ 运用沟通练习

◎ 引导家庭成员倾听对方

◎ 核对每个人所表达的意义及心中的猜测和假设

◎ 使用"我"，而不是"你"的信息

8. 分享脆弱的我

◎ 鼓励表达和接受脆弱的部分，例如：害怕、焦虑、羞愧

◎ 强调并认可正向感受与特质

◎ 运用"重新协商"（renegotiation）

◎ 运用"假如"技巧（"As If" technique），协助成员重新建立信任关系

◎ "矛盾性建议"（Paradoxical suggestion）：夸大病症，以松动行为的模式

9. 首次会谈总结

◎ 加强家庭的正向能量、力量及资源

◎ 确定每个人在首次会谈中学到什么

◎ 给家庭作业时，要先确定他们已在会谈中练习过

◎ 拟定少于四次会谈的合约，包括：家庭成员之间的承诺，一起朝着期望改变的方向前进

治疗是一个学习的历程，治疗不是修理，不是解决问题，不是消除，而是增加。

带刀上学的男孩

——突破爱与控制的矛盾

一 治疗师说明

问题呈现

这位十七岁的男孩充满了愤怒和无奈,很聪明却也非常敏感。

2010年2月,男孩的父母经由网络上的预约电话,与心理咨询机构联系,并预约了心理治疗师。男孩在学校无法好好念书,觉得班主任(一位中年妇女)说话含沙射影,是针对自己而讲。男孩很讨厌老师们看他的眼光,甚至不愿意抬头看那些老师。对教导处主任要他将头发剪成学校规定的发型很反感。男孩与同学的关系也很糟,无法和本地学生成为朋友,几乎快要被退学了。母亲带男孩来见心理辅导老师,但她主动退出,没有留在会谈室里。

男孩说自己读小学时很快乐,那时他有三位好朋友。小学毕业后,其中两位和他进入同一所中学就读,但有一位没有和他们在一起。男孩一直劝那个朋友转学,在朋友家人的努力下终于转成,他们又在一起读书了。但班主任非常看不起这位同学,在大庭广众下批评、指责、体罚他。对于好朋友被当众羞辱、体罚的事,男孩感到很自责。初二时,男孩拿椅子砸老师,从此他就开始经常逃学,到学校屋顶花园晒太阳,不愿进教室。

2008年，男孩读完初三后来到上海。为了适应这里的学习进度，他被迫降了一级，重读初三。他和奶奶住在租来的公寓里，假日才回家。奶奶特地从老家来照顾他的生活起居，但男孩不喜欢奶奶，觉得奶奶像是母亲的眼线，关于他的事情，奶奶都会向母亲报告。

来上海前，男孩曾在家乡某所大学接受心理学教授的心理治疗，被诊断为"焦虑发作"（anxiety attack）。身为医师的父亲没有让男孩吃药，但开了一些中药给他，因为他的胃常常不舒服。

治疗师和男孩有九次的个人会谈。第一次会谈时，男孩就带来他的问题："我要怎么做才能在看到那些老师时不那么气愤？才能和其他同学一样安心上课？"

第五次会谈时，男孩坦白地告诉治疗师，他每天都带一把小刀到学校，这把小刀是以前的朋友送给他的。每次看见班主任，他都有股冲动想拿东西砸过去，担心自己有一天真的会这样做。而且他已经观察了校长进办公室的时间、每天到学校的路线。男孩说："如果我升不上高中二年级，我就要先杀了他们几个，然后再自杀。"治疗师把这件事告知男孩的父亲，但父亲不以为意，说自己也见过那把小刀。男孩不同意告诉母亲这件事，认为母亲会对此事过度反应，要死要活的。

问男孩是否要来见玛莉亚，他说："如果父母同意，我就同意和玛莉亚谈。"

治疗师的评估和期待

治疗师很讶异，为什么男孩对"老师打学生"的行为有那么大的触动，认为男孩可能把母亲管教自己时的感受投射到老师身上。男孩说，他没有读小学之前的任何记忆。父亲在电话中曾提到，男孩在五岁时被母亲打过，当天晚上还被关在阳台。虽然母亲只有那次打得比较严重，但从此后男孩就非常胆小，变得很乖。从五岁开始，到十三岁读初二，睡觉时一定要跟大人一起，虽然他有自己的房间。初三之后到上海，自己住一间房，不过每当父母来看望他时，他们依然会住同一间房。

　　在母亲眼中,男孩是个乖孩子,但他却告诉治疗师,初中时常与同学在外面和人打架,也受过伤,父母从来不知道这些事。今年年初在上海,他曾经和一帮人群殴另一班的同学。打架时,不知为什么突然想起他的数学老师,莫名其妙地把被打的同学当成数学老师,一边打他,一边说:"你给我留作业! 你再敢给我留作业看看!"

　　治疗师猜测孩子与母亲之间有纠结的关系:一为是一心想做个好母亲的角色却担心孩子走岔路,一直想掌握孩子所有的事情与未来;而孩子想逃却逃不掉,在理智与情感中挣扎。

　　治疗师观察到,每当男孩谈到母亲就容易情绪失控,甚至哭得很悲伤。

　　男孩说,对母亲的"负面情绪"感到很无奈与愤怒,认为自己无法挣脱母亲的软性控制。尤其是在老家读书的那些日子,每天和谁一起玩、和谁做朋友,包括和楼上、楼下的哪个人讲话或打招呼,都受到母亲的严格审查和监管。他讨厌母亲每天站在楼上声嘶力竭地喊自己回家时那种"叫魂"般的喊声。他说,以前在老家,只要母亲坐在沙发上不吭一声、摆着一张死人脸时,他就连大气都不敢出。听到母亲说:"你过来陪我看电视。"他就心惊胆战地乖乖坐在母亲身边,陪她看电视,心里却很害怕,生怕母亲会哭泣或发脾气。男孩说他就怕看到母亲的眼泪,每当会谈时谈到母亲,男孩就愤怒又无助,甚至用拳头捶打自己的大腿或座椅。

　　治疗师评估,男孩的父母可能关系不和。因为在男孩的印象中,父亲读研究生时,尽管研究生院离家只有三十分钟的车程,却有三年不曾回家,父亲不在时,他就单独和母亲住。但父亲说,当时他是兼职念研究生,每星期都会回家一次。每当父亲回来晚了,母亲就像家里死了人一样,模样很吓人男孩就赶紧躲到房间里。只要听到父母争吵,他就躲在被子里,一边哭一边祈祷,希望他们赶快平息。

　　治疗师觉得男孩可能从小就担负起母亲的重要陪伴者的角色,或许母亲的成长历程里有她自己的议题。在养育儿子过程中,母亲想的和做的不一样,潜意识里不愿意儿子长大、放他自由。他们以自己的方式相互束缚又自缚,希望对方好,却又做不到。感觉母亲的行为像个小女孩,男孩曾说:"如果妈妈知道我有女朋友,她会杀了我再自杀。"治疗师不觉得母亲了解男孩的心里在想什么。每次会谈时,男孩都沉溺在自己的世界里,认为"父母不会提供任何他想要的东西"。而母亲只是一心一意地想要儿子进大学、将来有份好工作和生活。她用她的好母亲信念软禁了儿子青春的心、束缚了儿子想飞的翅膀。

与男孩进行个别心理治疗时,治疗师给予男孩很多的倾听与支持,让他能够宣泄积压的愤怒、伤心及委屈,并试图做些情绪管理的介入与练习。但是,却不能从根本上疏通男孩面临压力时的不快。治疗师评估这个家庭的能量卡住了,却无法邀请到忙于工作的父母从外地来上海进行家庭治疗。希望借助这次难得的机会,邀请男孩全家来,在玛利亚的带领下探索家庭动力,能够让家人有所觉察。①

治疗师很欣赏这对夫妻对孩子有很多的爱,愿意为了孩子来到现场。也欣赏这个男孩很有情感、心疼家人、聪明又坦诚而且每次都准时前来咨询。治疗师想要帮助他们,但不知道怎么做才能在短时间内,最有效地帮助男孩管理自身的情绪,顺利地完成学业,往自己的理想前进。

家庭背景

男孩是家中独子,与父亲关系疏离,与母亲关系纠结。他们一家原本住在南方一个中等城市,父亲四十七岁,是个医生,也是医院的副院长,在儿子五岁时到省会读研究生,目前正在攻读博士。母亲四十二岁,在公安系统工作,是名翻译。男孩觉得父亲很木讷,只会工作,他们之间的互动并不多;对母亲则有些抱怨,觉得她很控制、爱哭,需要儿子的安慰陪伴。男孩发觉父母之间经常争吵。母亲觉得儿子安静、成熟,

---

① 以下对于案主的背景说明由治疗师所撰述。

也很爱她。男孩从小与父母住在一起,却几乎每天都在外公外婆家吃晚饭,他觉得与外公、外婆比较亲近;爷爷、奶奶住在乡下,距离比较远,每年只和爷爷、奶奶见一两次面。

外公是法官,外婆是医生,两人都七十二岁。男孩的父亲以前与外婆在同一所医院工作,因为这层关系,男孩的父母才会认识,后来结为夫妻。男孩的母亲有个姐姐,她排行最小。

男孩的父亲家中有五个孩子,奶奶是农村里的家庭主妇,七十六岁;爷爷是农村学校的厨师,七十七岁。爷爷奶奶很支持子女接受教育,五位子女中,有四位从农村出来住在城里。男孩的父亲认为他们兄弟姐妹间的关系很好,但男孩说他始终搞不清楚父亲那边的亲戚。

玛莉亚的反馈

我先告诉你们我的一些假设与担心。根据我听到的这个男孩处在高危险情境中,因为他带着刀,而且有这么多的愤怒。他是真的想要得到援助,他在"呼救"。

我们在加拿大有许多这样的案例,这个年龄层的孩子,带着刀或枪突然间出现在学校,然后在教室里杀了很多同学或老师。后来我们发现,他们早就在网络上表达了他们的愤怒。有一个案例是,一位男孩用枪杀了三十五个人,在这之前,甚至对这个男孩做过精神评估,评估"他很愤怒,而且不能控制自己的愤怒"。但评估者什么都没有做。男孩杀了人之后,这份评估报告才被发现。

从这些情况,我学习体会到:当孩子告诉别人这些事时,我们真的要很在意。他在表示"因为他这么愤怒,连他也对自己感到害怕"。所以,这个男孩是在告诉你:"他需要有人协助,帮他处理他的愤怒。"因此,我认为这是有希望的。

你的某些假设很有道理:男孩一直在压抑对母亲的感觉,他和母亲这么纠缠,以致创造出一个很困难的情境。因为他一方面想要回应母亲,一方面又恨母亲。我相信"他对母亲的哭泣是敏感的",但不知是否与他在学校的愤怒有关。

现在,我要把我听到的一切和假设全部放到一边,直接从男孩身上找出"他想要什么"。但其实我还是很担心!你(治疗师)跟他能有这么好的关系,我认为在这方面,你已经做了很棒的工作。我相信"他的恐惧胜过愤怒",他害怕的是自己的愤怒。谢谢!

二 会谈

玛莉亚　(会谈开始前,玛莉亚在门口欢迎奶奶、儿子、母亲、父亲)你们想坐哪里?

(这个家庭坐在玛莉亚对面,从玛莉亚的左手边到右手边,依序是父亲、母亲、儿子、奶奶。儿子坐下来后的姿势是背弯着,头低着)

　　　　　　　　　　　　　　母亲　　儿子
　　　　　　　　父亲　　　　　　　　　　　　　奶奶
　　　　　　　　　　　　玛莉亚　　沈明莹

谢谢你们前来。我想,你们知道这个团体已经相聚五天,这群人对于学习如何为家庭工作都很有兴趣。所以不论你们当中谁分享了什么,我们都很感谢。

我们有位翻译沈明莹。不知你们是否有兴趣想知道这群学员的名字,他们可以自我介绍。(母亲摸了儿子的手臂)

或许这样你们会觉得舒服些。(母亲看着儿子)你们有兴趣吗?奶奶你想知道谁在这里吗?那就请他们自我介绍。

奶　奶　可以。(学员依序自我介绍)

家庭成员的期望

玛莉亚　奶奶,今天你来这里希望发生什么?

奶　奶　(奶奶伸手摸孙子的背部)我孙子心里面压力很大。我们来自一个省份。

玛莉亚	你对孙子有什么愿望?
奶　奶	我的愿望就是孙子学好。
玛莉亚	我知道现在是你在照顾孙子,并且和他住在一起。
奶　奶	是的。
玛莉亚	你说要他学好,你想要他学什么?
奶　奶	关于学校、压力方面的学习。
玛莉亚	所以你认为他有压力。
奶　奶	在学校方面有许多压力。
玛莉亚	你是爸爸的妈妈吗?
奶　奶	对。
玛莉亚	你儿子当年上学时有压力吗?
奶　奶	那并不一样。我儿子上学时,我们家庭经济状况很差,现在的学习比较艰难。但至少他读完大学,还研究生毕业。
玛莉亚	所以他念书时没有那么大的压力?
奶　奶	只要读书就会有压力。每个人都有自己的压力,他(指孙子)的父母也有压力。只要我们去学校学习,每个人都会有压力。
玛莉亚	这有何不同? 爸爸(指奶奶的儿子)是怎样面对压力的? 你孙子是怎样面对的?
奶　奶	他(指自己的儿子)的压力来自自己,而他(指孙子)的压力来自学校。
玛莉亚	是学校给他(孙子)压力?
奶　奶	不是,是他给自己压力。
玛莉亚	我明白了。所以你希望他(孙子)不要给自己太多压力,是吗?
奶　奶	是。
玛莉亚	妈妈,你来的时候,有什么愿望?
母　亲	我希望孩子在精神放松、心情愉快下完成他的学业。我总觉得孩子不是过得很快乐,跟他的童年相比,好像有太多的压

力。从他的表情、眼神,我都能看得出来。身为父母,看到孩子生活不快乐,我很担心。

玛莉亚　所以你想要孩子快乐些?

母　亲　对,快乐些但不是这种快乐。他现在的学习不是很理想,学校老师完全从学习成绩来评断孩子,老师只欣赏成绩好的学生。敏感的孩子会从老师的一个眼神、一个动作觉得自己不被老师欣赏。我的孩子比较敏感,所以他就有很大的压力。事实上,他很聪明,小时候学钢琴,钢琴老师就很欣赏他,这就是他钢琴弹得那么好的原因。(在钢琴方面)每次考级都考得很好,钢琴老师很以他为荣。他小学时遇到一些好老师,他们都很欣赏他。

玛莉亚　你是说,他很聪明。

母　亲　对啊,他以前的课业成绩很好。

玛莉亚　他以前在学校成绩很好,钢琴也弹得很好。

母　亲　是的,不只以前。

玛莉亚　既然如此,为什么你会认为他不快乐?

母　亲　我觉得有些相关因素。不知怎么,学校成绩下滑之后,老师就不欣赏他了。

玛莉亚　你欣赏他吗?

母　亲　今天当孩子的面,我说实话,他是我生的,我当然……

玛莉亚　我看他不是孩子,是个年轻人,(此时儿子抬头,看了玛莉亚一会儿)他不再是个孩子了。我说"孩子"是指年纪很小的(玛莉亚用手比孩子的高度)。他和爸爸一样高了吧。(母亲和父亲都微笑)

母　亲　我一直当他是个孩子。

玛莉亚　这才是问题,你愿意把他看成是个年轻人吗?

母　亲　我有意识到这些,也很努力地在改变。

玛莉亚　好的,就从这一刻起做些改变吧。你的"儿子"——当你说,他是你的"孩子"时，我觉得不安，你是否可以称他是你的"儿子"？

母　亲　嗯。

玛莉亚　谢谢你。

母　亲　谢谢你。

玛莉亚　我有些讶异，如果说他做得那么好，为什么你还要担心他？

母　亲　因为他给我的感觉是内心有很多的压抑。我不知道该怎样走进他的内心，所以在一年前，我曾经寻求心理治疗师的帮忙。

玛莉亚　我告诉你一个秘密，你进不了他的内心，他有自己的内心，我们只能尽量地明白我们的孩子，他有自己的心，他已经在成长的路上了。

母　亲　但身为父母，很多时候不知道孩子在想什么，我就会很担心，希望可以做他的朋友。

玛莉亚　你问过他吗？

母　亲　问他什么？

玛莉亚　他在想什么？

母　亲　问过。

玛莉亚　他告诉你了吗？

母　亲　他不理我。

玛莉亚　他不告诉你。

母　亲　例如他的 QQ 加密……

玛莉亚　(等一下)我想问问爸爸，你是否什么事情都告诉你的妈妈？连你在想什么都会告诉你妈妈？

父　亲　我有许多兄弟姐妹，包括我，共有五个。那么多孩子，她以前像个牧羊人，我们只是羊，她没有那么多的时间。

玛莉亚　那时候，你想不想什么事都告诉妈妈？

父　亲　我没有很多事要说。那时候住在农村，妈妈忙于农活。她要的只是我们好好上学读书和自己做决定。

玛莉亚　我明白了，所以那是很不一样的。

父　亲　我觉得我们比他们这一代来得快乐。

玛莉亚　是的。

父　亲　我们的压力比较少。

玛莉亚　对于你的妻子想要知道儿子的每件事，尽管儿子不愿意说，她还是需要知道儿子的每件事。你怎么想呢？

父　亲　这是她的坏毛病，我倒是不赞成。我的观念是孩子只要身心健康就可以了。

玛莉亚　你会不会想知道他的每个想法？（此时母亲笑了）

父　亲　不想。

玛莉亚　你今天来这里有什么愿望？

父　亲　我的希望是他能身心健康，能够更阳光、快乐一些。

玛莉亚　你是否也像奶奶、妈妈一样那么担心？担心儿子不太快乐，以及有压力？

父　亲　我多少也有点像她们。

玛莉亚　你担心吗？

父　亲　多多少少（会担心）。

玛莉亚　那你担心什么？

父　亲　他不快乐。（母亲把麦克风从父亲手上拿走）

母　亲　我可以补充一些吗？

玛莉亚　可以。

母　亲　老实说，我们真正的担心是，我们认为他压力太大了，而且可能会崩溃。

玛莉亚　你觉得他真的压力很大吗？（母亲点头、同意）所以你想要知道他在想什么？

母　亲　我想要分担他的负担。

玛莉亚　你想要分担他的负担吗？

母　亲　是的。

玛莉亚	那你认为他有什么压力？
母　亲	来自学校,关于他的学习。我告诉他:"在你这个年龄只能够读书,除了读书,没有其他事可以做。"但他也没有好好地学习,所以这可能就是他的压力来源。
玛莉亚	那我们问问他。(玛莉亚请儿子拿麦克风)我想要问你,你今天来这里有什么愿望？
儿　子	其实我没想这么多,本来以为来这里只是谈谈而已,不用做什么。
玛莉亚	现在你怎么想？
儿　子	有时候我想很多,有时候变得麻木。现在,我没有什么想法。
玛莉亚	你现在坐在这里,而我们有一些时间在一起,你有什么愿望,或想在生活上有什么改变？
儿　子	或许是有关我的父母吧。
玛莉亚	有关你的父母吗？
儿　子	我爸妈老是把我当作傻小孩,他们总认为我还没长大,非常关心我,但关心的太过细微了。我已经十七岁了,却还没有机会独自去旅行。如果我要独自一人去做任何事情,我妈就非常担心,我觉得不被信任,她不信任我,例如……
玛莉亚	好的。我认为刚才你说的很重要。我邀请你现在直接告诉妈妈,你是否愿意把你的椅子转过去,面对着妈妈？
儿　子	我已经告诉过她很多次了。
玛莉亚	现在告诉她,你和人讲话时要看着他们说。
儿　子	我知道。
玛莉亚	直接对妈妈说,我们会倾听的,这和以往很不一样。她现在更会聆听,因为在这里有很多证人,而且你在对她说些很重要的事,现在告诉她:"例如……"
儿　子	(儿子稍微转向母亲,但没有注视她)有些事你应该信任我,同时放手让我独自去做。只要有一点风吹草动,她就会觉得是

天大的事。

玛莉亚　例如什么,给我三个例子吧。

儿　子　第一个例子,就以我的身体来说,我的胃不太好,实际上是小
　　　　事,只要吃些药就可以,但是我却不敢告诉她:"我的胃不舒
　　　　服。"万一我在电话里告诉她,她就显得很焦虑,甚至认为我假
　　　　装胃痛。她觉得我压力大,不想去学校,所以就装病。我在学
　　　　校尽管胃痛发作,还是忍着,不敢告诉老师,除非我真的很痛。

玛莉亚　你想从妈妈那里得到什么? 是否想要妈妈放手,由你自己去
　　　　处理你的胃痛?

儿　子　我希望她能放手,让我独自去做某些事,不要我做完什么事
　　　　后,就要评论一番,她老是要控制我。我真的不喜欢别人命令
　　　　我做什么,如果你要我做些什么可以和我讨论。我觉得想做,
　　　　就会去做,但我不想被命令必须去做什么。

玛莉亚　换句话说,你不想要被控制,你已经不再是小男孩了。

儿　子　是的,我和同学很不一样,他们和我同年龄,但他们的父母真
　　　　的信任他们。假期时,他们可以一起去旅行,或单独去哪里
　　　　玩。同学的父母觉得他们已经长大,有自己的问题,而父母们
　　　　也有自己的娱乐,所以互不干涉,他们就只做他们自己的事。

玛莉亚　这个很重要,你停一停。(对儿子的治疗师说:"我要请你记下
　　　　他要的每件事,这样我们才不会忘记。")

　　　　　　(对儿子说:"我们要请治疗师做笔记。"儿子看着玛莉亚,
　　　　仍然弯着腰)所以,你首先要照顾自己的胃痛;第二,你要有多
　　　　点自由和同学在一起(儿子点头)。这就是你刚才说的吗?

儿　子　差不多。

玛莉亚　你用你的方式说,治疗师正在做笔记,告诉她……

儿　子　不仅是胃痛这件事,我希望他们信任我做的每件事,相信我能
　　　　处理好事情,当我处理事情时可以放手不管。我不能处理时,
　　　　我会找他们帮忙,他们不要像个保姆一样,二十四小时都盯

着我。

玛莉亚　你们不住在一起，他们怎么可以二十四小时都盯着你？

儿　子　他们每天打电话，例如，他们每天早上八点打电话给我，而且还每天问奶奶我做了什么。

玛莉亚　当你说"他们"时，也包含爸爸吗？还是只有指妈妈？

儿　子　两个人都打电话。

玛莉亚　爸爸也想知道你做的每件事情？爸爸不给你自由吗？

儿　子　爸爸比较少一点。

玛莉亚　所以多半是妈妈做的。

儿　子　是的。

玛莉亚　现在我要告诉你一些事。我同意你说的，在你们这个年龄已经不再是个孩子了。你几乎已经长大了，所以你想要负更多的责任和享有更多的自由。不过，我要问你，如果你得到父母的信任，然后可以照顾好自己。你是否能告诉他们，你可以负责任，而且会照顾好自己；你会去上学，而且会让自己安全。你是否可以为这些负起责任？

儿　子　当然可以。

玛莉亚　当然可以。那你可以为这些做承诺吗？我要你看着父母，告诉他们："我要我的自由，我正在成长，但我要为自己负责任。"这是条双向的路，如果你不想他们把你当成孩子，你就得要像个成年人为自己负责。现在我们可以在这里做些协议，你觉得这听起来如何？然后我们可以好好利用这段时间来讨论。我们必须更仔细地讨论你所谓的"自由"。你愿意为自己负责吗？也要知道你父母要什么，他们就不会再担心了，可以吗？

（儿子点头）

　　信任是双方面的，所以我要请治疗师写下每件事，这次并不是唯一的会谈，我们不论在这里做了什么决定都要记下来，如此一来，这次的会谈就很值得，有关每个人的承诺和将来要做的改变。妈妈,你是否同意我们的讨论:怎样有个正在成长中的儿子,而不是孩子?（母亲不断点头）你是否可以走这一大步?突然间,你看到他这个人,不再把他当作小男孩,你愿不愿意?

母　亲　只要能解决问题,我愿意。当然,我愿意去做（儿子看着地板）。

玛莉亚　哪个问题?因为奶奶提到压力,儿子说最大的压力是没有自由,他被当成小孩看待。你知道,如果他在家里被看成小孩,他在学校里的行为也会像个小孩;如果在家里被看成年轻人,在学校的行为也会像个成年人。家庭是把信息传递给成员的最重要系统,如果你们信任他,他也会知道他是值得被信任的。爸爸,刚才你说,在你的家庭里,妈妈没有时间去操心每件事,所以你必须学着长大,你在妈妈那里得到很多的信任。（转向母亲）那在你的家庭里是如何?你一直被当成小女孩吗?

母　亲　我和他（父亲）的家庭很不同。我父母都大学毕业,他们对我有很多要求,我还很小的时候就被要求必须考上好的大学。读初中以前,我住在祖父母家。和我孩子同样年龄时,我也有一些心理问题。

玛莉亚　不要说"孩子",说你的"儿子",他是你的儿子,我想要你称呼他是你的"儿子"。

母　亲　对不起,我需要习惯它。

玛莉亚　好。

母　亲　我也有一些问题,但我的父母忙于工作,除了要求我之外,他们很少花时间管我。

玛莉亚　当年你父母没空,你如何处理你的问题?

母　亲　靠自己,我熬过来了。

玛莉亚　很棒。你觉得,他能做到吗?

母　亲	但我回顾过去时，我很痛苦，几乎崩溃。
玛莉亚	他(指儿子)正在受苦，因为你帮他太多了。
母　亲	我觉得，如果当时我父母帮我，我就会不一样(母亲擦眼泪)。
玛莉亚	但他不是这样说的，他说："我要自己帮自己。"
母　亲	我和儿子是不同时代的人。
玛莉亚	是的。
母　亲	我是女孩，我需要依靠、需要被帮助，过去我没有得到这些，所以觉得无助。
玛莉亚	你现在还觉得无助吗？
母　亲	我现在有个家庭，有个孩子。
玛莉亚	不，你有个"儿子"。
母　亲	(母亲点头)所以他逼着我要更负责任。
玛莉亚	但他(儿子)也想要自己负责任。有时，你扛了儿子所有的责任。(有一瞬间，儿子坐直了)父母的工作是教子女为自己负责、相信自己，而不是成为"妈妈的男孩"。他不像你是当年的那个小女孩，他想要做个儿子，那很不一样。我猜，要你放下一个"孩子"，到接受一个"儿子"，很困难。(玛莉亚说话时，母亲点了几次头)现在你发生了什么？
母　亲	我不明白，你的意思？(母亲把右手的中指放在下唇上)
玛莉亚	好的，我让你看一个图像。

雕塑家庭沟通

母　亲	好。(母亲用她的领巾擦拭自己的眼睛)
玛莉亚	(对儿子)我想要问你一些事情，你有想象力吗？
儿　子	有。
玛莉亚	你能想象一个图像吗？
儿　子	可以。
玛莉亚	我想请你让妈妈看到一个"当你觉得不被信任时"的图像，和

　　　　另外一个"希望将来是怎样"的图像。你可以让我们看到你的

　　　　图像吗？我会请你在这个团体里找个人扮演你的角色，这样

　　　　你就可以为我们做个雕塑，而你妈妈就能从你的角度看到你。

　　　　你是否可以帮我做这个图像？

儿　　子　我的感觉就是"算了"。

玛莉亚　不，不，不。我不会让事情"算了"，你还要在这里一个小时，我

　　　　要让你看到这些。

儿　　子　我是说"当时的感觉就是'算了'"。

玛莉亚　那样解决不了事情的。

翻　　译（沈明莹）　他不是说"现在要放弃"，他是说"在这个情况下的动

　　　　力是'我想要算了'"。

玛莉亚　你不要放弃。我要你爸爸、妈妈学到"当你'算了'时，你的图

　　　　像是什么"，让爸爸和整个家庭都能明白。

儿　　子　我做的每件事，他们总是反对。所以我才说"没有关系"。那

　　　　就是我的感觉。

玛莉亚　我觉得很难过。这是有关系的，你的整个生命是很重要的。

　　　　（转向父亲）爸爸，你在不在乎他的感觉？

父　　亲　我也有他那种感觉。我觉得我和太太各有不同的观点，我尝

　　　　试着说服她。或许和我的经验有关，我母亲告诉我们，儿孙自

　　　　有儿孙福。

玛莉亚　我们现在就在讲你的儿子，儿孙自有儿孙福。此时此刻，我们

　　　　在这里相遇。我相信，他刚才对你们说的话很重要。他说：

　　　　"爸、妈，我已经十七岁了，我想要负更多责任。"妈妈，我告诉

　　　　你，这对你的确很困难。我也有一个儿子，当年我了解到儿子

　　　　已经不再是我的孩子时，也觉得很困难。身为父母，要"放手"

　　　　都很困难，尤其你们只有一个孩子。我并不是在评断你，只是

　　　　想帮你，因为你能给儿子最好的帮助就是让他成长。所以我

　　　　要他对你们呈现图像，让我们明白他的感觉。（对儿子）你有

兴趣这样做吗？

儿　子　要怎么呈现图像？

玛莉亚　好，我先示范，然后你再做给我看。我会找一个人扮演你，但你要知道，这只是我的图像，然后我要看看你的图像，可以吗？（儿子看着玛莉亚）我要你去找一个人，如果你不找，我就帮你找了。

儿　子　你帮我找。

玛莉亚　我可以帮你找吗？

儿　子　（坐直，而且注视着玛莉亚在做什么）可以。

玛莉亚　（玛莉亚邀请成员角色扮演）你愿意扮演儿子吗？

角色扮演的儿子　愿意。

玛莉亚　（面对第二位学员）你愿意扮演妈妈吗？（面对儿子）我只是先示范，待会儿你要呈现你自己的图像，可以吗？（儿子点头）我也会找人扮演爸爸，（对第三位学员）我请你扮演爸爸。

　　　　（对父母）我还不知道你们两位的关系怎么样？但是你们可以帮我，我们来做这个图像吧！

　　　　（对儿子）让我们看看，他们的距离如何？爸爸和妈妈有多靠近？他们是这样靠近的吗？（扮演母亲者和扮演父亲者彼此握住手）或者他们是这样的方式？（两位角色扮演者站开，且背对背）或者妈妈是指责的？

儿　子　是的，她指责我爸爸。

玛莉亚　爸爸呢？爸爸也指责妈妈，或是转身不理？

儿　子　爸爸就离开了。（角色扮演母亲者指责，角色扮演父亲者两手摊开，侧面转身）

玛莉亚　像这样吗？

儿　子　是的。

玛莉亚　你和妈妈的距离有多近？

儿　子　非常远。我只是做自己的事，不管他们。（扮演儿子者离父母

　　　　　　远远地站着）

玛莉亚　这是你希望的？

儿　子　我小时候的图像是，他们吵架时，我就把门关上做自己的事。

　　　　（扮演儿子者背对父母）

玛莉亚　好，是这样的情况。现在呢？

儿　子　我现在习惯了，但小时候很困难。

玛莉亚　是的。

儿　子　因为他们吵得很大声，特别是我妈妈的音量。

玛莉亚　那时妈妈说什么？她通常说些什么？

扮演母亲者　我应该站在椅子上吗？

儿　子　不用，不用，不用。

玛莉亚　如果妈妈很有权力，她就是站在椅子上的，站在椅子上只是代表较有权力，她控制吗？

儿　子　不是，我妈妈发脾气时有个特征，一开始不会表现出她生气，不会大吼大叫，但是会在行为中表现出对我们的愤怒，透露出她非常不开心。

玛莉亚　她哭吗？

儿　子　是。

玛莉亚　要一盒面纸给妈妈。

儿　子　她不需要一整盒。

玛莉亚　这只是象征而已。

儿　子　她要生气之前，我已经可以感觉到。然后我会主动问她："你在生气？"她会说："没有，没有。"

玛莉亚　好。（对扮演儿子者）请你去问妈妈："有什么不对劲？"

扮演儿子者　我做错什么了？

扮演母亲者　没有、没有。

儿　子　就是这样。她会很不耐烦地说："没有、没有。"虽然她嘴上说"没有"，但我继续做某事，整个氛围就会变得很紧张，我能清楚地看到她的表达。例如,她扫地时会把桌子碰得很大声,她用这些行为让你看到她的态度。

玛莉亚　爸爸这时候在做什么?

儿　子　他总是躲在房间里。(扮演父亲者转身离开)

玛莉亚　(指扮演儿子者)这是你的感觉吗?

儿　子　不是。

玛莉亚　不是吗?

儿　子　我就发脾气,我会拍桌子和摔东西。

玛莉亚　(对扮演儿子者)你很生气。(扮演儿子者摔东西)

儿　子　我有时候会冲到她面前说:"告诉我:'你到底想说什么?'"

玛莉亚　(对扮演儿子者)请你照着做。

扮演儿子者　你到底想说什么就直接告诉我,我受不了这样。

扮演母亲者　你要我说什么?

扮演儿子者　如果你生气,就直接告诉我:"我在生气。"

扮演母亲者　我没有生气。

玛莉亚　像这样吗?

儿　子　她总是说她没有生气,但当我大声说话时,她就说,我的态度不好,然后我们就开始吵架。

玛莉亚　好! 我们大概知道这个图像了。你希望怎样呢? 你那时想要有怎样的关系?

儿　子　我希望我们三个人有自己的生活。

玛莉亚　好的,呈现给我们看。

儿　子　我宁愿她和朋友去打麻将,这样她就有自己的社交圈,但她从来不去。大多数时间她都窝在家里,尽可能地在旁边看着我在做什么。有时,我会说:"你做自个儿的事,好好玩一玩。"她说:"没什么好玩的。"

玛莉亚　你小时候,希望她怎么样?

儿　子　(对扮演母亲者)小时候,我希望她……

玛莉亚　直接说"你",她代表你妈妈。(对母亲)告诉她。

儿　子　我希望你能做自己的事情,多为自己打算,当然也希望你关心我,但不是那么无微不至。

玛莉亚　好,那小时候你希望爸爸怎么样?

儿　子　我希望他多说一些话。他们吵架时,妈妈会指责他,爸爸就说:"算了。"就离开现场。相反地,我希望爸爸能真的反击回去。因为我更讨厌他逃避的态度。

玛莉亚　我们现在要跨一大步,你做得很好,让我们跳一步可以吗?呈现出"你现在希望这个家庭是怎样"的图像?我们要请他们(角色扮演者)站在他们(父母)后面,你希望今后有怎样的图像?

儿　子　在这里呈现吗?

玛莉亚　是的。现在用他们(角色扮演者),你要先雕塑他们(角色扮演者)吗?他们代表你的父母,然后爸爸、妈妈在一旁看着,开始试着去学习。当然,我比较喜欢你请他们(父母)来雕塑图像。我现在只是请他们(角色扮演者)来帮助你了解,我刚才所谓"摆出图像"的意思。

儿　子　我现在没什么图像。

玛莉亚　好,(对扮演母亲者)我想要问你:"你扮演妈妈的感觉怎样?"

扮演母亲者　我觉得自己在内心里一直想要抓紧他(扮演儿子者),他离我那么远,我想用绳子把他拉回来。当他离我这么远的时候,我觉得很失落。

玛莉亚　(对母亲)这是你的感觉?

母　亲　是的。

玛莉亚　(对扮演父亲者)你扮演爸爸的感觉怎样?

扮演父亲者　我觉得好麻烦,"感情"实在太麻烦了,是否可以简单一点?只要自由就好。同时,我想要好好休息,我也累了。

玛莉亚　(对父亲)这符合你的感觉吗?(父亲摇头)你当时感觉如何?

父　亲　　我们的背景不同。首先,我比她大五岁,因为成长的习惯,我
　　　　　不喜欢吵架。我不擅长吵架,她只要一点点吼叫,我就不习惯
　　　　　了。刚刚儿子说,他要我话多说一点,我从小话就不多。后来
　　　　　上大学,开始工作后,我的话才多了一些。但下班后,我仍旧
　　　　　话不多。

雕塑母子纠缠的关系

玛莉亚　　(面对这个家庭)现在我要你们呈现你们的图像,你们的图像
　　　　　是什么? 儿子还小时,他们(母子)关系如何?
　　　　　(面对母亲和儿子)请你们站起来? 好吗?
　　　　　(对母亲)等一下也会看看你的图像。

玛莉亚　　(请父亲呈现他的图像)有多靠近? 妈妈是否有指责儿子?

父　亲　　不,她是个很情绪化的人。儿子五岁时,我还在读研究生。她
　　　　　情绪化的时候,他们就不说话(父亲拉开母子之间的距离)。
　　　　　她心情好的时候,他们就很靠近(拦近母子间的距离)。

玛莉亚　　很近。

父　亲　　她心情好就很近。这是我看到儿子小时候的母子情况。

玛莉亚　　现在呢? 儿子说"妈妈控制太多"。

父　亲　　她是在控制。

玛莉亚　　(对母亲)请你站在椅子上好吗? 这是你先生的图像,站在椅
　　　　　子上,代表控制。

沈明莹　　(母亲用中文说)不是这样的,她不同意。

父　亲　　儿子越大时,她就更焦虑。儿子说"妈妈不打麻将",其实她什
　　　　　么娱乐都没有。她把所有精力都放在儿子身上,两个人都觉
　　　　　得很有压力。

玛莉亚　　这也是你儿子刚才说的。

父　亲　　是的,就是这种情况。

玛莉亚　　所以你的图像是"她给儿子很多压力"。(玛莉亚将母亲的两

手放在儿子肩上,用力往儿子的肩上压)

玛莉亚　有时候,你(儿子)的感觉就是这样?

儿　子　是。

玛莉亚　好。你背着妈妈走一走,向前走。

　　　　　(儿子背着母亲走一走,父亲在一旁笑)

　　　　　继续背着,走啊。这是你有压力的感觉吗? 这是你的压力,是吗?

　　　　　(母亲挂在儿子的肩膀上。儿子、母亲都在笑)

儿　子　是的。

玛莉亚　刚才你(儿子)在说:"让我走。"(对母亲)你在说什么呢?

母　亲　(玛莉亚将母亲的左手放在儿子的肩上)我要抓住你。

玛莉亚　那你(母亲)抓他,不要让他走。(对儿子说)你逃啊。

儿　子　(儿子要走开,妈妈紧抓不放)我走不了。

玛莉亚　(对儿子)好,这就是你的感觉;这是他(父亲)感觉到的图像。(对母亲)那你的图像呢?

父　亲　那是我对目前情况的感觉。

玛莉亚　(对母亲)现在,你的图像呢?

母　亲　我同意他们,除了工作,我把全部精力放在这个家。

玛莉亚　在他(儿子)身上吗?

母　亲　包括我丈夫,我为每个人操心。

玛莉亚　好,让我呈现我看到的图像。你的儿子要自由,角色扮演的儿子请你来这里,请你让自己变得很小。(角色扮演的儿子跪下,趴在地上)妈妈坐在他(儿子)身上,坐上去,"别长大,做我的小男孩。"(母亲坐在角色扮演的儿子者身上)告诉他:"别长大,做我的小男孩,是我的小孩子。"

母　亲　别长大,做我的儿子。

玛莉亚　继续坐着。

母　亲　是的,我有这种想法(母亲站起来,站在扮演儿子者旁边)。

玛莉亚　（对儿子）你说："我要长大。"（对扮演儿子者）你的感觉怎样？

扮演儿子者　很想哭,很生气,然后有种情绪要爆发出来。

玛莉亚　（对扮演儿子者）好,你找个人扮演你的"愤怒",我要呈现一些东西让你们看看。妈妈,你留在这里。

　　　　（对扮演儿子者）你下去。

　　　　（扮演儿子者回到他的位置,坐在地板上,扮演愤怒者站在他后面）

　　　　她（扮演愤怒者）代表他的愤怒。

玛莉亚　（对儿子）这是我看到有关你的图像。

　　　　（母亲坐在扮演儿子者身上）

　　　　（对儿子）你有愤怒吗？

儿　子　有。

玛莉亚　这是"愤怒"。（对扮演愤怒者）请你这样做,好吗？（玛莉亚举高两手,扮演愤怒者也照做）"愤怒",你的感觉怎样？这是他的愤怒。

扮演愤怒者　好像要爆发。

玛莉亚　告诉她（母亲）你有多愤怒？有的时候,你真的很愤怒。

儿　子　我现在没有那么多的愤怒。

玛莉亚　有的时候,有吧？

儿　子　有时候,有,但很少,更多的是很无奈。

玛莉亚　所以,你不能表达出你的愤怒,"愤怒",你藏起来（"愤怒"在扮演儿子者后面蹲下来）。现在,我认为可能会发生的是有些事情发生在学校,愤怒在学校会爆发出来。

儿　子　是,这个我同意。

玛莉亚　请你告诉"愤怒"："有时候我的愤怒,是因为妈妈不让我长大。"在图像里比较容易呈现出愤怒。

儿　子　我不知道这个愤怒是来自家庭,还是来自学校？我觉得在家里更挫折和无助,而在学校的确有愤怒。我觉得,两种感觉不一样,但很明显地,我在学校表现出愤怒。

玛莉亚　好,所以现在是……

儿　子　我不觉得这是相关的。

玛莉亚　我想请你看看你的"愤怒",你现在是否愿意让你的愤怒出来?
（扮演愤怒者走出来,站在儿子面前）。

儿　子　现在吗?

玛莉亚　告诉"愤怒",有时候,你有多生气? 在这里,你要多愤怒都
可以。

儿　子　有时候,想拿刀子捅人。

玛莉亚　我了解。（对扮演儿子者）请你帮他,你的感觉怎么样? 他代
表你。

扮演儿子者　我非常愤怒,可是我不知道怎么办,有时候,对某些事情
我感到不舒服,我就很想打、很想杀。

玛莉亚　（对扮演儿子者）告诉你父母,你的愤怒可以站在你这边。（对
儿子）他（角色扮演者）现在代表你,等一下换你说。如果他说
的不是你的感觉,你可以纠正他。

扮演儿子者　（对父母）看到你们的关系像这样时,我的头皮都发麻,整
个身体都变得麻木。

儿　子　不,我看他们时没有这么强烈的感觉。之前,我说过"真的感
觉到挫折、无助",我从来没有想要反抗他们,只是说"那就算
了"。

玛莉亚　（对扮演儿子者）告诉他们,你现在真的想要什么。

扮演儿子者　我要你们放手,尊重我,允许我做自己。同时也希望你们
在家里可以多说说话。

儿　子　不,不是这样的。我要他们放手,让我去做我自己的事情,他
们可以支持我。每当我说想做什么时,他们总是反对,总是
有个好理由,例如,为了我的安全,或是为我好。我要他们充
分相信我,因为现在我长大了。他们都这么大把年纪了,我

希望他们有自己的生活，可以玩得开心，不要老是为我操心，愁眉苦脸。我没有那么大的悲伤，不要把你们的悲伤加在我身上。

还有，他俩聊天时，我希望他们不要只谈到一些关于我的沉重事情。他们聊天时，就只会谈家里的事和我的课业。他们谈这个主题时，就变得很操心，妈妈甚至还操心爸爸的工作。

我认为妈妈应该放松一点，做些自己的事情。爸爸比我大很多，我觉得他可以处理自己的工作。妈妈应该像其他人，不要太操心，但是，她总是比其他人还焦虑。我觉得她遇到问题时，可以更冷静些。她可以照顾自己，做自己的事情。

她觉得"如果我们快乐"，她就会快乐。但她不明白"如果她快乐"，我们就会快乐。她只是说，如果我们快乐，她就会快乐。我觉得，因为我的不快乐，她变得很操心，因为她不认为，我的快乐是她想要我们的那种快乐。

玛莉亚　告诉她，你怎样才会快乐？

儿　子　我觉得生活其实挺简单的，我有压力，压力也很大，但还不至于到哭天喊地的境况。当我和他们谈到我的压力时，我只是想释放。我只是想告诉他们，说一说而已。但是，每次的结果就是他们无比着急，不停地提醒我，这个问题有多么严重，要我好好地想一想。结果简单的问题变得巨大无比。然后，我什么事都不敢做，我真的害怕犯下任何错误，只要能躲我就躲！

玛莉亚　你不想奶奶每天都跟妈妈报告，是吗？

儿　子　是。

玛莉亚　你还想从奶奶那里要些什么？

儿　子　我觉得奶奶真的很关心我，希望她也能照顾自己的身体，她太照顾我了。高中生的课业很繁重，我每天晚上会赶作业、复习功课到很晚,甚至到凌晨一、两点,这很正常,每个高中生都这样,我不是唯一一个。但一个老人家天天陪我熬夜,我请她去睡觉,她又不肯。我不需要奶奶坐在我身边陪我做作业。这么做有何好处?只要她照顾好自己就行了。

在我这个年龄,有很多事我也觉得蛮遗憾的。有很多事我可以独自去做,但是都被否定。他们会说:"这样做,对你不好,会耽误到学业。"或者会说各种不同的理由。他们说"为你好",他们不要我去做,所以我就不做了。甚至连我现在结交同学,都要得到他们的同意。即使父母告诉我"可以有任何同学";即使他们告诉我,"某些人有他们的优点",但父母仍然不喜欢他们,我真的可以观察到父母反对我和他们交往。我知道父母只愿意我和品学兼优、成绩好的交朋友,但是我做不到,我有自己的朋友圈,我不喜欢书呆子。

玛莉亚　你有自己的朋友吗?

儿　子　我现在没有朋友了。

玛莉亚　你想要有朋友吗?

儿　子　想啊。

玛莉亚　很好,你会不会想要有女朋友?

儿　子　当然想啊。

玛莉亚　那我要你做作业,去找自己的朋友和一个女朋友。

儿　子　来上海后,朋友真的很少,以前在家乡有一些很好的朋友,但在老师眼中他们不是好学生,甚至在父母看来,他们的父母也不是好人。父母很强调这些,所以我跟他们交往时有很多隔阂,让我觉得彼此间有太多距离。我有一个非常要好的朋友,他的父母和我爸爸同在一个医院单位工作,朋友的父母行为不太好,父母就要我和这位朋友断交。他们好像在教导我"物以类聚,人以群分",我觉得不应该这样,朋友间的交往是很单纯的,与他们的父母何干?我还是和他做朋友,但这不代表我和他的父母是朋友,他跟他父母是不同的。即使在我父母眼中,他是在学校打架的孩子,但比起那些在学校功课好的同学,他真实多了,我跟他做朋友,就是因为他很真实。唉,我不知道要怎样描述这些?

教导儿子处理愤怒

玛莉亚　我明白你说的这些。(对父母)我认为你们做了很好的工作,你们有这么一个很棒、已经长大的儿子,他有自己的计划,自己的思想。我绝对相信,你们教了他很好的价值观,你们可以以他为傲。

　　　　现在,我想请大家坐下来讨论一下,基于你儿子的要求,你们愿意给他多少的自由。所以从明天开始,他就会觉得压力比较少,而放下他的愤怒,可以过着像个十七岁年轻人的生活。

　　　　我知道这些对妈妈而言很困难,但是我也知道你可以做到,因为在你成长的时候,父母没有帮过你什么,不过你还是走过来了,所以你知道你儿子也可以做得到。

　　　　他刚才讲话就像个成年人,等一下我们再问他,是否也愿意对你承诺:今后会负起责任,不论是在学校、生活或结交朋友上?

　　　　(对儿子的治疗师)你要把这些都写下来。

　　　　(对儿子)现在我们要很具体地讨论了,你要什么?首先跟奶奶说你要什么?我们现在在讨论"改变",今后你要有什么不同?告诉奶奶。

儿　子　我希望她注意自己的身体。有时候我在学校不开心,回家后可能发脾气。但我发脾气,不是针对他们。我回家只是把门关上,在房间里捶打一些家具,只是想发泄一下,不想打扰他们,所以才关门,甚至有时候会大叫一声。但是他们都会着急得冲了进来,如果我锁上门,他们甚至还用钥匙把门打开。

玛莉亚　所以请你看着奶奶,告诉她:"让我表达我的愤怒。"

儿　子　(儿子移动身体,面对奶奶)我生气是 OK 的,我丢东西只是要发发脾气而已。

玛莉亚　除了丢东西之外,是否有别的方式能让你释放出你的愤怒?不然,我猜你奶奶会被吓坏的。

儿　子　是,我吓坏她了。但是如果我突然大叫,她也会被吓坏。所以,有时在家里我必须压抑我的脾气。

玛莉亚　奶奶,你对这个有什么话要说?你是否可以让他独自待在房间里?

奶　奶　我不是很操心他。

母　亲　(翻译沈明莹听不懂刚才奶奶说的。母亲帮忙解释奶奶的意思,沈明莹将母亲说的翻译成英文)奶奶的意思是:"她在上海,不是在家乡,朋友很少,她怕在上海会发生一些不好的事情。"

玛莉亚　但是,我们刚才在讨论一些特定的事,"让你孙子待在自己房间里",你是否可以不用担心他?

奶　奶　可以。但我还是会担心,如果他做了些什么……

玛莉亚　你很担心,但是否可以不阻止他?

奶　奶　我没有阻止他,我现在知道了,我知道了。

玛莉亚　你听到奶奶说得了吗?你要提醒奶奶,你知道你能做什么了吗?我会给你一些建议,你放学回家时,告诉奶奶:"在学校发生了一些事情,我现在很生气。"然后告诉奶奶:"我要回房间,不用担心我。我只会待在房间里,半个钟头。"你可以这样做吗?你给奶奶一些信息。

儿　子　如果我能这样告诉她,就表示不怎么生气了。

玛莉亚　这或许是个好主意。

儿　子　如果我能那样告诉奶奶,也用不着发脾气了。

玛莉亚	是啊,你说得很重要。处理愤怒最好的方法,就是对一个人说:"我好生气! 因为在学校发生一些事。"你是否可以这样做? 你可以告诉奶奶,然后就没有愤怒了。
儿　子	不行,我在学校太压抑了,每天都有事情发生。坦白说,这些老师真的很差劲。
玛莉亚	我明白,每个人都知道。
儿　子	例如,在学校里你用拳头敲桌子,他们就说你损坏公物。
玛莉亚	你花太多能量在生老师的气,这样生气是无法改变老师的。
儿　子	我也不想这样,但是老师就好像在跟你表演一样,每当你对他的愤怒少一些,他们就会突然出现在你面前,激怒你,让你更愤怒。
玛莉亚	我还是认为你花太多能量去观察老师,当你对父母的愤怒少一些,我想就会产生改变。当你有更多朋友并且再交个女朋友,你就不会花这么多能量在老师身上了。
儿　子	在你知道原因之前,他们就对你发一顿脾气,你甚至都不知道为什么,还不敢问他们。如果你问他们,他们就会说你无知。如果你再问他们,他们会说你白痴! 他们不会骂你,而是用语言侮辱你。他们用语言侮辱你时,是不带一个脏字的。
玛莉亚	每个老师都这样吗?
儿　子	是的,但他们用不同的方式骂人。
玛莉亚	他们对每个学生都这样吗?
儿　子	有的是,有的不是。
玛莉亚	他们为什么这样对你?
儿　子	我也想知道原因。
玛莉亚	你是否有问过这些老师?
儿　子	如果我问他们,就是自找麻烦。如果我问他们:"你对我有什么意见?"他们会连续骂我一小时,然后把我送到训导处,扣上一堆不尊重师长之名,并给我一堆限制。

玛莉亚　（对父母）对于这些事，你们找老师谈过吗？

儿　子　他们绝对不能去找老师谈，因为那些老师有两张脸，一张脸是对学生，另一张脸是对父母。他们见到父母时，都低头哈腰的。但在我面前，就像是我的长官。

玛莉亚　这些老师是另外的议题，是否可以请辅导老师跟老师们谈谈？

儿　子　不，我不要他们谈谈。也许你们大人不知道问题的严重性，因为老师在学校是老大。

玛莉亚　是啊。

儿　子　如果你们找他们谈，表面上是恭恭敬敬地听你说，甚至表现出他们深刻的反省。但一转身，就对我们发脾气，但不是直接找你发脾气，而是在学校的任何细节上找你的错，然后给你许多惩戒，甚至把你送到训导处。如果你说，他们是故意这样做的，你也找不到任何理由，因为他们手上有许多的校规。

儿子对母亲的期待

玛莉亚　我想跟你说，听你这样说，我觉得很难过，相信在场的每个人也都觉得很难过。我想要用剩下的时间请你对父母具体地说，你要有什么改变。你告诉妈妈：你会怎样不同？你想要怎样的改变？告诉她：在将来你想要的及你不想要的。如果妈妈待你像对待一个十七岁已长大的年轻人，又会是怎样？你要哪种自由？

儿　子　我想要的，只是他们有自己的生活，该工作时就工作，不要为我操心。

玛莉亚　你不能期待他们……"不要为我操心"！他们要怎么过活，由他们自己决定。你可以说"现在不要担心我"，但是你怎么知道他们就不再担心你？

儿　子　我觉得，如果他们有自己的娱乐生活，就不会整天紧盯着我。

玛莉亚　好，妈妈，你怎么说？你是否愿意和先生多一点时间相处，并且去玩一玩？

儿　子　我觉得他们不快乐，也觉得因为我，他们才不快乐，然后我感觉更累了。

玛莉亚　你是否愿意听妈妈说？（儿子把麦克风递给母亲）

母　亲　刚才儿子说，希望我们有自己的生活，不要放太多心思在他身上。或许这对我来说有些难，但是这两年我已经很努力在改变自己。例如，送他来上海读书，天天不在身边，对我而言，做出这个决定已经很困难了。最近，我试着不打那么多电话给他，让自己忙些，如去学开车。我很努力试着去改变，不知道儿子是否有感觉到。但是，有许多事情确实让我担心。

玛莉亚　在你的内心，是否可以想象对儿子多点信任？他真的可以为自己负责，不需要这么多的帮助，你是否可以真的相信这些？

母　亲　我正在很努力这样做。

玛莉亚　我相信你。今后你可以为自己做些什么？真的开始过得更充实一点，而不让他在你生命里占据这么多的空间。

母　亲　这已经是我的生命风格了，我不能在一、两天内改变。

玛莉亚　我明白。你认为，你的将来可以有什么样的改变？你有喜欢的嗜好吗？有自己的朋友吗？

母　亲　我有朋友，但都忙于自己的事。除了工作，我没有其他事情。

玛莉亚　到目前为止，因为他是个小男孩，你所有的兴趣都是在养育他。这是个新的学习，你是个年轻的妈妈，可以学到对儿子少操点心。像你儿子建议的，在生活里可以多些好玩、有趣的事物。在我眼里，你很年轻，有很高的能量。

母　亲　我试试看。

玛莉亚　那告诉你儿子，你会试着给他多些自由。

母　亲　实际上，我觉得我已经在这样做了。

玛莉亚　看着他，更仔细地告诉他。

母　亲　他可能还不满意，但我正在很努力地做了。

玛莉亚　（对儿子）你是否相信，她正在很努力地做了？

儿　子　我知道。我希望她能变得更快乐，我不喜欢妈妈老是担心。每次她一提到我的名字，就要叹口气，好像我十恶不赦似的。

玛莉亚　你不能改变妈妈的担心，担心是属于她的（母亲点头）。你可以改变的，以及她可以改变的是，（对母亲）你总认为儿子每件事都做错，妈妈，你真的认为儿子什么事情都做错吗？

母　亲　这是我的毛病，遇到事情总是往坏处想。身为母亲，我有责任及义务提醒他，但我对儿子的提醒，对他而言却代表不信任。

玛莉亚　对他来说，是不信任啊。

母　亲　但身为父母，我们不是有责任去提醒他吗？

稳固夫妻关系，较易放开儿子

玛莉亚　你是否可以把你的担心告诉丈夫？

母　亲　有啊。我告诉过他，有时候，他并不以为意。

玛莉亚　他是否可以不同意？

母　亲　我觉得这是他不负责任的表现，他只是更专注于工作，或许因为如此，他才信任儿子。

玛莉亚　告诉丈夫，你想从他身上得到什么？

母　亲　对我丈夫吗？

玛莉亚　是的，告诉他，你要什么？

母　亲　我要他为儿子做的？还是为我做的？

玛莉亚　不，你的丈夫是你的伴侣，而你的儿子不是。告诉丈夫，从他身上，你要什么？你儿子有自己的生活，他会越来越独立，将会有女朋友，以后会娶老婆。你先生是你的伴侣，要以他为优先。儿子要的也是这样，他说希望父母可以多些时间在一起。所以你现在告诉丈夫，和他在一起，你要什么？如果你有担忧，就和他谈谈。如果你俩的关系比较稳固时，你就比较容易放开儿子。

母　亲　我丈夫工作很忙。

玛莉亚　告诉他。

母　亲　（母亲、父亲都在笑）你工作太忙，没花足够的时间和我在一起。（儿子低着头，整个头都趴在自己的腿上）和其他男人相比，我认为，你对家庭相当负责任。至于我，工作之外，在我心里只有儿子和丈夫，所以我很痛苦。我们的儿子不让我管他，丈夫也不管我（父亲笑了）。我很勤奋地工作，但工作之余，需要更多的关心，需要多做一点事情。儿子说，要我有自己的娱乐，但我是个已婚的女人，不可能常有家庭之外的活动。偶尔为之是可以，但我想要有更多的家庭生活。我希望丈夫可以多和我沟通，如果我有任何想法或者感到郁闷时，你只要倾听就可以。

玛莉亚　我认为你做得很好，你得每天都跟他说一次刚才的那篇演讲。

母　亲　他会觉得很烦（父亲笑）。

玛莉亚　（对父亲）你现在想跟她说什么？她要这些是很正常的。

父　亲　儿子搬到上海后，我们两个都在改变。我告诉她，我们也在和儿子一起成长。老实说，我们的工作都很忙，因为我做医院行政，目前是副院长，所以有很多应酬。应酬之余，回家后会和她散散步。我们住的城市，生活步调很慢，不同于其他大城市的快节奏。春节之后有很多活动，朋友同事之间相互请客，她也希望我和同事关系良好，所以我必须参加这些活动。有时是以家庭为单位，会邀她一起参加，我也觉得这是放松，但是她不喜欢。她不喜欢打麻将，这我也注意到了，所以通常九点前我就会回家。

　　我希望我们都可以改变，因为儿子不在身边，希望她能开心一点。我和儿子昨天晚上也在探讨这个问题，希望"你妈妈能够过得开心一些"。我们生活在社会里，都需要做些改变。

　　　　　　我参加朋友聚会,大家都是携伴参加,我邀她一起去,她不愿
　　　　　　意。别人问我时,我只能笑一笑、说谎话,告诉他们,我太太不
　　　　　　在这里的理由。我理解儿子的观念,他只是试着表达,妈妈可
　　　　　　以更快乐些。她可以分散注意力,不要总是把注意力放在儿
　　　　　　子身上。

玛莉亚　（对母亲）你不愿意和丈夫共同参与同事们的交流?

母　亲　我不喜欢他天天这样过。

父　亲　只有周六、周日。

玛莉亚　如果只是星期六、星期天,就不是每天。

母　亲　聚会是星期六、星期天,但工作上的应酬几乎每天都有。我们
　　　　　　每周只有一两次可以一起吃晚餐。我每次下班前就会打电话
　　　　　　问他在哪里吃饭? 如果他说会回家吃饭,我就会很高兴地赶
　　　　　　回家做晚餐;否则就不做饭,因为只有我自己,在外面吃快餐
　　　　　　就可以了。

玛莉亚　听起来,这个家庭的每个成员都有困难,我听到你惦记着儿
　　　　　　子,而且希望有多点时间和丈夫在一起。

母　亲　是的。

玛莉亚　你的丈夫有很多工作要做。

母　亲　是,他的话不多,但他在家,我就觉得相当踏实。就算他做自
　　　　　　己的事,我也觉得快乐。

对儿子多一点信任少一些担心

玛莉亚　（对母亲）过去两年你的情况不一样了,儿子不在家里,你有个
　　　　　　长大的儿子。我真的希望你可以找到自己的生活,不再只是
　　　　　　绕着儿子或丈夫。或许你可以有更多朋友、更多兴趣,因为在
　　　　　　家庭生活上,已经有个很大的改变。孩子长大时,是家庭的大
　　　　　　改变;他结婚时,改变更大,所以是要夫妻共同面对的。在这
　　　　　　里,一个很大的改变即将发生,因为你的儿子真的已经长大成

人了,他要多一点的信任,这是我听到的。如果你对儿子少表达一些担心,他就知道自己是被信任的,然后可以处理自己的生活。你表达对儿子的担忧,对他而言,就像是在说"你做不到"! 当你越来越信任他时,他就会觉得要为自己的生活多负一些责任。当然,这些改变不可能一两天就发生,是每天都有一点点的进步,我知道你明白这些。

母　　亲　我知道这些道理。

玛莉亚　它很难做到吗?

母　　亲　是。

玛莉亚　你是否可以告诉自己,你会注意这个? 你现在可以对着儿子说,你的目的是多给他一些自由吗? 你可以谈谈这个吗? 但是如果你表达担心,儿子可以说:"妈妈,你别担心,我能处理的!"

　　　　　(这时,母亲挪了椅子,面对儿子)

母　　亲　那是我想要的。

玛莉亚　是啊,那你告诉他,"你可以做些什么?"你要什么?

母　　亲　我希望我儿子能……

玛莉亚　告诉他:"你……"

母　　亲　如果你对我有什么要求,或者有什么想法,我想要你不要顾及我的感受,直接说出来。从现在起,我也要改变自己,我要信任我的儿子,相信你可以处理好事情。

　　　　　我也希望我们俩可以分享所有的心事,哪怕是批评或指责。当我看到那雕塑,你说你感觉到挫折与无助,即使你能理解爸爸、妈妈的好意,但还是很无奈,我能理解那个无奈,所以你不再沟通,就放弃了。这种无奈和无助的感觉,我也很难接受,我也感觉到无奈。但至少你要告诉我,你要我怎么做、你要怎么做,以及你的理由。而我也告诉你,我的理由。即使我们不同意,但至少我们知道彼此的想法。如果无法达成协议,或许你需要说服我,或者我说服你,对吗？如果这样,我就不会操这么多的心了。

　　我不是担心你的人品、你的本性。我只是觉得,我像个瞎子,什么都不知道。我真的很关心你,因为这样,我才变得很担心。你要相信我,毕竟我是受过高等教育的人,自认为不像其他父母,我很关注孩子的心理健康。如果你有些想法,但是你不告诉我,就表示你不相信我。你觉得呢？

玛莉亚　我认为你刚才讲得很美！我知道你明白我说的。（对儿子）你是否相信妈妈？

儿　子　其实,我没有要告诉他们什么,最多是和他们抱怨一下,告诉他们学校发生什么事,以及我的心情而已。我的目的只是告知他们,他们只需要"听",但不需要告诉我他们的任何想法。

母　亲　我说,可以表达看法。你不需要接受我的观点,我们需要讨论。

儿　子　这就是我们做不成朋友的理由,父母毕竟是长辈。如果是朋友,我们就有什么说什么。说完以后,朋友会一起附和你,如此一来,你可以发泄,而不是得到一个建议或批评。

母　亲　或许我没有注意到,我的提醒对他而言是一种批评。朋友不会担心你的未来。

儿　子　这就是重点,你不用担心我的将来。

母　亲　我不是说"将来怎样",而是关于事态的发展。

儿　子　我觉得她把事情看太大了,我只是抱怨一下,然后她就把事情夸大,说它会影响我的未来,但它只是一件小事。这个问题不只是我有,很多学生都有,都会抱怨学校、有不满。但不是每个学生都告诉家长,同时,也未必每个家长都会因为这么一点点的小事,就考虑孩子的将来会怎么样。

母　亲　我说的不是"将来"这件事,而是说这个事件的发展。

儿　子　我只是说说而已,并不是真的要打老师。

母　亲　这就是我的担心，我害怕你会打他。

儿　子　我是想要打他，但不至于真的打他。她越说打老师是件大事，我就越激怒，越想要去打老师。

母　亲　毕竟在这个年纪，他们是很冲动的。

儿　子　如果我能冷静地在电话中告诉你，就表示我不会打他了，如果真要打他，我为什么还要打电话给你？就直接扁他了。

玛莉亚　为什么你要告诉妈妈这些？

儿　子　我告诉过你，我没有朋友。所以我只能告诉我妈妈。

玛莉亚　你会有朋友的。

儿　子　我不屑和那些家伙做朋友。

母子间的互动循环

玛莉亚　这才是问题——你没有朋友。我希望你有朋友，就不必和妈妈讨论你所有的想法。我们刚才在讨论，不要妈妈为你所做的每件事情都担心。如果你真的想要自由，就不必把什么事情都和妈妈分享。你妈妈一听，就会开始担心。

儿　子　我告诉父母的原因之一，是因为老师在他们面前，真的和在我们面前完全不一样。我告诉他们的最大目的是想发泄一下，也要他们知道老师的另一面。

母　亲　现在我明白了。我不知道这些，所以就很担心，我还以为他要打老师。我以前是害怕他会犯法。

玛莉亚　他只是要和妈妈分享他的担心。只要他没有朋友，就真的会去打老师。（对儿子）我真的希望你可以为自己找一些朋友，如果你真的想长大，妈妈就不应该是你唯一的朋友。从另一个角度来看，这是个有趣的游戏，你也是故意激起她的担心。因为你告诉妈妈"你的担心"，也是在挑起她的担心，所以这是个恶性循环。

儿　子　妈妈总是要我告诉她，我发生的每件事，可是我真的没事，就只有这些使她操心的事。如果我告诉她"我没事",她是不会相信我的。

玛莉亚　你说你愿意有朋友,你是否有兴趣为自己找些朋友?他们(父母)不会阻止你交朋友。

儿　子　我尝试去交朋友,但现在它成了习惯……

玛莉亚　我现在先问妈妈"你可以交朋友吗?"因为你刚才提到他们阻止你交朋友。

母　亲　当然可以。我希望他有很多朋友,从来没有阻止他交朋友。他早先提的那些问题,确实存在。我同意,他在家乡交的朋友,成绩都不好。

玛莉亚　他将来是否可以有朋友?

母　亲　可以,这是我的希望。

玛莉亚　所以,你可以有朋友。如果你想要做个成年人,就要有自己的朋友。

儿　子　现在已经养成习惯了!要和别人做朋友时,或和同学互动前,我学到我爸妈的方式,要看看他的人品,也要看他爸妈的人品。甚至有时我会观察很久,确定此人是否值得做我的同学。交朋友本来并没有这么复杂,是一件很简单的事。如果你认为他是你的同学,他就是。但是我现在完全不行了。

玛莉亚　为什么?

儿　子　因为我复制他们了,我会想很多,而且会想他是怎样的人和他爸妈是做什么工作。

玛莉亚　你要怎样找到自己的朋友,这是你的选择。你可以复制父母的习惯,也可以跟着感觉去选择同学。

儿　子　过去交朋友的那种感觉,没啦,我现在真的不知道要怎样去交朋友。以前,朋友说来就来,很自然的就是朋友了。现在即使和我的同学聊天,都会聊不下去。

玛莉亚　如果你开放,它就会发生。你和母亲的关系可以从两方面去看。我呈现一幅图像,你们都看过,也同意。一幅是"你妈妈坐在你的背上",或者是"你背负着妈妈,拖着她走"。这种游戏要两个人一起玩,如果你站起来,她就无法坐上去;如果你不允许,她也无法黏在你的背上。所以我想要你知道,不管是哪种关系,都必须有你的参与。

如果你不要被母亲当成小孩,你的行为就必须像个成年人。你妈妈告诉过你,她愿意给你多一点的自由,她用很多不同的字眼表达出来。

而我没有听到你说,你也愿意承诺今后为自己负责。我希望听到你的承诺,你将负起什么责任、如何运用自己的自由。以后,你就可以处理自己的问题。你是否愿意做这个承诺?

儿子做改变的承诺

儿　子　我愿意。

玛莉亚　对你妈妈说。

儿　子　我会处理自己的问题,你们可以关心我,但不要插手。不要给太多建议,让我自己去做。如果需要帮助,我就会问你们。

玛莉亚　很好。你也可以这样请求爸爸的帮助。你愿意对爸爸做什么承诺?

儿　子　对爸爸做什么承诺?

玛莉亚　作为一个男士对另一个男士说。

儿　子　如果我身体不舒服,我会告诉你,你只要给我建议:需要吃什么药,关心我就行了。我会照顾好自己的身体,如果需要服药,我自己会吃,你不用一天打好几通电话来询问。我已经不是六七岁的小孩,只是胃痛,就搞得全家都担心。

玛莉亚　很好。你对奶奶有什么承诺?

儿　子　我以后不会突然发脾气了,尽量让她少操心,不会乱摔东西或者打架,就这样。

玛莉亚　奶奶,你是否听到他说的? 你不用操心,就让他生气吧! 好的,我们必须在这里做个结束,我希望你们继续见这位这么好的治疗师,你(治疗师)要继续见这位年轻人,有时也见这个家庭。你现在感觉怎么样? 你是否想说些什么?

治疗师　今天我有个惊喜,发现你今天突然长大了。听到妈妈在说话时,其实我也蛮有感触的。我也是个母亲,要突然放手,真的很困难,我会为你加油。

　　　　(玛莉亚问这个家庭,是否可以花几分钟听听在场成员的反馈)

现场的反馈

扮演愤怒者　我扮演愤怒。我认为儿子很聪明,因为他说,他当时没那么生气。当我体验愤怒的感受时,发现实际上它很复杂,我听到焦虑和压抑。当我注视"焦虑"时,里面有对母亲的担心,有对外在世界的害怕和一些悲伤,同时有许多"话"与"事情"被压抑。当儿子试着和奶奶、妈妈、爸爸谈话时,我觉得放松了! 当妈妈对着儿子说话时,我觉得很不耐烦,不想听,也感觉到生气。只要自由,不用那么多话。我知道,其实它很复杂,愤怒只是感受之一,你同意吗?

儿　子　是的。

玛莉亚　扮演母亲者,你有话要说吗?

扮演母亲者　我也觉得痛苦。不知何故,我觉得生命是无意义的,我要去投注心力的人,放弃了我。我不知道自己能去哪里? 丈夫距离我很远,我感觉痛苦。我唯一能做的,就是想办法抓紧儿子,但是连这个我也做不到。因此,我觉得痛苦。我自己也是个母亲,孩子长大了,要有自己的空间时,对我也是个挑战。我要说,谢谢你,我学到很多。

玛莉亚　扮演儿子者,你想要说什么吗?

扮演儿子者　在做孩子的雕塑中,我看到妈妈的眼神时,我觉得从头顶到背部都麻木了。背部觉得有股寒意,胸部感觉沉重。就像"愤怒"所说的,我体验到许多感觉,那是很难用一两句话就能表达清楚的。我不能表达的同时,又觉得很无奈。当妈妈坐在我背上时,我发抖,我的呼吸加快,这是另一种混合的感觉。我想要爆炸,我唯一能说的是我很愤怒,我要爆炸了。但里面纠结着许多的情绪。我真的要感谢,让我真正体验到在我成长中的压力,我更明白,我已经克服了这些。但是,我有时还是很容易被触动,而想要爆炸。我现在六十岁,扮演一个十七岁的人,这让我回到十七岁时,自己有些还没有放手的。这让我明白,只要你愿意做,就不是大问题。同时也看到,我现在是怎样的。谢谢。

扮演父亲者　从两个层次来说:一从角色扮演,二从自己。当我在角色中,我有"算了吧"的感觉。这是一种相似的感觉,我可以感受到混乱,因为我真的累了。外面世界已经够烦了,我还必须面对这个家,我觉得很受苦,这是我在角色中体验到的。以我个人成长而言,在结婚前几个月(我已经三十四岁),我问自己"是否要成长"。我妈妈正好和这位妈妈很像,她很关心我,后来我发现自己很享受这样的关心。所以我想告诉这位妈妈:我看到,并且也欣赏你的勇气。你要爱,同时也要放手。我相信这很困难。或许有一天,我会成为父亲,那时就会了解这种苦,谢谢。

三　反馈、提问和教导

学员一　在这历程,我有混杂的感觉。我看到十几岁时年轻的自己,当时只体验到孤单和没有方向感。从这位母亲身上,我看到自己和我的母亲。我现在都已经四十岁了，母亲还是担心我。几天前，我才告诉她："在这五年内，我长大了二十岁。"或许，我留在七岁或八岁或十几岁的心态已经很久了。

对我自己而言，我现在是位母亲，有个六岁的儿子。去年，我处理一个"儿子与我"之间的大议题。因为我觉察到他出生后，我就全心全意地关注着他。但我的状况和我的母亲完全不同，因为我学了有关亲子课程的知识。在表面行为上，我给儿子很大空间。但我也深深觉察到，我花尽自己所有力气给他。我相信如果失去他，我会立刻自杀。因为有这个觉察，我作了决定，要学习如何真正地爱他，并且为这个议题寻求帮助。

在我内心里，要学习这个很困难，因为我知道，真正爱他，我就必须在生命里和他分化。我可以自己过日子，而且过得很好，但要学会真的很困难。

在家中，儿子可以看到隐藏在我后面的"风暴"。那时他才三岁，问我："妈妈，那是快乐吗?"我说："是!"之后，儿子又说："你不快乐。"他三岁时，我很努力要从心底快乐。这是很难做到的，因为你不能假装快乐。但我做到了，我做我自己。去年我外出旅行，儿子很羡慕，对我说："妈妈，你很快乐。"到今天，我还是在觉察这个历程。从这个历程，我检视"自己在哪里"? 我要表示关心，同时让他渐渐长大、更独立，所以我需要有自己，以及自己的生活。要达成这个目的，我依然要有很多的学习，但我欣赏自己，告诉自己："我已经做得很多了。"同时也相信我能做到。我享受自己的韧劲，相信我儿子也能感受到。

所以，我欣赏这位母亲在这么短的时间内，做了这么多的改变。我还记得这个历程有多困难，但我相信你能做到。因为我能感觉到你是真的爱儿子。我说"真的"，是因为两位老师告诉我："如果你没有自己的生活,还黏在儿子身上,你是在耗用儿子的生命。"所以,我要对儿子奉献真正的爱。在此,我表达对你的祝福。

学员二　我欣赏玛莉亚和这个家庭。它让我想起五年前我姐姐的儿子,当时他十七岁,我在上海。姐姐告诉我,他儿子很不顺利。那时我很极端,而且正参与玛莉亚在上海的三天工作坊。

玛莉亚　有关这个家庭的是什么? 我们是在谈论他们吗? 你呢?

学员二　我带外甥参加这一类工作坊,纵使没当主角,只是个角色扮演者,他也发现如何找到自己,他学了很多,整个人变得很不一样。那是一个相似的故事,他觉得父母照顾得太多。他现在大学毕业了,学到用写作的方法来处理压力。我相信你也可以,因为我外甥见证了相似的历程。每个父母都很关心孩子,我的外甥开始了解他的父母,也决定自己要长大。所以,我要感谢在这段时间玛莉亚和她的同事的帮助。也要从这个故事的反馈,告诉这个家庭:你们可以的。

学员三　我谢谢你们这个家庭的到来,从老师的示范和你们呈现的状况,让我们可以学习到家庭治疗。在历程中,我有很多的学习,唤起许多的回忆。我有个十五岁的女儿,我明年要带她到一个很远的地方,去加拿大读高中。

　　(对儿子)你很棒。你提醒我许多事情,我学到不要常常打电话给女儿,我要相信,她在另一个国家会做得很好。如果她知道我太担心,就不会告诉我什么,然后事情就会变得更糟,而我们会更疏离。谢谢你对我的提醒。

　　(对母亲)你也提醒我,外面的工作不要做太多。我的工作是别人做咨询,妻子是老师,她也需要我的关心与陪伴,尤其在女儿去加拿大后。你提醒了我,要多回家陪妻子吃晚餐,多和她说话,一起到公园散步;谢谢你对我这么多的提醒。

　　(对儿子)退休前,我当了二十九年的高中老师。关于你刚才说的,我有强烈的感受,我真的相信你。我曾遇到这种类型的老师,不但是双面人,有时还是三面人。我真的很替你高兴,有个新的开始,因为你不用再担心他们,只要走自己的旅程就可以了。不用担忧老师,为自己找个老师吧。每所大学和每所学校都有一些好老师。在中文里,我们说学生时,它代表我们是要"学习生存"。所以,你可以在学校学到"怎样生存"。你可以是自己的老师,同时,你的同侪也能成为你的老师,忘记这些烂老师吧!谢谢。

玛莉亚   团体反馈要到此结束了!

    (对母亲)我要谢谢你,同时也要告诉你一些事,我也曾觉得要对儿子放手很困难。我知道这是如何的不容易。当他要到很远的地方读书时,我对他说:"你可以有自己的生活,不必每天打电话给我。"他说:"我听了感觉很棒。我怕你不信任我。"我不曾忘记过这段对话,所以我希望你信任他。同时也信任自己和丈夫,因为你们已经帮助他成长了。祝福你们。

    (对儿子)谢谢你作为一个长大的男人为自己发言。

    奶奶,谢谢你为这件事来到这里。当他愤怒时,不用担心。让他生气吧!

奶　奶   好的。他不敢哭,反而需要大叫。

玛莉亚   很棒,这很棒。

奶　奶   他需要像这样大声喊叫。

玛莉亚   谢谢。

四　团体讨论

什么是转化

学员一   这个男孩从小孩转变为一位成人,他要对自己负责。对他和母亲而言,两人都在转化的历程里。母亲需要相信儿子是个成人,而且愿意放手,不再紧抓着儿子,而是允许他成长。请问在萨提亚模式里,什么是转化(transformation)? 今天的个案有转化发生吗? 何时开始的?

玛莉亚　转化是个历程,所有你提到的观点都只是转化历程的开始,这就是为什么我要求承诺的理由。你可以看到,每当我问到明确的或具体的承诺时,他们所谈论的每一件事,就可以在承诺中被落实。对我而言,这就是转化的开始。这是一个历程,可能会花上十年,因为母亲可能每天都想打电话给他。如果哪天她没打电话,就是一小步的转化。改变是个历程,但对我而言,承诺是转化的开始,同时用语言表达,就是一种落实。在这里,无论发生什么,都只是转化历程的开始。

我对转化的另一个定义是,他从孩子转变为成人。母亲的观点需要改变,当然,她的内在冰山也会引起混乱。因为她在观点上改变时,必须隐藏一些感受、许多的期待及渴望。所以每种改变都会引起内在冰山巨大的改变。同时在我的想法里,真正的转化是发生在冰山的各个层次。

现在,无论你读哪本萨提亚的书,会发现每一个改变都会带来混乱,所以改变很困难。

整合与转化只发生在"实践"中。所以,当你每次发现男孩更独立,而父母没有插手时,就要庆祝。每次当他们向后退一步时,你可以解释为改变是困难的,这样他们就能理解"混乱是改变历程的一部分",因为他们要从旧的状况,走到新的状况。

现在,最困难的历程是放手,这个家庭需要很多的放手。对母亲而言,这是很难的一件事。我相信她对儿子说的每件事都是从心里说出来的。她真的明白,而她将来是否能做到则是另一个问题。改变是困难的,而且是每天的历程。

（玛莉亚看着儿子的治疗师）同时我认为以后的会谈,每当母亲插手时,就告诉她:"记得你的承诺。"你可以建立这种关系;同时建议你,有时要会谈整个家庭,我觉得爸爸需要被邀请进来。

历程中,我想要做一件事,但时间不够而没有做,就是联结爸爸和儿子。我试着做了一点,联结母亲和父亲。至于母亲和儿子,我做了很多,但没有时间做父亲和儿子的联结。我觉得这个联结很重要,当儿子和母亲的纠结较少时,希望他和父亲可以有更多地融入。

我的感觉是,不只母亲和儿子纠结,儿子也一样和母亲纠结。他刺激母亲,告诉她一些事情。他说"不用操心别人",他不要母亲涉入,但又要母亲涉入。他有一个矛盾的模式。他需要渐渐习惯母亲不再卷入。儿子需要很多的帮助才能找到朋友。同时,我觉得男孩被迫离开原来的朋友,离开家庭来到上海,所以这对他又是另一方面的困难。

关于亲和感

学员二　在今天早上会谈开始时,你没和母亲多接触,反而挑战母亲:"他是你的儿子,不是你的孩子。"请问,那一刻你和母亲有足够的亲和感吗?

玛莉亚　那就是我的亲和感。一开始,我和母亲没有很多的接触,我先和奶奶联结。不晓得什么缘故,或许是我的年纪,我喜欢一开始就先和奶奶接触,因为要对奶奶表示我的尊敬,同时,奶奶的介入很有帮助。她现在和这个孩子住在一起,我尝试借着奶奶轻敲原生家庭的提问:爸爸是怎样成长的? 所以我用它们和爸爸联结,我发现了他们的许多背景。

然后,我和母亲谈话,她一说到"孩子",整个行为就显得很纠缠。我和她的亲和感就是"我不同意她"。她说"孩子",

但他已经是个年轻人,所以我要给她强烈的反馈,我认为这是一种亲和感。我不觉得她生气,她脸上的表情变得很严肃,然后,我尝试用不同方式给她一些支持。同时告诉她,改变是如何困难。

对于母亲唠叨的回应

学员三　结束时,母亲给儿子反馈,母亲说得很长。玛莉亚说:"很棒,妈妈做得很好。"而扮演"愤怒"的人说:"有些厌烦。"想要母亲停止唠叨,因为已经知道母亲要说什么,她不需要再说了。我们小组的每个人对这部分都有反应。对母亲的谈话,我们都觉得很厌烦。你可以解释你这样做的意图吗?

玛莉亚　你是指我给母亲太多正向的反馈?她也谈其他事情,你们没看到母亲任何的改变吗?

小组导师　我们看到母亲不容易在这么多人面前,对着儿子敞开自己。她完全愿意和儿子分享,那一刻我们觉得感动。但后来母亲开始教导,她说:"你可以做这个,可以做那个。"我们有看到改变,但想知道原因,你为什么允许她说这么多,而不在正向的方面上多做些工作?

玛莉亚　母亲确实说了一段很长的话,而我对母亲说的话印象深刻。从母亲对儿子的第一次叙述,到最后对儿子的叙述,我认为有改变。我听到她做了承诺,会试着要退让一步。这是真的吗?还是我的幻觉?

小组导师　这是真的。

玛莉亚　这"退让一步"是很重要的。所有其他的"瞎话"都不是那么重要。因为她做了承诺,同时我真的认为,这对她而言很困难。从她对儿子原来的方式,到后来面对儿子的难处,并作出承诺,我觉得她是发自内心的。她的确说,她在雕塑中发现自己以前所做的,她有她的洞察。她用"儿子",而不再用"孩子"来称呼,对我而言,这很重要,因为她作了努力。所以,这对我是一种标示:她有了新的方向,她要去拿这个。

　　另外使我印象深刻的是在同时,她能告诉丈夫,在夫妻关系里,她有多孤单。一开始,母亲不知道发生了什么,但她是位很聪明的女人,她明白了,同时尝试作了很困难的承诺。所以我要她知道我对她的欣赏,因为她尽力了。我让她说这么多她想要说的话。因为,我觉得对她而言,这是困难的。想想看,她是在一个小时里作这样的决定。是的,我说她做得很好,同时也要承认她的意图。我觉得,她真的作了改变。要当个治疗师,你需要学会倾听。

关于会谈的时间

学员四　你认为会谈一个家庭要多少次呢?要多频繁呢?每次会谈时间要多久呢?

玛莉亚　多少次会谈?以及时间要多久?我们预定四次,经过四次会谈后,评估情况是否需要更多的会谈。历程中也表明他们要做功课,他们一定要努力。

　　每次会谈要多久?这取决于你的工作。我喜欢一个半到两个小时的会谈,在短时间内,我们不能做很多。我知道有些机构采取五十分钟的会谈。家庭治疗,不能在五十分钟内完成。我们需要有机会谈一谈,让人们可以表达自己。你也可以工作得更长,这取决于你怎样使用时间,我喜欢在一个会谈中至少有一个雕塑。

关于家庭雕塑

学员五　你要角色扮演者去雕塑主角小时候的家庭图像,理由何在?这背后的原因是什么?邀请角色扮演者去雕塑主角目前的情况,又是基于什么理由?

玛莉亚　我要让母亲看到纠缠，我要儿子少用"说"而多体验。我很高兴他愿意谈，但谈话并不能让家人知道他的内心世界。所以我要从"人际互动"进入到"个人内在"。我觉得，如果我只描述图像等等，他们不会站起来做雕塑。对于这个家庭，我的感觉是，他们需要先看到，然后才会有自己的体验。我认为，这真的发生在这位男孩身上。因为我的目的是要男孩对父母说话，角色扮演者真的提供了帮助。我可以看到，他们看到这幅图像时投入更多，尤其是当你扮演"愤怒"的时候，母亲就是在这时候发生改变；而男孩，这位年轻男子开始与父母谈话。对我来说，这是最重要的部分，角色扮演者帮助他开始了解。因此我认为，它不仅在获得信息上很重要，这也是他们的第一次交谈。我对这位男孩真正印象深刻的是，他看到了整个家庭的情况，他是这么诚实地谈到他的刀。总之，千言万语的解释都不及雕塑。我可以邀请男孩呈现图像，但我可以猜到，他不会做。我的运气很好，由你们扮演角色，使他们明白我所谓图像所代表的想法。我觉得这个家庭，在这种情况下需要四次以上的会谈。

关于纠缠关系

学员六　玛莉亚，你怎样在"纠结关系"（enmeshed relationship）上工作？

玛莉亚　萨提亚女士有时用绳子示范纠结的家庭，她用绳子将全家十人绑在一起。然后，当他们都拉拢在一起时，她说："有个人现在必须去洗手间。"他们都得一起去。她放大这个家庭的纠缠，没有空间给外人。例如，她把两个人绑在一起然后说："现在，自己一个人去玩。"此时，人们在自己的身体上体验到其中的难处，他们不能做每件事时都在一起。在一个纠缠的家庭中，只有很小的空间能让姻亲进入。所以她会请一个纠缠的家庭，手拉手围成一个圆圈。然后，即将成为姻亲者试着进入这个圆圈，她用很夸张的方式来示范纠缠的意思。所有人紧紧靠在一起，没有足够的空间呼吸。如果他们非常非常地接近，甚至会看不到其他人。因此，我认为最好是具象化的示范，并找出他们的感受。这甚至是没有关怀、没有爱的空间。因为，如果我如此靠近你（玛莉亚抓紧沈明莹，非常靠近她），我是看不到你的。

我在这里，以不同的方式呈现出男孩与母亲的纠缠。当我把母亲背在他的背上，这也是纠缠。非常控制的纠缠是角色扮演儿子者趴在地板上，然后，我要她坐在他上面，这是一个控制的纠缠。（角色扮演者分享母亲在他背上的沉重）我觉得这个男孩感受到他身体的沉重。我认为母亲透过雕塑，发现了她实际上做过什么。这就是为什么我如此喜欢雕塑的原因。

关于儿子的愤怒

学员七　玛莉亚，你说儿子不能对他的父母表达他的愤怒，所以在学校对老师表达他的愤怒。我们欣赏你没有聚焦在他对老师的愤怒上，而是让他对父母表达他要什么。身为小组成员，我们知道这个联结，因为你要带到正向的地方。

玛莉亚　当他想谈这么多有关老师、愤怒和学校时，我没想到那个话题，因为真正的问题不只那些。他现在把所有愤怒都放在学校，我希望他对母亲的愤怒少一点时，就可以开始更真实地看到学校，然后有更多的朋友。他会改变自己的生活，而不是只在学校生活。

母亲是否需要个别咨询

学员八　今天上午母亲在做家庭治疗时，是否也同时需要个别咨询？你怎样看这件事？你会推荐母亲接受个别咨询吗？

玛莉亚　我认为不用。她除了与儿子纠缠外，其他没有什么不对劲。我觉得她在家庭治疗里，能学到和她的家庭做区分/厘清。我会继续为她的儿子及家庭工作。我知道你(儿子的治疗师)不能经常见到母亲，但可以透过儿子为母亲工作。只要再有纠缠，你可以鼓励儿子说"不"。当纠缠太多或太频繁时，你可以打电话给母亲。这是很不一样的情况，因为他们不在这里(上海)，所以她不能常常看到儿子，但你可以基于这次的会谈，而与母亲有所联结。基于今天的会谈，我已经发展出与父母的联结。我想，我会支持母亲，如果有必要也会给予"反馈"。无论如何，如果她没有投入那么多，是有给予她反馈的空间。或者你打电话给她，提醒她这次所作的承诺。

关于结案

学员九　我们如何评估能够和家庭结案？

玛莉亚　我从来没有结束过一个案例。我只是说，我们有这么多的会谈了，你们已经在道路上了，并且学到了很多东西，这是一种学习，你学会了沟通，现在，你们需要去实践。如果你们有任何问题，打电话来。所以你不用结案，你认为它结束了，但生活永远不会结束的。总会有新的问题发生，如果你认为生命是一个历程，它就没有结束。只有现在学到足够多，需要实践。有时候，有人一年后打电话来，因为有新的情况发生。实际上你并不需要结束它。就像你的孩子一样，你说："你现在独立了。"但这并不意味着当他们需要你时，不能回来看你。放手让他们离开和成长。让他们一面实践，一面成长。

关于"开始"

学员十　我们有些人还没学会萨提亚模式，有些人从未做过家庭治疗，而他们说:"总是有个开始。"我们怎么知道自己已经准备好可以开始了? 你有什么建议吗? 我们是否应该从"小地方"或其他地方开始?

玛莉亚　我认为,最好的学习方法是"练习"。或许先从夫妻治疗开始,会比整个家庭治疗来得容易些。但之前,我建议你们先学好萨提亚模式,因为在萨提亚模式里有许多的历程与工具,我们还没有时间在这里教导及体验这些,比如学习更多的"冰山"及"沟通"。

如何在商业环境中使用萨提亚模式

学员十一　我们如何在商业环境里,更有效地使用萨提亚模式? 因为在这样的环境里,有时是很难一致性的。

玛莉亚　可以的。你可以在商业环境中使用萨提亚模式,因为组织就像家庭,我们甚至在政府组织中使用它。但是,你需要用一点点不同的语言。或许总裁是父亲或祖父,而经理是家庭成员等等。你可以雕塑业务的冰山,可以雕塑冰山的不同部分。在一家公司里,很多人可以有不同的观点、期待及渴望。不同部门可以有不同的冰山,对公司目标可以有不同的了解。有人可以认为,每个人都必须为公司尽力,做到最好,他们也带来以前学到的沟通模式。在公司里,你可以使用萨提亚模式的每一部分。公司也有它的起源,如同原生家庭。它们是怎样开始的呢? 是如何发展壮大? 目前在哪里? 谁仍然留在公司? 所以,你只要转换思维到公司里就可以了。看看"你想要什么",并评估"你学到什么"。

其他小组成员的反馈

小组导师报告　我的小组成员分享,他们的个人成长或专业成长在第一天里已经实现了。他们看到了冰山的改变;有些人觉得自己的生命能量层次改变了,很受感动。他们学到更多的人性和"当下"。他们看到玛莉亚怎样地坚持,不论"是使用温和的方式或比较严肃的方式"？人们认为萨提亚模式非常温和,但在这次玛莉亚和母亲之间的会谈,你坚持"男孩已经是个成人",并坚持说"儿子",而不是"孩子"。他们对这点有很深刻的印象。

小组成员觉得他们学到很多。有些人认为自己对上课的期待已经实现,有些人说:他们学到的远超过他们想要的。所有人都说:在玛莉亚的示范里,不论是在玛莉亚对家庭或个人治疗"技巧"的层面或"态度",他们都学到了很多。而在家庭的呈现中,他们看到自己的过去与现在,因此,他们有很多个人的成长,对人性有更多的了解,同时有些人开始感受到"混乱"。他们在整合的历程里,某些东西变得较清晰,而某些东西变得不太清楚,但他们都接受"他们在那里"。他们认为,这是改变的历程。

最大的学习体会是,我们在本周看到玛莉亚与家庭成员之间的接触,并在这个历程中发现,身为治疗师,在治疗工作前,必须有个人成长与自我整合。我们认为,这非常困难,但它是有希望的。只有当治疗师可以自我整合时,才能在治疗中善用自己,而和我们的来访家庭或案主有联结。我们可以感觉到,在萨提亚模式里,它非常重要。在这里的一些片段,对我们的个人成长很有帮助。

我们小组成员也注意到,玛莉亚如何将萨提亚的信念运用在她的工作中。我们真的相信改变是有可能的,治疗师如何能帮助到家庭成员们联结在渴望的层次,以及创造改变的可能性。同时,我们还学到如何做出接触、设定目标、知道案主想要什么、促进家庭里的父母走向他们想要的方向;学到如何从雕塑中带出改变并加以落实。他们认为这是可能的,也有信心运用于自己的工作中。许多成员感到非常兴奋,觉得回到自己的工作室时会想要好好地做。不过,也有些担心,不知道如何做到,害怕不能做得很好。因此,我们讨论如何帮助自己。我们想建立一个三人组或双人组,这样就可以开始与家庭或夫妻工作,无论我们是否能改变他们,都可以相互学习和支持。还可以一起观看 DVD,因为有中文翻译。之后,就可以讨论和分享看 DVD 的心得,我们相信,这会有帮助。

五 后记

治疗师在这次家庭会谈后,没有继续见这个男孩,暑假期间男孩回老家看望父母,很快地就又回到上海,报名参加好几个高考补习班,几乎占用了他所有的课后时间。于是治疗师每隔一段时间就以电话追踪,和他的父母以通电话的方式落实他们在工作坊中对玛莉亚的承诺。同时借此评估其他两名家庭成员的努力,这样一个循环就算一次追踪落实。治疗师对每个成员的努力和改变给予欣赏与支持。治疗师考虑到男孩课业繁忙,用手机与他进行交流。这样的追踪直到 2012 年 9 月男孩高考录取后才结束。

在早期,男孩还有些愤怒。到了后来,男孩告诉治疗师:“我很好,继续念高二。”父亲告诉治疗师近况:“儿子(在上海)第三年很好,从家庭会谈后,除了生病外,从未旷课。现在,他希望学医,但老师和家人希望他就读艺术学校。”2012 年春节过后,为了准备高考,母亲决定向原单位请假到上海陪他,父亲对此有些担心。父母多次咨询治疗师,想对玛莉亚说声“谢谢”。治疗师邀请他们在 2012 年 11 月时来见玛莉亚。父母和男孩一同前来。

从 2010 年 6 月工作坊后,在每半年一次的工作坊里,玛利亚都会问到这个家庭,这也督促治疗师不敢在追踪落实上懈怠。

2012 年 9 月,男孩的母亲打电话给治疗师,说:"儿子考到上海的重点大学。"虽然不是最好的大学,但是考上了自己喜欢的专业,老家的亲朋正张罗着摆酒庆贺。她说:"如果您(治疗师)不是在这么远的地方,一定会邀请您来参加。"并且一再表达对玛莉亚、治疗师和专业班所有治疗师的感谢。

忧郁的呐喊
——忧郁症下的家庭难题

一　治疗师说明

问题呈现

我是在医院工作的精神科医师。案主是三十岁女性，职业是教师，情绪低落已四年。案主的丈夫是医师，三十五岁。他透过网络，在我的免费咨询网站上留言，描述妻子的症状：2007 年 9 月生下一名男孩，产后心情不佳，因为婆婆不愿意带孙子而感到不快。妻子承认自己脾气不好，曾住过两家精神病医院，被诊断为忧郁症。曾服用多种抗忧郁药，甚至抗精神病的药，目前仍在服药。2007 年到现在（2011 年 3 月），自杀四次，都是过量服药，幸好未致命。她在一次服药时割腕，流了一点血，但伤口不深。

玛莉亚　她在哪里割腕？在家里吗？

治疗师　我没有问她，但她每次自杀都是在吵架或生气之后，有几次在家里爬上窗户想跳楼，被家人阻止。她情绪较激动时，言语和肢体会有攻击性。有时候会说丈夫对她不好，要丈夫和她一起自杀；或者要丈夫和她一起开车，发生交通意外，那么保险公司就会给小孩一笔保险费。她在家里不太愿意说话，但外出和朋友一起吃饭时就很健谈，也很喜欢在这种场合和人斗嘴。如果斗不过别人,回家时就会心情低落。

她从 2010 年 9 月起到麻将馆打麻将,一开始每天去七八个小时,经常输钱。家人不同意后,她停了两周没去,之后又悄悄跑去打麻将,也开始吸烟。家人对她打麻将和吸烟很反感,但她说吸烟可以稳定情绪,便逐渐上瘾了。有段时间,她特别喜欢购物。

丈夫和她的父母陪她就医四年,他们认为,如果治不好她的病,整个家庭就觉得无助,看不到希望。丈夫在网站上和我讨论妻子的症状,他说医师都诊断她为忧郁症,但他觉得是躁郁症(bipolar depression)。

玛莉亚　她丈夫是精神科医师?

治疗师　不是,是口腔科医生。我刚才的说明是依据丈夫之前说的。丈夫在网站留言时,我不知道他是位医生。

玛莉亚　他们一起来见你? 还是你单独见妻子?

治疗师　他们一起来,我见了他们两次。

玛莉亚　所以你把他们当作夫妻治疗。你单独见过妻子吗?

治疗师　没有。因为所有信息都来自丈夫在网站上的留言,他们来见我时,我把丈夫写给我的信息拿给妻子看,她也同意丈夫所写的。

我把他们当成夫妻治疗,我不想单独见丈夫,因为我们曾在网站上有过许多讨论,我要妻子知道这些讨论,也在丈夫同意下把丈夫写给我的内容交给妻子看。我曾经在网站上留言:"你和你的家庭为你的妻子做了很多,你们爱她,她也很努力,我相信是有希望的。但我还是需要邀请你和妻子来我的办公室,这样我才能有个明确的诊断,我会和你们讨论进一步的治疗。"于是这对夫妻就来了。

第一次会谈时,我才知道丈夫是医生,难怪他对妻子的症状可以描述得这么清楚。丈夫说,在这四年已经看过许多精神科医生。每次精神科医师都指责他和妻子的父母："这是你们的错,难怪你妻子会生病。"所以她的父母不愿意陪她前来,只有丈夫一直陪着她。丈夫说,这是他第一次得到治疗师的欣赏,说他有爱心,为妻子做了很多努力。

会谈一开始,妻子的话很少,她说："说什么都没有用。"但后来她开始抱怨,根本不让丈夫插嘴。她抱怨公婆不帮她照顾孩子,抱怨丈夫不理解她,也提起对自己母亲的内疚,因为她的母亲要独自在家为她带孩子,留下父亲一人在老家工作。为了照顾孩子,她的父母必须分开住,为此她感到很内疚。

2005年她流产,非常介意这件事,常常梦到一个婴孩浸在血水里。她向丈夫诉说,丈夫只是回答："它只是个胚胎,没有生命。"她觉得丈夫像医生,冷漠,不了解她的感受又不负责任。

在第二次会谈时,妻子还是说："我不想多说,说了也没用。我母亲不同意我离婚,就这样过吧。"

玛莉亚　妻子要离婚吗?

治疗师　妻子说她母亲不同意,因此她要继续这段婚姻。

玛莉亚　这么说,她想要离婚?

治疗师　我觉得她只是抱怨而已。

玛莉亚　她的母亲要她留在婚姻里吗?

治疗师　是的,她的母亲说："你既然结婚了,就不要离婚!"

玛莉亚　我认为妻子的母亲需要前来,因为她在照顾孩子。

治疗师　我之前也这么希望,并邀请过他们,但是她觉得她母亲没有准备好要来。第二次我再邀请,告诉她："你是否可以带四岁的孩子来这里?"我觉得如果孩子来,或许她的母亲就会来。

上星期,我再打电话给她,她说母亲不来,我相信她母亲不来有自己的理由,所以就不再勉强邀请。昨晚我再次确认,他们还是坚持只有夫妻来。

　　我见这对夫妻三次，至于第三次，实际上不算是治疗，只是画家庭图。

原生家庭背景

　　案主的父亲五十五岁，初中毕业，十三岁时参加革命，所以他的妻子不用工作就能从国家拿到工资。案主出生时，父母和祖父母都希望她是个男孩，尤其是父亲，因为他是长子。父亲有两个弟弟，父亲的弟弟和他的好朋友都生男孩，唯独父亲生的是女孩。

　　案主的母亲也是五十五岁，有五个兄弟姐妹，母亲排行第三，高中毕业，家庭环境不好，所以没有机会读大学。从小，母亲就严格要求案主，希望她各方面都优异。经常拿女儿和她杰出的表哥比较，表哥是案主舅舅的儿子。案主上高中时，母亲就不工作了，将所有时间都用来照顾女儿。甚至女儿读高中时，母亲还每天接送她上、下学。女儿到外地上大学，母亲一天打三次电话查勤。现在母亲在女儿家照顾外孙，仍然经常打听女儿在做什么、和谁交朋友。女儿上网和人聊天时，母亲也会拿张椅子，坐在她旁边看。

　　父母替案主做一切的决定，从念书填志愿到婚姻，他们为她安排了一个青梅竹马的对象，因为两家关系很好。女儿说他们像兄妹，不可能结婚。最后，她决定了自己的婚姻，现在的丈夫不是父母安排的，他们现在有一个四岁的儿子。

　　案主念大学时认识丈夫，那时他已经在工作，是他主动追求她。补充一件事，她的母亲和公婆关系不好，甚至多年不愿称呼公婆，而案主和婆婆的关系也不好。

　　从案主的家庭史来看，在其原生家庭里有两个精神病患。一位是她的舅舅，另一位是堂姑，但不清楚他们的病名。舅舅生病前非常聪明，是家族的骄傲。堂姑精神病发作时，有暴力倾向，会伤人。

　　丈夫的父亲六十一岁，在家乡从事海产养殖的工作，很老实，爱面子。丈夫是独生子，当孙子出生时，他的父亲非常开心。孙子百日时，祖父在家乡办了一场很隆重的酒宴,对于是否带孩子回家乡参加酒宴,夫妻起了冲突。

丈夫的母亲年龄不详,做事较慢,不精明,小学毕业,有中风病史,心脏功能不好。孙子出生后,婆婆来过他们家,但无法适应城市生活,住在儿子家这段时间,经常哭泣。案主看到婆婆哭,觉得婆婆在给她脸色看。她说:"我已经尽力做到最好,为什么婆婆还是对我不满意,我哪里得罪她了?"她解释,因为婆婆不愿照顾小孩,所以她才经常发脾气。

夫妻的内在冰山

我对这对夫妻的冰山分析如下:

妻子的行为忧郁、消沉,常常打麻将,有烟瘾。应对方式是指责,自我价值低。她认为丈夫欺骗她,因为丈夫婚前有个女友,几乎论及婚嫁,每当她问及丈夫前女友的事时,他总是回避话题。所以不开心时,她就觉得自己不是丈夫的最爱,还后悔为了丈夫留在同一个城市工作,而放弃父母为她安排的工作。

老师的薪水很低,她觉得自己牺牲很多,所以在感受层次,她觉得生气。她认为丈夫不爱她,感受不到家庭温暖,于是才会留恋在外打麻将。

她期待丈夫和家人多注意她,她曾希望婆婆像她的亲生母亲一样对待她,现在她期待婆婆常常来探访他们。

丈夫的行为总是回避,经常忙于工作,有时会说谎,妻子觉得丈夫热衷于工作。丈夫承认自己会说些谎话,但目的是不想让妻子发怒,比如他出去玩会说自己在加班。

丈夫的应对方式是超理智,还夹带一些讨好与打岔。有一次妻子对他说,她胃痛不舒服。他回答:"只要吃些药就好,没事。"妻子觉得他像医院里的医师,妻子想要拥抱,但丈夫对身体接触觉得不自在。另一个例子是:孩子的百日宴是在丈夫老家举行,也就是海边的农村。妻子不同意,因为地方太远,她不想让孩子去,但是可以陪丈夫一起去,而把孩子留在家中。丈夫说："这是孩子的百日酒,孩子是主角,怎能不去?"
妻子说:"如果真的要办,就在当地的酒店办,而且就只办中午那一顿,
取代本来计划要在老家请两顿(午、晚餐)。"丈夫同意了,但回到老家
后,却在父母家里举行百日酒,所以妻子觉得被骗。妻子抱怨丈夫总是
不直接面对她,反而骗她,她觉得被他们操弄。

丈夫觉得妻子太过强势,他感觉无奈也很无力。他的信念是:我不
是说谎或回避,这是我的处事方式,这样她就可以少操些心。至于丈夫
的期待,不是很清楚。治疗师的假设是,他期待妻子和他的父母可以有
好的关系。

治疗师的期待

对于邀请案主在这里工作,身为治疗师的我也有许多期待。首先,
我想知道能对案主的原生家庭做哪些治疗?是否可以做家庭重塑?第
二,有关流产,或许妻子有"未了情结"需要处理。丈夫怎样可以了解妻
子多一点?玛莉亚会如何雕塑这个历程?第三,要如何进行夫妻治疗
才能有较好的沟通?丈夫要怎样才能更一致性,不再打岔、超理智及讨
好,并多说一些话?

同时,我不是很清楚冰山的概念。如果家庭重要成员不在场时,我
如何与夫妻工作?我也想学习,如何邀请家庭成员来到这里?之前,玛
莉亚在上海的团体已经教导过,但是我还想要多学一些。

玛莉亚　如果想要邀请案主的母亲,我会告诉她,她的出席是多么的重
　　　　要,会怎样地帮助到女儿,因为她在帮助他们。如果你这样对
　　　　她说,她可能愿意来。所以当你邀请人们出席时,他们要知道
　　　　"他们是有重要性的,他们是被需要的,而不是被要求的"。这
　　　　次你对母亲的邀请,听起来似乎是在要求她,而不是邀请她。
　　　　因为母亲一辈子都会关心女儿,我想她只是想要保护女儿。

治疗师　是的。案主说她的母亲可以来我的会谈室,但不来这里。她
　　　　说她的母亲还没准备好。

玛莉亚	你已经见这对夫妻三次。你是精神科医师,是进行夫妻治疗,
	或只是把她当成忧郁症患者?
治疗师	我在他们的"关系"上工作。
玛莉亚	她的忧郁症和她吃的药,不是你开的处方,是别的医生开
	的吗?
治疗师	我没有开任何处方药给她。
玛莉亚	谁开药给她?
治疗师	她之前就诊的精神科医师开的药,我没有和她讨论药物治疗。
玛莉亚	我想,你身为精神科医师一定有你的看法吧!
治疗师	她的诊断是忧郁症,有时她是"狂躁",我同意她丈夫的诊断。
玛莉亚	当某人开给她躁郁症的药时,就应该经常监督这个药。她的
	药谁在监督?
治疗师	我不是她的精神科医师,我只对这对夫妻进行心理治疗。我
	不清楚为她开药的医生是如何交代的。
玛莉亚	再多问一个问题,你提到妻子想要离婚?
治疗师	她没有说她要离婚,我不认为她真的想要离婚。她只是抱怨
	她的母亲不准她离婚,所以她说就这样过下去吧。
玛莉亚	丈夫呢?
治疗师	丈夫从未提过离婚,他说愿意为妻子做一切事,他会陪妻子一
	起来。
玛莉亚	你的看法呢?
治疗师	我觉得他们在关系上已经很有进展。因为我们最后一次会谈
	时,他们说彼此已经开始沟通了,而且妻子的情绪平稳许多,
	所以我觉得追踪是有用的。
玛莉亚	关于她和孩子的相处,你何信息? 她是个怎样的母亲?
治疗师	她忽视孩子,因为她经常不愿意在家。
玛莉亚	父亲呢? 他是个怎样的父亲?
治疗师	丈夫忙于工作,下班后会回家,只是偶尔出去玩。

玛莉亚　他和孩子在一起的时间有多少？

治疗师　在家时，他会陪妻子和孩子。但是妻子有时候会独自躺在房间里，那时他就只陪妻子。

玛莉亚　所以孩子是没有父母的。

治疗师　可以这么说，外婆似乎就是孩子的母亲。

玛莉亚　你对这对夫妻有什么期待？

治疗师　我希望他们关系更好、更快乐，妻子的愤怒少一些，丈夫愿意多说一些话。

玛莉亚　所以你想要他们夫妻有更多的联结。

治疗师　是的。

玛莉亚　他们想来这里吗？

治疗师　是的，两个人都想来。

二　会谈

这对夫妻来到教室。玛莉亚在门口欢迎这对夫妻，同时介绍自己及翻译沈明莹。

玛莉亚　（对妻子）你有三个选择，随意坐哪里都可以。（坐下之后）谢谢你们愿意来这里，我想郭医生已经告诉你们，我们有一群人在学家庭治疗，去年我们在上海上课，从我们见过的家庭身上有很多的学习。我来自加拿大，在加拿大做家庭治疗，同时也教学。沈明莹是翻译，来自香港，我们合作已经超过二十年，今天我很高兴见到你们。

妻　子　我也很高兴有这个机会。

玛莉亚　看到这么多人坐在这里，我想你们可能会觉得不自在。他们都是一群很有慈悲心的人，有自己的家庭，也有自己的亲密关系。如果你们听到他们的声音会觉得舒服些。你们会听到他们的名字、从哪里来，因为他们有些人来自不同的地方与省份

（妻子点头，接着学员轮流自我介绍）。

家庭成员的期望

玛莉亚 （对妻子）你今天来到这里，希望得到什么？

妻　子 我想要有些改变。

玛莉亚 我很高兴听到你这么说。

妻　子 我希望能从困惑中走出来，我知道自己的问题，但是不知道如何解决。

玛莉亚 你的困惑是什么？

妻　子 我一直没有安全感，没有自信，无法肯定自己，也不能对自己有正确的评价，我常依据别人的评价来评断自己，因为矛盾的心情导致我的困惑。

玛莉亚 你说"自己是矛盾的，因为无法肯定自己"，那另外一面是什么呢？

妻　子 另外一面，我描述自己是"自卑的"，同时我表现得很强势来掩盖自己的不安全感，而且自己有很多的不确定。

玛莉亚 依据你对自己的了解，你学了很多的知识。

妻　子 我曾经读了一些心理学的书，所以有时会自我分析。

玛莉亚 我听得出来，所以你知道强势是与内在的不安全有关，这是什么意思？

妻　子 是的，因为我生病好几年，读了很多这方面的相关书籍，也读了许多怎样解决这种问题的书，但我还是不能解决自己的问题。我知道自己的问题与童年经验有关，因为在内在深处，我觉得不安全。我非常清楚地知道，但是无法解决它。

玛莉亚 如果你能解决，你想要怎样的生活？你还想和丈夫共同生活吗？

妻　子 当然愿意。

玛莉亚 如果你的困惑解决了，那么你和丈夫的关系会是怎样的图像？

妻　子　我能感受到我们的关系，在关系中，我不再需要表现我的
　　　　强势。

玛莉亚　所以你可以感受到你和丈夫在一起时的强势？

妻　子　有时我真的很强势。

玛莉亚　好，现在请你转身面对丈夫，对他说，如果你的问题解决了，你
　　　　将来想和丈夫有怎样的关系？你想要什么？看看你的丈夫，
　　　　直接对他说。

妻　子　（对丈夫）从内在深处，我希望自己像是澳洲的无尾熊。

玛莉亚　所以你希望自己很小，为什么？

妻　子　这样我会觉得安全。

玛莉亚　当你觉得很小的时候，你觉得安全吗？你认为你太强势是因
　　　　为内在觉得自己很小，是吗？

妻　子　是的。

玛莉亚　当你内心真的感觉自己很小，你就不强势了。

妻　子　我不知道。

玛莉亚　我不了解你，所以我很想要了解你……，我刚才邀请你对丈夫
　　　　说出你的希望。如果你真的成为你希望的那个人，想和丈夫
　　　　有怎样的关系？（转向丈夫）我等一下也会问你。

妻　子　我希望他能主导这个家。

玛莉亚　你不想和他平等。

妻　子　（摇头）我觉得不安全。

玛莉亚　你是否想要平等？

妻　子　我想要平等，但是我觉得我现在太强势了。

玛莉亚　我还是想知道，你是否真的希望平等？我希望你不要给丈夫
　　　　太多权力，在我的想法里，真正的关系是平等的，你喜欢这种
　　　　想法吗？

妻　子　我更想做个小女人。

玛莉亚　我认为，你相信如果你做小女人时，自己才不会强势。

妻　子　是的。

玛莉亚　你读的那些心理书大概都不是好书。

妻　子　我知道自己的问题,但是当我觉得平等时,我还是感到不安全。

玛莉亚　你怎么知道的?

妻　子　当我变得很小时,我才觉得安全。我总是觉得,当我回到小女孩的状态才会觉得很安全。

玛莉亚　(对丈夫)她平时的行为就是这样吗? 你的观点如何?

丈　夫　基本上如她所描述的。

玛莉亚　她的行为真的像个小女孩吗? 她不是很强势吗?

丈　夫　我觉得她像个小女孩的时候比较少,大部分时候她都很强势。

玛莉亚　那你呢? 你允许她强势吗?

丈　夫　我不允许。

玛莉亚　所以在你们现在的关系里,你们两个都同意,她是强势的。而她的借口是她觉得自己很小,这是她的解释,也是她的借口。那你呢? 当她强势时,你做了什么?

丈　夫　当她强势时,我们有很多的争斗,我用的这个词不是很好。

玛莉亚　你指责吗?

丈　夫　我判断。当我认为"对",而她是"错"的时候,我会去做我想要做的事,但是我不会强求她应该怎样做。

玛莉亚　如此说来,在你们的生活里,有很多的权力抗衡。

丈　夫　以前有吧!

玛莉亚　(对妻子)刚才我问你要什么,但是我没有听到你在关系里想要什么。现在我要问你丈夫,当你来这里时,你想要什么?

丈　夫　我希望我的家庭能有所改变,希望她能改变,我也能改变。

玛莉亚　然后你们的关系会怎样?

丈　夫　第一,我希望我们能平等。第二,因为她是女人,她可以主内,照顾好家庭;我是男人,我主外。发生问题时,我们可以讨论。

如果想法不同时,我不会勉强她同意我;同时,我也希望她不要勉强我同意她,这样我们就能各自保有自己的主见。

玛莉亚　(对妻子)你同意吗?这是你喜欢的关系吗?

妻　子　我同意,但是事情不在我的掌控之中,我觉得不踏实,没有安全感。

玛莉亚　是,我已经知道了。刚才你告诉我,你没有安全感。你认为没有安全感是个问题吗?还是你当它是个解决之道呢?对你而言,它不是个解决方案。解决之道是你可以学到重视自己的价值。你是否想要呢?

妻　子　我非常想要!

玛莉亚　但是你在原生家庭里没有学到重视自己。郭医生告诉我们一些关于你的背景。首先,我要核对你的观点。我知道你的父母,尤其是你父亲希望你是个男孩,而你却是个女孩,或许这影响到你的自我肯定,因为父亲期待你是男孩。你怎么认为?

妻　子　他们对我有太多的期待,并且把他们的希望强加在我身上,我觉得很有压力。在我成长过程中,他们很少肯定我。我非常努力想要得到父母的肯定。但是,我的表哥太优秀了,与他相比,我的一切成就都得不到父母的肯定。

玛莉亚　你现在几岁?

妻　子　三十岁。

玛莉亚　你现在三十岁,可以做你自己。不论你父母如何看你,或你表哥怎样。你还是不相信自己是有价值的吗?而且你是够好的吗?

妻　子　是的。

玛莉亚　你还在依赖他们对你的看法吗?

妻　子　我认为我很失败。

玛莉亚　你真的认为你很失败?

妻　子　是。

玛莉亚　告诉我，为什么？

妻　子　因为在我的生命里，我总是试着达到他们的期待，以及跟着他们的规划而活。

玛莉亚　对孩子而言，这样是可以的，但你现在是成年人了。

妻　子　我的婚姻以及我为婚姻付出的牺牲，都是我选择的。

玛莉亚　你嫁给他是牺牲吗？

妻　子　为了嫁他，我付出一些代价。例如，我放弃了我的前途和未来。当年如果没有放弃那份工作，我会比现在更好。因为我父亲为我安排了一个很好的工作机会。为了要和他在一起，我来到他工作的城市，现在的工作收入不如我放弃的那份工作。结婚后，和丈夫及其家庭相处得并不融洽。过去几年，我的病变得更糟。所以我觉得自己是失败的，没有遵从父母的意愿。也因为我这个决定，我父母也付出一些代价。妈妈要和父亲分开，来到我生活的城市帮我照顾孩子。我不知道他们是怎么想的，但如果我是他们，我会觉得失望。我不能肯定自己，我觉得自己是失败的。

玛莉亚　听到这些，我很难过，我可以看到所有值得你重视自己的理由。在你现在的生活里，你有丈夫，我觉得他爱你，不然他今天不会来这里。你有一个孩子，你有自己，而你要对自己有怎样的期望就看你自己了。我想要告诉你，我看到在我眼前坐着一位美丽的女士，拥有许多能量。你有能量，因为你和我及其他人一样是人。你不允许你的能量在自己内在流动，因为在你的脑袋里，有很多对自己的解释。

　　尽管你父亲曾期待你是男孩是个事实，你现在已成为一位美丽的女士、一位有价值的人。你在成长过程中，可能没有得到像一般孩子所需要的支持，但你还是长大成人了。你选择了你愿意嫁的人，和他结婚。你眼前有许多大好的机会，但是你老是回顾过去，找些理由使自己生病，也为自己找理由继续生病。这是我的看法。我希望你为自己做些不同的选择,而且我也要知道,对这些新选择,你是否愿意敞开?如果你有兴趣,我会让你看到一些图像,学到一些从书本中学不到的东西。但是你真的要改变,我才愿意花大家的时间进行工作。

你真的要改变吗?因为只有你才能做出改变,药物无法让你改变。如果你改变对自己的观点,对自己的期待才会改变,也才会把能量用在这个方向上。去接触自己的心,你是否真的要对自己的改变敞开?

妻　　子　我不知道。

玛莉亚　所以你不知道是否真的想要改变,我知道改变很困难。我刚才邀请你改变对自己的观点,你对自己和他人的关系的期待,……你必须放下自己是受害者的角色。我不是指责你,但是我认为,你有一切的理由相信自己很小、自己做错了决定、自己是有病的。但我不觉得你很小,因为是你让自己变小,这需要用到你很多的能量。你用了自己的能量来指责自己与父母,我想要你把自己的能量放在不同的方向。

妻　　子　我明白你的意思,但是我不能确定我是否打从心底想要改变?如果我觉得不安全,就会把自己保护得很好,诚如你所说的,我用我的"病"和"小"来保护自己。

玛莉亚　是的,你很聪明。这种自我保护,允许你活在一个不需要自我负责的世界里。

妻　　子　是的,我在逃避责任。

玛莉亚　那你今天为什么来这里?

妻　　子　我承认,我利用这个当借口,但是我不知道我如何在我的借口里找到出路。

玛莉亚　我想要让你看到你的出路在哪里,但是我必须确定你对改变是开放的。

妻　子　　我想作出改变。

玛莉亚　　好的。(对丈夫)你要对这些再作补充吗?你是否相信她要
　　　　　改变?

丈　夫　　我相信她想要改变,但是我们一直找不到出路。

雕塑并处理夫妻关系

玛莉亚　　好的。现在,请你们站起来,让我看看你们的关系是怎样的。
　　　　　我要请你们的身体参与进来,你觉得你和丈夫心理层面有多
　　　　　靠近?(丈夫主动贴近妻子)你们有这么靠近吗?

丈　夫　　是的。

玛莉亚　　(对丈夫)这是你的图像。(对妻子)你的图像如何?有多远?

妻　子　　(妻子离开丈夫身边一步)我觉得这样比较舒服。

玛莉亚　　让我看看在你和丈夫的关系里,你觉得自己有多小。或者选
　　　　　择某人代表你的"不安全"。我不想要你跪下来,我要你选择
　　　　　某人代表你,你有多不安全,这样我就可以看到你有多小。你
　　　　　现在做的叫做"角色扮演"。选一个人代表"你",把他放在"不
　　　　　安全"的位置上。你现在不需要用你的脑袋,只要随着你的能
　　　　　量,找个人扮演那个不安全的小女孩。我可以告诉你,在座的
　　　　　每位女性都知道怎样感觉到不安全。所以,你可以找任何人
　　　　　来扮演。

妻　子　　我的首选是陶老师,我觉得他是较安全的。

玛莉亚　　你要他扮演"小女孩"吗?

妻　子　　不是,当我看着他时,我感觉到安全。

玛莉亚　　所以,他是将来"你想要成为的那个人"。

妻　子　　我不知道,当我看着他的时候,下意识地觉得安全。

玛莉亚　　好的,他将代表你的"安全感"。(对陶老师)你愿意扮演她的
　　　　　"安全感"的部分吗?

妻　子　　我觉得他让我感觉到安全。

玛莉亚　我认为你做了一个好的选择,这是你将来想要成为有"安全感"的那种人、"安全"的部分。所以我们已经有了目标,但是,我现在还是要你选出代表你"不安全"的部分。

妻　子　就选那位女士吧!

玛莉亚　好的,这是你"不安全"的自己;而陶老师的"安全感"代表将来想成为的你。所以,她有多小呢?(让角色扮演者趴在地上)够小了吗? 这个图像能代表你和丈夫在一起的内在感觉吗?

妻　子　我内在感觉是我很小,所以我想依靠他,我不要作任何决定,我要他替我解决问题。

玛莉亚　(对角色扮演者)请你告诉他:"我要你为我解决一切问题。"

角色扮演者　(对丈夫)拜托你解决我所有的问题。

玛莉亚　(对妻子)这是你这个部分的感觉,但是你还有另外一个部分,你没有让丈夫看到这个"小"的部分,他看到的是你强势的部分。

妻　子　是。当他不能满足这个部分(小的部分)时,我就要自己决定一切。

玛莉亚　这是你的行为,让他看到你强势的部分,你大概是站在椅子上,你愿意站在椅子上吗?(妻子站在椅子上)

玛莉亚　(对丈夫)我猜想这两个部分你都看过。这个部分说:"我很小,一文不值。"她说了什么?

妻　子　我现在是失败者。

玛莉亚　但是你对丈夫说了什么? 你指责他吗?

妻　子　不,我不会指责他。我会自己做决定,然后按照自己的决定去做。

玛莉亚　(对丈夫)当她强势时,在你们的关系里,你听到她说什么呢?

丈　夫　我只有看到结果,例如,没有经过我的同意,她就买了某些东西。

妻　子　我只是知会他结果,却没有告诉他过程。

玛莉亚　（对妻子）告诉他，把它呈现出来……

妻　子　（对丈夫）我打算做我想要做的事，而且是依照我的方式去做，
　　　　我希望你能了解和支持。

玛莉亚　（对丈夫）你是否得到这样的信息？告诉她，你得到怎样的
　　　　信息？

丈　夫　例如，她买了东西，而且已经买回家，却没有知会我。

玛莉亚　那你会说什么？

丈　夫　如果这些东西没有抵触到我的原则，我就沉默，不会多说什
　　　　么。因为这几年来她一直生病，我之所以容忍她，是因为她
　　　　病了。

玛莉亚　那是很好的借口。

丈　夫　当她买了一些我真的不同意的东西时，因为她生病，我们就容
　　　　忍她。

玛莉亚　有时候，她（强势的部分）买了东西；有时候，她是趴在那里的。

丈　夫　我看到这个部分（指小的部分）的情况非常少，或许那是她内
　　　　在经验到的，但是我看到的比较少。

玛莉亚　（对妻子）这是你的解释，你想要什么，就去做了。

妻　子　是的。

玛莉亚　你认为自己有权力这样做，因为你感觉很小。

妻　子　不是。不是因为我感觉自己很小，而是这已经成为我们的习
　　　　惯了。

玛莉亚　（对丈夫）你允许她强势，你从哪里学来的？在你家，谁是强
　　　　势的？

丈　夫　一开始，因为她的强势，我们经常吵架。后来因为她生病，我
　　　　只好让着她。

玛莉亚　所以，你做了什么？你内在感觉怎样？你也变小了？

丈　夫　我不说话。

玛莉亚　你可以让自己变小，或者转身离开她。

丈　夫　当我不高兴时就不和她说话。

妻　子　他转身背对着我,用沉默表达对我的不满。有时,我因为不安全而变得很强势,他看不到这些。他没看到我内在深处的真正感受。其实,我内心深处不想这么强势。

玛莉亚　告诉他,你现在内心深处的真正感受是什么。你从椅子下来,看着他,让我们想象这一刻你是安全的。告诉他,你要什么,你要他(指"安全感"的角色扮演者)来这里吗? 你安全的部分……

妻　子　不用。

玛莉亚　如果你愿意告诉丈夫你内心深处的感受,那么此刻你就觉得安全了,你就可以请她("不安全"自我的角色扮演者)站起来。

妻　子　好的。

玛莉亚　告诉她"站起来",我现在要做自己了。

　　　　　　　(角色扮演"不安全"的自我站起来)

玛莉亚　你现在可以一致性地告诉他,你在这段关系里真正想要什么?

妻　子　我想要你在很多事情上做决定,而不是只由我来决定。我希望你处理好关系中的每件事情,而不是像鸵鸟似的逃避。

玛莉亚　别指责,别指责。

妻　子　我希望你能够做决定,而且可以给我安全感。

玛莉亚　他要怎样做,你才会感觉有安全感?

妻　子　我不知道。

玛莉亚　他如何知道,他做了什么就能让你有安全感?

妻　子　我希望你不要让我为很多事情操心,我希望你对我和这个家能有更多的关注。

玛莉亚　他要怎样表现,你才能感受到那份关注?

妻　子　对我和孩子不要只是表面关注,而是更多内心的关注。

玛莉亚　(对丈夫)你知道她在说什么吗?

丈　夫　我知道。

玛莉亚　你要回应她吗？

丈　夫　我会尽我所能地照顾这个家。

妻　子　在过去几个月当中，我看见他的努力。

玛莉亚　你是否可以告诉他，你注意到哪些讯息，认为他在照顾这个家？

妻　子　我注意到你愿意花时间陪儿子，对儿子有更多的关注，而不觉得那是我和我母亲的责任。我希望你在家里不要扮演医生的角色。

玛莉亚　这是个好想法，你注意到这个（指丈夫在家不要扮演医生）了吗？

丈　夫　注意到了。

妻　子　我要的只是听你说一些安慰的话，因为我的医生已经为我开处方，我不需要家里的人再给我处方。

玛莉亚　好，很好。你现在是好好地站着了。

妻　子　我知道当我情绪低落时，只要你的拥抱和几句安慰的话，而不是像个医生给几句叮咛。

玛莉亚　他如何知道你情绪低落？你能告诉他吗？

妻　子　我可以告诉他。

玛莉亚　现在，我要你们两位作出真正的承诺，并且把它记录下来，因为要改变一段关系并不容易。所以当你们重复旧模式时，可以记得这些。他知道当你感觉小时，他可以帮助你。所以，每当你感觉渺小时，你就告诉他，而不是站在椅子上。你不必再做某些书上写的，当我"不安全"时就把"很小"的感觉藏起来，而呈现出强势。你不再掩藏它，你只要说："你知道吗，我现在觉得不安全。"这就是你显示自己的脆弱。我不认为你在原生家庭里有机会这样说。因为你面对爸爸时，老是要把自己变成一个坚强的男孩。而男孩通常不会说"我感觉不安全"。但是你可以对丈夫说，因为他现在就站在你的面前，这很重要。

　　（对丈夫）你做得愈多，你愈能回应；（对妻子）而你就愈能拥有你的安全。我要你们时时记得这些。这会是个大改变，而且毫无疑问地，你们也可以做到，这是你们能做的事。当你（妻子）感到不安全时，你（丈夫）有两个选择：一是立即反应（reacting），意思是你自我防卫，比如告诉她："你需要吃一些药。"另一个选择是你可以作出回应（responding），意思是，你可以问她："我现在能为你做些什么？"

　　（对妻子）如果他回应，你想要他说些什么？

妻　子　实际上，我生病时，我不需要他说什么话。

玛莉亚　我不是说你生病的时候；而是你觉得很小的时候。

妻　子　我觉得很小时，我真的需要他陪着我。

玛莉亚　你想从他那里得到什么呢？例如当你觉得很小时，要有人握住你的手，或有身体接触等等。你会要什么？

妻　子　他不需要做什么，只要陪陪我，和我说说话，或者陪我一起做些事情。

玛莉亚　"陪陪你"是什么意思？（问丈夫）你知道怎样陪她吗？

丈　夫　我知道，但是我要做些补充。有时候，我下班回家，她不理我，我不知道可以做什么。

玛莉亚　这是他（指丈夫）的部分，现在谈谈你（指妻子）的部分。丈夫也有他的期待，我们现在谈谈你（指丈夫）的期待，告诉她，当你回家时，你的期待是什么。

丈　夫　我期待，当我回家的时候，她在忙着家务事，例如煮饭或打扫屋子。

玛莉亚　你期待什么？和她在一起吗？

丈　夫　和她在一起的意思是什么？

玛莉亚　除了做家务事，你还期待她做什么？

丈　夫　我期待我进家门时，她跟我打招呼。她说要和我沟通，但有时候我回到家,我问"你好吗",我不知道她是否没听见,或者是她不理我。

玛莉亚　具体地告诉她,你期待什么?

丈　夫　当我喊你时,你至少要回我一声。

玛莉亚　你现在可以多要一些,你真正想要的是什么? 她真的想知道这些,你看,她正对着你微笑。

丈　夫　其实,现阶段这就是我要的。因为我知道她正在改变。

玛莉亚　你们两个都不知道怎样做联结,你们曾经彼此拥抱吗? 当你回家时,你们觉得彼此靠近吗?

丈　夫　在中国,彼此拥抱是很不自然的。

玛莉亚　你可以试试看吗? 你不会受伤吧。

丈　夫　不会。(大笑)

妻　子　当我有这样的需要时,他会觉得我很幼稚。

玛莉亚　你想要他拥抱你?

妻　子　(点头)我们刚结婚时,我试着抱他,但他觉得我太幼稚。

玛莉亚　(对丈夫)所以,在你家里是没有拥抱的。

丈　夫　是的,在成长过程中我很独立。

玛莉亚　这与独立无关。

妻　子　我们刚结婚时,我说:"我们来玩一个游戏,你扮演树,我扮演无尾熊。"但是他觉得这太幼稚了。

丈　夫　我要解释一下。我觉得我们一天内拥抱一、两次是可以的,玩太多次就觉得很幼稚。

妻　子　我只要求一个月一次。

玛莉亚　如果你们没有那个感觉,我不建议你们拥抱。我的建议是你回家时,表达你对她的兴趣。你和她的联结方式是你能做的,也是她喜欢的。所以回家时,你要不要跟她说话?

丈　夫　回家时,我希望她可以从房间里出来拥抱我。不像我现在回家时,她只是坐在电脑前面,连我走进去靠近她时,她一动也不动。

玛莉亚　我们现在谈的是丈夫回家时你可以做什么？你(妻子)要注意到他的出现,而你(丈夫)也要注意她的存在。

妻　子　我想补充一点,他刚才说的期待,在我们结婚初期是有的。但他老是说那太幼稚了,而且我认为他有好长一段时间没有扮演好丈夫的角色。我要保护自己,不要受伤,如果我没有期待,就不会感到失望。

玛莉亚　所以,你觉得这些年来,在他的心目中你不够重要。所以,你就变得很小。

妻　子　结婚初期,我们曾经有些交流。我曾对他抱怨:"妻子娶回家,不是家具,摆在屋子里看的。即使是屋里的家具,你也要经常擦拭。"我觉得我们需要滋养我们的婚姻关系。但在我们交流失败之后,我选择了逃避亲密关系。

玛莉亚　所以,你(妻子)转身背对着他,然后变得很小。然后,丈夫不知道要做什么了。

妻　子　是的,我们变成背对背。

玛莉亚　现在,我们在这里,就是要作出改变。我相信要作出改变,你们都需要一些资源。现在,你(妻子)转过来,试着站起来(指着趴在地上的角色扮演者),不再让自己感到很小。

妻　子　我要改变,但又害怕受伤。

玛莉亚　只有你允许他(丈夫)的时候,他才可以让你受伤。(对丈夫)对于她刚才说的,你怎么想？在你们的婚姻生活里,是不是如同她所说的？你是否有不一样的体验？

丈　夫　我有不同的观点,有段时间,她要我每天对她说"我爱你",但她却从来没有这样对我说。而且她每天还要问我很多次。我就告诉她,你这么问,就是对自己没有自信。我又告诉她"我一天只能说一次'我爱你'",如果要我不断地重复,就不是我的真心话,它是不真实的。

玛莉亚　（对妻子）当你要她（扮演"不安全"的自我）站起来的时候，表示你感觉到安全。你不必老是问他（丈夫）爱不爱你？首先，你知道自己是可爱的，你能站起来，因为你重视自己。

妻　子　当我问他"你爱我吗"？其实那一刻我在怀疑我们的婚姻，因为我有一些不愉快的体验。我知道我们各有不同的观点及价值观，需要磨合。我希望你在家里不要扮演医生的角色。有时候，几句安慰的话比你给我的药更有效。有时候，病人的确需要休息，但也需要家人的陪伴。

玛莉亚　我有一个问题，现在你已经深知他了，这就是他。这样，你还要和他在婚姻关系里吗？

妻　子　如果他不能放下医生的角色，我就会保护自己。

夫妻间的承诺

玛莉亚　告诉他，你的底线是在家里时，他就是他自己。告诉他，这就是你的底线。

妻　子　我希望你扮演丈夫、父亲的角色，而不是当个医生。

玛莉亚　（对丈夫）你告诉她，在家里，她不要做病人。我的假设是只要你继续当病人，他就会扮演医生的角色。

丈　夫　如果你扮演病人，我就会当个医生。

妻　子　没有！我没有在家里装作病人。

玛莉亚　但是你在利用这个病人的角色。

妻　子　是的，我是在利用它。

玛莉亚　当你情绪低落时，你就利用"病人"的角色。所以我希望你们能够做个承诺，它是你们两个的合约。（对妻子）你看到他像个医生时，告诉他"我不是病人"；（对丈夫）你看到她是病人时，告诉她"我不是你的医生"。你们彼此提醒，不再重复旧有的模式。

翻　译　把这些承诺写下来。

玛莉亚　当你感觉到她再用病人的角色时,问她:"你是病人吗?"当你看他像个医生时,也要问他:"你是医生吗?"这样,你们的关系可以多些分享,而不是疏离或斗争。

妻　子　他回家的时候话很少,不太愿意和我分享他在白天做了什么事。当然,他有各种不同的理由。我希望他能告诉我,他做这些事情的过程,因为我也关心。否则,我就觉得不安全。

玛莉亚　不要再提到你的不安全,你不需要对什么事都觉得不安全,把不安全放进你的博物馆!你已经做了三十年!你知道,不再需要的东西,就把它放进博物馆。我认为感觉到安全更重要。

妻　子　当我能告诉他的时候,对我而言,就是一种进步。

玛莉亚　现在请你告诉他,你要什么?我觉得你现在的学习速度很快,不需要再站在椅子上,也不必趴在地上。你可以做我在我的书中提到的"一致性",意思是,你不用站在椅子上或趴在地上,可以真正说出你想要什么。告诉他,你可以建立一座和他联结的桥梁,这是唯一的联结方式,例如,说:"你现在又戴上医生的帽子了!"你可以这样告诉他吗?

妻　子　我想我可以。

玛莉亚　这样做,你感觉比较好吗?

妻　子　当我能说出来时,就感觉比较舒服。

玛莉亚　如果你做得越多,我绝对相信你吃的药会越来越少。我知道你不可能马上停药,但是如果你觉得内在的自己比较强壮时,就不需要吃那么多药了。(对丈夫)现在我想知道,你的内在正在发生什么?如果她成为一个"人"而不是"病人",她会对你有期待,而且会和你分享她的期待,你感觉怎么样呢?她总是期待你能仁慈、欣赏及关注。这不是因为她的病,而是她是个人。你愿意和这样的女士共同生活吗?

丈　夫　我愿意!

丈夫欣赏妻子的特质

玛莉亚　告诉我,当初你们结婚时,她有什么特质吸引了你?

丈　夫　首先,她很漂亮;第二,我们第一次约会准备要回家时,我说:
　　　　"我们搭计程车吧。"她说不用,搭巴士就可以。这是很重要的
　　　　一点,就是这些吸引了我。我认为她会理财,因为我是个很草
　　　　根的人。

玛莉亚　这是第二件事,至少要有三项吸引你的特质。

丈　夫　她很会煮菜;除此之外,她很善良,我家人生病时她会照顾
　　　　他们。

玛莉亚　(对妻子)你知道这些吗?

妻　子　我知道,但这些谁都能做到。我觉得他喜欢我的外在,而不是
　　　　真实的我。

玛莉亚　(对妻子)你想要他喜欢真实的你,是吗?

妻　子　是的。不是因为我很会煮饭或其他。

玛莉亚　告诉他,你真的想要他如何重视你? 告诉他,你知道自己拥有
　　　　哪些资源。

妻　子　我希望你爱我不是因为我能做什么。我要你爱我,甚至包括
　　　　我的缺点。

妻子的资源

玛莉亚　现在,请你进入你的内在,告诉我你拥有的三样特质,是你真
　　　　的爱自己、很特别的三件事。三件你真的想让他知道而且珍
　　　　惜的资源。

妻　子　第一,我善于与人相处。

玛莉亚　你的意思是你和别人有好的关系? 你爱其他人? 你很关心
　　　　别人?

妻　子　是的。

玛莉亚　这的确是很重要的资源。这边有许多玩具,请你选一个玩具代表你"关心"的资源。(妻子选了一个最大的玩具熊)

玛莉亚　再找另外一个,因为你需要让丈夫看到它,你还重视自己哪些特质?

妻　子　我想我是个非常明事理的人。

玛莉亚　所以你会理财。(妻子选了一个黄色的小熊)

妻　子　不是关于我怎样理财,而是我会注意人情世故。第三,是他说的"我很会煮菜"。(妻子选了一个很小的红色玩具)

玛莉亚　对她来说,这不是很重要,所以她选了一个小的玩具。

妻　子　我觉得会煮菜不是那么重要。

玛莉亚　所以最重要的是"善于与人相处,有好的人际关系",我想知道,你的意思是不是你有这个资源,有爱的能力?你知道你拥有,对吗?爱丈夫、爱你的儿子,以及爱你的母亲。

妻　子　我有。

玛莉亚　你有"爱的能力",选一个玩具代表"爱的能力"。(妻子选了红色的兔子)

玛莉亚　好的,红色,像你的心一样。这是你自己的部分,她(指扮演"不安全"的自我)拥有这些。当你拥有这些特质的时候,你就不需要趴下去。(对扮演自我者)你拥有了这些,觉得怎样?

扮演自我者　我拥有这些后觉得很踏实。我可以反馈吗?从椅子下面向上望着他,我觉得很累、很耗能量。那时候,我希望他也趴在地板上,我就可以和他平视。当你要我站起来的时候,我才感觉舒服点。当你们在讨论如何改善你们的关系时,我有时能体会到你的情绪,想试着支持你。但是有些时候,我觉得自己很碍事。当你们两个要靠近的时候,我觉得自己的存在似乎是多余的,所以我要保持距离。这就是我刚才体验到的。

玛莉亚　(对丈夫)你看到她的这些特质吗(指着那些玩具)?

丈　夫　我同意某些部分,但有些我不赞同。

玛莉亚　你觉得她有这个(指着"与人相处好"的部分)特质吗？

丈　夫　可能是她的人格问题吧。她觉得她与人相处得好，但是我看不到她和她的朋友相处得好。

玛莉亚　(对妻子)你知道他在说什么吗？

妻　子　知道。

玛莉亚　(对丈夫)你直接告诉她。

丈　夫　因为你的个性，让我不觉得你有很多朋友。

玛莉亚　但是从今以后，她不需要再趴在地上，她可以多使用这些能力。(对妻子)只要你觉得无法肯定自己时，就真的很难与人相处，你就无法使用这些能力。

妻　子　当我和朋友在一起时，我觉得还是可以肯定自己。只有在回家以后，我才觉得不安全。"家"指的是我和我丈夫，以及我父母的家。

玛莉亚　那是另外我们必须要工作的地方，因为你从你的原生家庭背景就有不安全感。(对丈夫)你看到她"爱的能力"吗？

丈　夫　基本上，她有。

玛莉亚　你喜欢它吗？你重视它吗？

丈　夫　我重视它。

玛莉亚　你同意她善于生活吗？

丈　夫　她以前善于生活，最近不再如此。

玛莉亚　这个是"明事理"(指着代表"明事理"能力的玩具)，多告诉她一些关于这个的看法。

丈　夫　她觉得自己是明事理的。

玛莉亚　直接告诉她。

丈　夫　你觉得你是明事理的，但是我并不同意。

妻　子　我希望当你不同意时，能够告诉我。

丈　夫　我会的。

玛莉亚　我们不再说过去的事。从现在起，当她觉得自己脆弱时，她会告诉你。当你看到她"不明事理"或再成为病人时,你也告诉她。我要你们两个做的这个承诺,是一件大事,它会完全改变你们的旧习惯。在过去,你们彼此不沟通这些事。同时,你有个好方式去合理化自己的不开心,然后让自己趴下去。有时候,相信"我生病了"比"了解自己的痛"容易多了。

妻　子　我同意,我用自己的病当作借口。

玛莉亚　我佩服你愿意承认这一点,你很聪明,可以看到这些。你现在可以用新的方式运用自己。所以再告诉他:"我利用我的病当借口。"

妻　子　我利用病当借口来逃避责任。

玛莉亚　你是否可以说:"我以后绝不这样做了,无论我是否留在这个婚姻里,我都不再这样做。"这些是关于你的,因为当你做自己时,就能和丈夫创造一段新关系。只要你可怜自己,你们的关系就建立在你的自怜上。

妻　子　这一切我都知道。但是当我的努力就像蜗牛一样进展缓慢,当外在世界不符合我的期待时,我就觉得遭受打击,于是又退缩,躲回壳里。

玛莉亚　当那些发生的时候,你没有动用你的资源!

妻　子　是的,我缩回壳里,保护自己。

玛莉亚　或许你需要其他的资源,这样你就不会用你的病来自我保护。我认为你是有资源的,否则你今天不会站在这里。

妻　子　我和那些不知道我有病的人相处时,觉得很轻松。

玛莉亚　你的意思是,他(指丈夫)是唯一知道你生病的人?

妻　子　不仅仅是他,我的父母和比较亲密的朋友都知道。

做妻子的家庭重塑

玛莉亚　好的,找人扮演你的父母。(妻子邀请人扮演她的父母)在你家族里谁最完美?找人扮演他。

妻　子　我表哥。（妻子选择扮演者）

玛莉亚　你小时候怎样看父母亲的关系？（站在椅子上的人，代表他是
　　　　有"权威"的）当你觉得不安全时，那时你几岁？

妻　子　大概七八岁。

玛莉亚　那时，你父母的关系如何？

妻　子　他们很亲近。

玛莉亚　看看他们，他们都很安全的。

妻　子　是的。没有我表哥，我觉得和他们在一起是安全的。

玛莉亚　根据我听到的，你的爸爸很有权威。

妻　子　表面上是的。

玛莉亚　所以我请他站在椅子上。（"爸爸"站在椅子上）

妻　子　他非常希望我是个男孩。

玛莉亚　妈妈和爸爸不平等吗？因为她要向上看他。

妻　子　在那时候，我没有感觉不安全，因为表哥还没进入我们的生
　　　　活，我们住在不同城市。

玛莉亚　让我看看，你和妈妈的关系如何？

妻　子　我们很亲近。

玛莉亚　爸爸那时在哪里？

妻　子　我们住一起，他真的很想要一个男孩。没生男孩，他有许多
　　　　遗憾。

玛莉亚　当你看到爸爸的遗憾时，你的感觉很不好。

妻　子　尤其是当我注意到他和我的其他表弟（不是那位优秀的表哥）
　　　　是那么地亲热时。他从没有对我那么亲热过。

玛莉亚　找人扮演你其他的表弟。

　　　　　　（妻子选人扮演表弟）

玛莉亚　我相信他们都站在椅子上，因为他们都很完美。

妻　子　是的。

玛莉亚　他们都站在椅子上，和爸爸很靠近，那你表哥呢？

妻　子　这时也出现了，也站在椅子上。

玛莉亚　你现在三十岁了！我想要你看看这个图像。你看到这位七岁的小女孩，她的父亲要她像表哥、表弟们一样，但是她从来没能满足父亲的期待，变成男孩。她很坚强，很聪明，什么都做，但永远不能像这些男孩一样。

妻　子　在我妈妈心中，表哥是最好的；而在我爸爸眼中，表弟是他最喜欢的。

玛莉亚　邀请"爸爸"对小女孩说："你的表弟是最好的。"也邀请"妈妈"说同样的话。爸妈只有说"他们是最好的"或"你应该和他们一样"吗？

妻　子　爸妈没有说"他们是最好的"，但是描述他们所做的每件事。事实上，我也做同样的事，他们却没看到我的努力。爸妈关注他们所做的每一步，而我考试通过了，但是他们对我的分数却视而不见。

玛莉亚　（面对扮演自我者）你的感觉如何？

扮演自我者　我感觉无助、悲伤，因为爸妈都没有看到我做的一切。在他们眼中，只有表哥表弟。

玛莉亚　（问妻子）这是真的吗？

妻　子　真的。爸爸从没参加过我的家长会，但是他却记得表弟所做的每一件事。

玛莉亚　我要你做些你从来没做过的事，或是以前你从没对父亲说过的话。为了你自己的能量与健康，你现在需要这么做。首先，我要你邀请她（扮演自我者）站起来，因为她不再是小女孩了。你现在三十岁，而我们在此时此地，而非过去。

妻　子　我父亲现在改变了，因为我比表弟好。

玛莉亚　我很高兴知道你父亲改变了。但在你的心里，这幅图像没有改变。我想你要转化这幅图像，因为它代表这个小女孩的观点。这无关父亲是否改变，而是关于你的。当然，他们站在椅子上,像巨人。小女孩想要满足父亲的期待,但她总是做不到。

妻　子　我想我能满足父亲。我做得总是比表弟好,但是没有比表哥优秀。

玛莉亚　我想要你邀请她(扮演自我者)站起来,这是小时候的你。

妻　子　我还是有同样的困惑,像她(扮演自我者)所做的一样。

玛莉亚　所以,我们现在要做一些事,希望你能把困惑留在过去。我要你以现在三十岁女人的聪明和能量对你的父母说话,这是过去小女孩从来没做过或没表达过的。小女孩当年是无助的,但现在的你不再无助了。

妻　子　我要说,每个人都是独特的,我有自己的优点,我值得被欣赏。

玛莉亚　(对不安全的自我)面前这位是拥有安全感的成年女士,是你(指不安全的自我)将来想要成为的样貌。我们要对父母说话,但不是从小女孩这个位置来说,你可不可以请她站起来?

妻　子　请你站起来。(扮演不安全感的小女孩站了起来)

玛莉亚　你现在对爸爸表达你以前不敢对他表达的。我不是要你回去对你真正的爸爸说,而是要你对这位爸爸(角色扮演者)表达。

妻　子　我觉得,你的女儿应该很独一无二……

玛莉亚　说"我是","我是独一无二的"。

妻　子　我是独一无二的。我希望你能分享我成长过程中的每个阶段。我希望你在和我分享表弟的事情时,也注意到我(妻子哭泣)。

玛莉亚　"我(指妻子)希望那时候你也能注意到我。"告诉爸爸,过去小女孩没被注意到时,她有什么感觉?

妻　子　我觉得没有安全感,我觉得他们不爱我,甚至当我尽力时,他们也不瞄我一眼。

玛莉亚　甚至当我做到最好时,他们也没有用我想要的方式欣赏过我。

妻　子　我觉得妈妈对我的期望太高,我永远达不到她的期望。

玛莉亚　告诉妈妈。

妻　子　你对我有这么高的期望,我无法做到,而且也无法取代表哥。

玛莉亚　把你其他的感受告诉她。

妻　子　我希望妈妈不要拿我和任何人比较,我要她欣赏我,多看看我。

玛莉亚　告诉她,你对她的期待。

妻　子　你期待我完成你的目标,我只能尽力,但是不能为你弥补什么。

玛莉亚　告诉她,你要妈妈为这个小女孩做什么?比如说保护你、重视你。

妻　子　我想要妈妈重视我——但不是以放弃自己的方式。你有你自己的生活,不要告诉我,因为我,你牺牲了自己。我觉得不仅仅是因为我,你才放弃你的工作。

玛莉亚　那不是我的错。

妻　子　你不能上大学和放弃工作,都不是我的错。

玛莉亚　那是你自己的决定,我不要你期待我去弥补你的失落。很棒,你做得很好。

妻　子　我十八岁时,就已经告诉我妈妈这些了,但是她说她所做的一切,都是为了我。至于拿我和表哥比较,是因为她希望表哥可以成为我的楷模。

玛莉亚　告诉她,你不是他(指表哥)。

妻　子　我说过了。但是妈妈认为我只是在嫉妒。我觉得他们不会因为我是他们的女儿而爱我,他们只因为我做得更好才会爱我。

玛莉亚　所以,我没有从你们那里得到真正的爱。

妻　子　我希望父母爱我,是因为我是他们的女儿,而不是因为我成就了什么。这就是为什么我也不同意丈夫说,因为我做了什么,所以他爱我。我希望,他只因为"我是我"而爱我。

玛莉亚　你只想要因为"你是你"而被爱。告诉你父母,你是谁?

妻　子　我是怎样的人?

玛莉亚　我是可爱的(I'm lovable.)。

妻　子　我很困惑。

玛莉亚　告诉他们,你是谁?

妻　子　我是他们的女儿。

玛莉亚　不要忘记你的"力量",告诉他们你所有个性的部分,你是聪
　　　　明的。

妻　子　我不觉得我很聪明,因为总是有人比我更聪明,我无法对自己
　　　　做出公正的评价。

玛莉亚　在 1 到 10 之间,你认为你的聪明有几分?

妻　子　3 分

玛莉亚　真的吗?

妻　子　真的,只有 3 分。

玛莉亚　你现在又把自己踩了下去。

妻　子　面对我妈妈时,我总觉得自己是失败的。

玛莉亚　你现在可以改变。你母亲从来都不是一个好妈妈。

妻　子　不。我不同意你的说法,她是个好妈妈,只是有时候做法不是
　　　　很恰当。

玛莉亚　(对着"母亲")你是个好妈妈,但是没有用好的方式来养育我。

妻　子　是的,我是这样认为的。

玛莉亚　那,"我是个好的人吗?"

妻　子　我觉得是的。

玛莉亚　告诉你爸爸,"我是个好的人。"

妻　子　我觉得我是个可爱的人,而且值得被我爸爸爱。

玛莉亚　我想要你重视我。

妻　子　我要你重视我。

玛莉亚　你是否可以告诉他,你已经三十岁,而且你重视自己?

妻　子　我找不到自己三十岁的定位,我不知道要如何证明自己。

玛莉亚　对谁证明？

妻　子　特别是对我父母。

玛莉亚　我有个建议，你至少得承认自己现在三十岁，所以，你是个成年人，还是一个孩子的母亲。

　　　　我希望，你现在做些很重要的事，作为成年人，这是非常重要的事，你有一个"安全感"（扮演案主"安全"的部分）在旁边陪着你。

　　　　你是个成年人，可以为自己负责，可以为自己选择。你不再为了满足爸爸或妈妈的期待而活，因为身为成年女士，你应该满足自己的期待。你是否允许自己作这样的决定？

妻　子　但是我不知道他们（指父母）的感受。换句话说，是我要顾及到他们的感受。

玛莉亚　现在，这与你有关。如果他们知道你现在已经成年，而且是健康的，我认为他们会以你为荣。我确信你爸爸已经看到这些了，但是如果你没有这种感觉，你父亲就看不到它。你要你父亲尊重你，第一步就是你得先尊重自己，你明白吗？

妻　子　我明白。

玛莉亚　你现在是否能告诉他，你真的重视而且尊重自己。我无法满足你的期待，但是我能满足对自己的期待。因为你不是你的表弟，你不能满足父亲的期待。这是关于你爸爸，而不是你的事。小时候你不能做自己，一直背着这个负担，这是你成长的整个故事，它使你生病。我希望你对这个家的观点可以放入你的博物馆。现在，以成年女性的位置看看你的父亲。以成年女性的心态和爸爸说说话，问他有什么感受？

妻　子　我还是没有勇气。

玛莉亚　那你跪下来说："我没有勇气告诉你，'作为成年人，我想要被尊重。'我假装生病。"告诉他："我很害怕。"

妻　子　我真的很害怕，所以无法告诉你。

玛莉亚　"在你面前,我总觉得自己很小,还没有长大,我宁愿这样生病。"

妻　子　在你面前,我总觉得自己很小,没有长大,还是个孩子。我觉得生病是个好借口,这样你就能重视我。我现在不能确定我是真的生病,还是只是想要生病?只有在我生病时,你们才会回头看看我。

玛莉亚　爸爸现在还是这样吗?

妻　子　他现在好很多了。

玛莉亚　告诉他。

妻　子　因为我爸爸现在只关心我的健康,他对我没有那么多期待了。

玛莉亚　如果你使自己生病,他会担心你吗?

妻　子　会的。

玛莉亚　所以告诉他:"我会继续让自己生病,这样你就会担心我。"

妻　子　有时候,我想要自己生病,这样你们就会担心我,而且会回头看我一眼。我知道这是不对的,但我只能用这个方式,你们才能多爱我一些。只要我健康,不会再对我有所要求。

玛莉亚　所以,这是你做的选择。刚才你来的时候,选择这个人代表"你将来要成为的人",你是否愿意问问他的想法?你现在不会告诉父亲,你也不要成长。这是你的选择,选择留在这个位置上(跪在地上)。或者你可以站起来,和丈夫共同生活。父亲看你,还是他以前看到的你吗?我不知道,或许这些都是你的想象。你是否想要听这位"父亲"的感受?

扮演父亲者　女儿,你说得对!你生病以后,我们真的很关心你的健康,但是我不知道你怎么了?看到你这样,你母亲和我都很难过,不知道是怎么回事。我们能做的,就是尽量照顾你。刚刚听你说那些话,我也很难过。我不知道自己以前做得对你影响这么大。我不知道自己现在能做什么,但是我知道也许以前做过的,现在不能再做。

玛莉亚　你对女儿有什么愿望?

扮演父亲者　你是我们的好女儿,我们会拿你和别人比较,是因为我们
　　　　非常看重你,觉得我们的女儿很好,我们以你为荣。纵使我们
　　　　没有儿子,我也不可能把你割舍,你是我们的女儿啊! 我希望
　　　　你不要忧郁……,我不想要你躲藏在自己的忧郁症后面。我
　　　　希望你能站起来,这样你母亲和我就能真正看到你、照顾你。
　　　　这样可不可以?

玛莉亚　或许你父亲从来没说过这些话,但是他内心可能真的有这样
　　　　的感觉,你相信吗?

妻　子　我相信。

玛莉亚　所以,你要回应他吗?

妻　子　我想,我愿意作出改变。

玛莉亚　我认为,如果你让自己站起来,他就会快乐很多,因为你改变
　　　　了。但现在是你的选择。

妻　子　我想,我愿意站起来。

玛莉亚　你可以啊! 决定权在你(妻子站起来)。

玛莉亚　很好! 现在告诉他:我可以的。

妻　子　我想,我可以改变,我不需要你和妈妈为我担心。

扮演父亲者　我担心你,是因为我们爱你。我想看见你站起来,这是我
　　　　三十岁的女儿。

玛莉亚　你相信父亲爱你吗? 你知道吗? (妻子点头)

玛莉亚　这很重要。你也爱父亲吗?

妻　子　是的。

玛莉亚　你也可以爱自己,这是你新的部分("安全感"),是你一直想要
　　　　的,你想听他说话吗? 作为一个新的成熟女人想要说的话。

扮演安全感者　我想和你分享在这历程中我的一些感受。当他们都站
　　　　在椅子上的时候,我在后面看不到你。后来玛莉亚要我站在
　　　　你身旁,我才能全然参与整个历程。

　　这是一个三十岁的妻子、母亲、老师,她做的每件事只是要让父母有深刻的印象,她没有为自己做过什么,其实她也不需要为她父母做什么。

　　当你对你的"父亲"说话时,角色扮演父亲的人告诉你他的感受。那一刻,我十分专注。我和你有联结,但我还有另一个感受,不是一个女儿对爸爸的感觉。当这位"父亲"告诉你,他爱你,同时也告诉你,他现在及过去对你的愿望,还有他解释为什么想要你像你的表弟,我觉得"这就是父亲"。这样的感觉,和你刚才跪在地上时的感觉不同。这是一位爱三十岁女儿的父亲。

　　我觉得,或许父母是有些遗憾。你十八岁时告诉母亲,这是她的事,不是你的事。我觉得这位母亲不但爱女儿,还牺牲自己的生活。如果我是三十岁的女人,我可以从另一个角度看她。我会想去帮助她,而不是去满足她的期待。为了自己女儿和其他事情,我认为她的确牺牲很多,但是她现在把一切希望都放在女儿身上。身为女儿、妻子、母亲及老师,现在我会以三十岁女人的身份安慰她。我会想我以前被什么分心,而没有和你联结。我认为你可以快乐地生活,这和父母无关,你不需要对他们证明什么。你选择自己的婚姻,不是因为你要证明什么,而是你想拥有自己的生活。这些就是我在历程中体验到的。

玛莉亚　你要回应吗?(妻子沉默)你明白他说的吗?

妻　子　我明白。

玛莉亚　你现在感觉如何?

妻　子　比刚才好很多。

玛莉亚　告诉"父亲",我现在比刚才好很多,我是个成年人。告诉他,你的选择是什么?

妻　子　我希望你能支持我的选择,因为我已经三十岁了。

玛莉亚　　纵使你不能支持我，我也会做我自己。你能对这位"父亲"说这些吗？

妻　子　　我说不出口。

玛莉亚　　那告诉他，我不能为自己做选择。

妻　子　　我会尽量做自己的选择，但是会尊重及顺从你的意见。

玛莉亚　　我很高兴听到你说会尊重他们的意见，但是不见得要顺从。如果你顺从，就是把自己踩在地上了。他是你的父亲，你会永远尊敬他，却不是顺从他。

妻　子　　我顾虑他的很多感受与建议。

扮演父亲者　　你要听我从来没对你说过的感受吗？（妻子点头）

　　　　　　你刚才站起来对我们说你爱我们，那一刻我很感动，掉了泪。因为，我听不懂你说你的心理问题。我以前是搞革命、要战斗的，所以我希望我女儿也像我一样会战斗。

　　　　　　你现在长大了，可以站起来，你可以和我一样高。你母亲和我会渐渐老去，我们会需要你。我不知道你是否曾听过这些话？所以，如果你和我站得一样高，我会很高兴。如果你真的愿意听我的话，就好好做个三十岁的女人。我们都是成年人，你刚才以成人的口吻和我们说话时，我觉得很舒坦。你在意我们，和我们靠近，在那个当下，言语不再是重要的，因为我有很多感受。是吗？我的好女儿。

玛莉亚　　你是否相信他刚才说的话，是你真正父亲的感觉？但是他从来没有说出口。

妻　子　　我愿意去相信这些。

玛莉亚　　你想对你表哥、表弟说些什么？

妻　子　　我觉得他们在这个故事里是无辜的，他们不知道我发生了什么事。

玛莉亚　　直接告诉他们。

妻　子　　我只是因为自己的感受而对你们有些看法。过去，我曾经嫉

　　　　　妒你们,觉得你们抢走了我的父母。我一度希望你们不曾存
　　　　　在过,这样我就可以拥有自己的父母。我知道这样的想法很
　　　　　不道德。

玛莉亚　你现在是否愿意放下嫉妒?

妻　子　我现在还是不能放下我的嫉妒,我希望他们不曾出现在我的
　　　　　生活里。我希望表哥永远不要回来,我也不想听到任何与你
　　　　　有关的消息。我希望表弟永远考不上研究生,这样我就永远
　　　　　都做得比你好。我知道自己这样想是不对的。

玛莉亚　在你的生命里,你给他们太多力量了! 他们需要做他们自己,
　　　　　如同你需要做你自己一样。你把自己的力量交给他们,但是
　　　　　他们并没有把他们的力量交给你。你把太多注意力放在你的
　　　　　过去!

妻　子　是的。

玛莉亚　你是否可以决定,不再为他们担太多心?

妻　子　我不想担心他们,但有时候无法控制自己。

玛莉亚　可以,你可以的! 你可以控制自己,每个人都可以控制自己。
　　　　　所以,现在回到自己的生活里。所有故事都属于过去了。你
　　　　　背负着这些过去,像个受害者。现在,我要你把这些放回到过
　　　　　去,因为它们已经不再属于你了。(对所有角色扮演者)现在,
　　　　　请拿掉你们角色扮演的帽子,做回自己。如果你要告诉她什
　　　　　么,是以自己的立场告诉她。你不再是以她母亲的角色对她
　　　　　说话。所以,告诉她,你真正的名字。

角色扮演者　我的名字是……,我不是你妈妈了。在我刚才扮演的角
　　　　　色里,感觉到"我很害怕你爸爸的失望,所以,我希望你也能像
　　　　　你表哥那样优秀"。我不知道这些对你有那么大的压力,也不
　　　　　知道你是这样的失望和悲伤。刚才在角色扮演里,我可以感
　　　　　觉到,现在的你和过去不一样了。

三　反馈、提问和教导

在夫妻会谈后,玛莉亚要小组导师从治疗师的观点讨论历程。学员以角色扮演治疗师呈现如下议题:在未来几次会谈,他们要聚焦在哪里? 他们会用怎样的雕塑?

玛莉亚提到没有时间提出流产一事对这对夫妻的冲击,以及他们当下的反应。有趣的是,这对夫妻完全没有提到四岁的孩子,看来外婆似乎是孩子唯一的照顾者。玛莉亚曾觉察到她可以对这对夫妻做更多工作。但是她聚焦于"症状",以及妻子在家庭中受害者的位置。

他们像两个孤单的人想要联结,却不知道如何联结。妻子不知道"她是谁",以及在原生家庭是怎样成长的,我们对丈夫的原生家庭也一无所知。我们与这对夫妻还有许多工作可以做。

第一组的反馈

我们聚焦在夫妻关系上。如果我们是他们的治疗师,下次会谈,首先要核对他们的作业:是否每天有交谈? 丈夫是否拥抱妻子? 然后再雕塑这对夫妻的"压力舞蹈"(stress dance)。

小组成员想要更聚焦于丈夫的原生家庭,探讨他从原生家庭中学到什么? 成员们提到,下次会谈可以用角色扮演的方式和这对夫妻工作,进行他们的压力舞蹈,目的是要这对夫妻觉察到他们的沟通,帮助他们彼此联结。

第二组的反馈

小组成员好奇丈夫的原生家庭为何? 他们对丈夫的原生家庭有个"假想的雕塑",他们假设丈夫从父亲那边学到逃离压力,从母亲那里学到指责。

成员的目的是让这对夫妻注意到他们从原生家庭里学到的东西,

同时让这对夫妻有新的联结方法。

第三组的反馈

成员们今天早上看到玛莉亚对这对夫妻的工作后,决定继续进行夫妻治疗。

他们假设妻子的忧郁是因为失去功能的夫妻关系。在小组讨论中,小组成员角色扮演丈夫和妻子,妻子生气及指责丈夫,所以丈夫不愿靠近她。成员们还有一个假设:妻子想靠近丈夫,所以借忧郁症让丈夫注意她。因为每当她忧郁时,丈夫就靠近她。丈夫是医生,他注意到她的忧郁症,但丈夫只开药。成员们的呈现聚焦在"忧郁"及"处理忧郁"。丈夫想要除去忧郁,妻子则要抓紧它。

成员们提出"两难的矛盾",邀请夫妻对以下两个选择取其一。治疗师对夫妻说:"你们有两个选择,一是抓紧忧郁,这样丈夫就会留下来;二是逐渐放下忧郁,面对你们之间的问题。"

成员们建议,如果丈夫要留在婚姻里,就必须作决定,遇到压力时不要逃离。成员们认为,这对夫妻依赖忧郁症让他们继续在一起。在放下忧郁症之前,他们需要改善夫妻关系。然而,当妻子不相信丈夫愿意与她联结时,很难要她放下忧郁症。

第四组的反馈

成员首先会看看夫妻在早上的夫妻治疗时发生了什么。他们用冰山的隐喻检视这个历程,对妻子冰山的假设是:妻子看到丈夫高高地站在椅子上,她感到不安全,而且要丈夫照顾她。妻子的期待是想要和丈夫联结,也想得到他的认同,这份认同是她父母从来没给过她的。她的感受被掩盖,她的渴望没有被满足。

丈夫的观点是,当妻子要求许多拥抱,并要他说"我爱你"时,觉得她很幼稚,认为妻子需要更成熟些。丈夫期待彼此是平等的,同时期待妻子康复。丈夫渴望被重视与尊重,他想要沟通。

他们两位都有未满足的期待。妻子的沟通姿态是指责,丈夫则是转身离去。

今早会谈结束后,他们在"观点"和"期待"的层次有联结,并且表达了自己的渴望,妻子说:"我要改变,但我不能保证。我会努力试着做。"

下次会谈,成员会在妻子的成长历程与接纳自己上工作。如果夫妻都做了作业,成员会更进一步探索妻子的正向资源,这样,妻子就能欣赏自己。同时,小组成员也会聚焦在两人的资源上工作,帮助他们彼此欣赏与联结。

第五组的反馈

这一组与其他组的看法有些不同,他们认为妻子的忧郁症是她的保护,或许这对夫妻可以先学习欣赏妻子用忧郁症来获得关注。这个假设是"如果妻子不生病,就得不到关注"。妻子学到,"因为生病,所以人们照顾她",她没有使用她的资源——聪明。

成员打算让妻子选择,是继续如此,还是要站起来?要用生命力站起来?或者用"疾病"站起来?小组成员强调夫妻两人的资源,还会讨论流产的问题,他们也想教导夫妻如何为人父母。

第六组的反馈

小组成员对早上的治疗工作表达了不同的意见,他们觉得为妻子重塑的时间有点太快。如果他们是治疗师,会先进行夫妻治疗,问他们如何认识?对方吸引自己的特质是什么?以及自己的资源。

成员假设丈夫可能会说,因为妻子漂亮、会烧一手好菜、善于理财和善良。他们假设妻子可能会说,这些都是外在的,和她的内在体验不同。对此,成员假设:她想要丈夫看到她的内在资源。他们会示范夫妻之间的差异,小组成员指出,妻子希望丈夫真的知道"她是谁"。

小组成员会帮助妻子表达她的感受,认为丈夫不了解她。他们的工作会聚焦在"资源"上,帮助丈夫欣赏他们所拥有的一切。在某些方面,他们也会帮助妻子提高自我价值及站起来的机会。在这个历程里,他们会运用更多的资源,鼓励妻子告诉丈夫自己要什么。总之,会先在这对夫妻的关系上工作,妻子在和父亲对话之前,先和丈夫对话。

玛莉亚的回应

玛莉亚同意先在妻子的"自我价值"和"提供她站起来的机会"上工作。玛莉亚认为,妻子的自我价值被严重破坏,以至于她不能站起来面对丈夫、督导或任何权威,除非她能先站起来面对她的父亲。这就是玛莉亚要对她的原生家庭工作的理由。

玛莉亚同意这个小组的想法:找出妻子更多的资源。玛莉亚希望这能打开更多扇的门,让丈夫看到妻子。不过,玛莉亚的假设是:这是个特殊案例,所以处理妻子的原生家庭是优先考量。妻子的低自我价值与她的原生家庭息息相关。玛莉亚也提到,如果在其他情况下,或许她不会这么快做妻子的家庭重塑。玛莉亚关心的是,如果她现在不做妻子的家庭重塑,大概妻子以后也没有机会做重塑了。若在其他情况,例如在五天的成长工作坊里,玛莉亚可能会和这个小组所做的呈现一样,先聚焦于丈夫和妻子的关系。

第七组的反馈

本小组会聚焦在妻子的"资源"上工作,会找出她更多的资源,也让妻子承认自己拥有这些资源的主权。

治疗师的意见

我欣赏我们小组提出的工作次序,也欣赏自己能从其他小组的报告里得到许多见解。有时,我不知道自己是否能做得这么快。

下一次会谈,我会先检核他们的作业与承诺。我会欣赏他们所做的一切,也会和他们讨论卡住的地方。我很高兴看到重塑的历程,在这个历程里,妻子很难为自己站起来。我的心是随着她起伏的。当玛莉亚说"你(指妻子)可以趴在地上,或是你可以站起来"时,对我而言是个很好的学习,我要欣赏自己的学习。

玛莉亚的反馈

我欣赏所有的意见。每组都有不同的观点,每个人的观点都很有价值。从各组的讨论可以得出:治疗师在任何时刻都要进行治疗介入,而且可以有许多选择点;所有选择点都很重要,没有唯一的方式。更多了解这对夫妻的家庭背景之后,我很好奇妻子的母亲为什么今天不来,我希望她可以与她的家人看到这一幕。我希望,或许妻子的母亲能看到这卷录像带。

治疗师　妻子离场时,问我是否可以拿到复制的像带?

玛莉亚　与原生家庭有关的部分可以复制给她。我建议,看录像带时,治疗师要在现场。他们必须了解,这是以主角的观点来做角色扮演。

　　做夫妻治疗的工作,他们的沟通是很重要的事,要让夫妻看到,他们可以是一致性的,而不被卡住。他们可以分享他们的感受。帮助夫妻表达并且听到彼此的期待、看法。如果有必要,他们需要协商,也要作出承诺,这些都同样重要。除此之外,分享夫妻彼此的底线也很重要。每件事,夫妻都可以协商,但底线是毫无妥协的余地。

　　我们还不知道这对夫妻的底线为何,你(治疗师)要花点时间对他们的“沟通”工作,可以使用“互动的要素”来练习沟通。不知道彼此的期待,就不可能有亲密的关系。我们需要教他们更加有一致性;这些人很聪明,能在“观点”的层次上学到东西。我会用“天气报告”来帮助他们,特别是在练习彼此欣赏的部分。

四　治疗师的追踪报告

夫妻见玛莉亚之后一个月,妻子的心情一直很好,丈夫变得更体贴温柔。妻子提供一个有关她在大学初恋的事情,也承认在她生命里不会再爱另一个人。她相信"人在一生里只能爱一次",她愿意学习如何去爱。

第二次会谈,他们没有出现,因为妻子自杀住院。两星期后,治疗师拜访她,当时妻子心情很好,正和住院的室友聊天,并且准备出院。她说因为她的祖父去世,所以她自杀。

在后续的追踪电话中,她感受到情绪的稳定,和丈夫关系有所改善,他们没有再争吵过。父母比较少控制她,母亲也不再苛求她升职,不再追问她的社交活动。她按时上班、做家事及陪孩子玩。"过去"对她的影响减少了。

2011 年 11 月,夫妻受邀再到上海见玛莉亚。他们很想到上海对玛莉亚致谢,对于玛莉亚的关怀,他们觉得很温暖。尽管排不出从南京到上海的时间,但他们很感激玛莉亚帮助妻子从她的过去走出来。对于目前的生活,她觉得满足。

暗中饮泣的男孩

——多重系统的合作

一 治疗师说明

问题呈现

男孩今年上初三,十六岁,三个月后将参加高中入学考试。从初中开始,他的学业成绩就不好。他很乐意去上学,但不愿意写作业。初三上学期开学两个月,每位同学都努力准备高中联考,他还是不在意。他愿意参加学校活动或其他学习。他在家里感到很孤单,喜欢和同学、老师见面。小学时,他说笑话能让同学发笑,但现在他的笑话不能再让同学笑了,因而感到不安全和被同学遗弃。

他和年纪较大的人比较容易相处,在动漫店和街舞工作室当义工,帮忙打扫、整理物品或购买材料。他和那里的老板成为朋友,也和点心店老板交朋友。他能和他们沟通,在学校却很安静,和老师们的关系紧张。

干爷爷陪他进会谈室,他十分安静与不安。干爷爷谈了有关他的一切事情,亲生父亲则在外面等候。父亲对他的高中联考感到焦急,母亲则生气他不做学校作业。放学后,他被送到不同的补习班,但情况仍未改善。

治疗师是南京某机构的义工治疗师,她和他们会谈了十六次。男孩每次都会来,父亲从第二次会谈就陪着他来,母亲只来了七次或八次,理由是太忙了。

他的干爷爷是他父亲的干爸爸,曾经是一所职业学校的校长,已经退休,但还在邮局工作。

治疗师说,在十六次会谈后,男孩有些改善。他和治疗师及父亲之间有较多的沟通,父亲显得较为快乐。男孩开始做作业,行为也有所改善。母亲仍然很少介入。男孩和治疗师有一次单独会谈,他告诉治疗师,母亲如何虐待他,以及他在家里多么孤单。

治疗师希望从家庭治疗的角度给予男孩更多帮助。

家庭背景

男孩是家中独子,双亲皆来自农村。父亲是机车修理店老板;母亲是家庭主妇,负责包括机车修理店员工在内所有人的午餐及晚餐。她空闲时会去打麻将和跳舞。父母都年过四十,关系疏离。他们的交谈常演变成激烈的争吵,有时还会打起来。

父亲十分独立和沉默。每天早上六点,他会帮男孩买早餐,然后叫他起床。机车店在他们公寓的一楼,男孩放学回家后,父亲会在店里和家里来回走动。

男孩内向、沉默、寻求注意,他和父亲的关系还可以,与母亲很疏离。母亲常骂他,有时还会打他,打得很严重,男孩从不叫她"妈妈"。他曾经想离家出走,但因为爸爸叫他回来而放弃。男孩批评中国的教育体系只专注于学业成就,而不重视孩子的情感幸福。

母亲埋怨公婆没有帮忙照顾男孩,却帮忙照顾其他兄弟的孩子。她认为这是因为男孩行为不良,而其他兄弟的孩子表现良好。

父亲和干爷爷的关系很亲近,干爷爷很支持父亲和男孩。男孩与班主任的关系很亲近,班主任年约四十岁,教授政治课。她会邀请男孩去她家,周末时还会让男孩在她家吃晚餐。她只希望男孩快乐,对他的作业只要付少许心力就行,所以男孩很愿意和班主任分享。前六次会谈,他都要求班主任出席,并要班主任成为他的代言人。这次的家庭会谈,他也要求班主任出席。

二　会 谈

玛莉亚　　大家请坐,谢谢你们前来,特别要谢谢班主任,因为你今天愿意在百忙之中过来,我知道你很忙。

　　　　　　　　父亲　　　男孩　　　班主任
　　　　　　　　　　干爷爷　　　　　　　　　　　母亲
　　　　　　　　　　玛莉亚　　沈明莹

班主任　　应该的,谢谢。

玛莉亚　　我认为你的出席很重要,谢谢你们大家。(大家坐下)我们这个团体已经是第二次在这边上课了,我们和一些家庭工作,希望能学习到如何进行家庭治疗。这个团体来自大陆、港台地区如果听到他们的声音,你们会不会觉得好一点? 就听听他们的声音和名字,还有他们从哪儿来,可以吗?

家庭成员　好。

家庭成员的期望

玛莉亚　　好,从那边开始。(团体成员——自我介绍)我首先要为让你们在教室外面等了好久道歉。因为我们需要先听听治疗师说她见你们的经历。

　　　　　　(对男孩)我知道你见治疗师很多次了,她很关心你,你很有幽默感、有创意,而且班主任很喜欢你,她谈了很多关于你的事,还有你的兴趣。

　　　　　　(对父亲)我们知道爸爸自己开店。

　　　　　　(对母亲)妈妈,你喜欢为家人煮饭。

　　　　　　(对干爷爷)我们也知道你是这个家庭的干爷爷,有时在家庭里爷爷是没得选的,但他们选了你做干爷爷,虽然你不是他们的亲爷爷,而是他们选的干爷爷。(干爷爷微笑,玛莉亚和团体发出笑声)这是个很可爱的家庭,在这个家庭里,你(指干爷爷)有很重要的位置,我想知道你今天来这里,你有怎样的希望?是否想要什么,好让这个家庭可以过得更好一点?

干爷爷　我今天来,主要是想和玛莉亚好好学习。因为我做了四十年的教育,所以绝不会放弃这样的机会。我今年六十七岁,还很愿意在教育里有所贡献,希望能给年轻人带来更多的帮助,这是我最大的心愿。

玛莉亚　你认为对这个家庭来说,有什么可以帮助到每个人,让每个人的生活都可以过得更好一些?

干爷爷　以目前来看,最大的希望是他(指男孩)需要改变。

玛莉亚　你认为他需要什么样的改变?

干爷爷　他需要能够自立、自强,能有自信。

玛莉亚　我听治疗师说他已经很自强了,而且也很喜欢交朋友。

干爷爷　是的,关键是他还没有找到自己正确的位置,所以很希望通过这样的学习机会,让他真正地认识自己,找到自己的正确位置。

玛莉亚　他该有"正确的位置",你对此有什么想法? 具体地说,怎样才是正确的位置? 大家对他的期望是什么?

干爷爷　只用一两句话是说不清楚的。

玛莉亚　你跟他谈过吗?

干爷爷　我应该说,是经常对他说,但找不到一个好方法可以让他完全接受。

玛莉亚　(对男孩)你知道干爷爷在说什么吗? (对干爷爷)我叫你"爷爷"吧,算了,别叫"干"爷爷了。

男　孩　知道。

玛莉亚　你知道他对你的期望?

男　孩　知道。

玛莉亚　你愿意跟我分享吗？

男　孩　可以吧。

玛莉亚　那就告诉我吧，在你眼里，你认为这个家里发生什么会让你觉得好一点？

男　孩　（思考、皱眉）

玛莉亚　这个问题很难吗？

男　孩　（点头）有一点（闭着眼睛）。

玛莉亚　你想要什么，可以帮助你过得更好？

男　孩　我也没有太大期望。

玛莉亚　如果有奇迹，让任何事都可能发生，你希望发生什么？

男　孩　人生变得更快乐。

玛莉亚　你知道什么可以让你更快乐吗？我真的很喜欢你刚才的答案，你至少告诉我两件会让你更快乐的事。

男　孩　寻求自己喜欢的朋友、追求自己想追求的事。

玛莉亚　你有交到你喜欢的朋友吗？你做不到吗？

男　孩　没那么糟。

玛莉亚　所以你是有朋友的，而且你和他们在一起，我听治疗师提过这件事。

男　孩　我有朋友。

玛莉亚　是的！至于在家里，你觉得怎么样才会让你的生活好一点？

男　孩　喔……（皱眉、闭着眼睛）不知道。（摇头）

玛莉亚　你不知道？当你在想的时候，我先跟爸爸谈。（对爸爸）爸爸，你今天来的时候有什么愿望？

爸　爸　我想要他有点改变。

玛莉亚　那你就会开心了吗？你想要儿子有什么样的改变？

爸　爸　我在他身上花了不少精力、物力，但到现在还没有多大的起色。

玛莉亚　你希望看到他有什么改变？

爸　爸　他的学习和精神状态，都能有所改变。

玛莉亚　什么"精神状态"？

爸　爸　就是上学时没精神，所以我要他更有精神。他也没有自觉性，所以上学时的学习也不好。

玛莉亚　你和他同年龄时，当年你上学是什么状况？

爸　爸　我当时也做不好。

玛莉亚　也不好？所以你知道那个滋味，（爸爸微笑）难怪你想要他做得好一点。

爸　爸　所以在他的精神、学习各方面，我投入不少精力与物力。

玛莉亚　所以你希望他比你做得好一点。

爸　爸　对。

玛莉亚　（对男孩）你知不知道这一点？

男　孩　知道。

玛莉亚　对于这一点，你是否要告诉爸爸什么？你会不会欣赏感谢？因为他希望你过得好一点，比他当年的体验要好受一点。你现在看着爸爸，对爸爸说些你的心情。

男　孩　（注视爸爸）你辛苦了。

玛莉亚　你觉得爸爸现在很辛苦吗？

男　孩　比以前更辛苦。

玛莉亚　对你来说，那代表着什么？

男　孩　我不知道。

玛莉亚　那你为什么要对他说"你辛苦了"？

男　孩　（深吸一口气）我知道父亲为我付出很多。

玛莉亚　所以你感谢？

男　孩　对。

玛莉亚　（对妈妈）妈妈，你今天来的时候有什么愿望？

母　亲　我的愿望和爸爸差不多。

玛莉亚　我刚刚是问你的愿望是什么？

母　亲　他的父亲已经说过了,那也是我的愿望。

玛莉亚　和爸爸的愿望一样是吗? 希望他能改变。

母　亲　独立、在课业上有进步。

玛莉亚　所以你父母对你想要的都相同。(对母亲)是不是每次你要的
　　　　东西都和丈夫的一样?

母　亲　都是我在说他(指男孩)。如果他不写作业,大多是我在说他。

玛莉亚　"他"是谁? 她在说什么?

沈明莹　(对玛莉亚)"他"是指儿子,"我正在谈我儿子"。

玛莉亚　你是说,儿子犯错时,都是你在说他?

母　亲　都是我在说他。

玛莉亚　你是怎么样管他的? 你怎么帮他?

母　亲　或许我的方法不对。

玛莉亚　比如哪些方法?

母　亲　我处罚他,如果他不听话,我就打他。

玛莉亚　你打他? 有没有帮到他?

母　亲　没有。

母亲复制原生家庭之教育方式——打人

玛莉亚　在你成长历程中,有人打过你吗?

母　亲　有。

玛莉亚　谁打你?

母　亲　父母打我。

玛莉亚　他们打你是因为你不听话吗?

母　亲　是。

玛莉亚　当时你心情怎么样? 有帮助你改正吗?

母　亲　没有。

玛莉亚　当他们打你时,你内在的心情怎么样?

母　亲　我也非常痛苦。(此时男孩泪如雨下)

玛莉亚　你可以想象，当你儿子被打时，他的心情和你当年一样？

母　亲　我打他时没想过这个。

玛莉亚　（对男孩）你现在是否可以告诉妈妈，当她打你时，你的心情如
　　　　何？（对母亲、班主任）你（指班主任）可以换个位置，这样儿子
　　　　就可以直接和母亲说话。

　　　　（对男孩）告诉你妈妈，你的感觉怎样？可能你被打时的
　　　　感觉，和她当年被打时的感觉一样。看着妈妈，告诉她，你的
　　　　感觉怎样？（男孩仍然没有看妈妈）你们的椅子转一转，让彼
　　　　此可以对望，可以谈话。（男孩不说话）

　　　　妈妈，你可不可以告诉他，当年你被父母打的时候的心
　　　　情？告诉他。

母　亲　我打他，因为他不听话。

玛莉亚　当年你被打的心情如何？你还记得当年他们打你时的心情
　　　　吗？我看到你的眼泪，我只是想要你用些话语，告诉儿子你的
　　　　心情，也许你们的心情是一样的。

母　亲　我也没有什么感受。

玛莉亚　你不知道什么？

母　亲　我打他的时候，没有想到这些。

玛莉亚　那你现在想想，你想到什么？告诉他，你现在想到什么。（对
　　　　男孩）请你看着妈妈。（男孩流泪不止，闭上眼睛，没有看妈
　　　　妈，也没有哭出声）

母　亲　我打他是不对的，但是他不听话也不对。

玛莉亚　当你和儿子说话时，可以说"你"，而不是说"他"吗？（对男孩）
　　　　你有注意到妈妈正在跟你说话吗？她刚才说了哪些话？我这
　　　　样问是想知道你是否听到妈妈在说话？这很重要。

男　孩　我听到了。

玛莉亚　当她打你时，你是否可以告诉她你的感受？（男孩注视地上，
　　　　摇头）你不想跟妈妈说话？

男　孩　我不想回想那段痛苦的回忆。

玛莉亚　对你来说很痛苦。(男孩一直拭泪)(转向妈妈)妈妈,现在你知道了,那对他来说很痛苦,但打他也无法改变他。(妈妈点头)你能想象自己可以用不同的方法对待他吗?

母　亲　(摇头)我现在已经不打、不骂他了。

家庭系统的外在资源

玛莉亚　我很高兴听到这些。(对男孩)你相信吗? 妈妈现在已经不打你、不骂你了。(对妈妈)妈妈,我认为,打他或骂他并不能帮助他做功课,我很高兴你做了这个决定。(对班主任)我要谢谢班主任愿意前来,我知道他很喜欢及感谢你的支持。对这个家庭发生的一切,你有什么感受? 你觉得哪些是有帮助的?

班主任　我非常同情他们,我同情他的爸爸,也同情这个孩子。

玛莉亚　对这个家庭,你是很大的支持。

班主任　应该的,身为老师,这是应该的。

玛莉亚　爸爸,你相信班主任吗?

父　亲　我知道,他什么事都愿意对班主任说。

玛莉亚　我认为班主任对他很有帮助。

班主任　我也想对他提供更多帮助!

玛莉亚　你认为你能怎么帮他?

班主任　在不同阶段,我对他采取不同的教育方式,但有时候我也感到很困惑,找不到很好的、有效的方法帮助他。

玛莉亚　你认为这个家庭可以帮助他什么? 今天坐在这里,你有机会对爸爸、妈妈及爷爷说,因为你很了解他。今天我听到的是在座三位都要他改变,而我想听你说,你认为这个家庭要怎么改变才能帮到他呢? 我知道你一直在帮爸爸;我知道你一直在帮他、支持他,甚至爱他;你是否相信他可以得到这个家庭的支持?

班主任　首先,我相信他应该能得到家庭的支持,因为他的爸爸、妈妈、爷爷一直很努力地在改变自己,(男孩微笑)这个家庭该怎么帮助孩子?我觉得他在小时候没有培养出好的行为习惯。据我的了解,这个孩子非常聪明、幽默,也有自己的兴趣爱好。但是依赖性比较强、需要自由,不愿接受约束,做事缺乏恒心。而在学习方面,现在的基础比较弱。所以,我希望他的家长,首先要改变对孩子的目标期待。

玛莉亚　你能不能具体说说他们要有哪些改变?从你的角度说他们要有什么改变?告诉爸爸,依你知道的,他需要什么改变。

班主任　好的。(对爸爸)我想,爸爸妈妈,你们对孩子的学习不要有太高的要求,可以引导他培养自己的兴趣及爱好。他说了,想做他想做的事,想交他想交的朋友。如果不违背原则,你们可以尽可能地满足他。第二,我觉得你们做父母的,还要督促他的行为与习惯,帮助他,培养他的独立性,克服他的依赖心理,而且一定要有足够的耐心。因为改变行为习惯不可能一蹴即成,需要不断地坚持,他需要很多的勇气与坚持。刚才玛莉亚老师问我,希望他的家庭能做什么改变吗?

玛莉亚　是的,你刚刚做得很好。

班主任　我希望他的家庭能够改变对他的期望,而不是聚焦于他在学校的学习。

玛莉亚　我同意你所说的,绝对同意。谢谢。(对爸爸)爸爸,对刚才老师所说的,你有什么感受?

父　亲　和治疗师、班主任沟通后,我意识到这一点。我以前关注他的学习情况,也是期待他考个好高中,但现在不会了。我不要求他考什么好高中,只要他尽最大的努力,不一定要考得很好。

玛莉亚　(对儿子)你知道爸爸的改变吗?爸爸曾经对你说过吗?

男　孩　(点头)

玛莉亚　好的,(对父亲)你告诉他了。

父　　亲　我曾对他说过。

玛莉亚　刚刚班主任也提到,希望你跟儿子的关系不是只有谈功课。(对班主任)刚才你的意思是这样吗?你支持他交朋友。

班主任　对。我觉得,做他想做的事,交他想交的朋友,只要不违背原则,就尽可能满足他。

玛莉亚　(对父亲)你是否支持班主任刚才所说的?

父　　亲　基本上支持,但我的想法还是希望在课业上有点进步。

玛莉亚　根据我听到的,已经有进步啦,我听说上次会谈后,他已经在做功课了。

父　　亲　我知道有进步。

玛莉亚　永远不够好吗?

父　　亲　因为离考试还有一百多天,我希望他尽量少出去玩,考好一点。

玛莉亚　我知道,这对你而言很重要,每个父母都觉得这很重要。但对我来说,他的快乐也很重要,他刚才说,他想快乐一点。爸爸,你认为你的孩子有多快乐?你认为他是个快乐的孩子吗?

父　　亲　在以前的会谈里,我们有讨论过放学后他去跳街舞。我有要求他不要常常去,或许一周去一次。我不同意他每天放学后都去,我同意他一周去一次。

玛莉亚　他不去跳街舞,你想要他做什么?

父　　亲　马上就要考高中了,要他多看看书。不是不让他去,是一周去一次,少去一点,不知道我这种方法对不对?

玛莉亚　我不知道这"对"或"不对"。但我认为,重要的是他对生活和自己感到更快乐。这就是刚刚班主任说的,帮助他觉得自己很好,并建立一个美好的人生。

父　　亲　去跳街舞,对他而言肯定是非常高兴。但是经常去跳就会影响课业。对我们而言,这个部分是不是需要管管他?还是放任他这样下去?每天让他做想做的事,或者需要约束他?

玛莉亚　所以你想要约束他一点？

父　亲　对。

玛莉亚　班主任对妈妈有什么建议呢？刚刚你说有些话要跟爸爸、妈妈说，但你的眼睛是看着爸爸，现在你是否有什么话要告诉妈妈？

班主任　（对母亲）我也是个母亲，身为母亲，我认为教育孩子一定要有耐心，也要关注孩子的生活、青春期的心理变化，及时地给予指导。不管孩子是听，还是不听，都要把你认为正确的告诉他，不能放弃就不说他了。

玛莉亚　你是否同意妈妈打他？你怎么想这件事？

班主任　我绝对不同意。

玛莉亚　告诉妈妈。

班主任　（对妈妈）你打孩子是收不到好的教育效果的，不过这已经过去了。你现在不再打他了，尽管自己犯过错误，但不要因为害怕就不敢再教育孩子。把我们错的改过来，一定要坚持对孩子的教育。

玛莉亚　妈妈，想不想回应班主任？

母　亲　我一定会改。

母亲承诺不打儿子并表达爱

玛莉亚　你愿不愿意承诺，现在不打孩子，以后也不会打呢？

母　亲　我现在不打孩子，以后也不会打。

玛莉亚　妈妈，我很开心听到你这样说，谢谢你做出这个承诺，因为我真的相信"打"是帮不了忙的。现在你不打他了，可不可以跟他说说话呢？

母　亲　没什么可说的。

父　亲　基本上他们无法交谈，一说话就吵架。

玛莉亚　所以他们无法沟通。

父　亲　她脾气急躁,他们一讨论事情就吵架。

玛莉亚　告诉你妻子。

父　亲　我跟她提过了。我们根本没有吵过架,但为了小孩,我们之间吵架、打架都有。我们的教育方式不一样,所以常常吵架或打架。

玛莉亚　所以你不同意妈妈这样对待儿子。

父　亲　是的。我们因为这个而打架。

玛莉亚　所以你是在保护儿子。

父　亲　是的。

玛莉亚　(对男孩)你知道爸爸在保护你吗?爸爸为了保护你而对付妈妈,这实在是件很令人难过的事。(朝向妈妈)妈妈,你小时候有没有人保护过你呢?

母　亲　妈妈保护我。

玛莉亚　所以小时候,爸爸打你,你需要有人保护你,是妈妈保护你,是吗?

母　亲　是。

玛莉亚　所以和现在的情况很相似,你的儿子需要爸爸保护他,你愿不愿意做出改变?

母　亲　我愿意。(男孩递面纸盒给妈妈擦眼泪)

玛莉亚　那你要怎么改变?也许多花点时间跟儿子在一起,你愿意吗?

母　亲　现在,对于他喜欢做的事我不再管了,他就做他喜欢的事吧!不要求他承诺要好好念书,现在也不要求学校功课了。

玛莉亚　你爱他吗?

母　亲　我当然爱他。

玛莉亚　当然你爱他,但是他怎么知道你爱他呢?你怎么表现给他看?看着他,你可以告诉他吗?(朝向男孩)看着你妈妈。

母　亲　(面向男孩并注视他)哪个父母不爱孩子?

玛莉亚　你可以直接说"我爱你"吗?

母　亲　（注视男孩）我爱你。

玛莉亚　（对男孩）你相不相信妈妈爱你？（男孩没有说话）你能说一说吗？你相不相信你妈妈是爱你的，但她不知道怎么表现给你看。

男　孩　我已经发现了。

玛莉亚　告诉妈妈，你怎样注意到她是爱你的……我真的很想要你看着她。你不能和妈妈说话而不看着她。你可以看看妈妈吗？……你不想看她吗？看她很困难吗？只有你看着她，才知道她说的话是不是出自真心。如果不看着她，我不知道自己是否可以相信她的话。当她说"我爱你"时，我相信，因为我看着她。我也明白要你相信有困难，因为她以前打过你。那时候爸爸必须保护你，但是这可以改变，你是否要改变？我知道你会好好想想，我也知道你很聪明，所以我很喜欢听你说话。刚刚在座的每个人都说了一些话，他们说，要怎么样才可以帮你。现在我想听你说些话，你愿不愿意合作？

男　孩　YES。

玛莉亚　他用英文说 YES 吗？

沈明莹　是。

玛莉亚　你懂他的英文吗？

沈明莹　是，他用英文讲，而我懂。（笑声）

玛莉亚　（对男孩）你能听懂我的英文？

男　孩　我听不懂你的英文。

玛莉亚　你现在愿意跟我说话吗？

男　孩　（叹气和点头）愿意。

玛莉亚　谢谢。我现在要你做些事情，我要你站起来，站到这里来，班主任和治疗师会支持你，她们两个都会支持你（男孩跟着玛莉亚站到班主任和咨询师之间）。你知道，站在这里很舒服，她们会一直支持你、关心你。现在，在这里，她们是为了你而特地前来，你知道吗？

男　孩　我知道。

男孩直接向爸爸表达

玛莉亚　现在我要你对他们说些话，首先对爸爸说，你想在爸爸那里得到什么，可以让你的生活更好一点。你知道，他要你在学校课业上做得再好一点。但我不认为他知道你想跟他要些什么。我相信，如果你能从他们身上（指爸爸、干爷爷、妈妈）得到一些你想要的，你的学校课业将会更好。不过我们今天不谈学校的事，我们要谈有关你的事，不论将来你在不在家，生活可以如何过得更好一点？这是个机会，（玛莉亚移动，靠近爸爸）先跟爸爸说，你要说什么都可以，她们两位会支持你。所以你要告诉爸爸吗？爸爸，你愿意听他说吗？告诉爸爸，可能是你以前从来没对他说过的话，包括你不想要的东西。为了让你的生活可以更好一点，你想要什么？不要什么？我知道要你说出来并不容易，但却很有用，相信我，我们都支持你，不只是我，教室里的每个人都支持你。告诉爸爸你要什么？（男孩走向爸爸，面对爸爸）我在这边支持爸爸，你可以走过来靠近一点吗？（男孩走向爸爸）可以请你们（班主任和咨询师）来他后面支持他吗？（班主任和咨询师上前来手搭在男孩背上）

　　　　　　　　♦爸爸(坐着)　　♦班主任(站着)　　♦妈妈
　　　♦干爷爷　　　♦男孩(朝向爸爸)(站着)
　　　　　　　　　　♦治疗师(站着)
　　　　　♦玛莉亚　♦沈明莹

班主任　用你的勇气说出来。

玛莉亚　是的。班主任知道你有勇气。（对班主任）你想跟他说什么？他可以用什么方式帮助自己？

班主任　把你想要的、不想要的都跟爸爸说，爸爸特别喜欢听到这些。

干爷爷　　简单说,你就是想要过一种什么样的生活……,把它说出来……

班主任　　别把问题想得那么复杂,就是我想要什么、不想要什么。

玛莉亚　　对,很简单。可能是你想要有更多玩乐的时间,或是想和爸爸一起玩,或是想跟他多说些话,或者你根本不想要什么。

治疗师　　你可以说任何你想要的。

玛莉亚　　刚才我问你想要什么,你说你想要快乐一点。告诉爸爸,你怎样才可以快乐一点? 这是很简单的问题。

男　孩　　我想要多玩一点。

父　亲　　更多?

玛莉亚　　很好。

男　孩　　零用钱多一点。

玛莉亚　　还有什么? 你先说,再看看爸爸如何回应你? 这是个很好的机会,说出"你想要什么",如"多一点玩的时间、多点零用钱",这样很好,谁都想这样。对你来说,什么是你特别想要的?

治疗师　　表达一些你想做的事。

男　孩　　允许我去跳街舞。

玛莉亚　　所以你知道怎样让自己有点乐趣。

男　孩　　嗯。

班主任　　应该回答玛莉亚老师的话,不要只是"嗯"。

玛莉亚　　(笑)好,再多一点。

男　孩　　我回家列张清单吧。

男孩与父亲协商

玛莉亚　　我要"现在"听,对你来说什么是重要的? 真的,我是认真的。因为我们要在这里协商,爸爸也有他想要的,这是协商。你说你要多些玩的时间、多点乐趣、多点零用钱。如果是这样,你愿意多做点爸爸想要的,比如多做点功课? 不知道对你来说,是不是也是这样？你想跟爸爸要些东西，而你也要做出承诺，你愿意做些什么。

男　孩　我想要交换条件，他的条件我可以接受，我的条件他也可以接受。

玛莉亚　这就是我正要说的事，所以你要想清楚。爸爸，你愿不愿意跟他讨论这些？

父　亲　可以。

玛莉亚　（对男孩）你知道爸爸要用什么作为交换条件？

男　孩　我知道。

玛莉亚　什么条件？

男　孩　功课努力一点。

玛莉亚　你接受吗？你努力念书，爸爸就让你多玩一点。

男　孩　等量的代价等于等量的回报。

玛莉亚　你很清楚啊！你是否可以跟你的班主任及治疗师说，你想从爸爸那里得到什么，让她们可以听到你刚才说的话。

父　亲　基本上就是这样，这是他想要的东西。

玛莉亚　我不太清楚，是否每个人玩的方式都和你一样？爸爸说，你可以一周去跳舞一次，而你想每天都去跳？

男　孩　一周一次吧。

玛莉亚　是"一周一次"吗？

男　孩　是。

玛莉亚　你觉得可以，就跟爸爸说。问他这样可以吗？

男　孩　我可不可以？

父　亲　可以。一周一次，你周六去。

玛莉亚　这是不是你想要的？

男　孩　再加一天吧。（男孩笑，全场笑，爸爸笑）周六、周日。

玛莉亚　问爸爸。

父　亲　周六周日两天都出去，你就没有时间写作业了。如果以后周

六、周日你都要出去,你就得安排好你的时间。你是学生,必须安排好你的课业。

男　孩　可以。

玛莉亚　你可以承诺完成作业吗?是认真的。这样你在周六、周日就可以去跳街舞了。

男　孩　可以啊。

玛莉亚　你看着他说,让他相信你。

男　孩　我保证(注视着爸爸,做出发誓的手势),周六、周日,共两天,写完功课再去。(团体鼓掌)

父　亲　如果你保证,你就可以去。

玛莉亚　我们都相信你。

男　孩　我会做功课的。(团体欢呼鼓掌)

玛莉亚　你现在感受如何?每个人都站在你这边,你知道为什么?因为在这里的每个人都记得他们十六岁时的事。我们都明白那个状况,我们想要玩,也都知道得做功课,我希望爸爸也能记得。爸爸,我想问你十六岁时有没有让自己玩过?想不想玩?

父　亲　我玩过。

玛莉亚　那时你喜欢玩吗?

父　亲　想玩。

玛莉亚　告诉他,让你儿子知道你十六岁时是怎样的?

父　亲　我想玩,但那时我是做完功课才去玩的。十六岁时正好是初三,我考了全校第七名,还拿奖学金。

玛莉亚　难怪你对儿子的期望这么高。

父　亲　我当年没有机会上高中,所以想要他好。我不想让他跟我一样,再经历同样的事,所以从他小时候开始,就在他精神和物质上花了不少钱。

玛莉亚　(对男孩)你有没有听到?爸爸想让你过得更好,即使是当年他也做完功课才玩。

男　孩　好汉不提当年勇。（团体发出笑声）

玛莉亚　你知道他当年这些事很重要。他十六岁的时候，你认识他了吗？

男　孩　没有。

玛莉亚　关于"玩"和"功课"，你的承诺是什么？现在，这里的交易是什么？

父　亲　作业做完了就玩，完成你的作业就可以去玩。

男　孩　我需要先安排。

玛莉亚　你可以先安排。你会做到吗？

男　孩　我可以。

父　亲　你在这里承诺的就要做到。

玛莉亚　是，而且我相信他会做到。因为这里有这么多见证者。

父　亲　对啊，而且有这么多老师在这里。

男　孩　这是证据。（指向摄影机。全场笑声）

玛莉亚　一切都记录下来了。

男　孩　要存档。

玛莉亚　我是个好玩的人，听了人家做出承诺，我就会追踪，看有没有遵守承诺。我在中国和年轻人相处的经验是，他们做出承诺，都会遵守承诺，所以我想你跟他们没什么不一样。我现在终于可以看到你的眼睛，而且我相信你会遵守你的承诺，是吗？

男　孩　嗯（点头）。

班主任　我要监督。

建立父子间的联结

玛莉亚　我这里有见证人。你还有什么话要对爸爸说？例如跟爸爸一起出去玩？你们是否一起玩过？父子一起玩蛮好的。你有其他的想法吗？

父　亲　我玩得比较少，因为工作比较忙。

班主任　我们现在讨论的是一起出去玩,而不是一起上网玩。

玛莉亚　我不是在说网络,而是说一起散步、看电影等,你愿意做这些吗?

父　亲　会的。

玛莉亚　(对男孩)看着爸爸,告诉他,你们父子可以在一起做些什么。父子在一起做些事蛮好的。我知道你喜欢玩,你可以跟爸爸玩什么呢?你喜不喜欢看电影?你喜不喜欢跟爸爸一起去散步?我不知道你们是否会一起去钓鱼?两个男人在一起可以做些什么呢?爸爸,你有没有什么主意?当年你跟你的爸爸一起做过什么?或者是你想跟你的儿子一起做什么?

父　亲　一般来说,我们都看看电影、逛逛超市。

玛莉亚　你喜欢吗?

男　孩　嗯,(点头)是。

玛莉亚　爸爸提供这些。

男　孩　好的。

玛莉亚　谢谢,我不会一直在这里,你不用对着我说;而是要告诉爸爸:"我愿意跟你去做那些事。"

男　孩　(看着爸爸)我很愿意。

玛莉亚　爸爸,你愿意承诺,花点时间,父子俩去玩一玩吗?

父　亲　好的。

玛莉亚　已经录像了。

男　孩　还有人证。(男孩笑,团体发出笑声)

玛莉亚　(指向妈妈)现在请你看看妈妈,我知道那是个很大的改变,妈妈早就承诺不再打你了,你相信吗?

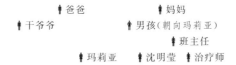

男　孩　我相信。

玛莉亚　当你在家,妈妈也在家时,你想从妈妈那里得到什么? 你认为有什么事是你们两个可以一起做的? 或者你什么都不要? 任何你想得到的都可以说。

男　孩　每餐加一块肉。

玛莉亚　你要多吃肉? 告诉妈妈(男孩转向母亲)。

母　亲　你要吃什么,我可以为你煮啊,我可以多加一些肉。你要吃什么,告诉我,我可以满足你,但你不能只吃肉,也要吃蔬菜。

玛莉亚　妈妈,他爱吃肉;你是说他要吃菜才给他肉吃?

母　亲　他要荤素搭配一起吃。

玛莉亚　(对男孩)你可以做到吗?

男　孩　可以。

教导如何表达愤怒

玛莉亚　我不喜欢吃蔬菜,妈妈你看,我还不是活到九十多岁,所以我不认为吃蔬菜是重要的,但你要他学着吃蔬菜是个好主意。我现在有个大问题,妈妈,我听爸爸说,你的脾气急躁。(男孩回座,此时所有人都回座)人都有脾气,但你要怎样处理你的脾气而不打他? 你可以做什么? 这是很大的改变。

　　我建议,你脾气上来时就直接告诉他:"我现在觉得生气。"我要你(指翻译沈明莹)对她翻译,不要说"你惹我生气",而是"我觉得生气",这是"我"的感受,你知道吗? 当我说"我觉得生气"时,我的内在就有一些改变。当我可以表达生气时,脾气就消失了。如果你能拥有你的生气,而没有说这是"他"的错,如此一来,就可以帮助你们的关系。在这样的情况下,他会觉得好一点,因为他知道你的脾气与他无关。你甚至也可以跟你丈夫这样做,只要说"我觉得好生气",你可以做到吗?

母　亲　可以(点头)。

玛莉亚　如果妈妈只是跟你说"我生气了",这样有没有帮助到你?

男　孩　有啊。

玛莉亚　说出你们的感受,我相信这对你们一家人都有帮助。(对男孩)你有时候也会有脾气吗? 你会不会有时候觉得生气?

男　孩　很少。

玛莉亚　但当你生气时,你可不可以用说的,而不是把生气压下去。

男　孩　我不是"压",我是分散出去,我会出去逛逛。

玛莉亚　好主意,所以你知道怎样处理你的愤怒,而妈妈不知道可以出去逛逛,但每个人都可以学习。

男　孩　要不然十年怎么熬下来?

玛莉亚　你有很多愤怒。

男　孩　学会发泄就好了。

玛莉亚　所以你找到发泄的方法,你会出去走一走。爸爸,当你生气时会怎么做?

父　亲　我会对东西发火,不会对人发火。

玛莉亚　你会打破一些东西?

父　亲　会的。

玛莉亚　那是很贵的。

父　亲　我肯定不会打破很贵的东西。(父亲边笑边说,团体发出笑声)

玛莉亚　每个人都要学习怎样处理愤怒,而不只是妈妈要学。爸爸用打破东西,而你用出去逛逛来发泄愤怒。妈妈,如果只是要你讲出来,可以吗?

母　亲　可以。

玛莉亚　好，这些都是承诺。（对干爷爷）你怎么处理你的愤怒？

干爷爷　我好像没有什么太大的愤怒，我从小就是很听话的孩子，在学校也是个好学生，高中毕业就很轻松地考上复旦大学，我这辈子好像没有太多的愤怒。

玛莉亚　对于这个家庭刚才做了这么多新的承诺，你有什么感受？

干爷爷　我感觉今天这个机会很好，能够做出这些承诺，这个家庭就会改变。我最大的愿望，就是能够让他快乐地成长。这个目的达到了，我非常开心，而且非常感谢玛莉亚。

玛莉亚　我认为你刚才说的话很重要，我明白学校很重要、学习很重要，我自己最爱学习。但是如果不知道怎么让自己快乐，我就学不到东西，我要让自己觉得快乐，而且有趣。我认为，你已经得到爸爸、妈妈及干爷爷的支持，对你来说，这很重要。而且你也从这两位很棒的人（指班主任、治疗师）身上得到支持，我想给你一个建议：你要什么，就要说出来，但是你说了也不见得就能得到。我想，你有一位很想支持你的爸爸在这里，你知道吗？你相信吗？

男　孩　相信。

玛莉亚　所以你在这里有很多的支持，还有支持你的爷爷，我相信妈妈有一番好意想支持你，但她需要学习怎样去支持。他们对你真正希望的是：对于自己要做的事，要认真一点。根据我从治疗师那里听到，你很会交朋友，也会找到一些支持你的人。我觉得生命中有这些能力是个宝藏。我知道你尝试在外面找朋友，是因为你在家里缺少快乐，对吗？

男　孩　对。

玛莉亚　我最后的提问是，让他们也知道家里需要有些什么改变，你会更愿意待在家里？是要家里好玩一点？还是要家里有什么改变，你就更愿意待在家？想要有哪些不一样？

男　孩　更温馨一点吧。

玛莉亚　这很重要。你认为，爸爸要做些什么，妈妈要做些什么，才能有多一点温馨？你怎么知道那是温馨？

男　孩　概念太大了，我无法解释。

雕塑家庭关系

玛莉亚　我喜欢用图像呈现，并让你看到它。请你们三位站起来（玛莉亚站起来，邀请爸爸、妈妈和男孩站起来），你（指男孩）来帮我。如果家庭没有温暖的时候，他们的距离有多远？对我来说，"温暖"就像这样。（玛莉亚走近沈明莹，用她的左臂搂着她的肩）

　　　　　这是比较不温暖。（玛莉亚和沈明莹站开约有一步的距离，并且从远处看她）

　　　　　更不温暖就像这样。（玛莉亚再往后退一步）

　　　　　对你来说，家庭没有温馨是怎样的？让我看看你们三个的画面，他们之间的距离有多远？

男　孩　一公尺吧。

玛莉亚　我不知道一公尺是多远？呈现出来吧！

男　孩　他们就是这样子！（男孩拉出爸妈之间的距离，约有一个手臂长的距离，他站在他们中间，然后走开，与玛莉亚面对面站着）

　　　　　　　　♀爸爸　　　　　　　♀妈妈
　　　　　　　　　　♀男孩

玛莉亚　那你在哪里？你比较靠近这边（指父亲身边）？还是比较靠近这边（指妈妈身边）？你在哪里？（男孩走到爸爸身边）所以，你在这边。

　　　　　　　　♀爸爸　　　　　　　♀妈妈
　　　　　　　　　　♀男孩

　　　　　爷爷的图像是什么？

爷爷呈现他的图案是这样的。（爷爷将爸爸、妈妈拉过来，贴近地站着；然后又将男孩拉到爸爸和妈妈中间彼此紧靠着，并将男孩的手拉起来，搭到爸妈的肩膀上）

♦爸爸　←男孩（男孩将手搭到父母的肩膀上）→　♦妈妈

这是爷爷你的图案，这是你想要的吗？所以，爷爷你知道我在说什么。

你（指男孩）的画面是什么？

男　　孩　爷爷，我要把手放下来。

玛莉亚　（对男孩）这是爷爷的画面，你的画面是什么？是这个样子吗？你同意吗？

男　　孩　我同意。（男孩站在父母中间，彼此没有碰触）

学习表达温馨和相互拥抱

玛莉亚　你觉得这样和爸爸、妈妈并排站着是温馨的。现在我有个建议，你看，"温馨"是要表达出来的，我们怎么表达也是一种"沟通"，所以你们要彼此对望。（玛莉亚调整三人的位置，让三人彼此对望，可以看见彼此）

♦爸爸　　　　　♦妈妈
♦男孩

你可以看到爸爸，也可以看到妈妈，你们可以互相看到彼此，然后就可以开始对话，所以"温馨"是一种"关系"。就算有时候你要跟爸爸讲一些严肃的话题，也可以手拉手。（玛莉亚转向沈明莹，手拉手示范）"沈明莹，我要跟你说一些严肃的话题，我真的要跟你谈。"用这种方式，我们有联结。你可以试试看握着爸爸的手吗？看着他，告诉他，你想从爸爸那里得到怎样的温馨？（男孩转向爸爸，自发地向前拥抱爸爸，爸爸也伸出手拥抱了一下）真的很美，（对爸爸）你有没

　　　　　　有偶尔抱他？

父　　亲　比较少。

玛莉亚　你想抱他吗？

父　　亲　我想抱他。

玛莉亚　(对男孩)那你们可以每天抱一次,一天一次吗？当你晚上见
　　　　　到儿子或他回家时,没有什么特别的事,但可以抱一抱,这很
　　　　　有帮助。你想要吗？那就是温馨,是走向温馨很好的一步,你
　　　　　刚才已经让爸爸知道了。妈妈,你会拥抱吗？会吗？

母　　亲　会。

玛莉亚　你拥抱过你儿子吗？

母　　亲　(摇头)没有。(母亲仍然低着头)

玛莉亚　你想抱他吗？

母　　亲　(点头)他小时候我抱过他。

玛莉亚　他十六岁了,还是你的儿子吧。(对男孩)你想不想妈妈抱一
　　　　　抱你？(男孩咳嗽,低头)这是个新的开始,愿不愿意？

男　　孩　(点头)唔。(更放松和微笑)

玛莉亚　(问男孩)你可以主动吗？离这么远,你是抱不到她的。(男孩
　　　　　向前,伸出手来抱住妈妈)

玛莉亚　爷爷建议他应该抱爸爸妈妈。(男孩抱着父母两人,站在他们
　　　　　中间,用他的手臂抱着他们。全场鼓掌)

　　　　　　　　　♠爸爸　　　♠男孩　　　♠妈妈

　　　　　　这叫温馨,我鼓励你做,这很重要。但光在录像机面前
　　　　　做,或只有我们在的时候说还不够,你们要真的去做。(男孩
　　　　　点头)每天跟爸爸拥抱一次;一开始的时候,跟妈妈两天抱一
　　　　　次,可以吗？

男　　孩　OK。

玛莉亚　我们不能忘了爷爷也在这里,爷爷,你喜欢拥抱吗？你愿不愿

意有时候拥抱他(指男孩)？他也需要爷爷的拥抱。

干爷爷　我抱过他。

男　孩　太高了,不好抱了。(笑)

玛莉亚　你试试看。

男　孩　我要强壮地抱他。(男孩舒服地抱着爷爷,他们拥抱了一会儿)

分享学习和承诺

玛莉亚　好!让我们坐下来,看看今天学到了什么。我看到这个家庭有很多的可能性,只是没有表达出来,班主任,你觉得怎么样?

班主任　我很开心,我看到他们家庭的希望,也明白了我日后要怎么做。

玛莉亚　太好了,你会追踪。

班主任　有时候我也会对他发火,但总觉得发火是不对的,今天我知道了,玛莉亚老师告诉我,我可以说"我生气了"(笑)。

玛莉亚　我不相信我们不应该生气,因为是人就会生气。如果我跟自己说:"我不应该生气",我的生气就会进入肠胃里,然后我就会常常胃痛。如果我能说出来,就不一样了。但是切记,要说"我生气",而不是说"你惹我生气"。

班主任　我知道了,非常感谢玛莉亚老师。

玛莉亚　我真的很感谢班主任来到这里。你承诺会追踪,这很重要。因为这是个新的开始、新的决定。我相信,当他觉得愈来愈开心时,在家里感到温馨和被爱时,其他事情就会慢慢地、按部就班地发生了。(对治疗师)你感觉如何?

治疗师　虽然我见过他、他的爸爸、妈妈,还有他的干爷爷,总共十六次。我慢慢地看到他在进步、成长,但刚好有这个机会,有了这几个小时的工作,让我看到这个家庭真的有很大的改变,尤其是他跟爸爸和妈妈之间的关系,我觉得真的很好。我也看到家庭治疗的效用,未来还会有两位老师继续跟他以及他的爸爸、妈妈工作。我相信他一定会有自己的目标,会往前迈进的。

玛莉亚   他们刚才作了很美好的决定,我相信他们,我相信他们有很美好的愿望,他们需要支持来作改变,而追踪永远很重要。因为我们要改变旧有的模式很困难,所以作决定和承诺很重要,接下来是不断地练习,这样才能整合我们新的学习。爷爷,你的感受怎么样?

干爷爷   是的,人要改变旧有的习惯很困难,有时也很痛苦,但是为了更美好的生活,需要改变时就一定要改变,谢谢玛莉亚老师。

玛莉亚   爸爸,你的感受怎么样?

父　亲   我相信儿子会改变,而我确定自己也会改变。

玛莉亚   谢谢。妈妈呢?

母　亲   我谢谢玛莉亚老师对我指明了一条方向,我以前打人是不对的,我会改变,我谢谢今天在座的所有人和治疗师。

玛莉亚   我知道你是诚意的,我希望你能找到对他展现你的爱意的方式。如果你多给他一点肉,就是爱。很有趣,孩子用不同角度去看他是如何被爱的。(对着男孩)你的感受怎么样?

男　孩   有肉吃就好(笑)。一切都会好起来。

玛莉亚   我会确认你是否有做功课,你能承诺这个吗?

男　孩   会的,会的。

玛莉亚   好,我相信你刚才跟我做的承诺。(男孩点头)愿不愿意用几分钟听听学员有什么反馈?

现场的反馈

学员一   我感谢这个家庭和老师为我们带来这么美好的历程。想跟你们分享我的历程。我初三即将毕业时,也有一位很好的、教政治课程的班主任。她对我做的,和你的老师做的完全一样。她带我到她家,为我做好吃的东西,还会带好吃的食物到学校送我。我今天看到这个历程时,又想起生命中一段很美、很重要的历程。我妈妈会在很无奈的时候,跑去找我的老师。但是我仍然可以感觉到,老师是在代替我妈妈传递一份爱给我。所以我再次感谢这个家庭为我们呈现今天的历程。

学员二　我小时候跟他一样,妈妈打我、追着我一圈圈地跑,那时跟妈妈有很多冲突。高中时,母亲病得很重,有生命危险,当她告诉我这件事时,我心想不要读书了。可是我妈妈说,你如果不读书,我也不吃药,我现在就去死。所以,那时我深深地知道,原来妈妈是那么深爱着我。所以我做个假设,假如你有生命危险,但能用别人的生命来换你的生命。我想,这个房间里会有两个人毫不犹豫地替你做。(男孩举双手指向爸爸和妈妈,说"我的父母")我非常欣赏你,你很了不起,妈妈经常打你,要原谅她很不容易。但是你递纸巾给她擦眼泪,那个特别的动作,我又看到你的幽默和巨大的善意,我很感动。我也要告诉妈妈,你也非常重要,而且是那么了不起,你那么迅速地作出了决定和改变。但是我猜你可能跟我妈妈一样,不知道怎样好好地帮助孩子。治疗师说,她很愿意见你,我猜她也很愿意帮助你,让你可以与孩子相处得更好。我听到男孩说他很希望有个温馨的家庭,每个人都有这个渴望,我祝愿你们可以做到。

学员三　你一进入这个会场,我就注意到你有副很好的身材。我在上海的某个课堂里曾看到一位跟你差不多的小伙子,跳着非常漂亮的街舞,博得全场掌声。我可以想象你在街舞教室里一定非常尽兴,非常快乐。我也知道,如果你实现这些梦想,也许你的人生会比你的父母更好、更快乐。但要很现实地说,你有个很好的梦想、很好的喜好,但同时也有个很艰巨的学习任务。所以我可以想象,你在"艰苦地学习"和"快乐跳街舞"间,来回摆动。我也期待你的爸爸、妈妈能够呵护你的爱好、呵护你的生命,全家人都有更好的生活。

学员四　我想跟你分享有关于"肉"的故事。我从小到大,一直到现在,都很喜欢吃肉。小时候吃不到肉,我就会在地上打滚,如果家里两天没有肉,我会摔碗。我现在四十多岁,所有人都知道我非常喜欢吃肉,但是我一直没有去探索这部分。前几年,我想探索自己为何那么喜欢吃肉。后来跟自己的内在联结,才明白,原来"肉"代表父母对我的爱,那时我的眼泪忍不住掉下来。因为在六十年代,肉很缺乏,而我家有很多兄弟姐妹,所以父母买肉给我吃,对我而言那是很特别的。我们现在注重健康,因为父母希望孩子可以吃得健康。但有时候,食物对孩子来说,具有某种意义,所以我很能理解你。我也要和这位妈妈分享,虽然我爱吃肉,到现在还是很健康。我爸妈和我家人都还不知道这个故事。以后我要和他们分享,原来我爱"肉",竟是代表一份他们对我的爱,这是我想要与你分享的。

学员五　我想跟爸爸分享,当玛莉亚问你,你十六岁时是怎样的?那时你回答得很困难。你是否在学习中很难分享自己的感受呢?

玛莉亚　我不知道他是不是很难分享他的感受,要问他,那是你的假设。对你来说,这是困难的吗?爸爸,他的观察是真的吗?

父　亲　(点头)

学员五　那个当下我被触动,因为我也是父亲。当你儿子抱你的时候,我有种感觉,我的眼泪就掉下来。有时候,从某种角度,男人要分享这些是很困难的,我们有时候吞下很多情感,也不晓得如何去表达,我颇有同感,只是想跟你分享,我很感动。我也借这个机会跟你(指男孩)说,有时候很简单的一个拥抱,对我们这些比较上了年纪的人来说,是一份很大的礼物。父母亲的累,有时候一个拥抱就通通消失了,这只是我的分享。

学员六　此时此刻,我感到很温暖,很有力量,很受到你们的鼓励。我很欣赏你们一家人在短短两个多钟头里,在那么困难的经历中,做了那么多的改变,那么多的正向承诺,你们真的很棒。

祝福你们一天比一天幸福,一家人一天比一天接近。我觉得你(指男孩)很坚强,也很有创意,我相信你的街舞一定跳得很好;我相信你下决心去做的承诺,你的学业也一定会更好,希望你能够考上高中,将来上大学,甚至做得比你爸爸还要好,你愿意吗? 这只是我的愿望。我觉得回家后,也好想做你们的功课,跟我的太太,和我十六岁女儿拥抱。我很欣赏你们,谢谢。

三　反馈、提问和教导

玛莉亚　　我对雕塑特别有兴趣。请你们聚焦于历程的讨论,不要重复我已经做过的。我特别好奇如果是你们,你们会怎样做,有一百种方式可以做,每个人运用萨提亚模式时都能展现不同的艺术。从现在开始,我要看看你们的创造力。我想从已经做过雕塑的小组开始。

第一组反馈

小组成员　我们在小组讨论中雕塑第八项,但它不在你列的清单里。

玛莉亚　　第八项是什么?

小组成员　第八项指的是家庭会谈后,我们的评估与治疗计划,我们要雕塑未来的图像。

玛莉亚　　所以这是下次会谈的图像吗?

治疗师　　我们首先向你解释,我们要做的第一步是什么。这是我们的图像:母亲打岔和指责,父亲指责,干爷爷支持。儿子,你的感受又是如何?

扮演男孩者①　我的感觉是想向外跑,我不要在家。

_____

①　这部分是第一组学员在小组讨论时扮演"家庭成员"。

扮演干爷爷者　我想支持孙子,但想知道我背后发生了什么,我也很
　　　　担心。

治疗师　母亲,你的感受如何?

扮演母亲者　我觉得难过,被家庭边缘化。

治疗师　父亲,你的感受如何?

扮演父亲者　我很愤怒,儿子会变成这样都是他母亲一手造成的。

治疗师　接着我们会做这个,请母亲转身,指责的手指朝向父亲和儿
　　　　子。之后,父亲放下他指责的手,母亲也慢慢放下两只指责的
　　　　手。然后父亲、母亲能一致性地联结,可以像当初相遇时较好
　　　　地联结,他们面对彼此,一致性地联结。

玛莉亚　你们怎么知道他们会有这种结果?

治疗师　我们工作的方向是,帮助他们回顾曾经有这样联结的时刻。
　　　　当他们这样一致性的联结时,我们想问问儿子感受如何?

扮演男孩者　当我进入这个角色位置时,一开始我很害怕。当治疗师
　　　　试着把我推近父亲和母亲,我知道我更想要和干爷爷在一起,
　　　　因为我不喜欢我母亲的某些能量。

扮演父亲者　父亲的位置有些像这样:他很爱儿子,而全力指责妻子。
　　　　现在我明白,如果我改变和妻子的关系,就能帮助到儿子,所
　　　　以我现在的感觉是我愿意改变。

治疗师　但是对母亲而言仍然很困难;我们可能需要处理她原生家庭
　　　　的问题。

扮演母亲者　在这个历程里,我觉得很被动,我不知道自己可以为这个
　　　　家做些什么?

治疗师　我们要创造最终的画面,是他们三个人在一起,这个画面看起
　　　　来是这样的:这个家庭能应对他们的困难,而且相聚在一起,
　　　　干爷爷可以留在远处祝福他们,但不介入。

扮演男孩者　角色扮演时,我花了很长时间才进入那个位置。除非母
　　　　亲改变,否则我不能做到。

扮演母亲者　当我们在小组里练习时，一开始不是这样的。一开始，我背对着他们，后来我渐渐转过身来面对丈夫。在那一刻，我害怕面对丈夫。当治疗师要丈夫放下指责的手时，我才感觉比较舒服。但是当我试着与他一致性时，不知为何，我内在觉得被指责。大概我需要在我原生家庭的问题上工作，或许这阻挡了我和丈夫、儿子的关系。

治疗师　我要说一些话。妻子需要一个历程，才能一致性。有的时候她打岔，有的时候她背对家人，这个模式在历程里重复了好几次，不过我们允许她去经历这个历程。

扮演男孩者　只有看到母亲改变时，我才愿意站在这个位置。我认为能量的流动取决于此。

小组导师　刚才是我们的呈现。我们也有个疑问，玛莉亚在做"母亲打孩子"这件事工作时，你让她陈述，也让我们知道她曾经被她的父母打过。你请她对儿子分享她当年被父母打的感受，你也要她承诺不再打儿子。我们的疑问是，在后来的会谈历程里，你还提了好几次母亲打儿子的事。我们对这个工作不太了解。

玛莉亚　我现在就可以告诉你们，我要很肯定母亲要一而再、再而三地承诺，因为根据我听到的，我担心她的承诺。所以我要听她重复地说。谢谢，为他们鼓掌，我等下再做评论。

第二组反馈

小组导师　虽然我们讨论很多，但会简短报告。整个历程，我们印象最深刻的是玛莉亚以不同方式，运用自己来建立安全与信任，也提升他们每个人的自我价值并联结他们。例如，玛莉亚运用从治疗师那里听来的讯息来肯定每一位，特别是欣赏男孩的创意与幽默。所以我们注意到男孩后来比较放松。

　　我们这组成员说，母亲是最大的挑战，听"治疗师呈现"时，我们找不到可以欣赏她的地方。在整个会谈历程里，她只有一个表情。但玛莉亚竟然能够说"妈妈,你喜欢为家人煮饭",纵使她不喜欢留在家里。玛莉亚在这里做了重新框架(reframing),所以让她觉得轻松许多,因为她感受到可以和玛莉亚联结。还有许多例子,我们就让其他组补充。

在历程里,玛莉亚做了其他有关重新框架的工作,例如,对男孩说:"你母亲爱你,她只是不知道怎样表达。"这个男孩同意了,而且很感动。除此之外,玛莉亚要母亲承诺不再打男孩。玛莉亚问她小时候有没有被打的经验?玛莉亚在这个"痛"的层次,让母亲和男孩有了联结,两个人都有被打的经验,而且两人都有被父亲或母亲保护过的经验。

玛莉亚也探索这个男孩想要什么,孩子不太知道"自己想要什么"以及表达出他所要的,所以玛莉亚用"奇迹"(magic)的隐喻,帮助这家人说出每个人想要在会谈中得到什么时能感到安全,让他们在"渴望"的层次上联结。

另外让我们印象深刻的是,玛莉亚教导他们更加一致性。她自己先示范,玛莉亚注视男孩的眼睛,也邀请男孩注视她的眼睛。当男孩开始注视玛莉亚时,玛莉亚兴奋地说:"我终于可以看到你的眼睛了。"

玛莉亚也帮助男孩站起来。在他站起来之前,玛莉亚要班主任和母亲换座位,这样他们母子就能彼此对话,虽然在那个时候是困难的;此外,玛莉亚也让男孩和父亲对话。我们发现最有力量的部分是,男孩最终站了起来,告诉父母他想要什么。我们有位成员相信这一幕对男孩而言是紧张的,而且压力很大。那一刻,玛莉亚运用班主任和治疗师来支持男孩,成为他的资源。他们甚至用话语鼓励男孩,我认为这是非常美的一段。

至于教导一致性,还包括男孩和父母协商他想要的。男孩要跳街舞,而父母要他好好念书,经过讨论后,他们有个彼此认同的约定。另一个一致性的教导,是帮助他们处理愤怒。

我觉得这些都是很美的片段,我们也有很多的学习。

我们也讨论,如果我们是治疗师会怎样做。我们可能会告诉他们,快乐是最重要的,尽管家长表达了期望,但男孩还是不需要努力学习;或者可能会教育男孩,只有高中毕业并不够,他还需要以进入大学为目标。所有这些都属于我们个人价值观的反映。但是我们观察到玛莉亚没有偏袒哪一方,她真的以每个家庭成员想要的为思考点。

重要的是我们要注意到,玛莉亚不断在每个家庭成员的内在冰山上工作。男孩渴望"爱",为了他,母亲承诺每餐要多加点肉,因为对男孩而言,"肉"意味着爱。而父亲的爱,是期待可以和儿子一起出去玩。总之,玛莉亚探索了每个人的内在冰山,尤其是有关儿子的。

除了在父亲、母亲、儿子的内在冰山上工作外,我们还观察到玛莉亚也在家庭系统上工作,有父子关系、母子关系、干爷爷和家庭的关系、社区及老师的资源,也包括了男孩、男孩的母亲和她自己的父母,跨越三代系统的联结。总之,我们看到玛莉亚在系统上有很多的工作。玛莉亚的工作是这么的巧妙,令我们赞叹。

我们小组里有些治疗师,可能会一边追踪母亲,而掉入她痛苦的经历和暴力陷阱里,让自己陷入迷雾。但是玛莉亚知道她该在什么地方停住,什么时候重复,什么时候回到整个家庭的体验。

玛莉亚在整个历程里,真正聚焦于正向导向。我因为他们彼此爱的流动而受到感动,接纳彼此的不一样、不同的需求,也表达爱与拥抱。这些我们都看得很清楚并留下深刻印象。整个历程也很有体验性,包括身为观众的我们在内。

我们也有些提问,一位成员说,她会先做男孩的资源整合,包括他的自我价值。她猜玛莉亚因为已经在其他案例做过，所以不想重复做。

　　另一位成员说，因为男孩很难表达自己的感受，我们是否进行角色扮演，做一个原生三角关系的小雕塑，这样父母就能看到男孩在家中的痛苦，而且因为这样，所以他想逃。

　　另一个疑问是，为什么结束的时候玛莉亚没有鼓励男孩去拥抱母亲？我知道我们有自己的看法，但小组成员希望听到玛莉亚的回答。我们都害怕，由于他们没有在这次会谈里拥抱，回家后或许就不会拥抱了。

　　还有，玛莉亚要父亲对儿子说话时握住儿子的手。在某些文化里，只有妇女会这么做，这位学员想知道这是否符合文化，这是她关心的。

　　我们对学员"给家庭的反馈"有个建议：我们反馈时，只分享我们自己的体验，不给建议、不批评及不分析。有些反馈对我们和主角很有帮助，但是有些反馈很冗长，而且带着建议、分析及批评。

第三组反馈

小组导师　这个家庭的每位成员似乎都需要在"渴望"的层面上被肯定，但是他们的渴望没有被满足，这也是他们感到挫败的原因。我们也注意到母亲走进教室时，已经把自己边缘化，我们欣赏玛莉亚把母亲拉进来。我自己的提问是，听完治疗师说明后，似乎与母亲有关的所有提问与反馈都是负向的，例如她打小孩、坏脾气等。而当玛莉亚向她提问时，也是有关她打小孩、坏脾气等这些事情。母亲坐的位置好像是在法庭被三人调查的位置。玛莉亚对她第一个提问时，她的第一个反应是："那是我的错，我错了。"这点似乎一直被强调。如果我们是治疗师，即使她说："我不会再打孩子了。"但好像还少了一步，或许可以再问她："你不再打孩子后，愿意做什么？"以便找到一些正向的方向。

　　另外一个观点是，或许我们在结束前可以加入男孩表达对父母的欣赏，而父母也能正向欣赏孩子。这样，除了拥抱之外，还可以给他们正向联结的作业，如此就能少一点挫折。你想知道背后的原因吗？

玛莉亚　关于什么？

学　员　关于正向欣赏。

玛莉亚　好的。

小组导师　理由是，我们发现一个重要的讯息，男孩在家里得不到正向的反馈，他学到要往外跑，在外面的世界寻找正向的东西，以获得肯定、被看到。母亲似乎也做了同样的事，她外出跳舞、打麻将，是否她在家里的辛苦也没被看到，所以她往外寻找，在朋友那里得到肯定和被看到。这是我们的观点，所以加入这个部分，以帮助这个家庭有更多的学习和正向经验。

第四组反馈

小组导师　我们开始讨论时，先在"第一频道"（指自己）工作。我们真正感觉到他已经是个年轻人，不再是孩子了！我们都曾在这个年龄挣扎过，不过我们发现，自己有能力可以从挣扎中恢复。我们同时也见证这个男孩在挣扎中，自己也有复原的能力。我们也注意到玛莉亚帮助男孩和父亲联结，这再次提醒我们，在和青少年工作时，要如何善用这些能量帮助他们复原。正如这个男孩在一开始表达他的两个愿望：做他想做的事，找他喜欢的朋友。如果治疗师能记得当年自己在这个年纪时，也有同样的渴望，就能善用这种治疗力量，轻敲家庭之中治愈的力量，包括父母、老师。在这种方式中，可以让主角知道，即使我们已经是成年人，还是与他在同样的路径上。然后，就可以在共鸣的基础上、在他的议题上工作。这是我们想做的第一件事。

第二部分是,如果我们是治疗师,可以学习玛莉亚在内在冰山系统与人际互动系统之间的穿梭编织,以便在更深的层次上工作。我们看到玛莉亚从一开始就碰触到男孩的渴望。在回应父母期待男孩在学习方面能做得更好;玛莉亚重组男孩的人生优先次序,她认为"快乐"比他的"学习"更重要。从一开始,玛莉亚就教导他们,只有当我们的渴望得到满足时,才能满足我们的期待。在父亲和儿子之间的对话,玛莉亚甚至做了更好的工作,把期待与渴望两个部分结合在一起,所以儿子可以为自己的选择负责任,学习做个抉择者。玛莉亚要男孩向父母表达,他想要的东西是为了满足他的渴望。

玛莉亚进入观点的层次,让男孩看到,母亲愿意放下打他的行为;还让男孩知道,母亲实际上是爱他的。因此,玛莉亚改变了男孩对母亲的一个观点。男孩一直以来觉得不安全,但现在他能感觉到安全。玛莉亚在观点上又做进一步的工作,这个家庭应该如何改变,才能使儿子更愿意回家。她刚开始是在男孩的"安全感"上工作,后来又在"温馨"的感觉上工作。所以我们看到,男孩在观点层次上已经有了改变,从不安全到安全,然后到温馨。

之后,玛莉亚进入感受的层次上工作,让男孩学习如何表达愤怒。以这种方式,她落实观点层次的改变。

在行为层次,玛莉亚要大家更对自己负责任,在表达上更加一致性,如此,他们可以选择自由,也提升了自己的自我价值感。

在这次会谈的基础上,如果我们要继续工作,可能会多做些亲职教育。我们也可以利用班主任,因为她已经是亲职教育的一部分。在具体情况下,对父母来说,她是个示范,可以向他们展示如何帮助和管教孩子。这也是今天玛莉亚对班主任的期待。今天我们没有时间再做进一步的探索了。

　　有些小组成员觉得,如果有机会处理母子之间的创伤体验,而且跟随玛莉亚今天建立的基础,探索母亲在原生家庭的经验,让男孩理解到母亲在成长历程中缺乏被爱的体验。而在婚姻家庭中,母亲在找寻失落经验的补偿,可能会让男孩对母亲产生更多的同理,以此为基础,让母子关系有所修复。

　　我们有个"关于母亲的位置"的提问:母亲一进到教室,自动认同她在这个家庭系统中是加害者的位置。今天玛莉亚把这个部分和她的成长经验联结。不过我们也观察到,整个会谈历程,母亲处于家庭系统中比较边缘的位置,而玛莉亚没有在这个部分做任何工作,我们相信这是玛莉亚的评估。我们想要问玛莉亚的是,她经过评估后,保持母亲边缘位置的目的,是否要减少她对家庭的负向冲击,而不让她成为这个会谈的焦点?我们对此好奇。如果以后处理像这样的家庭,我们可以如何做,而不是让母亲将自己放入她感觉的位置上?或者我们可以如何做,而不是把她贴上"加害者"的标签,让她能发挥作为一个正常妻子或母亲的功能?

第五组反馈

小组导师　我们聚焦在讨论"历程",玛莉亚如何用她的创意做出"接触",建立"安全",达到治疗目标,包括治疗师如何用她自己和她的资源,提升个人自我价值的层次,以及一致性的沟通?玛莉亚如何落实"改变"?

　　一开始,玛莉亚用治疗师的说明中所得到的信息,表达对男孩的欣赏,以及对和家庭一直保持联系的干爷爷的欣赏。事实上,整个历程中,对家庭的每位成员都表示了很多的鼓励与赞赏。在历程中很特别的是,每个人都收到了许多正向的欣赏与鼓励。我们看到玛莉亚以正向导向的目标,让这个男孩与家人有更好的联结及更被了解,然后有更好的沟通,停止家庭暴力,帮助男孩更自我负责,并协助每个人处理自己的愤怒。这些是我们讨论玛莉亚在历程中处理的一些目标。

我们注意到玛莉亚先问干爷爷,为了这个家庭他想要什么。她照顾到每个人。玛莉亚问男孩,他今天想看到家庭里发生怎样的改变。当男孩说他不知道时,玛莉亚问他,是否可以玩玩奇迹游戏?如果有奇迹发生,他会想要什么。这很棒,因为青少年通常会愿意回答。除了问男孩的愿望,玛莉亚还问他真正想要什么。

在人际关系方面,玛莉亚做了很多工作,无论是儿子和父亲,或儿子和母亲之间,都建立他们的相互了解与联结。在历程中运用了父亲和母亲的体验,玛莉亚让父亲分享他十六岁时是怎样的;让母亲分享她童年时被父母打的体验。这一切都被用来帮助他们能一致性地沟通与更多的联结。

玛莉亚不仅在家庭系统工作,也运用大系统的资源,如社区、干爷爷的资源,甚至善用学员的掌声。玛莉亚在历程中,把此时此地的资源运用得淋漓尽致,利用了所有的资源。

玛莉亚请老师和治疗师支持男孩,男孩可以对父母说出"他要什么",这是很美的一刻。玛莉亚走到父亲旁边,坐下,说:"我坐在这里,因为我想支持你。"所以,玛莉亚使用的每一个提问和每一刻来支持每个人。我个人很欣赏玛莉亚在整个历程中如何利用资源,而且跟随着每个人的步伐。当有一个人无法回应时,玛莉亚会问另一个人,而不是逼这个人。

我们有个困惑:当你落实改变时,有一个协商,就是在会谈开始没多久时,他们讨论有关街舞的事,父亲说,男孩可以每周跳舞一次。当时你并没有和男孩核对他是否同意;相反地,玛莉亚只说:"我认为他的快乐非常重要。"后来,在父亲和儿子的对话中,父亲分享他年轻时的学习经验。后来,母亲也说她爱她的儿子。你在结束时,在班主任和治疗师的支持下做出协商。我们好奇玛莉亚背后的思考,什么时机适合?这是我们的提问。

你问过我们,如果我们是治疗者,会有怎样不同的做法?我们确实会有不同的做法,不过我觉得我们没有足够的时间来达成。我觉得父母没有看到男孩的正向资源,如果你要父母欣赏男孩广交朋友的能力,这可能是个分界点。有位成员说,她也会让男孩欣赏他的父母。

第六组反馈

小组导师　他们可以看到玛莉亚在系统上的工作。在某一点上,玛莉亚建立了"安全",同时也提高家庭成员的自我价值感。例如,一开始玛莉亚与大家做出接触后,她立刻问男孩要什么。这时她欣赏每个人,并提升每个人的自我价值,而玛莉亚在当下是一致性的。后来,她甚至联结到更大系统的资源。

我们的想法是,如果我们要与这样的案主会谈,会有几个不同的建议。我们注意到男孩很聪明,在收集讯息时,讨论了母亲打儿子,或许我们可以探索母亲原生家庭的雕塑,让男孩有更多的了解;同时,也可以探索父亲原生家庭的雕塑。

玛莉亚　你的意思是在第一次会谈,或是第二次,或是以后的会谈做?

小组导师　喔,我们错了。

玛莉亚　不是的。我是在问,是否他们的建议是为下次会谈铺路,或是对今天的会谈有不同做法?对于他们的建议,什么"时间"进行是很重要的。他们的建议是为今天或为以后的会谈而提的?

小组导师　是的,玛莉亚,我知道。但允许我告诉你,他们提这个建议。

(这个小组澄清,他们这个建议是为今天的这次会谈而提)

玛莉亚　如果是要在这次会谈做,我想要知道其中的理由。

小组导师　从父亲原生家庭的雕塑,我们可以看到现在基本三角关系

（父、母、孩子）的结构，以及对现在家庭的冲击，所以他们更能理解自己目前的处境。这是一条路径。

此外，探索男孩冰山的每个层次来发现他的资源，然后雕塑这些资源，让父母看到男孩这些部分。这样，他们也可以讨论这些。

此建议是为今天会谈而提的替代方案，我们有四个不同的计划，刚才说的是第二个计划。第三个计划是在雕塑目前的基本三角关系，让母亲了解现在正在发生什么。这或许可以带来不同的理解与感受，然后，她与男孩可能会有不同的互动，带出一些改变。这是一个不同的做法。

第四个计划，是收集和雕塑男孩的资源，让他们看到正面及负面的冲击。然后，让家人讨论这个提问，促进彼此的理解。一个更广泛的图像，是我们如何做到整合。我们需要跟随案主的需求，而不是治疗师的需要。

我们有两个好奇，第一个是男孩与父亲对谈时，父亲坐着，儿子站着，当时男孩有班主任的支持，我们不知道玛莉亚的想法是什么。她想要增强这个男孩的力量吗？这是我们的猜测。我想要听听玛莉亚的回答。

另外，我们还要问，今天进入教室的有曾任校长的"干爷爷"，以及父亲、母亲、男孩和班主任。玛莉亚要我们每个人对这个家庭说自己的名字，你这样做是否有特别的原因或目的？

第七组反馈

小组导师　我们非常热烈地讨论了有关这次会谈的"历程"。和其他组有很多相似之处，但也有很多不一样，我想要分享不一样的部分。我们看到"安全"这个部分，而在门口迎接他们，是玛莉亚与其他家庭工作时类似的部分。除此之外，玛莉亚先向他们道歉，也向他们解释让他们等了这么长的时间，因为我们团体很大。我们看到玛莉亚很尊重他们。这是你运用自我（self）的部分，也创造了安全的氛围。

我们对你如何与他们联结印象很深刻。你这次用不同方式来做联结。你运用了治疗师报告中的资料，你与每个人的正向部分做联结。我印象最深刻的是你与母亲的联结。你说她为很多人做饭。我们注意到，那时母亲的眼睛湿了。我们认为，母亲觉得玛莉亚看到她，而且觉得被理解。在"自我价值"的部分，玛莉亚做了很多工作，我们想强调的是这个部分。我要报告一个特定部分的细节，因为我们注意到玛莉亚如何对母亲赋能。当玛莉亚问母亲要什么时，母亲开始时的说话声非常低，父亲的声音也是一样的低。玛莉亚问了很多次，母亲的声音变得愈来愈响亮。她说，儿子犯错时，是我管教他的。这时，玛莉亚重构。她说："你是在帮他的那位；我认为'帮助'和'管教'是有差异的。"母亲说："是的。"玛莉亚继续问母亲："你是怎么帮他的？"母亲说："我打他是不对的。"我们欣赏这个部分。

这很容易成为评断，但玛莉亚只是好奇地问她。你没有做评断，你是一致性的，而且只问"历程式"的提问，否则，这个会谈的历程不会这样。当母亲说："或许我的方法不对？"玛莉亚问："比如哪些方法？"她说："我处罚他，如果他不听话，我就打他。"玛莉亚问："你打他？有没有帮到他？"她说："没有。"这时玛莉亚再问："在你成长历程中，有人打过你吗？"她说："有。"玛莉亚进一步问她："他们打你时，你有没有改过？"母亲说："没有。"玛莉亚又问："当他们打你时，你内在的心情怎么样？"她说："我也非常痛苦。"那时母亲开始哭了。接着玛莉亚有更多的探索，问母亲："你可以想象，当你儿子被打时，他的心情和你当年一样？"她说，"当我打他时没想过这些。"母亲在那一刻停住了一会儿。我们觉得这种"历程性"的提问和用这种方式的探索，让母亲有更多的觉察。我感谢我们的小组成员，因为他们注意到这么多细节。

我们有一个提问，当他们一群人走进来时，你先和干爷爷联结，背后是否有什么考虑？

还有一个提问，母亲说："我现在已经不打不骂他了。"玛莉亚说："我很高兴听到这些。"但后来你要母亲做出承诺。我们听到母亲说："我一定会改。"玛莉亚仍然再问："你愿不愿意承诺，现在不打孩子，以后也不打呢？"看起来母亲似乎已经作出决定。如果我们是治疗师，会欣赏她并且问她："你是怎么做到的？这很棒。"让母亲可以多说一些她的成功经验，然后再进一步问母亲："当你儿子犯错时，你现在会做些什么？"我们对于这些有不一样的做法。

我们也提到一致性和运用自己的部分。我们很欣赏玛莉亚，你是非常活在当下的，而且接纳每个人，你没有逼他们。你在历程中能够和每个人的冰山联结。

我们主要的学习是：你示范了怎样和较大系统工作，尤其是老师。在我们的小组里，有很多是工作站的伙伴，和中小学生及家庭工作。我们发现在大系统里，教师的作用很大。我们经常考虑是否要让老师们参与，你今天的示范让我们看到可能性，并且看到可以怎样做。

我们另外的学习是：从你身上看到灵活。首先，你要儿子对母亲表达他的期待，儿子说不出来。然后转移到母亲身上，母亲也难以表达。你就让儿子站起来，请班主任和治疗师在后面支持他，然后从父亲开始。因此，我们看到你用不同方式帮助他们。

其他小组也提到这点，你协助母亲处理她的坏脾气，我们非常欣赏这部分，但是我不再重复报告。

如果我们是治疗师，工作的路径将会不同。我们会问父亲，当母亲发脾气时，为了帮助她，你会做些什么。我们注意到玛莉亚今天几乎没有在夫妻系统上工作。

我们注意到的另一件事是,治疗师在报告里提供了大量信息,尤其是与男孩有关的资源,而父母和干爷爷都不知道这个部分,他们只是特别评论男孩懒惰,或许可以有不同的介入;或许玛莉亚能让治疗师对这个家庭介绍一下这个男孩。这是我们小组可能有所不同的做法。

因为小组里有两位成员将是协同治疗师,要追踪后续工作,所以特别关心会谈后的工作,但时间不够,所以还没有讨论到这一点。他们有一个提问,因为治疗师和家庭已经建立了很好的关系,玛莉亚也说道,治疗师还会继续和这个家庭工作。我们的提问是:两位协同治疗师一起和家庭工作?还是我们三人一起和这个家庭工作?或者还有其他建议?

第八组反馈

小组导师　玛莉亚,我们非常欣赏你对这个家庭进行的教育,尤其是他们怎样能够更好地管理自己的愤怒。最有趣的是,你一个个地教导他们管理自己的愤怒,给每个人一些选择,而不是只有一个方式而已。

我只报告和其他小组不同的部分。

你认同父母也是有脾气的,而每个人都有不同的方式来管理自己的脾气,这也变成了他们的功课。如果我们是玛莉亚,未来将会进行母亲和父亲的家庭重塑。

我们认同家里的每个人都有自己的内在资源,如果我们是玛莉亚,在这次会谈中,会利用男孩递纸巾给他母亲的小动作。我们想要母亲看到儿子用隐晦的方式来表达对她的关心;也会利用这个事件,要母亲寻找不同的方式来表达她对儿子的关心。我们会在母子关系上有较多的工作,请他们把过去的痛苦放入博物馆,重新开始建立一个新的、充满爱的关系。

对于我们给的功课,例如,父亲带儿子到超市或一起去看电影,我们可能会问他们喜欢哪一类型的电影。我们有个假设,儿子喜欢看动画片;而父亲喜欢看的电影,儿子可能会觉得无聊。因此,我们会多花些时间找出他们的共同兴趣。

我们有几个提问,我不会重复问前几组已经提过的提问。在提升自我价值方面,重复多次要母亲承诺不打儿子,一定能提升儿子的自我价值,但我们担心这对母亲的冰山会有怎样的冲击。我们想问,你看到怎样的线索,让你觉得有必要让母亲做这么多次的承诺。

我们现在相信,你注意到儿子递纸巾给母亲,却没有在这个事件上工作,你是否有特别的目的?

当你问到母亲她童年被打的体验时,男孩哭了很长一段时间,但你并没有处理它。请问用意为何?

我们有个假设性的提问,男孩承认母亲打他时,他感到非常痛苦,但是他说他不想再谈论这些事。我们和青少年工作的经验是,他们经常不愿意谈论他们的痛苦。当他们拒绝谈论自己的痛苦时,我们如何与他们工作? 此外,我们还想再问,如果我们坚持谈论他们的痛苦,是否会让他们再次受创?这是我们关注的另一个议题。

玛莉亚的答复

关于雕塑

我欣赏你们的雕塑。我认为你们的意图是要每个人都有联结,并且一致性地彼此对望。这是我们的四大总目标、我们努力的方向,但它需要走整个历程才能到达;我很高兴你们还记得这个。

第一个的雕塑很有趣,我决定不问这个家庭,不在这个时刻上雕塑他们,但在第二次会谈时,我会做。因为我从治疗师的说明中看到男孩的身体语言、母亲的身体语言,她坐在离家庭很远的位置。我主要关心的是要他们能彼此联结，当然，你们可以透过雕塑去做。

但是会谈到一半时，男孩不愿意沟通，所以这个时间点很重要。有时候我马上雕塑，觉得舒服。但是为什么这次我没有做雕塑，我想要做什么？因为我不觉得他们准备好了，这是第一个理由；第二个理由是我想多接触他们的感受；第三个理由是，如果我要雕塑这个家庭，我要怎么运用另外两个重要的人物？当然，我运用他们当资源来支持这个男孩。无论如何，我决定这个时间点并不适合做雕塑。

我觉得你们做的雕塑很有趣，而且和情境有关。我的看法是，母亲是指责的，她不是背对的，她在很远的地方直接指责，而非转身背对。这是我做的雕塑，是与你们做的雕塑不同的地方。因此，我认为在第二次会谈中雕塑这个家庭会有帮助。而且我认为在结束时，你们可以达到四大总目标。

我会把干爷爷放进来，他是位很重要的人物，依据我听到的讯息，是他带男孩去接受咨询的，并且与父亲很靠近。如果没有干爷爷，我怀疑男孩就不会去咨询，我想我不会遗漏他。有时候，有的人会成为家庭的一分子；有时候，他们比较重要，所以他们是系统的一部分。这些是我对雕塑的评论，我暂停在这里。

关于"母亲打男孩"的提问

我问她这么多次，是因为我要确信母亲真的承诺不再打孩子。从治疗师那里听到的是，不仅是"打"，还是"毒打"，这很残酷。我想给她讯息，而这就是我的一致性，我想确定这是母亲和我之间的讯息。我希望她明白，对我来说，这很重要。对她而言，我觉得这是个重大的承诺，因为她习惯用残酷的方式打他。所以我用了一大段时间讨论她可以如何处理自己的愤怒。我不能只是对某人说"不要这样做"，我需要提供其他机会，让她可以学到如何处理自己的愤怒。我认为她承认曾被父母打过，但是并没有改变自己的行为。我觉得在她内心深处，她知道"打"是没用的。

男孩的眼泪告诉我，对于母亲承认曾被打，他是深受感动的。我认为这对男孩来说，他得到了许多讯息，他可以理解它，如果他愿意，可以原谅母亲；或许他很高兴知道母亲也曾被打。我不知道他会对这个做些什么，但是他肯定会做些什么，因为他被感动了。从你们的报告里，知道这是很多小组的困惑，我很高兴你们注意到了。

一个好问题：为什么不鼓励孩子拥抱母亲？

我觉得做这些，太快了，帮不上忙。他很高兴去拥抱，他自己跑去拥抱父亲。在母亲对男孩做过那么多事后，要男孩去拥抱母亲，会减弱她曾对他做过的残忍的事。我故意区分父亲和母亲之间的不同，母亲还要努力才能得到拥抱，现在她有很多机会。如果男孩主动去抱母亲，那是不一样的，但是他没有这样做，我观察过它。我不认为一定要有一个幸福的结局，那是电影故事，但我们处理的是严肃的事情。我尊重男孩自己可以走多远。我真的希望你们对这个要小心，观察男孩是否真的想要。当然，这会是个很好的结局，但或许它不代表任何意义，甚至可以是破坏性的，因为男孩可能觉得我不明白他过去痛苦的体验。多年的毒打是很难在一个小时内被原谅的。我要母亲觉得，如果她要儿子拥抱她，她需要做很多改变；而男孩能回应我给他的这个选择，但他没有选择拥抱母亲。

关于握手这件事，当你们和人谈话时，握手会感受到彼此的联结。我观察他们，如果它不适合他们或他们的文化，我不会握手，他们也不会做，是吗？我同意你的看法，我们必须小心，而我们也可以问，对你而言，握手是否可以？我不知道，至少我还没有发现这里的人是不可以握手的。我没有那么多的质疑，在你们的文化里，不可以握手吗？

学　　员　我们可以。男人彼此不握手讲话，我们在男人之间不这么做。

玛莉亚　父子之间不握手吗？我说的是父亲和儿子。

学　　员　我们会……

玛莉亚　我在你们的文化里，看过人们彼此有身体的接触，但提出来讨论很好。至于团体对案主的反馈,我绝对同意你们的建议。你们还记得,昨晚我们谈论过在提供反馈时,只谈自己的经验,不给予建议或批评。其他组的一些提问:每个人在家庭里都渴望获得认同,但是在这个家庭,每位成员的个别渴望并没有被满足。

沈明莹　这是那一小组的评估,他们看到家庭中的每个人都有一个"要被认同"的渴望,但彼此之间没有联结。

玛莉亚　这个提问实际上是与母亲有关,有关她打人和她的愤怒。

小组导师　母亲一再表示"她错了",她犯了一个错。她承认并且说不会再打他了。我们的提问是,是否可以问母亲:"现在你不再打你儿子了,那你愿意做什么?"

玛莉亚　是的,你是对的。这个建议很好。

小组导师　如果我们不问第二个提问,她很可能会放弃她的儿子。

玛莉亚　好建议。谢谢你,我写在我的笔记里了,"你愿意做什么?"

有关欣赏

我想过这个提问。我喜欢在家庭会谈即将结束时,让家人互相表达"欣赏"。我经常这么做,邀请每个人对其他成员表达欣赏。这次我之所以没有做,只是因为时间很短。当男孩说他想要的是家庭"温馨",这很重要,所以在剩下的时间里,我想聚焦在男孩想要的"温馨"。这是男孩真正的失落,他以前在家里缺少联结与温馨。所以我想善用时间做个小的雕塑,让男孩对温馨有更体验性的表达。我现在相信,如果接着做"欣赏感谢"会更加具体,或是给他们这份"欣赏感谢"的作业。有时候,这样会很神奇,突然间每个人想起对他/她的欣赏。我真的希望我刚才做了,这样母亲会得到其他人的欣赏,对她来说会很好。

我是很有时间意识的人,因为会谈已经进行两个多小时,对我来说,拥抱是个不错的结局,你个人的想法对如何介入影响很大。拥抱是即时的身体语言,如果再用言语来说,这又是一个考量因素。我们总是有更多的选择点做介入,我觉得这和自己的安全感有关。

我觉得次序与时机很重要,就是要做些什么和何时这样做。"次序",不仅进行家庭治疗时要注意,带工作坊也一样,要观察人们可以吸收多少。我见这个家庭仅止这一次。我试着对这个经验做结束,其他事情则可以交给治疗师追踪。

我同意你们的评语,也很欣赏你们。你们建议在下次会谈中处理母亲的原生家庭,让儿子更加明白,这是个好想法,而另一组也有和你们一样的想法。我也好奇父亲的原生家庭,让孩子知道父母原生家庭的背景总是好的,我觉得这对家庭有治疗性。至于母亲,你们说母亲认定自己是加害者,而我故意把她放在边缘位置。我没把她放在边缘位置,是她自己选的座位。

沈明莹(翻译)　小组导师的提问是,你是否有意不邀请她进来?

玛莉亚　是的。我有意接纳与尊重她所选择的座位,因为我不想花很长的历程试图让她进入家庭,这会是另一个选择。如果只是要她把椅子拉近一点,她会照做,但这不具太大意义。在这次会谈里,我想要母亲更靠近自己。她走进来时,我就观看她会坐在哪里。我有回答你的提问吗?

小组导师　有!

玛莉亚　你看,她是个加害者,老师和治疗师为男孩工作,这两个人取代了她的角色。我可以想象,身为母亲坐在这里,有多么不舒服和困难。所以她选择坐在那里,我觉得蛮适合她的。我发现她如果坐在儿子那一边就很正向了,但我不记得那是不是剩下的唯一一张可坐的椅子。但无论如何,她觉得自己想坐在那里。我是否刻意把她边缘化?是的,我觉得我承认她会提供一些支持。我认为这是现实的,她属于那里,因为其他三个人是在一起的。如果我做雕塑,也会把她放远一点,放在那个位置。

另一件事是"没有让她成为焦点",我觉得这是个很好的观察。我想给她一些认同,但不想把"毒打"变成这次会谈的焦点。如果处理原生家庭，可能会聚焦在那里。而在同一时间里不谈论它，是一个拿掉她被贴标签的机会。今天早上治疗师报告她对男孩施虐时，我想了很多。根据我听到的有关她施虐这件事，我认为很可怕，我不想太强调它。我认为在治愈的历程里，不提这些创伤经验比"说"来得重要。我也想强调萨提亚模式里的一个重要元素——强化正向的地方，我们不去创伤那里。但她愿意改变这个事实很重要。

关于父子协商

玛莉亚　你们做了一件很好的事情，对已经谈过的再添加不同的东西。

　　　　你们的提问是，为什么我在会谈结束前才协商？协商是整个历程的结果，我不认为男孩一开始时就准备好协商，甚至连说话也不行。我问了他好多次要什么，都没有得到回答。他的身体语言非常有趣，身体动来动去，头转来转去，给我一个印象是，我还不可以和他交谈。但我要他跟父母说他要什么。在这次会谈中，他需要先从两位老师身上得到很多支持，而男孩也用了她们当资源。我看到他可以跟父亲谈谈。"协商"，意味着会谈结束后，他知道事情可以有改变。

　　　　另外，我也不想把学校问题变成会谈的焦点，因为班主任会帮助他。所以父亲学到这是协商，为了得到东西，他必须付出一些。我要父亲从自己的经验中明白"玩"很重要，"快乐"也很重要。

　　　　依据我的了解，父亲是工作狂，期待孩子和自己一样，所以我要他们承诺一起玩。当他们准备好谈条件时，我才要他们协商。我等到父亲更开放的时候，才打开"协商"这个主题。

男孩的资源

小组导师　今天早上治疗师说明这个案例时，我们就听到有关这个男

孩的资源。在会谈一开始,玛莉亚就用这些和家庭的每位成
员联结。但是你要我们讨论,我们会有怎样不同的做法,所以
我想出了另一种选择,就是看看父母是否能看到男孩的资源。
这是我们的想法。

玛莉亚　是的,好主意。我认为这非常好,很好的建议。

历程中的次序和时机

玛莉亚　当然,我可以探索父亲的原生家庭、母亲的原生家庭,如果可
能,可以做家庭重塑,但肯定不会在第一次会谈做,因为没有
这个情境。

　　　　在第一次会谈中,你要设定情境,我们需要知道人们的冰
山,知道他们的期待、渴望是什么。因此我们进行家庭治疗,
不像在教一本教科书,按部就班地依着指示走。我们要等待
机会,等可以与原生家庭工作的适当时机,这就是我以前告诉
过你们的。我们知道所有历程都能利用,我们要先考虑到这
些历程,但是决定我们要在什么时机"做"什么,非常重要。

　　他们来到这里时,带着很多焦虑。要在六十个人面前呈现自己家庭
的议题,他们都更加焦虑。尤其是当我的儿子有问题,而班主任也在这
里;尤其是如果我曾被虐待,我会愿意谈我的原生家庭吗?你知道你可以
做这个,但要先设立一个情境。怎样的情境?就是要建立他们的信任、他
们的安全感,以及和治疗师联结。这个情境是为了以后的工作而准备的。
如果你有五个小时,你可以做很多工作,但还是必须先设立好情境。

　　上次课程我们有谈过第一次会谈要准备什么、做些什么。现在这
组也有建议,首先是"探索男孩的冰山"。我认为我们在某种程度上探
索过每个人的冰山。

　　雕塑他的资源当然也是一种可能性,会很有帮助。昨天还是前天,
你们看过这种做法。但对于今天这个家庭,我的优先次序是他们可以
联结;另一件事是,这位男孩在这里有两个很棒的资源。班主任说出这

个男孩所有的资源,已经告知父母这男孩是可以的。对父母来说,听到老师赞扬自己的儿子,有什么比这更好的?除此之外,治疗师已经告诉过我们他的资源了,而我也提过一些。如果我在第一次会谈时聚焦于男孩的资源,可能会与父亲联结得更好一点,或许还可以带到我们协商的时机。但我要的是在整个系统工作,而不只是对男孩工作。我再说一次,时机非常重要。

当然,我们可以雕塑目前家庭的三角关系,让母亲了解更多。如果那是你们的选择,我认为是可以的,但就少了时间做其他的工作。因此所有这些想法,都在我们的锦囊里。而你在什么时机做什么工作,都取决于那一刻。

另外一个提问是,男孩对父亲说话时,父亲坐着而男孩站着。是的,我想赋能给男孩,让他感受多一点的力量,所以他站着。你们也知道,一致性沟通的位置是站着的,而且我认为父亲坐着,是对他的尊重。除此之外,我想创造一个能让男孩感受到"赋能"的情境,使他也可以是一致性的。

是的,我要大家说自己的名字是有用意的,特别是因为干爷爷。我不知道他有什么感受,但我真的有一个假设,他听到"你们是谁",会觉得比较自在。我看到儿子的身体语言,是的,他想要听,也许他很焦虑,也让他有时间呼吸,让他真心真意地在当下。所以我愿意花时间做这件事。

玛莉亚对其他提问的回应

我欣赏你们的补充,在这次会谈里加了一些历程,我很欣赏你们这组注意到这些细节。

关于为什么我要先问干爷爷的问题,在我的脑海中有许多原因,其一是因为他是长者,和这个家庭又没有血缘关系。但是他做了很多努力,而且来到这里,并且非常支持这个家庭,所以我想提供特别的尊重,请他先谈谈。你们加了一个有关母亲的提问,是吗?你们还记得吗?

小组导师　母亲说:"我已经不再打他。"不过玛莉亚说,这是她的决定,并且想要她做出承诺。其实她也说了："我不再打他了,我现在不管他了。"你刚才已经解释过,你要她一次又一次地承诺不再打她的儿子。或许是因为你不信任她。而我们宁愿认同她、确认她第一次的承诺,而问她要怎样管理自己而不打儿子,也明白对她而言这么做很困难。

玛莉亚　好想法。我想我很难相信她现在可以突然放下。这点我已经谈过了。

学　员　我们如何接着做后续追踪? 对于这个家庭,我们已经有两位协同治疗师,也告诉这个家庭治疗师将加入他们的行列。你的意思是,我们三个人在一起或两个人一起会谈吗?

玛莉亚　男孩与治疗师已建立很牢固的关系,我不认为你们可以带走这种关系。我认为,至少在过渡期一开始,在前几次会谈要有治疗师的参与,这会有帮助。然后再和男孩商量,他希望在过渡期获得治疗师的支持多久? 治疗师现在还在教室吗? (治疗师说"是的")如果他们愿意这样合作,治疗师将是桥梁,这对男孩而言非常重要,如同班主任前来这里一样重要,我会这么做的。

　　关于夫妻关系,是的,绝对需要在夫妻关系上工作,甚至与家庭分开,单独见夫妻两次,这是很好的意见。

学　员　班主任是一个极好的资源。但我担心如果班主任做太多,是否会成为母亲的替代品,取代了母亲。

玛莉亚　没有人可以代替母亲。班主任非常重要,但她不能取代母亲。我不明白你的提问。她可能会代替他从母亲那里得不到的关注与爱,我的图像是男孩从母亲那里得到了一点点(玛莉亚用手指表示只有一点点),与他的母亲相比,班主任给了这么多(玛莉亚用双手和手臂显示很多)。

"完美"的诱惑
——夫妻联结，松绑孩子

一　治疗师说明

问题呈现

这是一个十四岁女孩偷了同学两千元人民币的案例。这件事发生在她初中一年级开学后两个月。来见玛莉亚前，治疗师已经与这个家庭会谈三次。女孩的父亲是大学老师，母亲是大学的行政管理人员。

女孩从幼儿园开始功课就很好，后来被南京最好的初中录取。家里每位成员都认为这个女孩在各方面都表现良好。

老师告诉母亲女孩偷钱的事。老师说："女孩的学业很好，有问题的是行为偏差。"被告知时，母亲很震撼。女孩先是否认，后来在她的书包发现钱，才承认偷钱。母亲后来回忆说："她在五年级时曾偷过一次钱。"

家庭背景

女孩一岁时，父亲出国留学七年，父亲不在时，母亲和女孩都住在外公外婆家。外公外婆是女孩的主要照顾者，女孩八岁时，父亲回来，母女搬出外公外婆家，回去和父亲共住。

共住之始，夫妻常吵架，后来变得疏离，彼此很少说话。当父母被告知女儿偷钱时,他们都很震撼。父母开始寻求咨询,在第五次会谈时,女孩告诉治疗师,她之所以偷钱,是因为读这所初中让她觉得很有压力,害怕不能在班级里脱颖而出。她偷钱的对象是与她竞争的同班同学。女孩认为,如果同学丢了钱,就会很着急,没心情读书。这样她将有更好的机会。家长认为她的行为就像是个五岁的孩子。

治疗师的评估

父母都属于超理智,只关注女儿的在校成绩。母亲和女儿很纠结,共同对抗父亲。父亲很孤单且伤心,他说:"回到中国之后,一时间难以适应这里的文化。"女孩不信任父亲而且指责他。

会谈中,父母都能欣赏女儿;而母亲和女儿皆无法欣赏父亲。女孩分享她在学校的孤单,因为她没有朋友。母亲也在女儿的衣柜里,发现她收集了大量的文具。第三次会谈后,女孩停止收集文具,也在学校里结交了一位朋友。

女孩做完功课后要玩电脑,父女因而发生了争执。对此,母亲认为丈夫太控制。女孩要自由,叫父亲走开。

第三次会谈结束后,女孩同意不要介入这对夫妻的议题;这对夫妻同意在彼此的沟通上工作。

在三次会谈中,没有做任何的雕塑。

玛莉亚问起这对夫妻的原生家庭,但在会谈历程里,没有探索到这个部分。治疗师希望这对夫妻可以学习如何为人父母,并且处理彼此间的差异,以及能一致性地沟通。偷窃如今不再是问题了!

二　会谈

玛莉亚　(2011 年 3 月,在教室门口迎接这个家庭,得知他们的名字,介绍自己和翻译者,并欢迎他们)这是我们的学习团体,2010年 6 月已经在上海聚会一次了。我们都是家庭治疗师,一起

　　学习家庭治疗。当一个家庭前来这里并和我们分享时,我们
　　都很感谢。无论你们分享什么,我们都能从你们身上有所学
　　习。所以感谢你们来到这里,当我们的客人。你们的治疗师
　　是我们团体的参与者之一,事实上,是她筹办这系列课程的。
　　我来自加拿大,并且想知道你们是否对我或翻译沈明莹有任
　　何疑问?沈明莹来自香港。

母　　亲　　我很高兴来这里,同时也很感谢我们的治疗师提供这个机会。

玛莉亚　　我想知道和这些人在一起,你们的感觉如何?其中不少人是
　　来自这里(南京),有些来自中国各地,或台湾,或香港。我们
　　可以请他们介绍自己的名字和来自哪里,好吗?如果这样
　　做,你们会感觉比较舒服吗?你们喜欢这样吗?这样做对你
　　们比较好吗?(对女儿)你想要听听这些人说说自己的名
　　字吗?

母　　亲　　(点头)

玛莉亚　　(对女儿)你能说"是"或"不是"吗?

女　　儿　　是。

母　　亲　　(要女儿说些话)

玛莉亚　　我想要听你的声音,每个人都有声音。

女　　儿　　(用英语回应)Yes。

　　　　　　(大家都笑了)

玛莉亚　　好的。(对团体)从这边开始吧。

　　　　　　(团体成员开始介绍自己的名字和来自哪里)

母　　亲　　谢谢,谢谢所有专家和老师,希望大家给我们宝贵的意见。

家庭成员的期望

玛莉亚　　我想要知道,你们今天来这里的期待是什么?你们希望得到
　　什么?(对母亲)我叫不出来你们的名字,所以我称呼你"妈
　　妈",可以吗?

母　亲　我来这里,是带着我的问题来的。我们的家庭关系有些问题,而且发生了严重的问题。我仍然记得去年我们来找治疗师时,主要问题就是我的小孩。她和其他人的关系发生了一些问题,并且是个大问题。在治疗师的帮助下,她一步一步地往较好的方向发展。我很珍惜与来自加拿大的专家的碰面机会,我希望我们能得到建议,这样就能帮助我小孩的问题。

玛莉亚　你想要什么?当你决定来这里时,你希望得到什么?不是关于"难题",而是关于"未来"。我想这个难题,你们已经和治疗师讨论过了。当你今天和女儿、丈夫坐在这里,希望自己的生活要怎样才会变得更好?

母　亲　我希望我的女儿具有健康、乐观向上的好性格。

玛莉亚　所以你要女儿有改变?

母　亲　是的,我希望。

玛莉亚　在这种情况下,告诉女儿你要什么?看着她,并告诉她:"我希望你改变。"

母　亲　(对女儿)我希望你每天快乐,而且乐观向上,和老师、同学能和平相处。

玛莉亚　你要她快乐,你觉得她不快乐吗?告诉她:"你不快乐,也不乐观向上。"

母　亲　是的,尤其你与我们父母相处,也不是那么顺畅,有什么事也不直接告诉我们。

玛莉亚　所以,你要她和你们两位谈更多吗?你觉得这样能让她更快乐?

母　亲　不止这样。希望透过和我们的交谈,我们可以知道她的思想、想法。

玛莉亚　你想更认识她。

母　亲　不只我要更认识她,我还想要她在乐观向上方面有所发展。

玛莉亚　你觉得她不快乐？

母　亲　她不快乐。

玛莉亚　你希望她快乐。如果她更快乐，你是否会觉得好一点？

母　亲　因为她去年在学校连一位朋友都没有，与同学的沟通有困难，所以她不快乐。

玛莉亚　我明白了。（对母亲）你有朋友吗？

母　亲　我有很多朋友。

玛莉亚　那你可以教她怎样交朋友。

母　亲　最大的难题是她不告诉我们，她不和我们沟通。

玛莉亚　我听到你说你要她的生活更快乐，多些朋友。你在担心她这些吗？

母　亲　我希望她多些快乐。

玛莉亚　为自己，你想要什么？什么可以使你快乐？

母　亲　如果她不让我操心，我就会快乐。

玛莉亚　你操心她，所以你的快乐是掌握在她的手里。我明白身为母亲的心情，但对女儿来说，它是个很大的负担。

母　亲　如果她不快乐，会影响到我。

玛莉亚　当然，所以你是妈妈了。在这个家，你没有想要其他的？你不想和丈夫有更好的关系？你想要在目前的生活中多加些什么？

母　亲　我觉得孩子是最重要的，家庭的稳定也很重要，我希望与孩子的爸爸共同把女儿培养得很好。

玛莉亚　（对父亲）为你自己，你想改变什么？

父　亲　如她妈妈刚才所说的……

玛莉亚　你妻子是你女儿的妈妈，我明白了。很有趣，你称她为"孩子的妈"。

父　亲　（边笑边点头）

玛莉亚　你想要什么？

顽固是从原生家庭中学到的

父　亲　我之所以把小孩带到这里来，是要她体验这种社会活动。在中国有个很特别的事情是：从孩子的角度看，孩子的生活经验都只来自学校，而这是她生命里所有的经验。身为父亲，当我看着这个孩子，就如她母亲所说的，据我的观察，她的个性固执，有点倔强。

玛莉亚　她从哪里学到这些？你们哪位比较固执？因为她只能跟你们父母学啊。

父　亲　她或许遗传到我的固执，这是我的缺点，我希望下一代不要遗传到这些。

玛莉亚　所以你觉得自己固执，而她是跟你学的。无妨啊，我们都是跟父母学的，你跟谁学的？

父　亲　我觉得是天生的。

玛莉亚　在你的成长过程中，爸爸和妈妈哪位比较固执？

父　亲　我父母都固执。

玛莉亚　都固执吗？

父　亲　尤其是爸爸。

玛莉亚　（指着父亲和女儿）所以，你学你的父亲，女儿，你也学你的父亲。真是一脉相传的家庭。我们都是学来的。（对母亲）你是否同意他固执？

母　亲　同意。

玛莉亚　在你们心中，女儿固执吗？

母　亲　有时候是的。

玛莉亚　在你们家，每个人都知道什么是固执。所以，在你们家，她固执也就理所当然了。（对女儿）你觉得自己固执吗？

女　儿　有一点。

玛莉亚　你觉得爸爸固执吗？

女　儿	Yes。
玛莉亚	谁比较固执？你还是爸爸？
女　儿	爸爸。（大家笑，女孩也露出笑容）
玛莉亚	（对父亲）所以她有些固执，就像你一样，我刚才问你："你要改变什么，可以使你更快乐？"
父　亲	我觉得对我来说，最快乐的时光是我们三人出外在一起。我们经常在假期时出外旅行。比如说，2010年夏天，我们去北京，也去了上海世博会。这是我觉得最快乐的时光。
玛莉亚	所以你喜欢大家在一起？现在，你们打算一起去旅行吗？或……
父　亲	我们目前没有假期，所以还没有计划。
玛莉亚	如果不是假期，你们家会做些什么让生活更好？你孩子的妈说，如果你女儿有多点朋友会比较快乐。这也是你想要的吗？
父　亲	当然也是。
玛莉亚	你觉得这重要吗？
父　亲	是的。这很重要，因为人不可以与人隔离，我们都生活在一个社会里。
玛莉亚	你和妻子的关系，你女儿可以从中学到什么？父母是模范，你们两位是朋友吗？
父　亲	我觉得我们还好，我觉得我们彼此能互补。如刚才所说，我有些固执，而她妈妈面对外面世界时就比较随和。

父母希望女儿完美

玛莉亚	我明白了。（对女儿）我想要和你说说话。如果我是你，我会觉得，喔，我父母的快乐都建立在我的快乐上面，这可能是个负担，你觉得怎样？你必须快乐，他们才能快乐，是吗？
女　儿	Yes。
玛莉亚	是什么？是负担吗？

女　儿　它是的。

玛莉亚　你愿意对妈妈说你的负担吗？当她说"我的快乐都建立在你身上时"，你怎么说？

女　儿　我希望她的快乐不要建立在我的身上。

玛莉亚　你能告诉妈妈吗？

女　儿　（对母亲）我不要你的快乐是建立在我的快乐上。

玛莉亚　（对女儿）你想要有什么改变？什么可以使你快乐些？

女　儿　我希望能有更好的人际关系。

玛莉亚　和谁呢？和谁有更好的人际关系？

女　儿　和我的同学、老师及成年人。

玛莉亚　和你的父母呢？我们只能和现在出席的人谈话。你想要改变和妈妈、爸爸的关系吗？这样你就可以有较好的人际关系。

女　儿　我不知道。

玛莉亚　你想要妈妈做什么，你就会快乐一些？你想花更多时间与妈妈相处吗？或者，你想要和妈妈多聊聊天？你会喜欢什么？你想要和妈妈有怎样的关系？如果奇迹发生了，你得到你想要的一切，你会想要发生什么？

女　儿　我不是很清楚。

玛莉亚　爸爸和妈妈只是关心你应该快乐，特别是妈妈，听到这些，你感觉怎样？

女　儿　或许有点内疚。

玛莉亚　内疚什么？

女　儿　因为，我有时候的不快乐会引起他们的不快乐。

玛莉亚　当你不快乐时，你希望什么？你想要发生什么？什么事情会让你不快乐？

女　儿　有时候我在学校没有做好，或者和同学关系不好时。

玛莉亚　但我听你的治疗师说，你在学校已经做得很好，你很优秀啊。听你的治疗师说，你们家里每个人都很努力，而且每个人都做得很好。所以你觉得还要更好？

女　儿　我觉得我还有很多做不好的地方。

玛莉亚　从1—10，你觉得做到了几分？

女　儿　或许7分吧！

玛莉亚　你要10分吗？我觉得7分已经够好了。妈妈，你要女儿几分？你对女儿的期待是什么？

母　亲　如我刚才提到的，希望她的心理和智力能够成熟到和同年龄人一样。

玛莉亚　从1—10，你要她得几分？

母　亲　我觉得7分就够了，但我不觉得她已经做到7分了。

玛莉亚　你认为她还要更好？

母　亲　是的。

玛莉亚　（对父亲）你认为呢？

父　亲　我想是从哪个角度来看，例如，她的课业，我可以打8、9分。但正如她妈妈刚才所说的，她的心理成熟度就比同龄人差一些。

玛莉亚　你也这么认为？你同意她妈妈说的？

父　亲　是的，我也这么觉得。

玛莉亚　你们两位怎样做判断的？是用把"尺"去测量她的心理阶段吗？

父　亲　不是，我们是拿她和同年龄的做比较。当然，同年龄的小孩也有不同的发展。但我们觉得我们的小孩是……

玛莉亚　你的小孩怎样？

母　亲　在这方面，她比同年龄的人差一点。

玛莉亚　（对女儿）我听到你在学校做得很好。这让我很困惑，你是怎么想的？你觉得自己在学校做得很好吗？我想7分就足够了。

女　儿　但我妈妈和他们认为我还不够好。

玛莉亚　你同意吗?

女　儿　因为他们这样想,所以我也同意。

玛莉亚　你没有自己的想法? 你想要什么?

女　儿　他们要的就是我想要的。

玛莉亚　你想要的,是建立在妈妈和爸爸想要的上面。我明白,我们都
　　　　是这样走过来的,他们想要你是最好的,是这样吗?

女　儿　Yes。

玛莉亚　妈妈,这是真的吗?

母　亲　不需要是最好的,但要正常一些。

玛莉亚　妈妈,我很困惑。因为一方面你想要她多学习,另一方面你却
　　　　又要她多快乐些和有朋友。对我来说,她哪有时间交朋友和
　　　　快乐些。所以她必须是完美的,大概要 9 分或 10 分吧。

母　亲　当个学生,她花很多时间在学校,花时间和老师、同学在一起。
　　　　她要如何拥有和谐的关系? 如果发生事情,应该知道如何处
　　　　理,而不只是去面对事情。

玛莉亚　我不明白,你刚才说的是什么意思。

女儿未经由父母学习与人联结

母　亲　她在学校很孤单。上学期她们班上要去旅行,同学们要组成
　　　　小组,班上有两个人落单,她是其中之一。从这个事件看来,
　　　　她会快乐吗?

玛莉亚　(对女儿)你告诉我,这件事是怎样发生的? 你想要去旅行吗?

女　儿　想去。

玛莉亚　你去了吗?

女　儿　是的,我去了。

玛莉亚　(对母亲)所以她没有被排除在外。

　　　　　　(翻译沈明莹解释:"同学要组成小组时,她是落单的。")

玛莉亚　(对女儿)真的吗?

女　儿　是的。但是后来我去了另一个小组。

玛莉亚　所以你不知道怎样和他人联结？这对你有困难吗？

女　儿　是的,有些困难。

玛莉亚　你知道怎样和爸爸联结吗？

女　儿　不太知道。

玛莉亚　你看我们怎样与人联结？"联结"是在家里学的,我很讶异,你
　　　　在家里没有学到联结吗？你的父母是怎样联结的？（对女儿）
　　　　你告诉我,爸爸和妈妈,他们两位是怎样联结的？

女　儿　我不太清楚。

玛莉亚　比如说,他们彼此谈话。我知道爸爸妈妈都要上班,他们回家
　　　　后彼此有交谈吗？在家里,他们是怎样谈话的？

女　儿　有时候,他们有事情时就说话,不然他们不太说话。

玛莉亚　所以不好玩,是吗？

女　儿　是的。

玛莉亚　刚才你妈妈说了一些,你也说了一些,从这些我听到某些事
　　　　情:在班上旅行这件事,你曾经被隔离。有时候你在家里是否
　　　　也觉得被排除在外？

女　儿　是,有时候是的。

玛莉亚　告诉妈妈,当你被隔离时感觉如何？上次被排除在外,你感觉
　　　　如何？（女儿看着母亲）告诉妈妈,上一次在家里,你被排除在
　　　　外的感觉怎样？

女　儿　当时我觉得不高兴。

玛莉亚　当你觉得不高兴时,会做什么？你会告诉妈妈吗？

女　儿　有时候会。

玛莉亚　（对母亲）她会告诉你吗？

母　亲　很少,几乎没有。其实,她和爸爸的关系是一说话就吵架。他
　　　　们没有所谓的正常沟通过。

玛莉亚　和爸爸说话就是吵架。（对父亲）你同意吗？

父　亲　是的。我想和她说话,她常常就跳起来,对我很不耐烦,我问
　　　　她为什么,她也不告诉我。

父母原生家庭的影响

玛莉亚　在这个家没有很多的沟通,因此,就不可能让她学到怎样和同
　　　　龄人联结。(对母亲)你成长时,你的家庭是怎么样的? 你来
　　　　自大家庭吗?

母　亲　我在大家庭成长,和外公外婆一起居住。

玛莉亚　有很多兄弟姐妹吗?

母　亲　我有一个弟弟,但他和我父母住在一起,而我住在外公外婆
　　　　家,我们不住在一起。

玛莉亚　过去在家里是怎样沟通的? 很安静? 还是大家会聊天?

母　亲　我们都很安静。

玛莉亚　所以你学到"安静"。

母　亲　上次我见治疗师时,她说了某些东西,我很受启发。在我家,
　　　　遇到问题时,我的回答不是"是"就是"不是",没有折中。每当
　　　　有问题发生时,我们总是找近路处理它。

玛莉亚　所以你们不太谈话吗?

母　亲　(点头)

玛莉亚　(对父亲)在你家又是如何?

父　亲　我有三个姐姐,我和她们住在一起。我小时候,父亲在外地工
　　　　作,是妈妈在照顾我们。我十四岁时,父亲接我们一起过去
　　　　住。我们共住时,刚才我提过,父亲比较固执,这对我影响很
　　　　大。其实,我觉得我的童年很快乐,因为我是老幺,有三个
　　　　姐姐。

玛莉亚　因为你是独子,所以被宠坏了吗?

父　亲　是的。但是我和父亲共住时,他对我很严厉,这对我的性格有
　　　　很大影响,我是这么觉得的。

玛莉亚　　哪种影响？

父　　亲　　就是变得这么固执。

玛莉亚　　（对女儿）你是否知道你爷爷的这些事？

女　　儿　　我不知道。

玛莉亚　　爸爸从来没告诉你，爷爷有多顽固吗？（对父亲）父亲对你有
　　　　　　很大的期待吗？

父　　亲　　他对我没有很大的期待，他只是对我说："基本上，你必须是个
　　　　　　好人。"当我反思这些时，我觉得爸爸意图良好，就是做法简单
　　　　　　了些。

夫妻最初的相遇和家庭历史

夫妻如何相遇

玛莉亚　　（对着女儿）你知道父母是怎么相遇的吗？

女　　儿　　我不清楚。

玛莉亚　　你想要知道吗？

女　　儿　　我不介意。

玛莉亚　　你好奇吗？

女　　儿　　不好奇。

玛莉亚　　如果你不好奇想要知道这些，我就不问他们！但是我好奇。

女　　儿　　（微笑）那你就问他们吧！（大家都大笑）

玛莉亚　　你们是怎么认识的呢？谁先看上谁的？

母　　亲　　透过朋友介绍认识的。

父　　亲　　透过朋友介绍，我们见见面，然后我们觉得……

玛莉亚　　是谁说"我要和你结婚"的呢？如果你们都没有交谈，怎么会
　　　　　　发生结婚这件事呢？

父　　亲　　那时候，水到渠成就结婚了。

玛莉亚　　你有告诉她吗？

父　　亲　　我只是说："时候到了，我们去结婚、领证。"

玛莉亚　只是这样？时候到了就结婚？

父　亲　是的。我们觉得彼此相处得很好。

玛莉亚　所以,那时候你们谈得比较多。

父　亲　我需要得到她的同意。

玛莉亚　(对母亲)他对你说要结婚的吗？

母　亲　是。

玛莉亚　所以,他说得比较多。

母　亲　女儿未满一岁,她的爸爸(指丈夫)就离开家了。

玛莉亚　"她的爸爸"？(有些困惑)

父　亲　是的,就是我!(大家大笑)

玛莉亚　对我来说,这样听起来很有趣! 你们两个透过女儿来互相称呼彼此。

父　亲　这个让我来说吧! 女儿一岁时,我去了长春一年,之后我去了日本七年。所以在女儿小的时候,我陪她的时间很少。

玛莉亚　所以,你错过了陪伴女儿生命中很重要的几年。

父　亲　是的! 是的! 是的!

玛莉亚　(对母亲)都是你陪着她吗？

母　亲　还有她的外公、外婆。

玛莉亚　是你的父母,不是她的……(大家笑了)这很有趣,你的父母刚好是她的外公、外婆。他们来和你们共住吗？ 还是她去和她的外公外婆共住？

母　亲　我们搬去和她的外公外婆住。

玛莉亚　(大家笑了)你们搬去了,所以你们和她的外公外婆共住。(对父亲)你回家时,你搬到她的外公外婆家吗？

母　亲　不,他回来以后,我们就搬出来,住在我们自己的家。

玛莉亚　所以,你们搬出她的外公外婆家。

母　亲　(点头)

玛莉亚　(对女儿)你觉得怎样呢？ 你突然有个父亲,不再和你的外公、外婆共住。你感觉怎样呢？你会想念他们吗？

女　儿　会！

玛莉亚　外公、外婆和爸爸有什么不一样吗？他们会和你说话吗？

女　儿　他们有时候会，但他们彼此不太说话。

夫妻学习表达欣赏

玛莉亚　他们也不太说话。似乎听起来你们（指父母）两位的成长家庭都不是和人联结得很深，没有很多的沟通。如果我们在家庭里没有学到沟通，之后，在我们的生活里就很难知道要怎样做了。（对父亲）所以我很讶异，你认识她（孩子的妈妈）吗？告诉我，她这个人怎样？告诉我，她是怎样的一个人。为什么你想要和她一起生活呢？

父　亲　如我刚才所说的，她很善良，是个好人。

玛莉亚　你怎样知道这些呢？

父　亲　我和她相处时，就能知道这些。

玛莉亚　直接告诉她。她听到"你喜欢她这些"，这会对你们的关系很有帮助。

父　亲　我喜欢她……

玛莉亚　不！直接看着她，对她说。对你而言，这很不寻常啊！看着她的眼睛，对她说："我喜欢你什么？"

父　亲　（大家笑）我喜欢她……

玛莉亚　说"你、你"。

父　亲　（对母亲）我喜欢你的善良，你没有害人之心，而且不像其他人那么复杂。和你在一起，我没有什么压力。这是我主要的感受。

玛莉亚　很好呀！（对母亲）你知道刚才他说的这些吗？

母　亲　我知道！他曾经告诉过我。

玛莉亚　轮到你了！告诉他，你喜欢他什么？

母　亲　　他很聪明。

玛莉亚　　不是"他"，是"你"。

母　亲　　你很聪明。

玛莉亚　　"你很聪明"，只有这一点还不足够当你的丈夫。你还喜欢他
　　　　　什么呢？就只有这样吗？

母　亲　　是啊！

玛莉亚　　所以，他很聪明。你怎样知道"他喜欢你呢"？正如他刚才所
　　　　　说的。

母　亲　　他曾告诉过我。

玛莉亚　　他每天告诉你吗？

母　亲　　没有。

父母对女儿的期待

玛莉亚　　你回家后，是怎样生活的？你们每天都上班吗？有一起吃晚
　　　　　餐吗？

女　儿　　是的，我们每天一起吃晚餐。

玛莉亚　　（对女儿）吃晚餐时，他们谈话吗？

女　儿　　有时候有。

玛莉亚　　他们彼此聊天，也跟你聊天吗？

女　儿　　我只是听众！

玛莉亚　　所以，你没有和爸爸、妈妈谈话吗？

女　儿　　很少。

玛莉亚　　他们也没有和你说很多话吗？

女　儿　　是的。不多！

玛莉亚　　这让她很难出去找朋友，因为我们从爸爸、妈妈身上学到如何
　　　　　和其他人谈话。如果学校发生某些事，你很不高兴，回到家
　　　　　里，你可以跟谁说呢？

女　儿　　如果妈妈问，我有时候就和她说。

玛莉亚　妈妈是否每天都问你呢？

女　儿　没有。

玛莉亚　对一个小女孩来说，你似乎很孤单。

女　儿　但是我现在有一些朋友了。

玛莉亚　你有朋友了，所以，妈妈就不用担心了。

女　儿　但是，她认为我的朋友不够多。

玛莉亚　你有一个朋友吗？

女　儿　是的。

玛莉亚　很好呀！一个好的开始。我觉得他们对你要求太多了，而没有教你怎样做。（对父亲、母亲）我希望你们能帮助她，而不是只对她有所期待。

父　亲　让我说些事情！我有时候告诉她我的想法，但她听不进去。

玛莉亚　告诉我你的想法。

父　亲　例如，去年她要从小学升初中。我的想法是你进入新学校时，需要先观察，看看周遭环境，但她似乎听不进去。我说："你现在是初中生，为什么不开始写日记呢？"如果她写日记就会思考；如果她思考事情，就会对她有帮助。但是，她很明显的就是听不进去。

玛莉亚　所以，她没有依照你的方法做。

父　亲　至少到目前为止，是这样。

玛莉亚　她十四岁了。

女　儿　是。

玛莉亚　（对女儿）你的方法是什么？你上初中时，你怎样做呢？

女　儿　我在学校观察，但我没有写日记。

玛莉亚　所以，告诉你爸爸。告诉他："我在学校有观察，做了一些你期待的事。"

女　儿　对！我采纳了你的想法，我观察同学。

玛莉亚　（对父亲）她有做了。

父　亲　但是,她没告诉我啊! 我不知道真正的情况是什么。

玛莉亚　你现在知道了。

父　亲　我现在知道了。

玛莉亚　告诉女儿。

父　亲　小宝,我现在听到你说这些了,我很高兴。

玛莉亚　她不是小宝宝了!

父　亲　但在父母眼里,孩子永远是我们的"宝贝",若用中文来表达,
　　　　我们称它是"宝"。

玛莉亚　她是你的"宝",但她长大了!

父　亲　是的! 是的!

雕塑家庭关系

玛莉亚　我有些想法,不知道你们是否有兴趣用雕塑的方式来看你们
　　　　关系的图像。我邀请你们都站起来。(他们都站起来,玛莉亚
　　　　邀请一个男学员和一个女学员来扮演爸爸、妈妈,后来又加入
　　　　一个女学员来扮演女儿)

　　　　　(对角色扮演者)你们现在是夫妻,你们的关系如何? 有
　　　　时靠近,有时疏远吗?

　　　　　(扮演夫妻角色者呈现这样的方式——牵手,而有时是有
　　　　距离,有时是指责、讨好等关系)

玛莉亚　你也有个女儿。

扮演母亲者　是的。

玛莉亚　找个人扮演你的女儿。(角色扮演者站起来)

玛莉亚　(对角色扮演者示范)如果每件事都很顺利,我们很高兴,三位
　　　　角色扮演者牵手、微笑,我们一起笑,一起谈话。

玛莉亚　(对扮演母亲者)你对丈夫生气时,会怎样?

扮演母亲者　我指责他(呈现指责姿态);他有时候会指责回来。

　　　　　(一家三口人互相指责,彼此用指头指着对方)

玛莉亚　（对扮演女儿者）你感觉怎样？你有许多可能性，可以指责回去，或者可以逃开，有许多方式来雕塑"沟通"的图像。

　　　　（对父亲，邀请他走近些）你现在呈现你的图像，用这三位角色扮演者来雕塑，在你的图像里，距离有多靠近？有多远？

　　　　（指着角色扮演者对父亲说）如果这是你，而这是你妻子，距离有多靠近？有多远？

　　　　我先问爸爸，现在在你心目中是怎样的图像？然后再问你，希望未来是怎样的图像？

　　　　（父亲指示角色扮演者，彼此要面对面，距离不太远，他们彼此对望）

玛莉亚　他们彼此有对望吗？

父　亲　我们现在没那么浪漫了。

玛莉亚　（指示两位角色扮演者把眼睛转开，彼此不对望。在这个图像里，他们凝视自己的前方）（对父亲）在这个图像里，你女儿在哪里？

父　亲　很远。（指示角色扮演者到很远之处，成为一个背景）我觉得女儿离我很远，而靠近妈妈。

玛莉亚　（指示扮演女儿者靠近母亲，离父亲很远。这个雕塑呈现母亲和女儿彼此面对面，女儿背对父亲。就是父亲在母亲的后面，母亲在父亲和女儿的中间。父亲看不到女儿，因为母亲背对着丈夫，阻碍了丈夫可以看到女儿的视线；女儿只能看到母亲）

玛莉亚　（对父亲）所以，你和女儿是没有联结的。

父　亲　可以这么说。

玛莉亚　（问扮演父亲者）在这样的处境中，身为父亲的你感觉怎样？

扮演父亲者　我感觉孤单、无助。

玛莉亚　（对父亲）你的感觉怎样？

父　亲　是的，我有时候觉得无助。

玛莉亚 （对扮演母亲者）你的感受呢？

扮演母亲者 我觉得很焦虑，我看不到我的丈夫，我背对着他。我知道
女儿现在有大麻烦。其实，我不觉得女儿是面向我的，她也是
背对着我，我看不到女儿，我也看不到丈夫，因为我也背对
着他。

玛莉亚 （对母亲）你有时候有那种感觉吗？

母 亲 （靠近来，面对扮演母亲者）是的、是的。（母亲同意这个图像）

玛莉亚 （转身对扮演女儿者）你的感觉怎样？你知道怎样和他们沟
通吗？

扮演女儿者 很困难。

玛莉亚 （对扮演母亲者）你现在告诉她，去交朋友。

扮演母亲者 我做不到，因为我觉得很悲伤。（扮演母亲者在哭）

玛莉亚 （对扮演母亲者）告诉她。

扮演母亲者 我觉得很悲伤……我知道我的孩子需要帮助，我却不知
道怎样帮助她。现在叫她去交朋友，可是她离我那么远，我很
难过，因为我是那么爱她。

玛莉亚 （对母亲）你有时候是否也有这样的感觉？

母 亲 没错，有时候是这样。

玛莉亚 （对扮演父亲者）在他这个位置上，你有怎样的感觉？

扮演父亲者 对于她的反应，我有些讶异；我不知道她有这样的感觉，
我以为我没有什么感觉。

玛莉亚 （对父亲）你觉得这适合你的感觉吗？

父 亲 我同意，我对她（妻子）没有感觉。

父亲表达对女儿的无助感

玛莉亚 对女儿，你有感觉吗？

父 亲 像刚才提到的，我觉得无助。

玛莉亚 你告诉女儿，你觉得无助。

父　亲　有时候，当我面对你时，我觉得无助。

玛莉亚　（对女儿）你知道这个吗？

女　儿　我不知道。

玛莉亚　当你听到爸爸有时会无助时，你的感觉怎样？（对父亲）我认为，你不习惯说出你的感受，但现在你表达了。

女　儿　但是他的无助从来没有表现出来。

玛莉亚　这才是问题，在这个家里，每个人都不把感受表达出来。但你现在知道，有时候爸爸会觉得无助。爸爸想要靠近你，对你来说，你的感觉怎样？其实爸爸真的想要靠近你。

女　儿　我觉得挺好的。

玛莉亚　但爸爸不能靠近你，因为妈妈夹在你们中间。如果妈妈夹在你们中间，爸爸就会很难靠近你。（对父亲）对吗？（父亲点头）

　　　　我们要请这三位朋友留在这里，因为他们接触到你们的感觉。你们现在知道什么是"雕塑的图像"了吧。现在轮到你们呈现你们的图像。你和"孩子的妈"（我用你们的语言）有多靠近？或有多远？这么靠近吗？（从母亲身边，父亲移动了一下位置）

父　亲　对孩子而言，或许我们是有些距离。

玛莉亚　你觉得你们有这么近吗？你们看我的图像，如果人们不沟通，我的图像就像这样（把父亲、母亲转向，两人背对背）这是你们两位沟通的样子。

　　　　（对女儿）我现在还不知道女儿的位置在哪里。

女儿的图像

　　　　（拉着女儿的手，离开她的父母）这是很困难的。

　　　　（女儿呈现她的图像，将父母排成一排）

　　　　你的图像是"他们彼此不对看"？这是他们之间的距离？

你在哪里？

女　儿　（移到母亲的身边，站成一排。）我想我在这里。

玛莉亚　所以这是你的图像。彼此没有对望，它的意思是"你们很难沟
　　　　通"。（对母亲）这是女儿的图像；那你的图像是什么？

母亲的图像

母　亲　（将女儿摆在她的左前方）她在这儿。

玛莉亚　你和爸爸在哪儿？

母　亲　像刚才这样。（面对同一个方向，分开，彼此没有对望）

玛莉亚　（对父亲）我刚才没有问你，你的图像如何？

父　亲　你问了。你的图像和我的图像可能有些出入。

玛莉亚　我很高兴听到你这样说，因为你不觉得是"背对背"。（对女儿）
　　　　我现在要问你，让我看看你的图像，在这个家里，你喜欢看到的
　　　　图像是什么？如果事情如你想要的，你希望那是什么样子呢？
　　　　如果来了一个神仙，能使愿望成真，你想要看到你的父母怎样？

女儿期待的图像

女　儿　我想要他们有所不同。（拉着母亲面对着父亲）

玛莉亚　爸爸（转身）不看妈妈？只有妈妈看着爸爸？

女　儿　爸爸也要看着妈妈。

玛莉亚　有多靠近？

女　儿　再靠近一点。

玛莉亚　而你在哪里？

女　儿　我都能看到我的父母，一半看我爸爸，一半看我妈妈。

玛莉亚　你喜欢这样？所以你的意思是想要和爸爸说话？

女　儿　是的，基本上是这样。

玛莉亚　你直接看着爸爸，对他说。

女　儿　我基本上愿意与你说话。

玛莉亚　你说"基本上",是什么意思?

女　儿　我有时候更愿意和妈妈谈谈。

玛莉亚　为什么?你怕爸爸吗?我看他不像很吓人的样子啊。

女　儿　我觉得他的要求太多了。

玛莉亚　告诉他:"你的要求太多了,所以我很难和你说。"(请角色扮演
　　　　女儿者过来女儿身旁)让她来支持你,她会在你身旁支持你。
　　　　告诉他:"你要求太多了。"什么事情让你很难和爸爸谈话?

女　儿　你有时候的要求不是很适当,而你又坚持要我去做。

亲子学习清楚直接地协商彼此的期待

玛莉亚　给爸爸一个例子。

女　儿　例如,你严格限制我每晚使用电脑的时间。

玛莉亚　使用电脑的时间,你要多久?

女　儿　只要我写完作业,其他时间都可以玩。

玛莉亚　是多久?一小时、两小时?（对父亲）对于这件事,你要说什
　　　　么?她能玩多久电脑?

父　亲　间隔不要太长,比如说,如果她说半小时就半小时,如果玩电脑
　　　　的时间太长,会伤到眼睛。看我们三个,现在都戴眼镜了。

玛莉亚　（对女儿）你知道爸爸担心你的眼睛吗?

女　儿　知道。

玛莉亚　你玩电脑的时间要多久?告诉爸爸。

女　儿　一小时。

玛莉亚　（对父亲）她能玩一小时吗?这必须讲得很清楚。在家里,事
　　　　情需要讲清楚。我觉得一小时很合理。（对女儿）如果他允许
　　　　的话。（对母亲）你允许一小时吗?

母　亲　她能玩电脑的时间,全部加起来共一小时。（大家笑）

玛莉亚　这是什么意思?一小时就是六十分钟啊。

父　亲　她不应该连续一小时都待在电脑前,要分段,比如二十分钟,

　　　　　　为了眼睛好,她需要休息。

玛莉亚　(对女儿)是吗?

女　　儿　是的。

玛莉亚　所以你需要中间休息,再玩你的电脑,但总共有一小时。在你
　　　　们家,她能做的或不能做的是否都不清楚?(对父母)你们讨
　　　　论一下,她能玩电脑的时间有多久?因为你们需要共同决定,
　　　　再告诉她。但必须清楚地告诉她。

母　　亲　(和父亲有个简要的身体语言讨论)总共一小时,每二十分钟
　　　　休息一次。

玛莉亚　休息多久?

母　　亲　她做完一科功课,可以玩电脑二十分钟,然后再回去做功课,
　　　　再回来玩电脑。

玛莉亚　(对女儿)这是你要的吗?(女儿犹豫了一下)告诉他们,你要
　　　　的是什么?

女　　儿　有时候我可以很快地做完功课。

玛莉亚　告诉你父母,"我会做完功课,然后再去玩电脑。"

女　　儿　我曾经告诉他们,但他们不同意我可以持续玩电脑。

玛莉亚　她为什么不先完成她的功课?

母　　亲　她可以先完成她的功课,但总共只能有一小时。她有时候会
　　　　告诉我们功课做完了,然后要玩三小时电脑,这是不对的。

玛莉亚　这不是刚才我们讨论的,我们现在讨论新的情况。(对父亲)
　　　　我建议一切事情都要清楚,你们两位先讨论,然后对她解释她
　　　　能做什么。(对女儿)这样比较好吗?

女　　儿　是。

玛莉亚　告诉你爸爸,你还想要什么?

女　　儿　我希望我做完全部功课后,可以持续地玩一小时电脑。

玛莉亚　这很清楚。(对父亲)这样可以吗?

父　　亲　我还是觉得连续玩一小时的电脑很伤眼睛。

玛莉亚　你怎么知道？医生告诉你的吗？

父　亲　因为我经常使用电脑，一旦电脑用久了，我就感觉……

玛莉亚　那是你的眼睛，不是她的眼睛。(对女儿)你感觉怎样？你的眼睛可以吗？

女　儿　我觉得持续玩电脑和分段玩电脑没有什么差别。

母　亲　她玩电脑时很快乐，纵使连续玩两小时她也说"没问题"。

玛莉亚　我们现在讨论"玩一小时电脑，她能接受"，这是她刚才要求的。如果我是你们的小孩，我会很困惑。我说"爸爸答应让我玩一小时"，然后我听到你说，"这样会伤眼睛"，但爸爸的眼睛不是我的眼睛吧。(对母亲)然后我听你说"不可以玩两小时"，但我只是要求玩一小时吧。如果我是女儿，这些都很让我困惑。是这样吗？

女　儿　是。

玛莉亚　再一次地告诉父母，你要什么？你现在十四岁了，可以说你要什么了。(对父母)你们要她快乐。如果她可以告诉你们"她要什么"，而你们也听进去了，这可以使她快乐。你们不需要同意"她说的每一件事"，但你们要说清楚。一小时就是一小时，六十分钟。(父母都点头)所以让我们来练习一下，告诉他们，在电脑这件事上，你想要什么？

女　儿　我希望做完功课后，我可以持续玩一小时电脑。

玛莉亚　(对父母)你们两位同意吗？

母　亲　(没有和父亲讨论)两个半小时，中间要休息。

玛莉亚　她没有说"中间要休息"，她说她的眼睛是"可以"的。我要告诉你们，你们很幸运，你们的小孩愿意做功课。我见过许多家庭，他们百分之九十九有问题，因为他们的小孩不做功课，而且玩六小时电脑。她现在要求，而你们不能给她一个直接的答案。她要求玩一小时，而你们说不是两小时。

　　　　(翻译沈明莹解释，母亲刚才说的是"两个半小时，中间要休息")

　　　　　（对女儿）你要中间休息吗？

女　　儿　这是不可能的。

玛莉亚　你可以为自己争取。（对父母）这部分还没完成,你们同意连续一小时吗？她要连续玩一小时。

母　　亲　（犹豫了一会儿）如果她做完功课,可以玩一个小时。

玛莉亚　她说"她会的"。你们相信她吗？（父亲看着母亲）

母　　亲　我想她能完成作业,但她不能将其他时间都花在玩电脑上。她可以做些其他事情,例如阅读或画画等。

　　　　　（邀请扮演母亲者）我们正在讨论电脑的事,你可以如何告诉女儿？

扮演母亲者　（对女儿）你刚才说:"做完功课后,可以连续玩一小时电脑。"我们可以尝试这项协议,你觉得如何？

教育父母对女儿宣布"清楚的约定"

玛莉亚　（对扮演母亲者）你有一位同样年龄的女儿,告诉她。

扮演母亲者　我女儿也有玩电脑的问题,我做过同样的事,我说"做完功课后,就可以玩电脑一小时"。如果她作业没有做完,就不能玩一小时的电脑,这是很清楚的协议。她知道她要选择,而且也知道后果。我们有许多讨论,如是否要半个小时,然后休息一会儿等等。所以,我能了解父亲刚才在说什么。在台湾,医生告诉我们,小孩玩电脑三十分钟后,需要休息十分钟,但这是不可能的。即使是大人,我们有时也会坐在电脑前一小时,把该完成的事情完成。最后,我妥协了,但我们有个很清楚的约定。

玛莉亚　（对父母）我要给你们反馈:她需要学习清楚的沟通,你们两位和她都是不清楚的。"是"或"不"？无论你们做什么决定。我明白你们两位的工作,在这世上都有重要的位置。

（对父亲）你知道怎样在大学里沟通。

（对母亲）你也知道怎样和同事沟通。

（对女儿）而你也需要知道。

她也需要知道,否则她永远不知道什么是"可以"的。（父母都点头）

还有其他的吗？现在轮到爸爸,你想要从爸爸这里得到什么？这样你会觉得好一些？

女儿对爸爸表达"想要有交朋友的决定权"

女　儿　我希望他能让我自己多做决定。

玛莉亚　比如什么？给他一些例子。

女　儿　例如做功课以外的学习,还有我和同学出去玩。

玛莉亚　什么？她不是要你出去交朋友吗？

女　儿　他经常不让我和同学出去玩。

玛莉亚　这很有趣,妈妈要你有更多的朋友,（看着父亲）我不了解爸爸。

父　亲　我没有这个意思。

女　儿　他不让我和某些同学做朋友。

父　亲　我有些担心,因为有些同学不是好孩子,我怕他们会影响了她。

玛莉亚　（对母亲）你同意吗？你要她多交些朋友,但他帮她筛选出一些朋友。

母　亲　我同意。她不应该和这些坏孩子做朋友。

玛莉亚　坏孩子吗？在南京最好的学校有坏孩子？

母　亲　她周六晚上上课的地方,就有个坏孩子,当老师批评她时,她就会在公共场合骂老师,所以她不能和这种人做朋友。

玛莉亚　（对女儿）你要怎样回应妈妈？

女　儿　我不觉得她坏,她只是不喜欢那个老师。

母　亲　在公共场合骂老师,特别是个小女孩,这对吗?这是道德上的
　　　　缺点。

女　儿　她有自由骂老师。(微笑)

母　亲　你不应该和这种人交朋友。

女　儿　但是她尊重自己的同学。

母　亲　她对老师的方式太粗鲁了。

父母给女儿双重讯息

玛莉亚　在这里你们有个大问题,你们给了两个讯息,而这令人困惑。
　　　　一个讯息是"去交朋友",另一个讯息是"只选择我们同意的"。
　　　　所以女儿很难去交朋友。你们不认识那个小孩,只从一件事
　　　　就评断她的为人。我同意你们说女儿有朋友很重要,但在这
　　　　里有太多的控制了,"控制"等同"权威"。(对女儿)而你自己
　　　　想要有些权力,来为自己做决定,是吗?所以告诉妈妈,你要
　　　　什么?

女　儿　在交朋友方面,我可以自己决定。

母　亲　但在我的内心深处,我不要她交这种朋友,我担心她受别人
　　　　影响。

玛莉亚　你已经教她价值观了,她已经知道你的价值观了,不是吗?她
　　　　是个好学生吗?你觉得她不能照顾自己吗?

母　亲　但我觉得她不应该有这种朋友。

玛莉亚　所以你觉得,她不能和那些女孩做朋友吗?你告诉她,她可以
　　　　和谁交朋友。

母　亲　(长时间的停顿)交朋友最重要的是正直、诚信,但这个女孩不
　　　　属于这一类。

女　儿　我觉得她属于这一类。

玛莉亚　你现在为自己站起来,再对妈妈多说一些。

女　儿　她对同学很好,而且她的数学很好。

母　亲　她不遵守补习班的班级规定,而且赶跑了其他同学,因为她,其他学生就不来上这个班。

玛莉亚　这很有趣,她被这个女孩吸引了。爸爸,你的看法如何?

父　亲　和她妈妈的想法一样,她要小心选择朋友。如玛莉亚刚才所说的,有时候我们给她双重讯息。一方面,我们要她交朋友;另一方面,我们又害怕她交到坏孩子。因为她不告诉我们所有事情,所以我们也就无从知道。

玛莉亚　她不告诉你们,是因为你们没沟通。这不只是双重讯息,在家里还有另一个大的讯息。一个讯息是"长大",另一个讯息是"你还没有长大的自由,我们不能信任你"。她必须照我们的方式去做,这会让人发疯的。难怪她会不快乐。(对扮演母亲者)你有什么反馈?

扮演母亲者　我能问你问题吗?我很好奇,妈妈的判断是这个朋友并非正直诚信,但你不同意。所以我要问你,是什么让你产生和母亲不同的看法?

女　儿　我觉得她是个正直的人,在学校,她有很好的表现,我们有相同的兴趣与爱好。

扮演母亲者　所以你们在一起很快乐?

女　儿　是的。

玛莉亚　妈妈要她快乐,这是个好问题?

扮演母亲者　你妈妈害怕你会被她影响,你能判断什么是好行为或坏行为吗?

女　儿　妈妈有告诉我。

扮演母亲者　所以这点你很清楚?如果你很清楚,我就放心,因为我觉得你需要经验,并且选择自己的好朋友。如果你在判断上有任何问题,我希望你能和我讨论。

扮演父亲者　我可以说些话吗?我从事青少年工作,我知道有些青少年对自己的同伴是正直诚信的,但对老师却很叛逆,或许他们

觉得老师不公平,或者老师对待他们的方式、态度不好。这也
是一种能力,如果用在别的地方也是很棒的。

让女儿自己练习交朋友

玛莉亚　(对女儿)你还想要从妈妈那里得到什么? 妈妈刚才说要你快
　　　　乐,什么能让你快乐? 但她要你依照她的方式,而不是用你的
　　　　方式来得到快乐。但是我想要你用你的方式来得到快乐。因
　　　　为对女儿来说,用自己的方式找到快乐和交朋友这很重要。
　　　　你不能限制她走的每一步,我觉得结交某些朋友,有时很冒
　　　　险,但她必须从经验中学习。如果父母多和她讨论,她就更有
　　　　能力自己做判断。(对女儿)你还要什么?

女　　儿　我希望我能有更好的关系。例如,如果我在学校要竞选干部,
　　　　我希望能得到更多的选票。

玛莉亚　当你开始对人说,你想要什么的时候,我相信你可以学到的。

女　　儿　我也希望大家都喜欢我。

玛莉亚　是的,你是个漂亮的女孩,而且很聪明,我相信你开始和更多
　　　　人交谈、与人联结时,大家会喜欢你的。

　　　　　　(站起来且对女儿呈现)这里有个女孩,让我们练习说
　　　　说看。

　　　　　　(要扮演女儿者去扮演另一个女孩)你现在要和她交朋
　　　　友,你会怎么做? 你必须开始交谈。(彼此面对)

女　　儿　(微笑)或许我可以问她有什么兴趣。

玛莉亚　试试看。这是个练习,你会告诉她什么?

女　　儿　你好,你有什么爱好?

角色扮演者　(指着她的戒指)我喜欢这个卡通图案。

女　　儿　你为什么喜欢这个?

角色扮演者　你不觉得它很可爱吗? 你看过吗?

女　　儿　当然看过。

玛莉亚　　告诉她，"我想邀请你一起玩或一起读书。"（女儿犹豫一会儿）
　　　　　你也可以这样邀请。

女　　儿　　但是我不是真的喜欢她喜欢的卡通图案。

玛莉亚　　你喜欢哪一种？

女　　儿　　其实我也喜欢卡通，但我不喜欢这种卡通，它太幼稚了。（哄
　　　　　堂大笑）

学习看着对方沟通

玛莉亚　　你的看法很好，现在有些方向了。当你真的想要和对方联结，
　　　　　在交谈时，必须看着对方的眼睛。你不知道这些，是因为父母
　　　　　彼此不看着对方。如果你看着对方的眼睛，人们就能和你真
　　　　　正联结。（对角色扮演者）当她和你说话时，眼睛却不看着你，
　　　　　你感觉如何？

角色扮演者　　我不认为她有兴趣和我说话。

玛莉亚　　下次与别的女孩谈话时，你是否愿意看着对方的眼睛？（拉着
　　　　　女儿面对父母）你现在可以对着爸爸妈妈练习。看着爸爸的
　　　　　眼睛，告诉他，今后你想要和爸爸有怎样的联结。（对父亲）你
　　　　　也看着她的眼睛。（父亲点头，他们两个站起来，彼此看着对
　　　　　方的眼睛）告诉爸爸，你喜欢什么？

女　　儿　　我想在未来，我们可以一起出去玩。

玛莉亚　　（对父亲）你愿意吗？

父　　亲　　当然愿意，没问题。

玛莉亚　　你要和爸爸做什么呢？

女　　儿　　带我去旅行。

玛莉亚　　（对母亲）如果女儿和爸爸一起出去玩，你觉得可以吗？

母　　亲　　这样很好。她以前总是和我出去。

玛莉亚　　（对父亲）太好了，你是否愿意这样做？

父　　亲　　我当然愿意。

玛莉亚　我觉得,你错失很长一段时间,她生命中成长的七年。(父亲点头)那时候你没有做她的爸爸。(对女儿)你七岁时已经是个大女孩了,而爸爸突然回家,你感觉如何?

女　儿　那时候我比七岁还大。

玛莉亚　对你来说,那时候的感觉如何? 这个陌生的男人突然变成你的爸爸。

女　儿　一开始我不想理会他。

玛莉亚　告诉他"我不想理会你。"

女　儿　我觉得他不是个好人。(哄堂大笑)

玛莉亚　他身上有什么坏人的样子? 你现在还认为他不是好人吗?

女　儿　暂时认为他是好人。

玛莉亚　他有什么问题? 为什么他不是个好人? 当他不好时,有哪些地方做得不对?

　　　　(对父亲)你想听她说一说吗?(父亲点头)

　　　　(对母亲)你想要听她说一说吗?(母亲同意)

女　儿　他有时候脾气不好。

玛莉亚　真的吗? 然后会发生什么? 他大声说话吗? 或者他会打你妈妈?

女　儿　他们会吵架。

玛莉亚　我很高兴听到这个,至少他们谈话啦。你不喜欢他们吵架是吗?

女　儿　是的,我不喜欢他们吵架。

玛莉亚　都是爸爸的错吗? 你指责他,是他的错吗?

女　儿　大多数是他的错。

三角关系的雕塑

玛莉亚　有时候他们像这样吗?(请父亲母亲相互指责)

女　儿　比这个更严重。

玛莉亚	呈现他们怎样吵架,用雕塑,把它雕塑出来。
女　儿	我爸爸会摔门。
玛莉亚	妈妈呢?
女　儿	就不理他。
玛莉亚	你呢?
女　儿	我也只能不理他。
玛莉亚	所以在你心里这是爸爸的错。
女　儿	本来就是他的错。
玛莉亚	你怎么知道是爸爸的错?(对母亲)你认为是他的错吗?
母　亲	多数是。
玛莉亚	有时候,你们(指母女)一起指责他?(拉母亲到女儿身边,摆出母亲、女儿共同指责父亲的姿态)
女　儿	是的。
玛莉亚	(对父亲)你是否觉得他们母女一起指责你,像这样?
父　亲	是的,她们总是这样。
玛莉亚	你们这样指责他,(雕塑出指责的姿态)他当然要摔门了,感觉很不舒服,是二对一啊。
女　儿	都是他先不对,所以我们才要指责他。
玛莉亚	(对父亲)在她们心里都是你错,你怎么想呢?
父　亲	我有时候会发脾气,例如有时工作不顺心,却不想要说出来,我只是想要甩门发泄一下。
玛莉亚	或许你可以回家时和妻子分享你的感受,你们可以谈一谈,不见得一定要甩门。(对母亲)你愿意和他谈一谈吗?(母亲点头)和他成为伴侣的沟通?我真的希望你们能彼此联结,我强烈感受到女儿没有沟通学习的典范。如果你们要她交朋友,她必须学到怎样和你们以及其他人谈话。我猜她在交朋友方面很害羞。(对扮演女儿者)你在角色扮演时,当她接近你时,你感觉如何?

扮演女儿者　她很开放,而且很坦率。

玛莉亚　（对父母）所以她能结交朋友。我认为,我希望你们一同努力,
　　　　每天像今天这样交谈,而且鼓励她、欣赏她,因为她在家里真
　　　　的很孤单。她之前有说过,如我刚才所说的,她和你们是疏离
　　　　的。（对女儿）是吗?

女　儿　是的。

玛莉亚　你认为和你父母的距离有多远?

女　儿　像这样。（女儿摆出一段距离）

玛莉亚　有时候是这样。（将女儿转身,背对父母）所以你在家里也觉
　　　　得被他们忽略了?

女　儿　是的。

玛莉亚　我还要问一个问题,爸爸回来时,你突然必须离开外公外婆的
　　　　家,因为你一直和他们住在一起,对你来说感觉怎样? 你会想
　　　　念外公外婆吗?

女　儿　我平时还是会和他们联络。

玛莉亚　那时你大概七八岁吧。

女　儿　是的,我会想念他们。

玛莉亚　（对父母）我在想,对她来说发生了什么? 在最重要的成长阶
　　　　段,是你的父母陪伴她的。我觉得你们搬出来组成自己的家
　　　　庭很好,但她在关系里有个失落（指女儿与外公、外婆关系的
　　　　失落）。（对女儿）外婆有没有和你谈过这些?

女　儿　没有,她没告诉我这么多,但我们会碰面。

玛莉亚　你和外公外婆住在一起时,他们有和你聊天吗?

女　儿　他们有时候会和我聊天。

玛莉亚　我想她在外公外婆家也很孤单。大家坐下来,谈一谈我们还
　　　　可以做什么,我很欣赏你们每位都尽力了。（对治疗师）你的
　　　　感觉怎样? 我很高兴,我知道这些,而你也会继续和他们工
　　　　作。这个家庭要怎样才能有更多的沟通,我觉得这需要学习。

治疗师　我真的很欣赏他们一家三口都很开放,他们真的尽力了。刚才角色扮演者反馈女儿是很开放的,我也同意,她更有意愿去结交朋友。她没有学到怎样交朋友,所以很多时候她害怕交朋友。我可以感受到妈妈很关心女儿,但很多时候她关心女儿"怎样做",而没有和女儿谈谈她心里的感受。我也看到爸爸为这个家很努力工作,他真的想要和女儿联结,纵使女儿一再拒绝,爸爸仍然继续努力地做。我也看到这对夫妻愿意沟通,他们需要更清楚、更具体的表达。

给孩子成长和犯错的自由

玛莉亚　我很感谢你们的开放,我的建议是,这个家庭的规条和双重讯息需要被澄清。因为传递出来的信息真的很不清楚。我知道你们两个都是出自一番好意,但你们也要给女儿自由。爸爸你说她很多行为像个小女孩,我觉得你们没有让她成长。成长的意思是让她犯错,你们不能主导和控制所有事情:抱住她的背,然后说,现在可以开始跑了。所以,信息是:成长。可以跑,但不要跑太快。我确定,她知道你们的价值观,所以你们不需要太担心。我可以想象补习班那个女孩吸引她的是"敢说真话"。

　　(对母亲)我很欣赏你,但也明白妈妈的担心,只要你活着,就会一辈子操心。孩子像鸟一样有翅膀,我们必须让他们飞。你们有一番好意,但操心太多了。太多的控制,却很少沟通"她要什么,而你们要什么"。我很感谢你们在这里的开放,因为时间有限,我们只能看到一些图像,但我可以确定你们有一个好帮手(指治疗师)。

　　(对女儿)我对你很有信心,你一定可以做得很好。纵使你说 7 分或 8 分,对我来说也够好了。我认为你的想法很好,只是要更自由地使用它。我觉得你和爸爸出去玩是个很好的

主意,刚才听到妈妈说,她很高兴你和爸爸出去玩。你相信
吗? 看着妈妈,然后告诉她:"你相信我。"

（对母亲）如果她靠近爸爸,妈妈你觉得还好吗?

（对女儿）问妈妈,这是真的吗?

女　　儿　（对母亲）这是真的吗?

母　　亲　（笑、点头）是。

玛莉亚　你相信她吗?

女　　儿　是的。

现场的反馈

玛莉亚　我想要花些时间听听这些学员的感受,尤其是角色扮演者的
　　　　反馈。首先,请你们"去角色",拿掉角色的帽子,然后再反馈。

扮演母亲者　我来自台湾,当我在扮演角色时,那个历程让我触动良
　　　　多。我能了解身为父母和这个年龄孩子的相处是件很困难的
　　　　任务,我也能够看到你们的努力。我是个很努力的妈妈,有时
　　　　候甚至觉得自己做得太多。我一直在学习及调整自己,在这
　　　　个历程里,我犯了很多错误。

　　　　我有个很好的丈夫,我们会一起讨论,我们一起犯错,一
　　　　起学习。更重要的是,我们常常和女儿核对我们的规矩,哪些
　　　　适合她,哪些不适合她。一旦核对、确定之后,我们一起执行。
　　　　执行规矩的历程里,有时我女儿会很生气,对我们大喊大叫,
　　　　她会说我是世界上最坏的妈妈。

　　　　我可以体验到你女儿在这个家的感受,我在角色扮演时,
　　　　你（指女儿）背对着我,我能看到你在家里的孤单。你离开外
　　　　公、外婆,又要开始认识你的父亲,心里一定有许多感受,只是
　　　　没有表达出来。那一刻,我对你感到悲伤。如果我是你的妈
　　　　妈,我会尽一切可能了解你发生了什么? 我可以为你做些什
　　　　么? 这样,你就能过得更好,成长得更顺利。

扮演父亲者　在角色扮演时,我感受到那种不被了解的无力感,甚至不知道自己是怎样的感觉。我结婚了但还没有小孩,或许对为人父母的体验可能会远一点,但我和父母、小孩一起工作。我比较理解青少年在这个阶段,需要多些的关注与信任。因为这样,你反而可以看到很多的惊喜。我相信,信任孩子是有用的,当然,一定会有冒险,我们总会有些焦虑。

扮演女孩者　在角色扮演时,我背对着父母,看到外面很多眼睛在看着我,我感到迷茫,因为感受到背后没有支持的力量。我很害怕、担心、迷茫、困惑、孤单,所以想上网,这样,我就不需要看着他们。当我和父母讨论我的朋友时,真的想让他们知道我是怎样选择朋友的,这些朋友都很棒。

　　　　　我欣赏这位女儿,你很勇敢。读大学时,我也骂过老师,但是我的成绩很不错,我觉得自己还是不错的,我的朋友可以作证。当我在角色扮演时,我想要父母支持我的选择,知道我是好的。我有时候会犯错,但这是我成长的机会。

学员一　我想分享刚才触动我的。因为我父母很忙,所以我独自、孤单地长大,父母没有时间管我,尤其在我初中的时候。我想,我就是补习班里的那个女孩,我常常带着同学去对抗老师,我想,我是吸引某些同学的,因为在他们眼里,我是个英雄,他们这样说我。纵使我叛逆,却是一个正直、诚信的人,不过我的父母不知道这些。大学毕业后,大学同学没有人相信我会拿到博士学位。我想要分享的是,像我这样不同于其他小孩的孩子,不是一步一步、按部就班地长大。当然,也付出很大的代价,但我是独特的,同时我也需要处理我的孤单。其实,我真的很羡慕有你们这样的父母。这就是我要分享我成长过程的原因。

学员二　谢谢你们,今天的历程对我有很大的触动。刚才女儿对爸爸提出要求时,我想起五年前自己和儿子的战争。儿子和我对抗时,我可以体会身为母亲的痛。我儿子要求他的青春要由他做主,但在那个时候,我说"不行"。后来又历经三次的谈判,我要他签署一份"青春协议",让他自己写要对自己负责的部分。那时候我觉得很痛。五年后,我觉得儿子做得很好。到现在,我们在一起时依然有许多的分享,不再有权力抗衡。

　　说实话,"信任他"是一个很困难的决定,我感觉内在有许多的痛,我想,孩子总有一天要独立。当儿子渐渐长大时,我也成为一位治疗师了。即使我担心,却也能看到儿子真的会为自己负责,而且他足以胜任,所以我就渐渐放手了。

学员三　在刚才的历程里,我十分焦虑。听到爸爸说:"女儿玩电脑只能一小时,而且中间要休息。"我儿子十一岁,规定玩电脑四十分钟,但要分四次,虽然这样,他还是戴了眼镜。所以,在这个历程中,有一个阶段我是和自己工作。我觉得儿子很快乐,愿意遵守规定,或许我们的关系很好、很靠近,他真的知道我深深地爱着他。每天早上,他都会跑到我的床上在我脸上亲一亲。

　　在这次的治疗历程里,我的体会是"规条"不重要,重要的是我们爱自己的孩子。这个家庭的善良让我很感动,但是如何让孩子感受到父母的那份爱,才是重要的。

家庭成员的家庭作业

玛莉亚　谈到"爱",我觉得在这个家庭有很多的爱,只是不说出来。(对女儿)你知道你父母爱你吗?

女　儿　知道。

玛莉亚　如果你有时候能听到它,岂不是很好?妈妈有告诉过你,她爱你吗?

女　儿　妈妈有说她爱我。

玛莉亚　爸爸呢?

女　儿　没有。

玛莉亚　爸爸没说他爱你？爸爸,要你说出来很困难吗？（父亲微笑,
　　　　并试着拿到麦克风）我猜,这对你来说很困难。

父　亲　在中国的传统,我认为我们比较含蓄。

玛莉亚　如果你说出自己有什么感受,我觉得也没有伤害。（父亲点
　　　　头,笑着）如果你妻子一年对你说一次"我爱你",你喜欢听吗？

父　亲　是的,我喜欢。（笑着）

玛莉亚　你喜欢。（对母亲）如果有时候他对你说"我爱你",你喜欢
　　　　听吗？

母　亲　喜欢听。

玛莉亚　这不是很有趣吗？你们明明知道这很好,却又不做。（对女
　　　　儿）如果你爸爸妈妈有时候说"我们爱你",你喜欢听吗？

女　儿　喜欢听。

玛莉亚　你能对爸爸妈妈说"我爱你们"吗？

女　儿　可以。

玛莉亚　我要给你们作业,很多作业。首先,我知道你们已经有一些作
　　　　业了,你们需要开始彼此交谈。你们已经开始做这个作业了
　　　　吗？（母亲点头）

父　亲　我们做了,但我不认为我们做得很好。

玛莉亚　你们彼此交谈时,如果能互相看着对方的眼睛,我觉得你们这
　　　　项功课会做得更好。如果你们真的能看到对方的眼睛,这比
　　　　你说出的字眼还能告诉你更多的讯息。你们愿意有时候交谈
　　　　吗？只是找些话说,这样她（指女儿）就可以学习了。（对女
　　　　儿）如果爸爸和妈妈交谈时,真的是"对望",你喜欢吗？

女　儿　喜欢。（微笑）

玛莉亚　我觉得他们会做。（对父母）你们可以承诺做它吗？（母亲点
　　　　头,父亲看着母亲）你们可以成为女儿的好模范。（父亲点头）
　　　　（对女儿）其他作业是你和爸爸出去玩。

（对父亲）你愿意承诺这个吗？

父　　亲　我愿意。

玛莉亚　（对女儿）你喜欢和爸爸玩什么？

女　　儿　去旅行或去书店。

玛莉亚　去旅行，我就不知道；但去书店，可以每周一次吧。（对父亲）
你愿意和女儿每周去书店一次吗？

父　　亲　如果她愿意，我可以。

玛莉亚　你问女儿，看她是否愿意？

父　　亲　你愿意吗？

女　　儿　一周一次，太多了吧。（笑）

玛莉亚　那要隔多久？

女　　儿　一个月一次。

玛莉亚　那就一个月一次，她有她的界限，你知道自己要什么，很好。
你和妈妈也要一个月一次吗？

女　　儿　我可以和妈妈多说一些话。（看着母亲）

玛莉亚　（对母亲）你愿意和女儿多交谈吗？（母亲点头）不是要告诉她
做什么，而是像两个女孩在聊天。所以，作业很多。（对女儿）
你现在感觉如何？

女　　儿　（笑）太好了。

玛莉亚　你一天只可以上网一小时。

女　　儿　（笑）我觉得已经够了。

玛莉亚　这样你就有多点时间去交朋友。所以你有较多自由去交朋友
了。这是我对你的希望，同时我也希望你父母愿意冒险。（女
儿看着父母）

（对父母）愿意吗？

（父母点头）愿意。

很谢谢你们，你们是如此开放，愿意改变。我相信有治疗
师的帮助，你们会继续往前走。

　　（对女儿）你会愈来愈自由，因为我觉得你有能力成长。

　　（对父母）如果她想"向前走"，却有许多规定不允许，这会让她很难前进的。我想对你们说，你们不是唯一对孩子这样做的父母。所有爱孩子的父母，都对孩子设下某种程度的规范，因为我们太操心孩子。我相信这是个新的学习。

　　谢谢你们，祝福你们。

　　对我来说，你达到7分就可以。（玛莉亚起身走向女儿）我可以拥抱你吗？

女　　儿　可以。

给夫妻关系的作业

玛莉亚　我觉得你是位很棒的年轻女士，我希望你会好好地欣赏自己。

　　（将目光转向母亲）妈妈，关于女儿的快乐，你可以少操点心。

　　（将目光注视父亲、母亲）我希望爸爸、妈妈能要到你们的快乐，别忘了快乐的可能性。你们上次两人一起出去吃晚餐或玩是什么时候？

父　　母　我们两个很少单独外出。

玛莉亚　（对治疗师）多些作业，只有他们两个一起出去，他们需要开始重新约会，你可以教他们。这是另外指定的作业。

　　（对父亲）你要约你太太去看电影，或者一起玩。

　　（对女儿）你觉得好吗？你喜欢这样吗？（女儿微笑，点头）

　　（对父亲）你愿意吗？

父　　亲　愿意。

玛莉亚　（对女儿）鼓励他们一起去玩，而不是担心你。

女　　儿　会的。

玛莉亚　谢谢你们，很高兴见到你们。（玛莉亚分别和父母握手）同时也祝福你们。

母　亲　非常感谢你对我们家庭的帮助。（对翻译）谢谢你的翻译，让我们在这里可以顺畅地交流。我也谢谢我们的治疗师对我们家庭的帮助。最后，我想说的是谢谢在座各位对我们家庭的建议。我们会在这些方面努力的。

会谈结束，玛莉亚的分享

（会谈结束，家庭离开后，玛莉亚对学员分享她的看法）

玛莉亚　现在我要告诉你们我的想法。因为，或许到了明天，我就忘了现在的感受。我很担心那个小女孩，根据我的评估，她很孤单。我最担心的是他们家里老是给她双重讯息。你们知道双重讯息会让人发疯，一方面是充满爱的家庭，但这个"爱"是没有沟通的。

在这个家庭，我有个感觉，他们要保持一定的距离，也没有沟通，对他们来说，他们在求生存。这对夫妻之间大概也存在着许多双重信息："做""不做"，"依照我的方式去做"与"控制"，同时又有很高的期待，一切都要完美。

我认为他们没有在他们的原生家庭里学到如何创造一个家庭系统的工具（tools）。

三　反馈、提问和教导

第一组呈现

治疗师　（也是小组导师）观察家庭治疗七项的清单，在这次治疗历程中全都带了出来。小组讨论里提出，玛莉亚在整个历程中贯穿了"改变的五大元素"①：

————————

① 报告者只报告了改变五大元素中的四项，第五项是治疗师自己。

1.体验性:整个历程非常具体验性,尤其是这个小女孩有时无法"活在当下",玛莉亚一直试图让她去体验到这个历程,因为她父母的做法都只是教导她。包括一开始时,玛莉亚说"要听她的声音",这除了要增强她的自我价值外,我想她真正体验到了被关心、被重视,以及包括后面与角色扮演的那个历程。关于电脑的部分,我们小组认为这整个历程让她有谈判成功的体验。此外,玛莉亚明确告诉她,可以清楚地表达和拥有自己的界限。让她真正体验到自己是有力量的。

2.系统性:玛莉亚在"个人内在系统"(intra-psychic systems)和"人际互动系统"(interactional systems)上工作。她自在地来回于夫妻系统、女孩与同龄人的系统、父母原生家庭的系统之间。在他们之间编织了联结的网络。

3.以正向为导向:历程中比比皆是,不必再进一步举例说明。

4.聚焦于改变:玛莉亚时刻聚焦于改变,并且努力促进改变。

小组成员印象深刻的是,玛莉亚充分应用了现场可能应用到的资源,包括家庭成员之间的资源、角色扮演资源、现场的分享。还有课程近尾声时讨论"爱"和"一致性表达"。同时也提到,如果小女孩收到双重讯息会发生什么?小组成员也感受到,如果双重讯息发生在他们身上,他们也会对于要表达自己觉得困难。

提 问

提问一:母亲提到自己的原生家庭时,说"家人是安静的,所以她也学会了安静";父亲谈到他有三个姐姐,幼年时没有与父亲住在一起,直到十四岁时才和父亲共住,而他的父亲很固执。我们的问题是:你没有进一步探索父母的原生家庭,你是如何做选择的?

提问二:女孩和妈妈有七年住在外公外婆家。对孩子来说,离开外公外婆家是个失落,而去和父亲共住时,女孩似乎不以为意。你没有探索:当母亲和女儿住在她父母家时的体验?她没有丈夫时的体验如何?或者丈夫回来时,她的体验又如何?你也没问女孩的感受?对于这些的选择,你的考虑是什么?

提问三:在一个学员谈论"爱"以后,我们也讨论这个部分。历程中,你谈论"爱",然后问父母,如果他们用口语表达自己的爱,彼此向对方说"我爱你"。他们很羞涩,但还是说愿意。接着父亲说到中国传统,玛莉亚你说:"如果说出来也不会有什么伤害。"父亲也回应说:"是,是,不会有什么伤害。"此时,有成员鼓励父亲对妻子"马上说呀",但玛莉亚你没坚持要父亲立刻说。我们的猜测是,你觉得治疗历程快要结束,已经在收尾了,如果你坚持,或许会有触动而打开一些新的事情。

提问四:如果我们是治疗师,以后怎么追踪? 大家有很多方向,我们的小组成员建议:从核对作业入手、和他们谈论"爱"、向对方表达对彼此的爱。所以下次会谈,我们可以从这些方面介入。

玛莉亚答复

答复提问三:我没有坚持丈夫要对她说"爱"的理由是,我觉得他很尴尬,对他来说这很困难。我敏感到他的信念、他的文化和他的表达有关。对我而言,提出来就够了。如果我坚持要他说,是形式上的说,而且在这么多人面前说,那不是真实的,而且他的心里也不会舒服。我只是想要播种,要让他决定说或不说。其次,我认为这个男士有可能对他的妻子说这些话,可能再多见几次,他就会做。在你的办公室,当你再次提出时,他就会做。你可以这么说"你认为它怎样"? 而且可以与他讨论,"你知道对人来说,这是一种好的感受,人们喜欢听到自己被爱。"

答复提问二:如果要再追踪女孩,下次会谈我就要探索有关她与外公外婆的整体情况。当她与外公外婆一起住时,对妈妈来说经验怎样? 有一个男士,她没有和他住在一起七年,突然间她要和他共住。这些探索需要用到整个会谈的时间。这次我只是碰触一下,让这个家庭和女孩知道,这些东西对这个家庭来说很重要。在这次会谈中承认它就不错了。同时,我想测试一下,如果女儿的反应比较强烈,我可能会做些工作,但她没有什么反应,或许她在推开它,或许她不在乎,我不知道。

我觉得你与他们工作时,需要去处理这个部分。但如果是我去探索,就会用到整个会谈的时间。我认为那是一个很大的问题,对这个家庭会有很大的冲击。

答复提问一:说真的,我是可以多探索一点原生家庭。但是根据我听到及得到的信息,我试着做一些探索时,他们两人怎么认识?怎么约会?结果什么都没有,我得不到任何的感受。通常你与夫妻工作,你说:"你们怎么样相遇?"他们都会有些回忆,有些人微笑,但是他们什么都没有。我有个猜测是,因为他们如此遵守规条,有一件必须要做的事就是结婚,这是正确的事情。两个"对"的人在一起就要做"对"的事情:结婚。而且他们要有孩子,一个小孩。这是"对"的事情,就要去做,他们也努力地对孩子做些"对"的事情。

这个女儿已经很乖了,你们有提到她的声音,她开始时连声音都没有,甚至声音里都没有能量。我相信在他们家里是不能大声说话的,所以我就在这里做些工作,说"我要听你的声音"。

父亲提到他两位姐姐,而且父亲也在这个家缺席了很久。对父亲来说,"父亲的缺席是正常的",所以他重复以前学到的。当然,如果你有时间,多花点时间探索原生家庭是值得的。

我会好奇地想知道,在这样的家庭里,他们的经验如何?例如,他爸爸不在家,爸爸的感受如何?在这个家里,妈妈很安静,不太有交流时,她的经验如何?探索这些或许能帮助他们接触到孩子的经验。例如,我心里想问妈妈,但是后来不敢问她,因为一问,我们就去了另一条路。我想问妈妈小时候是不是很听话?对于听妈妈的话,她有什么样的体验?我猜她是学到听话的;我猜她从来没有想过自己有什么样的感受。用她原生家庭的经验来帮助她接触到孩子的经验与感受,这是有帮助的。问父母,当年你的父母这样对你,你有什么感受?如此他们就能接触到孩子的感受。

答复提问四:有关"追踪",我会去检查作业,问他们是否有一起做些事情?朋友怎么样?电脑的问题怎么样?再谈一些关于"爱"等等。

我每次在做下一次会谈时,会问上一次会谈怎么样? 这些追踪可能会带出更多的讨论。我会进行的下一个主题是有关于他们从外公外婆家搬出来的事。有些事情我会很快处理。

还有其他问题吗?

治疗目标与顺序

团体成员问:在治疗历程中,如何设定治疗的顺序? 第一优先是什么? 例如,这次你设定的是他们之间的沟通。历程中,你碰触一点点原生家庭对女儿的冲击;也碰触一些爸爸从原生家庭学来的模式带进了新的家庭所产生的影响。请问,你还没见这个家庭时,是否就先设定好治疗的优先顺序?

玛莉亚回复:我永远不会在心里事先设定好优先次序,我不能把这些优先顺序放进我的脑袋里,因为我还不认识这个家庭。

记得我问过他们要如何和想要什么? 大多时候这些回应就给我一个方向,我要去的方向是他们要的,而不是我要的。我要的是一个比较大的图像,永远是萨提亚模式的大目标,萨提亚模式的大目标永远是"成长",如一致性地沟通、提高自我价值、帮助他们做一个更负责任的人,而且让他们体验和自己、他人的联结,这些永远都是我的目标。这些宽广的目标是每个人的目标,以及作为一个整体的家庭时,他们都想要去的方向。

大多时候,他们会说他们要什么,我就会跟着他们走。我是说"大多时候",有时候,家庭或个人表达他们想要的,只是底层渴求的反应被包装在一个包包里。包装得太好了,你必须撕掉包装纸,找出其中的核心问题。

你这个提问很重要。我们当初的学习,包括我自己,是必须设定一个目标,而它不见得是案主的目标,但这不是萨提亚模式,这是传统医学的模式。

"听"到案例不等同于"经验"到案例。今天早上,即是如此。当我听到案例中的妈妈行径时,我很生气。我在见这个家庭之前,需要先处理掉我的生气。当我真正见到妈妈时,听她说话,并坐在她旁边,我感受到她的能量。当下,我对这个妈妈就有了很多的慈悲。我完全不怀疑她的好意,我为她难过,因为她很无助。所以,你永远没有办法在见到案主之前就作出决定。

我要强调,进行治疗时,你可以有许多选择来介入,每一个时刻都可以有选择,例如,我选择什么评语?我要去外公外婆那个点做介入吗?原生家庭的问题我应该问多少?在有限的时间里我优先考虑的是什么?你需要加以选择,因为时间有限。我移动治疗方向到案主或家庭需要的地方,对他们而言,当下最重要的是什么?在当下的生活里,什么最适合他们?

治疗师运用自己

要去哪个方向,我必须做出选择,但有时候我会错失某些东西。虽然我做了一个错误的选择,走向岔路,但是我也相信人性,我们还是可以走回正路的,这个正确的选择,最终它还是会回来的——它永远是我的光,我的生命力量,引导我前进。相信自己、相信你的灵感。我很相信自己,这是治疗师的"运用自己"。如果我一直焦虑自己刚才做对了吗?这样,就听不到自己的灵感了。如果听太多,放在脑袋里也不太好;但是听太多,放在心里也不好。所以,我要用脑袋和我的心,同时也要相信自己和相信案主。如果我方向走岔了,案主会敏感到,所以这很像跳双人舞。如果他们不是"回应"(responding),而是"立即反应"(reacting)……,你知道回应和立即反应两者的不同吗?立即反应是防卫、自我投射;回应可以帮助我们彼此联结,如果他们与我联结,我就知道我们是在正确的方向上。

跟着历程走

我要告诉你们一个有关"历程"的隐喻故事。上个世纪,有位伟大的治疗师米尔顿·艾瑞克森(Milton Erickson),他也是催眠大师,现在有很多书籍都会介绍他。我曾经跟他上了五天工作坊,学习了很多。那五天中,他都在说他与案主的故事,对于我们的提问,他从来不直接回答。我们一提问,他的故事就来了。我们都在想,他要给我们什么信息？ 他很少"陈述"。有一次,有人问他:"你对那个治疗师有什么建议？""你认为,我们该成为哪种类型的治疗师？"当然,他不会直接回答,他就讲了一个故事。

他说,他小时候住在一个农场,十四岁时,看到一匹迷路的马。他想帮助这匹马回到自己的农场,于是就跟着这匹马在路上走,有时候,马饿了、累了,要吃东西,他就会让马在路边吃草,然后让马继续走,这匹马大概走了两小时。突然间,他们走到了一个农场,农场主人说:"这是我遗失的马呀！ 你怎么知道这匹马是我遗失的？"他说:"我只是跟着它走而已。"

这是他给我们的信息,"怎样进行治疗"？ 就跟随你们的案主吧！我从来没忘记过这个故事,这和萨提亚女士所说的"要跟着历程走"是同样的事。"跟着案主的历程""跟着你的历程走",这是一门艺术,追随自己的历程,再结合案主的历程。现在,我们谈论家庭系统,而对这个系统来说,什么是最好的？

第二小组反馈

我们这组的观察报告,已经有其他小组分享了,我只报告"提升自我价值"的部分。我们这组观察到,玛莉亚对这个女孩有好多的肯定与支持。你告诉她是漂亮的女孩;看着妈妈的眼睛,你告诉她:7 分已经够好了。你也告诉女孩,说自己想要的是件很重要的事。所以,她可以告诉父亲,她要自己作决定,要自己交朋友,这些都会增加女孩和这对夫妻的自我价值感。妻子告诉丈夫喜欢他什么,她只说了一个——丈夫的聪明,玛莉亚说:"只有聪明吗？"他们觉得很难再去发现更多。

玛莉亚试了许多可能性去增加他们的自我价值感。

我们组里有三位男士,所以,他们对男士的心情很关心,刚才第一组全是女性,她们关心那个妈妈在丈夫不在的七年怎么过的? 对妈妈有更多的探索,她住在父母家里,一个人养育孩子,心情怎样呢? 我们这组的三位男士就关心:爸爸离开家那么多年,回来时,孩子都长大了,心情会怎样? 会觉得是局外人吗? 我们困惑玛莉亚是否会在这方面多支持这位男士,多了解他。

治疗师是否在当下与案主联结? 从家庭成员的回答,我们注意到他们是安全的,玛莉亚用了各种可能性,试着得到更多信息,比如问"母亲想要什么?""她的愿望是什么?""什么可以使她更快乐呢?"玛莉亚努力尝试与每个人联结,而且有能量地和这个家庭在一起。她时时刻刻注意到这个家庭的即时反应,当女儿需要支持时,就叫"女儿的扮演者"去支持她;当妈妈与女儿协商时,她要我(扮演母亲者)去支持母亲。所以,我们能感受到玛莉亚是活在当下。

当我这个角色扮演者情绪被触动时,当时的我非常脆弱,那时我也感受到与玛莉亚的联结,所以那一刻我很感动。玛莉亚将她的手轻轻放在我的背上,所以,她不仅对家庭成员,连角色扮演者都很专注地注意着。我看到有位角色扮演者的表情很凝重,那时我也很关心他的感受,马上问他,"你的感觉怎样呢?"我真正体验到玛莉亚的联结和活在当下。

对我们这组人,其实是有很多的挑战与学习,诚如刚才那一组报告时所说,它是非常系统性,而且不仅反映整个家庭的动力。玛莉亚在会谈时,首先提的问题呈现了她问话的顺序,而这反映了萨提亚模式的信念。比如说,"在这次会谈里,你要什么?"父亲说:"她的个性固执,有点倔强。"玛莉亚从这儿就提了一系列的问题,也做了许多的重新框架。

玛莉亚说:"她是从谁那里学到这些?""你与你太太,谁比较固执?"

爸爸就回到自己的身上:"她或许遗传到我的固执,这是我的缺点。"

接着,玛莉亚再问相关的问题:"你从哪里学来的? 你的父母亲谁比较固执?"

同时再问妻子:"你是否同意他固执?"

又再问女儿:"你爸爸说他固执,你同意吗?""你们家谁最固执?"

女儿说:"爸爸最固执。"

对我来说,它是一个很美的"重新框架"和"正常化"的历程。玛莉亚用了有关"个人""夫妻""家庭"和"几代人之间"的问句,而创造了一个网络。

另外,我们还有一个挑战与学习,就是这个家庭的三个人都不和自己联结,所以治疗师要与这样的家庭工作十分不容易。因此玛莉亚很小心谨慎地帮助他们建造安全感,甚至进行雕塑时也以非常安全的方式进行。

还有一个重要的挑战是,身为萨提亚治疗师要有信念,相信每个人、个体、家庭是有资源去改变的,是正向导向信念的。当我们有这样的信念时,所使用的字眼就不同,而传递出来的能量,就会表达出我们所相信的信念。这是我们的大挑战。

现在,我们说到了最大差异的地方。前一组报告完了以后,我们讨论如果自己是治疗师,会有哪些不同的做法。不同的人对雕塑会有不同的图像。

我们小组有位成员就是"扮演父亲者",他有一个雕塑图像:我(小组带领者)是妈妈,你(另一位小组成员)扮演父亲。我(指母亲)是超理智与指责;另一位成员扮演女儿,女儿站在我旁边,我和女儿指责父亲。听完治疗师报告后,他以"扮演父亲者"的心情所想到的图像是:他认为父亲是讨好的,可以去探索这三人间的三角关系,帮助他们更一致性。这样,女儿就不必帮妈妈一起指责爸爸了。

另外一位成员的图像是:女儿站在椅子上,有权力和控制的。她站在椅子上面,指责,有些逃避,又有点好奇。女儿看着后面,是打岔也是指责。(这位成员补充父亲是超理智的;而小组导师有两个感受,父亲是讨好,母亲是超理智与指责)这位成员建议用绳子把爸爸与女儿绑在一起,再用另一条绳子把女儿与妈妈绑在一起。

这条绳子代表"女儿要为爸爸、妈妈的快乐负责"。所以女儿对爸爸妈妈说："我要为你们的快乐负责，你们快乐我才快乐。"然后，爸爸妈妈也要对女儿说："你快乐，我们才快乐。"

这条绳子还代表着双重讯息：这些人（指父母）没有联结，是透过女儿才有联结。我们把女儿放在椅子上，因为父母认为这个孩子最重要，而他们的工作就是合作把她养大。

我们不是不同意这个图像，而是在争议"是否适合在这个家庭会谈中做"。我的观点是，对这个家庭来说，太冒险，而且呈现太多，他们会受不了。我也会害怕，雕塑了这个图像以后，他们不能消化，会毁掉他们所有的尊严。但是这个成员喜欢挑战，她坚持以玛莉亚的功力可以做到，而且能处理它。我们争议了很久，所以，决定把这个问题带来这里讨论，因为玛莉亚采取了最安全的方式，她没有去冒险。

以概念化的方式，我们同意这些，而且我觉得这图像很有趣。我们有许多讨论，评估这个家庭的沟通模式，也因为进行评估，所以就有很多不同的看法，而它也和一致性有关。

我们认为这个女孩渐渐一致性了，因为她开始有声音说她"要的"与"不要的"。女孩站在椅子上，有那么多的绳子拉住她（如刚才我们呈现的图像），她必须做些妈妈不喜欢的事，如打电脑、找朋友，以便得到自由，成为自主的，然后，可以找到自己的认同。这就是在历程即将结束时她能够说出她要什么的原因。我们判断，她可以慢慢一致性。另一位成员不认为她有一致性，因为她无法表达自己的感受。

所以我们想问玛莉亚：一致性是否要分享自己的感受？如果分享自己的感受，我们就是一致性的吗？我们的理解是，我们对自己可以一致性，意思就是，我们觉察自己的感受，并且承认它。如果我们没有分享它，那也是我们的选择。而这位学员认为这个女孩还没有一致性，因为她没有表达她自己的感受。

成员一（补充）：我承认这个女孩开始有界限，所以能表达自己的想法。我同意我们能选择是否要分享自己的感受。女孩的父母给了她很多限制与规条，我知道这个女孩的内在有很多感受，而我也同意她要表达这些感受是有困难的。所以我选择不用一致性来说明女孩现在的状况。我承认她可以表达她内在一致性的想法，但我不同意小组导师所描述的，这个女孩是一致性的。我承认她可以表达自己的想法和她所要的。

小组导师　　我不同意成员一的看法，因为我不认为父女、母女之间有亲密关系。这个女孩慢慢在学习一致性，与自己联结，为自己表达她想要的，我们觉得她正在学习一致性。成员一认为父女、母女之间有亲密关系，所以，如果女儿不对父亲或母亲表达自己的感受，就不是一致性的吗？我们想请玛莉亚对"一致性"再说清楚一点。

玛莉亚　　好，现在我明白你们的提问了，谢谢。关于你们的讨论，谢谢你给我们一个清晰的图像。我很喜欢看到你们去雕塑这个家庭的动力。我绝对同意这个雕塑，这是很美的雕塑。我觉得这个家庭的动力，没错，我能看到父、母、女儿之间的绳子；我也同意在某种情况下，女儿是站在椅子上，而父母的快乐是依靠在女儿身上，这是一个很大的责任。

　　我喜欢这个雕塑，我会在第三或第四次会谈时使用这个雕塑。如果治疗师同意这个雕塑，我会建议她这样做。但是我不会在这么多人面前做这个雕塑，而且不会在第一次会谈时就做。因为这个雕塑的暗示会让他们接触到很多脆弱的部分，特别看看这对夫妻的位置，他们都在大学工作，都有很重要的位置。对他们而言，看到家庭成员如何不联结，可能很尴尬。我认为这是真实的图像，有时候看到真实是很痛苦的，它呈现出这个女儿的权利，而他们依靠这个女儿。我觉得这是一个礼物、一个想法，当你觉得时机适宜，有的时候就可以用它。

阐明亲密关系中的一致性

关于一致性,这是一个重要的问题,关于这个概念有很多讨论,也有很多误解,我只能告诉你们,我现在怎么想。

一致性是很难的,因为我们经常自欺欺人。当我面对自己时,我真的对自己一致性吗?当我和自己一致性时,我才能和你一致性。我和自己的渴望、观点、期待、感受都在和谐当中,包括那一刻我的感受如何,以及我如何看待自己。

这是在我与自己的关系里,然后下一步才是关于"你"。我可以好奇你来自哪里?并且再考虑到情境,什么是我们关系之间的性质、目的及品质。我想要促进联结以及培育这段关系吗?自己、他人、情境都是重要的考虑。

我总是有个选择:是否要与你分享我的感受与想法?我相信亲密关系只有在两位都愿意对自己、彼此一致性时,才会发生。"分享"永远都是个选择,如果我想要和你联结,就会选择分享我的感受。如果你要有亲密关系,就得分享你是谁,或是你的感受。我能一致性,同时也能决定不要分享。如果我真的要和伴侣有亲密关系,我就能一致性地说:"我现在不愿意和你分享。"甚至我可以分享"不愿意做什么",就算这样也是个联结。

"联结"是我提供你一些东西,从我到你才有了联结;如果我没有提供你一些东西,就与你没有联结。所以问题是,我是否要与你联结?亲密关系需要花很多的能量、很多的时间。如果你要和某人有亲密关系,必须交谈。现在这些人甚至不知道如何向彼此说"好"或"不好"。他们彼此不能互相说"我的丈夫""我的妻子",而要说"孩子的妈""孩子的爸",所以他们两人有何亲密?

成员二(扮演父亲者):我要分享我对亲密关系的理解,是两个人同时愿意分享生命的每一个部分,有关他们的感受、想法及渴望,甚至他们的脆弱。

玛莉亚:是的。如果他们能分享自己的脆弱,就能有亲密关系,我觉得分享脆弱是最困难的,去分享我们的脆弱。脆弱的感受,如害怕、焦虑、嫉妒等等,这些被我们隐藏的感受。

舍与不舍

——想离家独立做自己的成年儿子

一 冥想与教导

冥想：欣赏感谢

此时此刻，把你自己带至当下。在下一个呼吸时，为了你在这个星期的参与，送给自己一个很大的欣赏感谢。检视自己，你来这里上课，现在感觉如何？接纳你所有的感受，可能有时候你感觉焦虑，可能有时候你觉得很好。送一份欣赏感谢给来到这里的家庭、这个团体，和你自己。可能有时候你觉得很累，所以也把欣赏感谢送给你的身体。把欣赏感谢送给你自我环（Mandala）的八个部分。因为它们提供了你所需的一切资源，因而你可以学习及成长，以便你将来可以做一切你想要做的，或是为自己，或是为他人。

现在，请你在心里把你的欣赏感谢送给这个房间里的每一位，特别把欣赏感谢送给筹办这个课程的朋友们，这是我们这个训练课程三阶工作坊的最后一天，也是为了你将来可以运用这个新方法，在你的工作或个人成长的第一天。我希望昨天晚上，你们在小组里分享了你愿意带走的一些学习，请你也在这个时候欣赏感谢你的小组成员及小组导师，他们每一位都有他们的贡献，我希望你们每一位在离开的时候，可以感觉你们的生命更丰富了。

如果你内心有少许的混乱，可能是被触动，也可能是你自己知道得还不够多，请你欣赏感谢内心的混乱，我们需要欣赏感谢任何的混乱，因为那表示你正在学习之中。此时此刻我想要告诉你们，我的欣赏感谢，我真的很欣赏感谢这个经验，有机会在这里分享我学到的东西，也知道你们也会学得更多，而且会带回你自己的地方。

我要和你们分享萨提亚女士的一些信念：她在 1988 年时说，在这个地球上有四十亿人，而在她的信念里，如果有百分之六的人学到而且愿意与其他人联结，愿意过平等的生活，并相信我们都是宇宙生命力的一部分，我们就可以影响世界上百分之二十的人。因为涟漪效应这百分之二十的人又能与其他人联结。世界上只要有一人在三人组里与另外两人联结，在人的层次上，就可以影响这世上的任何人，如此一来，人们就能互相联结。在生命力的层次上，这时候世界就和平了，每个人都有食物可吃，这也是萨提亚工作的基础，所以她愿意在世界每个角落工作。

请你想象我们这个团体，如果每一个人乘以三，再乘以三，再乘以三，愿意这样地实践，我知道这会是你们的意图，你们都会这样做。所以今天你相信了，在人的层次、在平等的层次，在人与人之间，你能运用自己所有的资源，而且具备这样的态度，我知道你们都会去做。而"家庭是世界的缩影"即是如此，我们都是在家庭里被别人养育成人，在帮助家庭的时候，让其家庭成员彼此联结，就像我们在这边见到的那些家庭一样，他们在爱中联结。你和家庭工作，就更知道自己的贡献有多重要，因为你们在运用工具，而那工具就是你运用自己去帮助家庭。而每个家庭就会贡献给社会。请你们记得：一个健康的家庭，可以为健康的世界作出贡献。当你把这个放在心里时，我就要开始课程的最后一天旅程了。当你睁开眼睛时，允许自己环视四周，看着周围的人们，把你的欣赏感谢送给他们，也让他们知道你的感受。

教导：当我会见一个家庭

待会儿要见的家庭，我不知道他们是谁，对他们一无所知，不知道他们为何要来,是夏老师建议我做"首次家庭会谈",因为你们常常会有第一次的会谈工作。我今天早上在思考一件事:在我会见一个家庭或一个人之前,我自己的一些历程为何。当然,每一次的会谈都是第一次,因为我今天见的人或家庭,下个星期再来时已经和上次不一样了,所以我们需要考虑到这些。三姐妹的家庭第二次来的时候[编注:指(由"心结"至"联结")案例],你们大概都观察到了,所以我要说的是第二次也是"第一个第二次",第三次也是"第一个第三次"。

我内在发生了什么?我对家庭有哪些假设?我在这边画了一张图画,这次来的家庭有爸爸、妈妈及他们的成年儿子。我对于他们三者之间的关系一无所知,对于他们的个性也一无所知。但是我知道很多东西具普遍性,比如每个人都有冰山,都活在一个社区里,那个社区会影响他们,他们也有自己特殊的文化,这些历程都是我已经知道的。我也知道他们是有资源的,我也对他们好奇,到目前为止,他们都生存了下来,所以我知道他们有一些求生存的方法,而这会在他们的沟通里呈现出来;我知道他们来是因为他们想要学习,我并不认为他们是有问题的,当然,他们来是认为他们有问题。

我希望他们来的目的是想要成长,如果他们努力地从南京或其他地方来到这里(上海),我就有个假设,他们大概有些痛。根据我对人的认识,我也可以作些假设:他们的沟通可能是不一致性的,如果他们是一致性的,就不需要来了。我可以假设,在这个家庭系统中我们要看看某些东西,我猜想你们都已经知道,那就是我假设这个家庭里大概有很多规条,所以在会谈里我会试着去发现它。此外,我也很好奇他们的自我价值。

如上所说,所以我已经知道对方很多东西了。我知道他们的内在冰山有渴望、期待及观点,也有他们应对难题的方法。因为这些,所以我知道更多了! 虽然我并不知道具体的内容,但这些都在历程的层次。由于你了解萨提亚模式,就能猜到大概有这样的历程。

而我可以怎么做?在这个会谈里,我可以提供什么?我建议,这只是一个假设,譬如说我会见一个家庭,他们带着难题来见我。我首先要做的是有个自己的内在历程,我是否可以将我个人的议题暂时放在一边,如此这般,当我开始这个会谈时,自己是清晰的,可以全心全意地和这个家庭在一起。如果我有其他担忧,不管那担忧是什么,我首先得让自己的冰山有个内在的历程,可以用五分钟去处理它。不管你必须花多长的时间,这是一个过渡期,不论你是在办公室或家里,你都可以作这个准备。如果在会谈前,在我身边发生一些事件,我就得先检视自己:是否可以全心全意地在这里? 如果我一定要在这里,但身体却不舒服或头痛,我建议你们,这是我从萨提亚女士那里学来的,对我来说它很有帮助,就是和来到我面前的来访者或家庭分享。

萨提亚女士曾说:"我的身体不见得总是准备好,因为我很努力工作,可能有一天我很累,但是我又不愿意取消工作。所以当我坐下来时,我就得先跟他说:'今天早上我身体蛮累的,我要让你先知道这件事。'"

萨提亚女士的这种做法,和我在社工系学到的很不一样。我建议你可以先从自己开始,我们永远都从自己开始。家庭来的时候,我和他们做出联结,其实我就已经在运用自己了。当我说:"我感谢你们的到来。"就是从表达自己的欣赏开始。如果发现有些东西阻挡了我和家庭的联结,如果我愿意完全地拿回主权,就会说:"很高兴你们来了,但是我今天有点麻烦。"我现在要试着说的是,我们要越过那条"河",首先要做的就是与来访者作出接触。在此之前,你要清楚自己的内在为何,你把自己澄清了,才能与来访者作出真正的接触。你要很严肃地去做这件事情,因为每个人都有自己的冰山,这是我跟我自己的联结,然后尽可能地和他们联结。这不只是技巧而已,这是"你",你和他们在哪个层次上联结,或是说我的冰山、你的冰山,我是否在我的"自我"(self)层次和你联结,在我纯真的自己的部分和你联结,还是我用超理智的方式,以我是治疗师的角色。其实我们有很多不一样的方法可用来与人联结,别人可以感受到我是怎样与他们联结的。这真的不是技巧,而是

"运用自己"作为工具，用我的身、我的心、我纯真的自己。

　　因此，我需要经常检视自己的冰山，不能只用超理智的方法来分析这个家庭，而是要以我对人的了解来见家庭。当然，我会谈时也会带进我的资源，其中一个资源是我很"好奇"。另一个我愿意带进去的资源是"我对人的信念"，我知道他们跟我一样都是人，他们可能会受伤，所以我要从我的自己层次与他们的自己层次联结。换言之在我是（I am）的层次跟他们的"我是"层次做出联结。如果我可以做到这些，那么我们谈些什么内容，就不太重要了。如果我知道他们的渴望是什么，那就会是我的方向。如果我在他们的渴望里得到方向，我也就知道了他们的期待，那时我就需要信任"我自己"，以及我所学的一切——关于人和我的信念。这时候，我就会得到我需要的指引，知道下一步要做什么，对于这些，我深信不疑。我可以和他们建立关系，在关系当中，他们信任我的真心陪伴。这时候，我相信改变就会发生，这是我绝对相信的。

　　这些对我来说一直都很有用。在会谈中产生作用，我就得到了信息，我们可以如何进行，那就是"信"（faith）。我想要和你们分享，我对于"历程"有个信念，就是坚信人都想要改变。更重要的是，必须知道，如果我只看冰山的顶层——他们的行为，那我的方向就错了。我常常谨记行为只是显示出他们的核心"我是"的状态。昨天的案例，那个丈夫就是很好的例子（夫妻及丈母娘），如果说，你只是评断他的行为，就很容易被触动：喔！这个女人真可怜，嫁给一个有这种行为的男人。但如果你看他的行为，知道它只是一个信号，告诉你"他在痛"，你就会好奇在他之前的生命里曾经发生过什么事。因为我们都知道，人都是在他的原生家庭中成长的，纵使已经是成人，也会把过去的痛带到日后的生活里。

　　所以，我相信我会见的每个人，在他后面有他的背景，背景后面还有背景，还有更多的背景，那些都是他的学习。因为行为是学来的，所以你可以看看昨天那位丈夫，只是对他的行为有个意见。但是，如果你相信萨提亚模式，就会知道行为只是基于学习的一个结果。因为他和我们一样,在刚出生时,都是身心灵健康的人。所以我们要常常提醒自己,每个人生下来没有好或坏,一样都是人,不管在主角与他们(父母)之间发生了什么,我们可以用不同的眼光看待他们。所以你们和我只是一个工具,我也把我学到的、我相信的,以及我经验到自己身为人的经验,带到这个家庭里。有时候,我的经验。对他们,有帮助,我就可以与他们分享。但是永远都记得我自己的学习,我深信人是可以改变的。这个信念一直在帮我继续我的工作,而且对他们保持好奇,所以这是我带入会谈里的资源。我当年刚从社工系毕业时还没有学萨提亚模式,那时学到哪些东西对人是重要的,哪些是较好的,我就应该怎么去做。但是,我认为对他们是有用的、成功的,对他们来说,却不见得是有用的、成功的。

昨天,我根本不知道那对夫妻是否想要在一起,我只是帮助他们明白自己想要什么。你们和我都可以做一件事,就是"提问",让他们看到不一样的图像。关于他们要做什么,雕塑可以帮助他们作出决定,而不是让我来评断:她要不要和那个男人继续生活下去。我们不帮他们做决定,其实是在尊重他们,因为他们之中发生了很多事情,我们不见得都知道。

也就是因为这样的困难,身为治疗师,不管你为家庭进行家庭治疗或是重塑,有时这个平衡是很敏感的。有时候我可以主导这个历程,但不是主导那些人。所以你要常常记住,主导他们的是他们自己,我只是在历程当中尽量去做,让他们可以更好地主导自己。我知道有很多治疗学派认为,他们可以去主导人们。

我们要维持这样的平衡很困难,正因如此,我很感谢你们愿意花时间来学习萨提亚模式。有人以为学萨提亚模式很容易,有人认为几周就可以学会了。但这是不可能的,因为你要先学会认识自己,这就要花很长的时间,我花了很多年来整合自己。

对我来说,对于萨提亚模式的信念,每一个我会见的家庭、每一个我做的重塑,都是个学习。这个模式,是这样深深地在人的上面工作,所以我们要尊重人。我们的信念系统,相信每个人都拥有他所需要的资源。我们的工作是在帮助他们找到资源并运用它。在人的层次、在认同的层次、在人性的层次,我们都是平等的。帮助人们是透过我们的尊重,送给他们我们相信的东西,这样他们就可以在彼此之间的爱与联结上工作了。

我要再说的是:萨提亚模式不是个工具或技术。当然,学萨提亚模式,你可以学表面的形式,也可以用很深入的方法去做,我希望你们都知道这个差异。我们知道用深入的方法去做萨提亚模式是困难的,因为我们需要先做榜样,这就是身教。换言之,我自己要先成长才能示范,我希望来访者也愿意成长。

我很相信不论他们的问题是什么,如果我能帮助这次来访家庭里的这三个人互相联结,表达出他们对彼此的爱,他们以后就可以走自己的路,这图像会很美。在刘老师的案例一家六口里,我们很清楚地看到这一幕。在另一个案例,田老师带来的家庭里,当妈妈接触到自己的痛、自己人性的部分,她和丈夫之间的关系就改变了,就算那只是很短的一刻,但我可以在孩子的眼睛里看到光彩。所以,今后我们要滋养他们,因为他们一天要开车工作十小时,忙得要死,他们常常忘记彼此间的相爱,所以我说后续追踪很重要。

我真的相信,只要一次,如果你能在一个人的眼睛里看到光,就表示你可能已经抓到重点了,接下来你只要滋养他们彼此间的相爱就可以。我希望你们每个人都曾经发生过这些,我希望你们都知道我在说什么。当你真的知道我在说什么,这些就会发生(指治疗师与这个家庭之间)。我和一个家庭有两个小时的会谈,不见得马上就能带到这个位置来,我可能要会见他们三到四次,我可能需要做些不一样的工作,但是我不会放弃,因为我相信他们迟早都会到达那里。我相信他们的联结是最重要的,他们对自己的认同也是最重要的。我不知道我需要会见他们多少次,你知道得愈多、你运用萨提亚模式来工作愈多,就愈知道大概要见他(们)几次。这不是会见他们几次的问题,而是你和他们的工作可以做得多深，同时也在于他们的自我保护有多少。像昨天的家庭有这么多的痛、这么多的自我保护，他们就需要多一点时间。昨天的家庭有很好的机会可以改变，因为他们和治疗师有很好的联结，这也是我每次都要说"一定要追踪"。我只是偶尔来一次，但他们是和你们联结的，你们和他们的联结才真正能够帮助他们成长。我对他们一无所知，我只能帮这些忙，把它们带进治疗师与家庭以后的会谈里。

今天进行的是"初次会谈"的工作，我们不知道会发生什么。我认为请他们走进这个房间，对他们而言已经很困难。但是走进这个房间的每个家庭，因为你们的关系，他们带走很大的礼物。他们可以感觉到你们的能量、你们的爱、你们的关怀。这是我们在自己办公室会见家庭时所没有的。但是你可以在你的办公室创造出这样的氛围，你可以把你的办公室弄得多彩多姿、很多颜色，或者摆放某些玩具。不论如何，在我的办公室里，我放了一些我所爱的人的照片，有我的子女、萨提亚女士，Ben 及 Jock 的照片。这些人的灵魂都在我的办公室里，因为他们可以帮助我。以后你们的照片也会放在我的办公室里，因为你们会送我团体照，但是我的墙壁快没有位置挂照片了……。当来访家庭走进这个房间，心里是很害怕的，而你们的声音和温暖，可以帮助他们，这就是我想说的。

我上次对你们提过，我喜欢和来访者订合约。但不能在这里这么做的理由是，我知道我不会再见到他们。在我办公室里，我会和他们建立合约，我要他们明白，不是我让他们改变的，让他们改变的是他们自己。我通常会说："我愿意见你们四次，见一个家庭大概是两个小时至两个半小时，四次之后我们要再评估。我希望四次之后我们就不需要再见，因为这是个学习经验。"我很清楚地告诉他们，我跟他们的工作为何。治疗是个教育，所以他们会学到如何联结，为自己做决定，我也告诉他们第三度诞生是什么，我也跟他们讲过一些混乱的可能性。

我对自己的承诺是，不管工作的进展有多慢，当他们离开我的办公室时，带走的是希望，知道事情是可以改变的，带走的是他们做出的一些承诺,当然,我也会给他们功课。他们下次来时,我要做的第一件事就是检视他们的家庭作业。如果四次都没有做功课,我就要评估是否还要再见这个家庭。

在我工作的医院里有家庭治疗的训练,治疗师会和家庭工作,我和我的团队在双镜后看他们工作,因为社区都知道我们有这个课程,所以他们将不愿意见的家庭都送过来给我们。有些是很困难的家庭,像是虐待的家庭、愤怒的人。见了四次以后,我们会做评估。曾经有个家庭每次来就是不断地相互指责,也不做作业。四次之后,我们对他们说:"我们不会再见你们,会将你们转介给别人,因为我们的工作明显的无效能。"他们很生气地说:"我们非回来不可。"我们说:"你们回来干吗?你们都没有改变。"他们说:"我们只有来这里才会彼此说话。"换句话说,平常他们是不讲话的,大家一进入那个房间,愤怒就出来了。在那房间里,我们就看他们表达愤怒。我们说:"如果这样,把房间租给你们,我们不用待在这里,你们自己在房间里吵就可以。"他们真的想这样做,他们说:"我们是否可以下班后就来这房间里吵架?"对于这个,我们可以做些什么呢?我们需要好好利用它,因为他们想要对彼此吼叫,他们觉得那个房间是最安全的。后来,我们找到不一样的方法和他们工作,我们允许他们再回来三次,他们就待在房间里而我们不进去。他们发现,我们没有给反馈,他们也就没得吵了。

我们从这个家庭学到很多,英文有个比喻"有只大象在房间"表示大家平时回避不谈公开的秘密,除非他们感到安全,愿意开诚布公。这需要足够的空间及时间。之后才会想要再谈别的事情,才能彼此聆听。所以每次会谈后的评估都很重要。

你要记得,他们要对自己负起责任。对我来说,当我和家庭工作而且觉得无助的时候,我会告诉他们:"我很无助。"你一说"你无助",通常是很有帮助的,因为他们也觉得无助啊!我从华特克(Carl A. Whitaker)身上学到的,他以前常常说:"那时候我在那里,不论我有什么感觉,我很肯定家庭里一定有某个人跟我有一样的感觉,因为我们当中有个能量在那里流动。"所以我们常常观察他，邀请他到我们的城市来工作。我们观察他的工作，他是个很一致性的人，内心想什么，就会表达出来。有一次，一个家庭来了七八个人，他坐在椅子上往后靠，完全不注意他们。他说："不知道发生了什么事。但是我正在想，回家后要如何修理好我那艘船？"此时，家庭中的妈妈接着说："我现在觉得好沉闷，我也在想其他的事情。"在一个很盛大的年会里，有个墨西哥家庭在台上和他会谈，家中有位十七岁的女孩想要自杀，她之前也自杀过。那天教室里大概有两千人，他说："你们家里有谁想要这个女孩死掉？"我们都好惊讶，后来问他："你怎么会说这种话呢？"他说："因为我得到那个讯息。"当然，他问了以后，没有人承认。他说："我很肯定那个女孩也得到了那个讯息。"不过，他并不好奇那个讯息是谁发出的。

我不是建议你们也这么做，我提出这个例子的原因是，因为他在教导我们，其实我们都有天线能够接收到别人的内心讯息，如果能够敏锐地去聆听你内在的声音，你收到的信息就不光是他们和你说的话语。我只有全心全意在那里的时候，才可以得到这些信息。我可能得到一些讯息，只是不知道该用怎样的字眼表达出来。但我相信自己感觉到的。我知道米纽庆和那些伟大的治疗师，包括萨提亚女士，也是这么做的。萨提亚女士常常用身体与人接触。我们问她："为什么你常常喜欢碰触他的身体？"她回答："当然，当事人要先同意我碰触他的身体，我在接触身体时会得到一些信息，例如他的压力有多大等等。"

我和你们说这些的目的是，如果你脑袋里只想到自己的会谈可以如何成功，或者说你心里早就有打算他们应该怎么样，那么，你就会做不到上面所说的。这是我尝试工作的方法，也就是我怎样准备自己来会见这个家庭。我喜欢这样做，因为我是个好奇的人。现在我内心，很期待见到今天这三位来访者。我很尊重他们，因为他们从这么远的地方前来会见我们。

我经常记住我伟大老师们的工作，当我跟你们说"要跟着历程走"时，心里就会想到催眠大师艾瑞克森，他大概是上个世纪里最伟大的治疗师之一。对于历程的比喻，你们都知道他十五岁时得了小儿麻痹症。在那个时代，不知道要如何医治这种疾病。他听到医生对妈妈说，他一辈子就是这样，下不了床，生活上完全是失功能的。那时候，他就发展出怎样聆听、观察人，因为他躺在床上唯一能做的就是看看、听听他的家人。他很清楚医生帮不了他思索要如何帮助自己。想到一个办法：移动自己的脚趾，感觉它是怎么一回事或许那个感觉可以慢慢指引他。后来他真的可以慢慢移动脚趾，于是他每天练习。十七岁时，他可以靠着拐杖走路，他的小儿麻痹症没有完全治愈过。他后来成为精神科医师，发展出如何观看人们的工具，他利用催眠来工作，工作对象是人们的潜意识。五十一岁时，他再次得了小儿麻痹症，我们一群人和他上了五天的课，两年后他过世了。

那时候，他一半的身体完全麻痹、不能移动，必须坐轮椅，经常这样抓着自己的手臂，对我来说，这是一个很特殊的体验。他和我们讲了五天有关他病人的故事，我们十五人跟他上课，他从来没要我们自我介绍，但他认识我们每一个人。他和我们讲了很多他病人的故事，每天晚上下课时，我们就说，在这故事里我们学到什么，在那故事里又学到些什么。因为他都是间接地教我们："要相信人、要爱人、要信任人"。

那间房间里没有家具，他坐在轮椅上，墙上都是病人写给他的明信片。他会对我们说一位二十年前见过的病人的故事，并且说："把那张明信片拿下来，这是他去年寄给我的明信片。"艾瑞克森的追踪，就是别人写给他的明信片。在那间房间里，充满了病人对他的爱。

他很在乎我们每个人，第一天早上，艾瑞克森坐在轮椅上，由夫人推着进入教室，她说："现在十点钟，我们要开始课程了。之后，他会如何跟你们在一起，就得看你们的能量如何了。"所以课程上得如何，变成是我们的责任，我们要给他能够上课的能量。最后一天，他七点才下课，我们很高兴我们的能量很高，可以赋予他上课的能量。

有一本他的小书，我想已经翻译成中文，书中提及他的案例。他做的工作和别人不一样，是不寻常的治疗。对于我们的提问，他通常不会直接回答,我们总是会听到一个他用来回应提问的故事。如果有人提问:"你如何界定治疗是什么呢?"他就用跟着迷路的马回家的故事来回应。

二　会谈

玛莉亚　(在教室门口迎接主角一家人,得知他们的名字,介绍自己和翻译沈明莹,并欢迎他们,请他们选个位置坐。)①这是我们团体第三阶段的课程,大家在一起学习,相处了十八天,今天是最后一天。每个来到这里的家庭都让我们有很多的学习,所以谢谢你愿意来,我很感谢你们。你们这么老远来这里与我们相见,我想请我在这里的朋友告诉你们,他们的名字,以及他们来自哪里,至少你们可以和他们的声音联结。

$$♦儿子 \quad ♦治疗师 \quad ♦母亲 \quad ♦父亲$$
$$♦玛莉亚 \quad ♦沈明莹$$

家　庭　(表示同意)

(学员——介绍自己的名字和来自哪里)

家庭成员和治疗师的愿望

玛莉亚　我从加拿大来,很欣赏你们来到这里,我并不知道你们来这里的理由,所以我想知道你今天来这里有没有什么愿望?我很好奇,对你们的家庭想要有多一点的认识,是夏老师提出这次的会谈。夏老师,你把他们带来这里,你自己有什么愿望吗?

夏老师　我之前就认识主角了。他希望来,这样可以为他们的家庭提供一个能够学习和成长的平台。具体的理由我也不知道,因

---

①　依上课录像带加上:儿子对爸妈说:"随便坐。"位置如下:儿子,中间空了一张椅子,母亲、父亲。(儿子要治疗师夏老师坐在自己跟母亲之间)

为我们在这里学习,我自己的愿望是希望玛莉亚能够示范一个初次会谈,同时也协助这个家庭成长。

玛莉亚　不管这里发生什么,你愿意承诺,如果需要,将来你会追踪这个家庭吗?

夏老师　是的。

玛莉亚　谢谢。(对儿子)好像是你建议要来的,是吗?

儿　子　是的。

玛莉亚　我们四年前见过吗?

儿　子　五年前参加过你的工作坊。

玛莉亚　现在再相遇,你内在想要什么? 你想要在这次会谈里发生些什么?

儿　子　我认为,虽然我们家对心理学感到好奇,但是我们之间的情感联结与沟通非常纠结,而且找不到方向。在我的家庭,每个人都小心翼翼地观察和等待着对方,每个人都想分析别人,却将自己的困扰藏在内心,同时,我们习惯于发现彼此的问题,觉得是他人的错,自己总是对的。此外,我觉得在我们家,对彼此非常有礼,却不沟通彼此的感受。在"爱"的名义下,我们做了一些互相不能理解的事情,这使得我们之间的距离愈来愈远,关系变得紧张。正因为这种紧张的关系持续了很多年,所以我希望有个平台,让我们可以开始沟通。

玛莉亚　所以你要的是沟通,是吗?

儿　子　是的。

玛莉亚　还有什么呢?

儿　子　还有,我担心如果我母亲一直停留在这种纠结的情绪里,会影响她的健康。八年前她得过癌症,虽然她现在康复了,但我担心如果她的心情一直低落会影响她的身体健康。

玛莉亚　你很担忧母亲的健康。

儿　子　我想照顾她,但是不想放太多的重担在自己身上,因为太多

　　　　　　了,这是我的第一个愿望。第二个理由是,不知是什么原因,
　　　　　　全家每个人都感到无力,即使我们不说,却会将无力的讯息传
　　　　　　递给彼此。我们不向彼此表达这种无力感,所以每个人都感
　　　　　　觉很孤单。即使是一家人,彼此间却似乎是陌生人。

玛莉亚　所以你的愿望是什么? 一个是沟通,还有其他的吗?

儿　子　我希望能像其他家庭一样,我们家人的情感可以自然地流动,
　　　　　　不要在爱的名义下伤害彼此。

玛莉亚　所以你知道你们是彼此相爱的,你相信吗? 你觉得爱在哪里
　　　　　　吗? 只是不知道怎样去沟通,是吗?

儿　子　我认为我们正在逃避彼此。

玛莉亚　我明白,很多家庭都这样。很多人害怕表达他们的感受,但
　　　　　　"不表达"不表示没有感受。我问的是,你是否感觉到真的有
　　　　　　爱在这里,只是没有表达出来?

儿　子　有,但是太多了,我不想要这么多。

玛莉亚　他们太爱你了吗?

儿　子　对,那使我觉得被控制,没办法成长。

玛莉亚　好。你现在几岁?

儿　子　三十三岁。

玛莉亚　你觉得你还没有成长?

儿　子　这是有原因的。半年前我想去国外创业,一开始父母亲非常
　　　　　　困扰,我自己也经历过一些非常痛苦的挣扎,思考了很多。经
　　　　　　过几个月的煎熬后,我终于熬过来了,也从中获得成长。父亲
　　　　　　说他已经走出纠结了,但我认为母亲仍然在煎熬中。

玛莉亚　所以,挣扎是什么? 你要出国,他们不让你去吗?

儿　子　我要去国外创业,但我的母亲很焦虑,看到的都是悲观的那
　　　　　　一面。

玛莉亚　你要去开创什么事业?

儿　子　我想在国外开一间自己的餐厅。但是我母亲不愿意我离

开她。

玛莉亚　现在你在这里没有餐馆吧？你知道怎样开始吗？

儿　子　我现在还没有餐馆，但是我研究过如何经营一家餐厅。而且我的合伙人有过开餐馆的经验。

玛莉亚　那个挣扎是，你想要一些东西，而你父母不同意？

儿　子　理智上他们说他们同意我创业，但情感上我母亲不让我走。

玛莉亚　我明白了。

儿　子　而且有一句话，我觉得很沉重。我母亲对我父亲说，她觉得有种失败感，她会失去这个儿子了。

玛莉亚　我听到你说的话了。你已经想了很多。我认为你刚才告诉我两件事情，我想要与你核对。一个是你希望家里有多一点的沟通、多一点心和心的联结，这是第一件事。因为没有发生，你有些失望，不过这很常见，大多数家庭都不知道怎样沟通，这就是为什么我们在这里的原因。第二件事，有一些你要的东西，因为某些理由，变成了一个"争议"。你还是想去国外开餐馆，同时担心妈妈的健康。（对母亲）所以妈妈，你今天来这里，你希望发生什么？

母　亲　（哭）解决我的困难。

玛莉亚　你的困难是什么？

母　亲　我认为我儿子表述得非常准确，就是关于失败感这件事。因为过去我和儿子的互动过程中，我很努力做个最好的妈妈，但似乎没有做到，所以我觉得我是个失败者（哭得更激动）。

玛莉亚　你认为你什么事情没做对？我看他是个英俊的男士，讲话就像是一本书，他知道自己要什么，他清楚表达自己，你认为你做错了什么？

母　亲　我可能没有表达得很清楚，我儿子从 2005 年学了心理学以后，有些成长。对于母子和父子关系有一些新的认识，这点我很高兴。但是在当时，我们没有沟通，这件事就好像搁着了。

　　　　　　我说"失败感"是指,当我和儿子沟通时,我认为一些正确的事
　　　　　　情,儿子却认为有害他的成长。就这点而言,我觉得很失败。
　　　　　　我觉得我需要向我的儿子道歉,因为这造成了他成长的困难。
　　　　　　这就是为什么我觉得自己失败了(哭)。

玛莉亚　现在你认为这些困难是什么? 我认为他仍然在成长。

母　亲　是的,但我认为我的看法是正确的。我其实没有帮助我儿子
　　　　　　正确地成长,也许还影响了他的成长与情绪。这就是为什么
　　　　　　我觉得我失败了。虽然我不知道儿子是否对我有怨气,但是
　　　　　　我认为,就是这一切,所以我儿子对我感到不满。

玛莉亚　现在就问他。

母　亲　(转向儿子)我不知道我的感觉是否正确。(儿子完全不会看
　　　　　　妈妈)

玛莉亚　(对儿子说)你不看你的母亲。

儿　子　我认为她自己没有成长。她将我当作一个支持她生命的人。

玛莉亚　当你和她说话时,你不能看着她吗? 你想要沟通,这样要如何
　　　　　　沟通? 当你和他们说话时,必须看着他们。当你和她说话时,
　　　　　　我看你并没有注视着她。你可以告诉我,什么阻止了你看她?
　　　　　　你现在感觉到什么?

儿　子　我不想看到她流泪。

玛莉亚　告诉她。当你看到她流泪的时候,你有什么感觉?

儿　子　我觉得不耐烦。

玛莉亚　对于她的眼泪,你有评价吗? (儿子点头)我可以感受到你的
　　　　　　痛苦,而我也同时感受到她的痛苦。(母亲似乎要说些什么)
　　　　　　玛莉亚对母亲)妈妈你要说什么?

母　亲　我以前不是这样的,生病后我改变了。

玛莉亚　改变了什么?

儿　子　她说,因为得过癌症以后,她更加珍视爱、家庭及生命。

母　亲　我希望我们家就像儿子描述的那样,可以非常亲密。同时,还

有一个最大的问题,我害怕分离,怕分离、怕失去(哭泣)。

儿　子　我想离开,我想逃走。(儿子将头撇到一边)因为我觉得我妈妈以爱的名义控制我,她要每件事都按照她认为是正确的逻辑走。她愈觉得爱我,我就愈想要逃走。

母　亲　这可能就是我最大的困惑。为什么要这个样子?

玛莉亚　你的儿子什么时候开始指责你?多少年前?他现在三十三岁,他什么时候开始指责你?

父　亲　五年前,他学了心理学之后。当他明白一些道理,就开始告诉妈妈。我感觉他看问题变得更成熟。

儿　子　我可以说话吗?

玛莉亚　不可以,我要问爸爸。对于你儿子和你太太之间的状况,你有什么样的观点?你怎么看?

父　亲　我认为这是一种代沟,这可能是我们中国家庭现在很普遍的问题。在我们那一代的观念中,子女是自己的一切,我们之所以活着就是为了子女,我们可以为子女付出一切。这次儿子决定出国,他母亲几十年的信念垮了,她心里的支柱没有了。

玛莉亚　什么信念?

父　亲　就是为了子女,父母可以付出一切,子女是我们生活的全部。

玛莉亚　你这次来有什么愿望?

父　亲　我觉得他们之间的误解很深。

玛莉亚　他们之间有什么误解?

父　亲　像我儿子刚刚说的,他认为母亲的爱是一种控制。我认为他母亲只注意到她自己的感受,没有注意到别人如何接受到信息,以及它是否有效。

玛莉亚　在你看来,对于他要去国外创业这件事,到底有什么问题?

父　亲　他想出国创业,我们也希望他能达成,所以我们可以全力支持他。但是他母亲在情感上的纠结,一时难以解脱。这可能要花些时间与历程,才能放手。但是我感觉他母亲现在也逐步在改变。

玛莉亚　其中一个问题是他如果去国外，妈妈会想念他。

父　　亲　（点头）对。

玛莉亚　他（儿子）在国内有工作吗？

父　　亲　有，但他把工作辞掉了。在这个重大的人生转折点，他缺乏深入的思考。关于这点，我很担心。

玛莉亚　那你的愿望是什么？

父　　亲　今天我们很荣幸在这里，可以学到一些东西，学会三个人可以如何沟通。我们三个人都受过高等教育，也有很丰富的社会阅历。在工作和社会上，我们都相当优秀，但在家庭沟通方面，确实存在问题。实际上，我自己、他妈妈，都在反思，我们过去哪里做得不对。

呈现儿子要沟通又不沟通的矛盾

玛莉亚　根据你的观点，他什么时候开始不看你们，不和你们对话？发生了什么？

父　　亲　我觉得主要是误解。

玛莉亚　我发现它很有趣。（对儿子说）我正在和你说话，是你说要在家里有沟通，你要跟他们联结，你要跟他们谈些事情，但是你转头不看他们。这是我的图像：（玛莉亚站起来对一位学员说）学员一我要和你说话。（说话时，玛莉亚转身背对着）——这表示我们之间没有沟通，而这是你的错，这是我看到的。你都不看他们，不跟他们沟通，怎么会有联结？（问学员一）你感觉我想要和你联结吗？（玛莉亚转身背对学员一）告诉我。

学员一　没有。

玛莉亚　（对学员一）这都是你的错，你得跟我沟通啊！

学员一　我正在和你说话，你可以看着我吗？

玛莉亚　不，我听不见。

学员一　我很在乎你，我想和你说话。

玛莉亚　（对儿子）是不是这样？这是我看到的，我要跟你核对。（儿子点头）他们要和你说话。（对父亲）你想和他说话吗？

父　亲　要的。

玛莉亚　（对儿子）你愿不愿意和你的父亲说话？你看着他。你爸爸刚才也说，自从你学了心理学后，"改变"就发生了，我觉得我要负责，都是我的错。

儿　子　没有，没有。

玛莉亚　现在，如果你要跟人谈话，就得看着他们，这是第一件事情；第二件，如果你要跟他们联结，就得停止指责。你是否愿意努力这样做？

儿　子　我想做个最后的指责。

儿子内在不能做自己的愤怒和受伤

玛莉亚　请你站起来。（对父母）你将手指指出来（指责的沟通姿势）。告诉他们。指责吧！你说，这是最后的指责。你有三分钟，我不是跟你开玩笑的。你要指责，就好好地指责吧。这个不是神经语言程序学（NLP），这是萨提亚模式，所以告诉他们。

　　（对父母）这是最后一次的指责，他必须把这些愤怒从他的系统中释放出来，大家都是见证人。

　　（对儿子）我支持你，让他们可以了解你。但是不要绕着圈子说话，请你用自己的"心"告诉他们，你对什么生气？你要什么？可以吗？你愿不愿意这样做？

　　（玛莉亚和儿子面对面）看着我，这样做很困难吗？我在你的眼睛里看到很多的悲伤，告诉我，你难过什么？你母亲和父亲都想要知道。

父母亲　今天我们都在这里。你可以说，无论你想要说什么。

玛莉亚　我支持你。

母　亲　我希望过去的事情全都过去了，我们家应该有个全新的样
　　　　貌了。

玛莉亚　现在我想听他说。（对母亲）你们愿意聆听吗？

母　亲　愿意。

儿　子　可能我现在要说的是"重话"，却是我的实话。

玛莉亚　你们愿意聆听这些重话吗？

父母亲　愿意。

玛莉亚　然后你们可以回应。

儿　子　（仍然没有面对父母）我不喜欢我的家庭，我不喜欢他们两个。

玛莉亚　我要你说："爸爸、妈妈，我不喜欢你们。因为……"（儿子暂
　　　　停）"……因为我觉得受伤"或者说，"我没有得到我想要的"或
　　　　者"我在受伤的当下……"那是什么？你不喜欢的是什么？

母　亲　说出来吧，我希望你今天能释放……

儿　子　你不要讲话。

玛莉亚　（拍着儿子）我看到你的眼泪，你的眼泪在说什么？

儿　子　就是我对他们有一份怨气。

玛莉亚　虽然你有怨气，但你也觉得受伤？在你的头脑里，你有怨气，
　　　　但在心里，你有痛，因为我在你的眼睛里看到痛。

儿　子　他们都没有成长，吵了几十年，要我来做调停人，所以我不喜
　　　　欢这个家庭。他们想要我夹在他们之间，我想离他们远远的。

玛莉亚　你说："我不要再做中间人，我不喜欢这个角色。"

儿　子　我只想做个普通的儿子，在他们面前我只能说"好"，不能说
　　　　"不好"。我知道该如何孝顺父母，但我不想照顾他们，好像我
　　　　是他们的父母。

玛莉亚　告诉他们，你受伤了，因为你不能做自己，是吗？

儿　子　对。

玛莉亚　告诉他们。这是我的猜测，告诉他们，你内在的感觉是什么？
　　　　我要成为"我自己"。

儿　子　在你们面前,我不能做真正的自己,所有事情都要包装。如果我流露出一点点的脆弱或失望,我知道我无法从你们那里得到任何帮助,事情只会更糟。所以我觉得非常孤单,好像是我一个人独自长大。我是独自活着,是的,我感觉很孤单(哭泣)。

玛莉亚　所以在这个家庭,你想用不同的方式来联结彼此,是吗?

儿　子　我不想跟他们联结。

玛莉亚　你觉得愤怒?

儿　子　我讨厌他们。

玛莉亚　所以你要什么? 你要离开吗?

儿　子　对,各过各的生活,谁也别管谁。

玛莉亚　你现在还跟他们住在一起吗?

儿　子　(摇头)

玛莉亚　你现在已经自己生活了?

儿　子　是的。

玛莉亚　你现在已经自己生活了,他们如何影响你呢?

儿　子　他们继续控制我。

玛莉亚　如何控制? 如果你不允许,他们是无法控制你的。他们怎么控制你?

儿　子　他们使用各种方法打听我的状况。然后用他们认为好的、对的、爱我的方式来对待我。但我的感觉是,他们只是不想让我离开他们。如果我不离开他们,根本无法成长,因为我很依赖他们。

玛莉亚　你很依赖他们,同时又想离开?

儿　子　对,我不喜欢依赖,这不好,我不想要这样。

玛莉亚　你如何依赖? 在经济上,还是在情绪上? 你说的依赖是怎样的依赖?

儿　子　我不想承受他们的"情绪"和"精神"的压力。

家庭雕塑:儿子的图像

玛莉亚　你知道,我工作的时候是要看图像的,这是我工作的方法,用这个方法我才可以明白你。我想让他们看到你感觉到的图像,可以吗?(儿子点头)所以找人扮演你的父母。(对父母)我们找人角色扮演来呈现他的图像,到底他在家里的感受是什么。这个目的并不是在批评或评断你们两位。对你们或对他来说,了解他内在发生了什么最好的方法。所以先请他找两位角色扮演你们两位,因为他和你们两位这么疏离,如果由你们两位来扮演,他就无法呈现这个图像。

儿　子　(选两位学员扮演他的父母)

玛莉亚　(对儿子)当你觉得无法离开时,你会如何让我们看到那幅图像?他(指角色扮演者)是依赖而不能离开吗?你雕塑出那个图像来。这个是你,你是站着还是很小?

　　　　(儿子要扮演儿子者坐在地上)这是他觉得自己很小的图像。

　　　　(儿子拉开扮演父母者,远离扮演儿子者。)①你觉得很疏离,但他们也控制你,因为不知何故,你觉得依赖?这是你们的距离和感受。

　　　　妈妈,你想要说些什么?(儿子拉扮演母亲者走向扮演儿子者的后面,弯腰拉扮演儿子者的衣服)

　　　　爸爸呢?(爸爸维持在原处)

儿　子　差不多就是这样。

玛莉亚　你听到妈妈的什么声音,妈妈说什么?她说"跟我在一起"吗?

儿　子　妈妈说"回头,看着我!"(扮演母亲者重复儿子的话)

玛莉亚　爸爸说了什么?

----

① 儿子坐在地上,背对着扮演父母者,距离很远。

儿　子　什么也没说。

玛莉亚　（对扮演儿子者）你感觉怎样？

扮演儿子者　我不敢回头，我很害怕。我想要走更远一点。

玛莉亚　（对母亲）妈妈，你明白这个图像吗？这只是他的感觉，并非是你做了什么。

母　亲　（哭）我很惊讶，不能理解。我不知道错在哪儿？

玛莉亚　你没有任何错。很多人都有这样的感觉，多少人有这种感觉？请举手。（有人举手）你看，这是人性的状况，这只是他的感觉。

母　亲　因为我和丈夫是全心全意地爱他，为什么会出现这种情况？

玛莉亚　（对扮演母亲者）你觉得你爱他吗？

扮演母亲者　我很爱他，但我现在很累（摸着自己的腰）。我不知道我可以怎么爱他了，我只想看着他。我很难过。

母　亲　这正是我的感觉。

玛莉亚　（对扮演父亲者）爸爸，你在那里的感觉如何？

扮演父亲者　一开始的时候我很愤怒，我不想看到这个场景，我想转身，不想面对。

玛莉亚　（对父亲）爸爸，这是你有时候的感觉吗？

父　亲　前半段的感觉是对的，我也很不愿意看到这种场景。之后我试图从中协调，尽量做化解的工作，但不知道我努力的效果到底如何，目前还看不出来。

玛莉亚　（对儿子）你不相信爸爸说的，是吗？

儿　子　父亲在我面前分析母亲的问题，而母亲在我面前分析父亲的问题。

玛莉亚　所以这是另外一个图像。

父　亲　儿子，我觉得这还是一个误解。

玛莉亚　好！我要告诉你，我看到你没有站起来。是什么阻止你站起来，看看爸爸、看看妈妈？（对扮演儿子者）是什么阻止你站起来？

扮演儿子者　内心里有很多的悲伤，我只感觉到她在拉着我，从没想过我能做什么。我的注意力都在外面，像个小孩子一样。

玛莉亚　(对儿子)有时候，你有这种感觉吗？(儿子点点头)你想要有什么改变？首先，你得先站起来。

　　　　　(儿子走过来，拉起扮演母亲者到扮演父亲者的身边，让他们手牵手、肩并肩地站着；儿子让扮演儿子者站起来，走更远，然后转身回头看着父母)

　　　　所以你想要站起来。

儿　子　站起来，而且转身离开。

玛莉亚　(对扮演儿子者)转身离开，他(指儿子)叫你转身离开。(对儿子)你半小时前对我说，你想要沟通、联结，在这个家庭中可以表达自己。你同时告诉我两件事，我认为两个都有可能，因为可能有更多的了解与沟通。如此，你就可以离开，不用转身背对着她，不用伤害她，这是我对你的愿望。三十三岁了，你想要独立。我认为你的痛，是因为你用这个方式走，但这不是好的方法。这样做，你会觉得自己并不完整。不管你走到哪里，走得多远，你带走的都是这个疏离感。你不管去哪里，都属于这个家庭。所以我的愿望是你可以离开，做你想要做的，但是要用健康的方法。你喜欢这样吗？

用健康的方式离开父母

儿　子　我可以尝试一下。

玛莉亚　健康的方法是：转过来看他们，站起来，告诉他们(指扮演父母者)，不是在你脑里，而是在你心里发生了什么。沟通是心对心的，他们(父母)会听到。告诉他们(指扮演父母者)，你真正想要的是什么？(对扮演儿子者)你要什么？你现在是扮演他的角色，我们知道你想要离开，但也知道你想和他们联结。

扮演儿子者　当我转过身时,我的心是留在他们这里的。我只是带走
　　　　　　我的空壳,而内心充满了悲伤与内疚。我觉得我的心并不完
　　　　　　整,一半留在这里(指父母那里),其实我还想和他们在一起。

玛莉亚　(对儿子说)有时候,这就是你的感觉吗?

儿　子　没有。我觉得心里一片空白。

玛莉亚　之前你告诉我,还有另外一个图像,你夹在父母中间。

　　　　　　(玛莉亚要扮演父母者过来,扮演父母者互相指责,扮演
　　　　　儿子者蹲在中间,两手捂住两耳)

　　　　　　这是另一个图像。

　　　　　　(对扮演儿子者)你的感觉怎么样?

扮演儿子者　我很害怕。

玛莉亚　(对儿子说)这是你的痛和愤怒吗?(儿子点头)现在还是这样
　　　　　子吗?

儿　子　没有,他们现在比以前好多了。但是我对于他们彼此间的所
　　　　　有指责非常烦恼。

玛莉亚　你说有点改变,现在是怎样?

儿　子　他们靠近些,偶尔互相指责。

　　　　　　(扮演儿子者突然蹲着离开父母之间,往旁边移动)

玛莉亚　(对扮演儿子者)你发生了什么事?你移动了,你跑出来了。

扮演儿子者　我不愿意在这里,我觉得压力太大。

玛莉亚　这是他(儿子)的观点。(儿子此时说话,表示同意)(对父母)
　　　　　这是你们儿子的观点,他卡在你们之间,对他来说很痛苦。爸
　　　　　爸,那个图像对你来说有何意义吗?爸爸,这只是象征性,很
　　　　　多孩子都是这样长大的。

父　亲　是的,情况的确如此。

父母分享对儿子的理解与支持

玛莉亚　那请你告诉他(指儿子)。

父　亲　我告诉过你了,我们已经意识到对你的伤害,所以很内疚,想
　　　　从其他方面来弥补你。(对玛莉亚)基本上,我和他母亲都非
　　　　常爱他,或许爱的方法不对吧。

玛莉亚　你自己告诉你的儿子,可以吗? 现在,你想要告诉儿子什么?
　　　　这是你说话的机会,不管你要说什么,都告诉儿子。

父　亲　误解太深了,包括你这次出去创业,我们担心的是怕你吃苦,
　　　　因为你从来没有这方面的经验。

玛莉亚　他可以活下来,他现在已经有力量来这里,站着看着你。你愿
　　　　意提供他什么? 这样你们两个就可以开始对谈,因为他想跟
　　　　爸爸有个新的联结,他渴望联结。你可以提供什么给他? 问
　　　　他,现在想从你这里要什么。

父　亲　我非常理解儿子需要什么,他现在最需要的是鼓励与支持,因
　　　　为他成熟了,能独立了。这是我们过去做得不足之处,始终认
　　　　为他还没有长大成熟。

玛莉亚　他是成熟的。(对儿子)告诉他(指父亲)你要什么? 在心对心
　　　　的层次上,你想和父亲有怎样的联结,如果说有奇迹发生,你
　　　　会有什么愿望?

儿　子　我希望他们过好自己的生活,从自己的生活中找到乐趣与希
　　　　望,有自己存在的价值感,不要将希望全部建立在我身上。

玛莉亚　请你告诉他,你的感受,而不是给他一篇演讲。在你心里,你
　　　　要什么?

儿　子　自由与独立。

父　亲　我们非常理解你,而且我们现在正在试着改变自己,正在改变
　　　　自己。

玛莉亚　当年你三十三岁,和他一样大年纪的时候,有自由吗? 告诉他
　　　　那时候是怎么样的,或许他不知道。

父　亲　那时候我已经在部队里,我们两个都是军人出身,从小就接受
　　　　那个时代的思想教育,所以我认为现在的代沟主要是价值观、

人生观的不同。

儿　子　（摇头）不是这样。

玛莉亚　当你三十三岁时，你跟你父亲的关系怎么样？你当年的经验
　　　　是怎样？

父　亲　从小我父母的关系也很不好，我很小就离开家，当时我十六
　　　　岁，我住在学校宿舍，后来就到部队当兵。我很早就独立，十
　　　　六岁就开始独立。

玛莉亚　当年你父母彼此指责，关系不太好的时候，你感觉如何？你的
　　　　图像是什么？

父　亲　我想逃跑，也想逃避。

玛莉亚　你告诉过他吗？

父　亲　我以前曾经告诉过他。

玛莉亚　现在跟他说。

父　亲　当年我也有这种感受，这就是我能理解你的缘故。但我对他
　　　　们的反应不像你这么强烈，因为我内心能理解我的父母。要
　　　　客观地、全面地看待父母，接受一切。尽管我对父母有些怨
　　　　气，但是我内心始终是爱他们的，从来没有这种抵触感。我的
　　　　父母没有受过很多教育，但他们对子女的爱是无法用语言表
　　　　达出来的，我必须靠自己去慢慢体会。我觉得，我也是到三十
　　　　多岁以后才能理解父母的爱。在我们家，表达爱的方式是付
　　　　出行动，胜过用语言表达。或许这就是我们不同的地方。

玛莉亚　当你得到"他觉得自己很渺小而且挣扎"的讯息，你那时的感
　　　　觉如何？

父　亲　这个我们能理解。

玛莉亚　但他不再需要如此了。

父　亲　这个我们也知道。

玛莉亚　他说，"我现在要独立，我要离开，靠自己生活。"是什么理由让
　　　　他走不了、不能独立？

父　　亲　我认为,你应该可以走出去。实际上,对于你的创业,妈妈和
　　　　　我都打从内心支持。或许在具体方面,例如经济上,你可能暂
　　　　　时还无法独立,还是需要我们支持。

玛莉亚　（对儿子）在财务上你担心吗?你可以自己赚够钱才去创
　　　　　业吗?

儿　　子　在财务上我不担心,有其他变通的方案。我只是对他们烦透
　　　　　了! 他们无论什么事都把所有情感的需求放在我身上。

雕塑亲子间的矛盾图像

玛莉亚　（对父亲）他在说,别爱我这么多。（对扮演儿子者）告诉父亲
　　　　　你别爱我这么多,以至于我走不了。

扮演儿子者　别爱我这么多,我走不了。

父　　亲　身为父母,从内心来说,始终是割舍不了的,情感上割舍不了。

玛莉亚　我让你看另外的图像。（对扮演儿子者）你抓着他,另一手指
　　　　　着他,说:"你别这么爱我,我走不了,是你不让我走的。"

扮演儿子者　（抓着父亲的西装,另一手指责他）你别这么爱我,我走不
　　　　　了,是你不让我走的。

玛莉亚　抓得很好。

扮演儿子者　都是你的错。

父　　亲　我觉得不是这样,还是误解。

玛莉亚　我是要把这图像给他,（对儿子）看,是不是真的呢?

儿　　子　是的,而且要更激烈一些。

玛莉亚　让我们看你的图像,你雕塑它,让我们看看。

儿　　子　我做不了。

玛莉亚　你当然可以。

儿　　子　不行,我做不了。

玛莉亚　为什么?是什么阻止了你?在他这里（指扮演父亲者）。雕塑
　　　　　你的图像。

儿　子　可能会比较激烈一点,可以吗?

玛莉亚　你是说暴力吗? 不能伤害他。

儿　子　(点头)我知道。

玛莉亚　(对扮演父亲者)你愿意吗? 你受得了吗? 你够强壮吗?(扮演父亲者笑了笑,点头)(对儿子)你不能伤害他,不能有暴力。记得,只是个图像。

儿　子　(儿子用手去推扮演父亲者的背,推开他)就是这样。

玛莉亚　这是你想要做的。

儿　子　是。

玛莉亚　你可以这样离开,不需要得到他的许可,你为什么来这里? 你不需要我们帮忙就能做到,为什么要来这里,而不是出国? 我认为你要别的东西,这才是你的困难。(对扮演儿子者)你的感觉如何? 你的图像如何?

扮演儿子者　我感觉很困惑,我觉得如果是他要的,这个历程只要在他心里完成就可以了,所以我不知道他要什么。

玛莉亚　当这个发生时,你的感觉怎么样?

扮演父亲者　我看这幅图像时,觉得自己想做儿子刚才做的那个动作。被推出去时,我觉得较舒服。后来儿子也示范了这个动作。

玛莉亚　(对父亲)爸爸,当你看到"把他推开的图像"时,你感觉怎么样?

父　亲　我觉得不可思议,无法理解。我不知道他的怨气为什么这么大? 我觉得这很不可理喻。

玛莉亚　(对父亲)直接跟他说,告诉他,你的感觉。我知道你不明白,但是你内在的感受怎么样?

父亲对儿子的期待

父　亲　我心里很难受,你对父母有这么大的怨气吗? 我曾经告诉儿子:"你可以不爱我,但必须要爱你妈,因为她为你付出了全部心血。"

这原是我准备在他婚礼上对他说的话,但是没想到他的怨气会那么大。这让我们感到非常难受,更让他妈妈难以接受。

玛莉亚　他结婚了吗?

父　亲　没有。

玛莉亚　你刚才说,在什么婚礼上?

父　亲　就是,如果我以后有机会参加他的婚礼,想要说的话。这是我内心里想要说的话。

玛莉亚　他什么时候变成这样子的?

父　亲　可能是这两三年吧,他母亲这几年生病了,我全部精力都放在她身上,就比较少关注儿子。他母亲身体逐渐好转以后,我们的精力就开始转移到他身上。考虑他将来要成家、要找对象,所以买了房子,为他装修。在装修房子的过程中,我们发现冲突愈来愈大。一直试图找到问题的原因,到底是为什么? 因为我长期做人事组织干部的工作。

儿　子　你扯远了。

父　亲　因为我长期从事人事组织干部的工作,或许习惯用这种工作方式来处理家庭的事情,自我反省,到底哪里做错了。

玛莉亚　(对儿子)你可以告诉你父亲吗?

儿　子　在装修期间发生那么多争吵,之前我们没有机会做同一件事。因为有这件事,让我们三个人聚在一起,冲突就浮出表面了。以我的成长经验来看,我们家里发生的任何一件大事,每次都要吵得不可开交。

玛莉亚　现在,是你不想听他说。我看他很努力地想要接近你,你却想要逃走、想要逃开。

儿　子　是。

玛莉亚挑战成年儿子"真正想要的是什么?"

玛莉亚　这是你要的吗? 你来这边的目的就是要指责? 告诉他们,

你的感受如何？或者你真的想要联结？一开始会谈，你一坐下来就说你要联结，但是对于父亲刚才说的话，我看不到你对父亲的一点慈悲。我不知道你跟谁学了心理学，又从心理学中学到了什么。如果你想成为心理学家，心里得有些慈爱。我的第一个要求就是，你要真的听到别人说话，且可以回应，而不是像个生气小男孩的行为，够了。现在告诉他，你真正想要的是什么？而且你想要这个家变成怎样？如果你给他们一些机会，你想发生些什么？你们都是成年人，其中一件很重要的事，就是需要尊重彼此。我看到你的父亲向你伸手，而你推开他，这是你让我们看到的。你到底要不要跟他联结？因为我不会浪费我和这个团体的时间来跟你绕圈子。

儿　子　我希望他们可以照顾好自己的生活，而且尊重我的自由。

玛莉亚　是怎样的自由？

父　　亲　这个我们可以完全做到。我们觉得儿子仍旧关心我们，希望我们老俩口在晚年能过得幸福。

玛莉亚　什么叫做"自由"？你所谓的"自由"的意义是什么？你需要清楚地告诉父亲。

儿　子　我可以真实表达开心与不开心，当我表达不开心时，他们不需要那么紧张。当我分享不快乐时，我希望他们跟我一样，都能学会管理、控制自己的情绪，不要把自己的焦虑转移到别人身上。

玛莉亚　那是什么意思？你的意思是说，他们不可以打电话给你，不能告诉你任何事？你的意思是什么？

儿　子　我只要他们做他们自己。他们也能和我说开心或不开心的事，同时相信对方可以处理好那些不开心的事情。

玛莉亚　那是心理学教科书里记载的事情。我们都知道，你必须具体地告诉你爸爸，那是什么意思。例如，我要一个礼拜见你一次,或是一个月见你一次? 或者说我要去加拿大? 具体的是什么? 如果我是你爸爸,根本不知道你的意思是什么。

儿　子　我希望你玩你的电脑,有空出去钓钓鱼。当别人问你的儿子怎么样时,你可以跟他说,他挺好的,正在创业,而我们支持他。就这样。

父　亲　现在就是这样,我们正在这样做,一直都在这样做。他开始创业时,或许我们有点挣扎,但我只花一个月的时间就走出来了。

儿　子　但我的感受是他们在假装坚强。

父　亲　你要相信你老爸坚强的心理素质。

成年儿子与父亲的新关系

玛莉亚　(对儿子)你太担心他们了,不如你别干涉他们吧。他去不去钓鱼,关你什么事。

儿　子　OK,我跟我老爸没有问题了。

玛莉亚　现在有什么问题? 告诉他:"我太担心你了,你钓鱼钓得不够多,没有好好照顾自己。"

父　亲　我主要精力放在他母亲身上,当个后勤部长,做些家庭后勤服务工作,让她好好调养身体。

儿　子　我跟我老爸没有问题了。

玛莉亚　你直接告诉他。(儿子拥抱父亲,父亲拍他的背,笑着说:"儿子啊!")

父　亲　好,希望你像个男子汉。

儿　子　我可能还需要点时间。我知道我可以做到。

玛莉亚　我希望你刚才做的,并不是"表演"。是真的吗?

儿　子　其实我跟老爸的关系还可以。

玛莉亚　我可以相信吗?

儿　子　是的。

父　亲　我们男人之间能够理解，一句话就可以理解。

玛莉亚　新的关系看起来是什么样子？我要知道它看起来怎么样。我也有个儿子，他已经六十七岁，但不想每天看到我，也不跟我住，完全不担心我。他不想要我来上海，而我也不理他，我还是来上海，他只能 email 给我，这是我和我儿子的关系，不需要一天到晚都黏在一起。你和你爸爸想要怎样的关系？你如何说你和他是可以的？

儿　子　我们很好，我经常发短信给我老爸。

父　亲　或许我们彼此很快就能了解，因为我们是男人对男人。

玛莉亚　不，对我来说，不是男人对男人，是心对心，每个人都有心。（对儿子）心对心，（儿子点头）男人都有心，你还有一个很大的心，你只是不打开而已。所以我要知道，以后这个关系会怎样。你会跟他一起去钓鱼吗？或是将来你们会一起做什么？

儿　子　我很想他来泰国找我，和我一起玩。

玛莉亚　你要去泰国开餐馆？在哪个城市？

儿　子　曼谷。

玛莉亚　好地方，我喜欢曼谷。在曼谷你有资源开餐馆了吗？

儿　子　有，万事俱备只欠东风。现在（2011 年 11 月）那里发生水灾，我们需要找到合适的地方。

玛莉亚　我知道，我明白了。你还想要从你爸爸这里要些什么？

儿　子　不需要了。（对父亲）我真的不需要什么，你好好过自己的生活就好了。

父　亲　我能完全了解。

玛莉亚　你在我们这么多人面前承诺，彼此间不再有仇恨。因为你知道，恨与爱其实都是同一件事。如果你不爱他，就不会恨他了，我想要你把爱放在前面。

儿　子　（点头）好。

母子对话

玛莉亚　你现在愿意和你母亲说话了吗？

儿　子　好。

玛莉亚　我们不要站着问妈妈，你可以坐下。

儿　子　我希望她坐着。

玛莉亚　（对儿子）你也坐下。（儿子坐在对面）你面对着妈妈坐下。我跟你一起坐可以吗？你从妈妈那里想要什么？不一样的？妈妈是爱你的，但我觉得她爱你的方法不是你想要的。（对妈妈）妈妈，你想不想知道他现在要什么？

母　亲　非常想知道。

玛莉亚　你可以告诉她。

儿　子　我想要她可以管理好自己的负面情绪，面对和接受这份情绪。

玛莉亚　（对儿子）你在跟她说话，你就得用"你"，而不是用"她"这个代名词。所以那是什么意思？

儿　子　我要你快乐，不要把我当成负担，不要一直将我扛在肩上。

玛莉亚　我认为你可以放下以前曾犯过错的担忧。每个父母一定都会犯错，孩子也会犯错。（对儿子）如果妈妈不再歉疚，会不会很好？她可以真的以你为傲。

儿　子　是，这就是我想要的。

玛莉亚　你告诉妈妈，你已经做得很好了，"我可以的"，是吗？"别再担心我了"。

母　亲　事实上，这次要是没有出去创业的事情，从他工作以来，他所有做过的事情都做得很棒，我非常骄傲。

玛莉亚　你直接跟他说，不要跟我们说，我们都是旁听者。你细数他很棒的地方，你认为很棒的是什么？

母　亲　儿子，你工作以后，因为你是政治学老师，这种课一般人是教不好的，特别是初中、高中的同学。但是你做得很好，学校肯定你,同学们喜欢你上课的方式。

玛莉亚　告诉他,你以他为傲;你也以自己为傲,是你把他养育成人的。

母　亲　公司中,很多人认识我。大家都对我说,"你儿子很能干,他和一般老师不一样。"所以我感到很骄傲,以身为他的母亲为荣。

玛莉亚　很好。

母　亲　后来你说你不太愿意再当老师,要重新选个工作,尽管当时我对那个职业不了解,但还是支持你。因为只要你喜欢,只要你热爱,只要你努力就好。但很遗憾,2003 年我生病了,那时正好是 SARS 流行期,你刚拿到导游证,SARS 来了,我也病了。

玛莉亚　所以你以当他的母亲为傲,有个这么棒的儿子。

母　亲　2004 年 SARS 过去了。我生病后,我跟你老爸就没有关照过你。你和你爸爸都为我一个人忙碌。我得到了所有的爱与关心,我不能死,因为我儿子刚开始工作,你还没有房子,还没有结婚,所以我一定要活着。我生病时,看到丈夫全心照顾我,我以前对他的怨气都没有了,因为我当时想,这个男人是我这辈子要跟到底的人。2004 年年底,是我最危险的时候,因为四次化疗后,又出现了转移症状,那时候我已经不能化疗,但我就是想活,想为我们这个家活着。正好找到治疗肿瘤的专家,所以我们两个就到通化去。当时离开家,前往通化的心情,我从来没有告诉别人,我希望有个好的结果,能回来,(泣不成声)我不知道能不能再见到儿子。我还没给你买房子,还没见到你结婚。我觉得,我离开的当时,心情特别壮烈,因为我在女人之中是非常顽强的。

玛莉亚　但是,妈妈你做到了。你的生命韧力很强,你回来了。

母　亲　我丈夫知道,我在做治疗时,我都要痛出一身大汗,却从来没有哼过一声,我的信念就是为了我的儿子,为了我的丈夫,还有我的母亲,我一定要坚持。2004 年从通化回来后,我一点劲儿都没有。我只希望自己赶快好起来,我知道你为我担心,也为我哭泣。你说过,你愿意自己死,也不愿意我死。因为这个理由,我想我这一辈子什么都能付出,只要你好,只要这个家好,只要你高兴,只要你幸福,我什么都做得出来,因为你像女儿、又像儿子。在那一年里,我觉得你像个大男人,我真的觉得自己非常幸福,这辈子什么都不要,足够了。

最近我们家发生那么多事,我在想,我从小很乖巧也很聪明,这一路走来,全都是赞扬、欣赏。因为我爸爸死得早,我是老大,你外公走的时候告诉我:"你要帮你妈妈撑起这个家。"因为当时你大舅刚工作,你小舅刚考上大学,所以从那时候起,我就很累,那时候大家工资都很低,为了让两个弟弟能够成家立业,全家都省吃俭用。自从你小舅结婚后,我觉得自己才轻松了一些。

2005 年以后我身体好一点了,因为不知道以后还会怎样,所以我和你老爸商量,要把你的养老保险赶快存起来,要想办法赶快买房子给你,因为有房子才能有家,即使我走了,你也能有个家,我就放心了。在这段时间,你一直是自己照顾自己,自己养活自己,虽然我们的话说得少,但是我和你爸爸都很高兴。不论如何,你能自己养活自己了,没让我们操心,真的没有让我们操心。

玛莉亚　如果他完全自由地做他想要做的,你觉得可以吗?你告诉我,你不用担心他,因为你知道他是你的儿子,他有你身上的生命韧力,他也有你丈夫身上的生命韧力,你以他为傲。

母　亲　因为他要出国创业,所以这次我的担心比较多。我不知道,当你面对困难时,是否有勇气能完全承担下来。我也知道人生道理,但人有时候是自私的。

母亲愿意信任和放手

玛莉亚　他拥有的资源,是从你身上、你丈夫身上学来的。你刚才告诉我们,你拥有很多资源,刚才你说的那些资源,他都有。身为妈妈,一辈子都会担心孩子,你要做的就是放他走。

母　亲　依我的观察,我最大的担心就是你情感很细腻,你对别人情感的体验很敏感。我担心,有时候你脆弱,而且从你工作以来,你的生活环境、生活条件都比较好。你能吃苦吗? 我是自私的,不愿意你吃太多苦,承受更多的压力。

玛莉亚　妈妈,就算他吃苦,他也要体验一下,这是你不能够改变的事实。身为妈妈,要学习的最大功课就是放下孩子,并信任他已经从你们两位身上学到了很多。如果你们今后可以有一段新的关系,是平等的、两个成年人的关系,他就要为自己负起责任,而不再是你要为他负责、爸爸要为他负责,你是否可以让他完全地成长,展翅高飞呢? 因为你的担忧,让他觉得有压力。

母　亲　这个我体会到了。

玛莉亚　妈妈,你照顾过你的弟弟们,当你的家人要你独立、支撑整个家时,你那时几岁?

母　亲　三十岁。

玛莉亚　他已经超过三十岁了,当年你可以做到,他也可以做到。做妈妈的就是会担心一辈子,但你的工作也是要让他可以独立自主。必须切断中间相连的脐带。但这好难,他现在是成年人,是个男人,可能会犯错。当你可以真的接纳他有他自己的责任之后,他才会和你有一段新的关系,那是他想要的。

母　亲　这事前我没有意识到,我在南京时,你(指儿子)帮我联系的那个郭医生,她对我做了个比喻。她说,如果有个和你不相干的三十三岁男人,他要出去,你放心不放心? 你认为他可以吗? 我说可以。她说,那为什么你儿子就不行? 我说,我不忍心他吃苦受累,承受更大的压力或是挫折。因为我知道,在外创业很困难,在异国他乡更可怜。

玛莉亚　　OK,妈妈,我们听得够多了。(对儿子)现在我要你告诉妈妈,你有哪些资源是从爸爸、妈妈那里学来的,你可以倚靠它。你要告诉爸妈,你有很多资源可以面对自己的未来。告诉妈妈。

母　亲　　对不起,我还有一句话没说。我到郭老师(妈妈的治疗师)那里以后,第二天我们专门去栖霞寺旅行,因为这次旅行是我发起的,就请了一位僧人对大家讲解。之后,我简单地对他说明我的忧虑。他说,你否定了你儿子的成长,你不相信你儿子,因为你一直把他当成小孩。我丈夫也对我说过这些话。

玛莉亚　　我也向你说同样的话。现在你可以相信了吗?我同意那位僧人所说的,(母亲点头)我们都向你说同样的话。你是个这么有智慧和坚强的女人,你现在要相信,你的儿子也可以做到。现在我要他告诉你,他有什么资源?我相信他多半的资源都是从你们两位身上学来的。他现在已经可以独立自主、脚踏实地站着。你还要问多少人才愿意相信你儿子?

母　亲　　够了。

玛莉亚　　(团体发出笑声,玛莉亚问大家)你们是不是都同意他已经是成年人了?(大家鼓掌)

母　亲　　由于我一直将他当成小孩,而没有将他当成三十三岁的成年人。虽然是出于母爱,但我一直都没改变过。现在我知道,我能放下了。(对儿子)我希望你能坚强,让我们两个放下,我们会照顾好自己。但我们还是会站在你的身后,无论如何,我们都会支持你,我们可以包容你的一切。之前,我曾发短信告诉过你,我希望你在我们面前可以放松一点、敞开一点,多和我们沟通。

儿子决定做成年人,不再是受害者

玛莉亚　　(对儿子)你说你父母是不沟通的?

儿　子　他们的沟通方式就是吵架。

玛莉亚　现在,你母亲说的一切……

母　亲　我希望,你在我们面前能更放松、更敞开你的心。你要告诉我们,你想什么,不要躲避我们,不要愤怒,不要有怨气。

儿　子　我做不到。我最大的问题是不知道怎样放松、抒发我的怨气、愤怒及不满。

母　亲　我希望,你心里想要什么就跟我们说。虽然我们觉得很靠近,却很有距离感。

父　亲　(对儿子)我想再说两句,希望你能够冷静地思考。

儿　子　我刚才有说,我不知道如何释放我的不满与压力。这并不只是针对你们,而是对所有事情,我只能展示一个好的、平和的我,而不能展示一个不好的我。

父　亲　我能不能这样理解呢? 你把工作、社会的冲突,和家里的冲突搅在一起了。

儿　子　没有,没有。

玛莉亚　(对儿子)我告诉你怎样做,关键在于你是否在乎你的父母,你不要再做受害者了。很简单,任何有关于你的事,你只要继续指责他们两位,你就成了受害者,你就成长不了。由于你的愤怒,你就会指责他们。如果你真的是成年人,就要处理自己的愤怒,别把他们搅进来。他们不再为你的愤怒或你所做的一切负责。如果你要他们负责,你就是将自己放在小孩的位置上。我知道你可以的,你可以作为成年人,意思是,你要为自己负责。你妈妈刚才说,她担心你,她总是担心你,这不是你的问题。你的问题是,你忘了让自己的行为和功能都像个成年人,你就像个小男孩一样地指责他们。根据刚才你母亲说的,她要放开你是很难的,但是她决定要放开你了。现在,你需要作决定,你是否要做个成年人,或是要继续指责他们以前老是在吵架。(儿子在笑)你笑什么呢?

母　亲　（对儿子）我要告诉你……

玛莉亚　（对母亲）你待会儿再说，我要问他。（对儿子）我要你做决定，你是不是真的要为自己负责？

儿　子　是。

玛莉亚　放下你童年的经验吧，将它们放进博物馆！我还要告诉你，他们夫妻沟通得很好，你一开始叙述的那句话，我觉得你没有聆听他们，我们注意到他们沟通得很好。在这家庭里，我们看到很多的爱。所以，现在你在哪里？你是否愿意给自己也给他们一个新的开始？你要去泰国或去哪里都可以，就让他们继续担心你吧，那是父母的工作，而不是你的负担。

儿　子　（点头）OK。

玛莉亚　你是否可以不再做受害者，在我跟你中间。

儿　子　没问题。

玛莉亚　你不要再去相信 NLP 那些人，对于他们教授的东西，我知道得够多了。当然，有些 NLP 老师很好，但不要找错老师。有些人教 NLP 是没有用"心"工作，只用"头脑"工作。当年萨提亚女士说过，她很伤心，因为有些教 NLP 的老师，只是用技巧而没有用心，你最好听我的。

儿　子　其实我接触心理学后，改变了我与父母亲的关系，因为我认识到每个人都不完美，以前我对老妈是言听计从，而和我父亲的关系非常紧张，十几年来我都没有喊过他一声爸爸。学了心理学之后，我有个重生的历程，我认识到每个人都是普通人，每个人都不完美。

玛莉亚　那么你是不是也学到了，每个人都是"人"啊。

儿　子　是。

玛莉亚　好，你是人，你的父母也是人，你要在那个层次和他们联结。你不完美，他们也不完美，但每个人都有很多的爱，你可不可以在人性的层次上和他们联结？

儿　子　可以，当然可以。

玛莉亚　你是否可以告诉他们，你现在的感觉？你要什么？他们两个
　　　　刚刚证明他们真的会沟通。

儿　子　对，我可能确实给自己贴上了玛莉亚老师刚才说的"受害者"
　　　　标签。过去的事已经发生了，不可能再改变，就活在当下吧。

玛莉亚　是的。

儿　子　我知道，他们在教育上的失误，是他们原生家庭没有提供过
　　　　的，这个我理解，我只是不想让这样的悲剧重复下去。我想和
　　　　他们沟通时却无法沟通，所以我就想逃离，就是这样。

儿子希望的图像

玛莉亚　我想邀请你现在给我看一个图像，呈现出你想要他们以后和
　　　　你有怎样的关系？请刚才角色扮演者出来，你雕塑他们。

儿　子　（把三个人拉成一个圈，手牵手）就是这样。

玛莉亚　（对儿子）你现在和他们（指父母）一起做出这个图像来。（这
　　　　个家庭的三个人手牵手，拉成一个圈）

母　亲　在我们家有很多的误解，我们彼此需要更多的了解。

玛莉亚　（对父母）你们有"双胞胎"（指角色扮演者）。（整个大团体成
　　　　员都在欢笑）（玛莉亚对角色扮演者说）我们将"去角色"，你们
　　　　要不要听他们（指角色扮演者）的反馈？如果你们愿意聆听，
　　　　就听一听大家的反馈，好吗？

现场的反馈

扮演父亲者　我以前就认识你，你刚才没认出我来。

儿　子　我知道，我记得你。

扮演父亲者　到了会谈后半段时，我们三个人想在一起，不想分开，我
　　　　觉得我们联结得非常好，非常高兴。

扮演母亲者　在历程中，当我们有联结时，我很高兴。这个历程其实在

昨天就发生了,我们(指扮演父亲、母亲及儿子的学员)昨晚在小组聚会时就有联结了,我们互相拥抱。

儿　　子　你们三个人吗?

扮演母亲者　是的。

玛莉亚　这和今天的历程没什么关系。

扮演母亲者　我非常感谢这个家庭,在这个历程中,我看到了我的原生家庭和现在的家庭。我的母亲也是生病多年,她和我的关系非常紧密,如果有一天她离开了,我想,我也没有办法活,我得花了好多年的时间处理与她分离。

我现在家庭的图像是,孩子去加拿大,站在机场的出境区入口处,我女儿说再见,我却哭得唏里哗啦。我想,我就是和你一样的妈妈,有许多的担心与焦虑,而我女儿却是很开心地走了,头也不回。我知道她要做什么,所以我学着放下担心和焦虑。女儿已经出国一年半,在那里过得非常好,她发展出很多的能力。所以今年暑期,我做了决定,我去健身馆运动,去按摩,学烹饪、煮健康食物,和我先生在一起。真的谢谢你们。我看到我的过去,从你们身上学了很多,谢谢。

扮演儿子者　我从北京来,我不是你自己。刚才我们三个手拉手时,觉得非常有趣。当我觉得自己不再是个受害者时,我站在这里,感觉站得特别踏实。我可以感觉"爱"在这个家庭里流动,所以我不愿意放开手。我非常感动,也非常被滋养,完全不同于刚才我背对他们,站在这里时的感觉。两者的不同在于,我是个成年人,要为自己负责,所以,我可以更清楚地看到爸爸、妈妈和我自己,更真切地感受到这份爱。另外,我看到这位妈妈时,也觉得看到自己的妈妈和我自己。我妈妈是为我们付出生命的一个母亲,她为我们做了所有能做的事。我们有六个兄弟姐妹,妈妈晚年时,紧紧地抓住我们,让我们觉得非常无力,有很多混乱与挣扎,这个爱也就变成了一个很大的负担,这是我从我母亲那里学到的部分。当我儿子长大要离开家时，我必须面对自己的生活。我选择和儿子有个不同的关系，然后我发现儿子也长大了，我自己也开始活得很真实、自然及幸福。我今天非常欣赏这个妈妈，愿意过自己的生活，或许我们从放下中得到自由。所以，我想跟爸爸、妈妈说，爱你们自己，过你们自己的生活，这是对儿子最大的支持与爱。谢谢。

玛莉亚　（对所有角色扮演者）你们都"去角色"了吗？把你们角色的帽子拿下来，说出自己的名字，谢谢。

角色扮演者　都"去角色"了。

玛莉亚　是否还有其他人要分享？

学员一　我也有一个孩子，也是在国外生活。每次他回来，跟你一样，常常哭。他看到我哭，就发脾气。但是我告诉你，我继续哭。我想告诉你，我的眼泪代表了什么意思，它很复杂。一方面，我非常以他为傲，另一方面是我舍不得他。但最重要的是，我的哭代表了我对他的爱。因为当时我什么话都说不出来，只能用哭来表达我对他的爱。但是我告诉你一个非常有趣的秘密，当他进入机场后，我回家时也能和我丈夫非常靠近。你也要相信你爸妈，要是你离开他们，他们也会成长。

玛莉亚　还有吗？

学员二　我很高兴可以轮到我分享。（翻译沈明莹介绍她是妈妈的治疗师，她们见过一次面。）首先，我想跟儿子说，很高兴你今天能来，因为我告诉你，玛莉亚老师在上海办训练课程，我要来学习。你也可以过来。今天看到你，我真的很高兴。你同时给了我一个任务，我现在要告诉你结果。你那天希望妈妈到我这里做评估，我做了评估。现在我用二十一年精神科医师的经历，以 80% 精神科医师、20% 心理治疗者的观点，负责任地告诉你，你妈妈现在不需要任何抗忧郁的药了。

　　同时，今天我看到了妈妈身上那种生命的力量，可以从肿瘤当中顽强地活下来,这是我非常敬佩的,我非常欣赏你的生命力。我还听到你中气十足地说话,我觉得肿瘤也是可以战胜的,而且你还有那么好的肿瘤科医生帮你治疗,我相信你将来会愈来愈好。

玛莉亚　她不需要更好,她现在已经完美了,她已经有很多的力量。

学员二　是的,我看到了。(对父亲)我刚才听爸爸说,我们这一代的人把所有的爱都给了儿女,愿意为孩子付出一切,这给了我一个灵感,谢谢你。现在分享我的灵感。我看到两座大山,很美,就像父爱和母爱一样,很厚、很美。小男孩在这两座大山当中成长,享受他们的滋润,我非常感动。但是山上有时会出现一点状况,这座山可能会有小的土石流,那座山可能会有小火灾,小男孩一会儿先到那座山去救火,一会儿到另一座山去修路,非常忙碌,都快累死了。慢慢地,他长大了,现在他可以背上他的行囊,像个行者,我想到徐霞客,有时候,他去旅行,可以欣赏大山的美丽风景,欣赏翠绿的森林,山中欣赏美丽的湖泊,不用那么辛苦地去救火。同时,他也可以自由地进出,可以有另外的选择,也可以成为另一座大山。

玛莉亚　我想,我必须要阻止你了,因为时间的限制。谢谢你这个很美的隐喻。我想,我们大家都可以明白了。

学员二　我可不可以说最后一句话?(对儿子)我还是顽固地建议你:请想想,是要指责父母,还是要自我成长?谢谢。

儿　子　好的!

学员三　对不起,当我听到这位妈妈的分享时,我一定要和你分享。我尽量简短一点,我感觉,我们两个有很多相似的经验,跟你差不多的时间,我也得了癌症,当时浑身上下开了七八刀。也有一个儿子,得癌症时,我想的和你想的一模一样,就是有关房子、钱,以后儿子、丈夫怎样可以活得好等等。在过程中,每个人都说我很坚强,我活下来了。其实最磨人、最痛苦的,是我跟儿子的分离,这比得癌症要痛苦好多倍,所以我能完全明白你的感受。我刚刚听你说,现在我知道了,我一定要放手。我想,我应该恭喜你,非常为你感到高兴。同时也要告诉你,我下这个决心,大概也有五年了,到现在还在经历情绪上的反反复复,当然,我已经跨了很大一步。我跟儿子有很好的分离,但是情绪上的反反复复还是会回来。在我成长的历程中,经常会做梦。因为我儿子住在香港,我经常梦到儿子还很小,有很多危险,我要去救他,然后就跟丈夫分享我的梦。渐渐地,自己有较多的觉察,突然有一天,我梦到儿子长大了,跟我一样大,我非常非常激动和开心。这个长大不是指儿子在现实上的长大,而是在我心理上的长大,我马上打电话给我儿子。这就是我想要和你(指儿子)分享的:我打电话给儿子的理由,是要给他一个工具,他以后可以怎样来对待我。我说:"我昨晚做了个梦,梦见你长大了。你知道以后要怎么帮助自己、把我踢开吗?每次只要我来骚扰你时,你就告诉我,'妈妈,我长大了',你放心,只要这句话就可以了。"所以,当我重复旧模式时,例如,要给他什么建议之类的,他就会提醒我这句话,我就止住了。我感觉,对我先生、我、儿子三个人而言,这是一个很长的过程。当然,在整个历程中,我先生帮了我很多,男人在这方面要比女人坚强一些,他会经常提醒我。这整个历程就是我们家庭成长的历程。

玛莉亚　(对夏老师)你会继续提醒他已经不再是受害者,是成年人;提醒妈妈运用自己的生命力量,放下儿子;提醒爸爸要做儿子的朋友。你是否要说什么?我希望,你会继续提醒他们!

夏老师　我会的。很早就认识你(指儿子),但是今天才初次见到你们两位(指父母)。从今天的历程里,我很欣赏你们,你们完全不知道会谈是怎么回事,这是一次很大的冒险,但你们来了,而且也做到了。你们开放自己,也做了承诺,我相信你们会做到,我也会持续地核对你们的状况。

玛莉亚　（对全家）我要谢谢你们，因为你们三位信任我们而愿意前来。我很深刻地看到你们的生命韧劲，是个充满爱的家庭。

　　　　（对儿子）欣赏你，你可以这么坏，也可以很好；你可以愤怒，也可以有爱。我是真的祝福你梦想成真，而且继续沟通。

　　　　（对母亲）妈妈，对于你刚才所有的分享，我印象很深刻，谢谢你的分享。我要推心置腹地跟你说，包括这里的很多人都知道"放手"的困难。我儿子二十四岁时，要去另外一个国家学习。我担心他的饮食，会不会洗衣服等等，他那时候已经是医师了，我还在担心他。他离开前，我遇到我最伟大的老师萨提亚女士。我在和萨提亚女士谈话中告诉她，我担心儿子的事情。萨提亚女士告诉我："你在同时做两件事情，你以他为傲，因为他被美国最好的医院接收了，你还帮他写申请书。但同时，你真的不想让他走。"萨提亚女士看着我，对我说："你一只手这样子（伸手挡住，暗示"不行"），另一手是这样子（用手护着心，暗示"可以"），这样是不行的，因为你给他双重讯息。"我回家后告诉儿子："你不用每天打电话给我，你可以走了。"儿子告诉我："我很高兴，你这样子告诉我，因为我以为你不信任我。"那不是真的，我信任他。我跟你分享这个，是你可以信任你儿子的韧劲。你们两位已经送了他很好的礼物，那就是你们的价值观、你们的资源。告诉你，直到今天我还是担心我儿子，但是我让他走。反而现在我要他放手让我走，让我可以做我想做的事，我想去的地方，而我儿子对于让我走是有困难的。所以，妈妈放手让他走；爸爸也是，放手让他走，但你是没什么困难的。（对儿子）我可以拥抱你吗？是成人对成人的拥抱。（玛莉亚拥抱儿子）你的笑容很美，为何不多使用你的笑容？

家庭成员改变的承诺

儿　子　没有问题。

玛莉亚　不能再做受害者了。

儿　子　OK，从今以后不再做受害者。

玛莉亚　你要告诉大家，"我不是受害者了"，这是一个承诺。

儿　子　我不要再为自己贴上"受害者"的标签。我可以让自己过得很好，也可以让父母过得很自由、很好。

玛莉亚　（对母亲）妈妈，你可以承诺放下你儿子吗？

母　亲　我能放下了，我相信他，他很棒，很有勇气。

玛莉亚　（对父亲）爸爸，你有什么承诺？

父　亲　不用担心。尽管放心走你的路，我们会照顾好自己的晚年。

玛莉亚　（对儿子）他们要是吵架，你也别担心，那是他们的事了。

父　亲　你要相信我们。

母　亲　其实父母之间有时候是很有意思的，我们两个虽然有时候会吵架，但吵完之后，我们又和好了。

父　亲　我们吵了一辈子，现在却彼此分不开，谁也赢不了谁，你要相信这一点。

母　亲　这是真的。这几年我们在逐步地改变自己，因为我认为他是一个值得爱的人，而他也了解我。

父　亲　我终于在公开场合听到这句话了。

母　亲　或许，儿子对过去的印象太深刻了。（对儿子）对这件事，我很抱歉。

玛莉亚　好的，我们可以去吃午餐了。

由"心结"至"联结"

——四个女人之间的爱与痛(1)

一 治疗师说明

问题呈现

这个家庭有母亲、继父和三位姐妹,她们年龄分别是小妹二十二岁、二姐二十六岁、大姐三十四岁。二姐带小妹去看治疗师,因为小妹企图自杀,忧郁的情况很严重,同时她和全家发生强烈的冲突。

现在小妹和母亲、继父住在一起。大姐和丈夫、孩子住在同一个社区,母亲经常帮忙照顾大女儿的孩子。这是个很复杂的关系。大姐拥有两处房子,而且为母亲、继父及小妹提供住房。

小妹企图自杀和一只流浪猫有关,她带了一只流浪猫回家。大姐的孩子对猫过敏,所以母亲限期要小女儿把猫丢掉,但她认同并喜欢这只猫,因此想从窗口跳下去。小妹总是觉得自己不属于这个家。

母亲说小妹的父亲想要一个男孩,当生父看到出生的是个女孩时,他很不高兴。母亲也说生父曾怀疑这个女孩,是否是自己亲生的女儿。这些信息都让小妹陷入极端混乱之中。小妹总是觉得与这个家有距离,母亲再婚后,起初小妹和继父的关系也不好,感觉母亲在很多事情上支持继父多过支持她。

　　小妹是计划生育政策之下超生的孩子,父亲和母亲当时有正式的公职,无法公开养育这个孩子,因此出生一个月之后,母亲便无奈地将小女儿送到远房亲戚家照料,直到她四岁。小妹四岁之后开始频繁换地方居住,前后转过七次居所和五个家庭。即使回到母亲的家中后,她仍然无法拿到一个户口,这个"认同"与"归属"议题影响她很大。

　　小妹四岁之后才由母亲带着去远方见到亲生的父亲,而且那一次小妹与抚养她的远房亲戚的分离也是突然发生的,母亲以亲戚的身份带着小妹去公园玩了一天,第二天就直接带她到火车上,去了很远的地方,那时父母已经快要离婚。小妹非常害怕,常常哭泣,经常强烈地想回到抚养者家中。小妹对四岁以前的记忆非常模糊,完全记不得母亲和姐姐常常来看望自己的情形。直到十二岁,以作为一份新年礼物的名义,小妹才正式称自己的母亲为妈妈,之前一直是叫阿姨。母亲一直很痛心小女儿不亲近自己,虽然她为养育这个女儿付出很艰辛的努力。①

　　小妹对这位抚养她的亲戚在情感上很依恋,经常回去看望,但是在母亲眼中,这位亲戚是她雇佣的保姆。在小妹幼小时,为了照顾这个无法公开的孩子,她与保姆之间有过很多困难的时刻,因为是秘密养育的孩子,母亲当时不能公开与人分享这些感受。在小妹的流浪猫事件之后,母亲评论这位照料她的亲戚,这对小妹来说是很大的内在冲突,因为四岁之前小妹与这位亲戚建立了较深层的情感联结。当小女儿强烈怀疑母亲是否爱她时,母亲非常希望能将女儿的心拉回来,也希望透过述说一些保姆的情况来得到小女儿的理解及治疗师的支持,但未能如愿。②

　　和治疗师几次会谈后,小妹和家里成员的关系有了改善。但在第一个阶段,她害怕两位姐夫,因为他们对她很生气。她和二姐非常亲

---

①　治疗师注:此段信息由小妹在后续治疗时补充。
②　治疗师注:此段根据母亲及大姐反馈修改。

近,和继父关系还不错。小妹认为母亲是很控制的,当母亲说"爱她"时,她只感觉到自己像一个被挤压的气球,同时只想要去死,她并不期望母亲能了解她。二姐对母亲也有同样的感觉,她也很忧郁。读大学时曾经企图自杀;大姐和母亲关系很好。

家庭背景

三姐妹的父母结婚二十一年,但有十八年分开住;同住在一起时,总是冲突不断。小妹六岁时,父母离婚,母亲批评生父不负责任。后来母亲再嫁,对象是她的高中老师。小妹觉得母亲很控制而且严厉,大姐和母亲关系很好,而且总站在母亲这边,帮忙照顾这两位妹妹。大姐在两位妹妹毕业之前和刚毕业初期都继续提供各种帮助。二姐说:"姐夫帮我介绍了一份好工作,在这个工作岗位上,我遇到了我丈夫。"

治疗师对这次晤谈的期望

治疗师希望玛莉亚能帮助小妹,改善她和母亲的关系,并且能为母亲做一些工作,因为治疗师觉得和母亲沟通有困难。

玛莉亚的反馈

玛莉亚要治疗师去雕塑母亲和小妹的关系,同时要角色扮演者反馈治疗师。治疗师承认,她难以处理一个指责和控制的人。玛莉亚说:"这对治疗师的内在经验和自我觉察,是一个很好的学习。"玛莉亚还提到"慈悲"。如果治疗师不能示范她的慈悲,就难以与家庭成员建立良好的关系。

玛莉亚问学员:"如果你们今天在玛莉亚的位置,你们会做些什么呢?"一位学员说:"首先,我会试着建立家庭关系,然后帮助小妹站起来。"玛莉亚同意。玛莉亚说:"我不会花太多时间在妈妈身上,我真正想要的是帮助妹妹成长,因为他们都长大了。"玛莉亚猜测妈妈感觉到内疚,但她用错方法,成为控制者。

二　会谈

玛莉亚　　(玛莉亚在门口迎接全家:母亲、继父、大姐、二姐及二姐夫、小
　　　　　　妹)。你们喜欢坐哪里呢?(家庭成员坐在玛莉亚的对面,从玛莉
　　　　　　亚的左边到右边,依次是二姐夫、二姐、小妹、继父、母亲、大姐)

　　　　　　你们都认得你们的治疗师;这位是翻译沈明莹,她是我的
　　　　　　耳朵和声音。我很感谢你们的到来,这是一个治疗师的团体,
　　　　　　目前是第三次的聚会,每次聚会都是六天,所有成员都是想要
　　　　　　帮助家庭改善的工作者。如果听到他们的声音,你们是否会
　　　　　　觉得较舒服一点?至少听到他们的名字,听听他们从哪里来,
　　　　　　我们的学员来自各个城市。可以吗?

家庭成员　可以。

(学员一一自我介绍)

家庭成员对会谈的愿望

玛莉亚　　能与你们及这个团体在一起,是我的荣幸。我先要请问的是,
　　　　　　你们今天来到这里,想要得到什么?我知道治疗师已经和你
　　　　　　们会谈过好多次,她跟我们述说她和你们在一起的经验。所
　　　　　　以,透过治疗师的介绍,我知道一些有关你们的事。但是,我
　　　　　　认为我们每天都会不同。所以在这里,我要趁这个机会问问
　　　　　　在座的每一位,今天你想要有什么样的改变?为了你自己,当
　　　　　　然,也为了你的家庭。

　　　　　　你们大家一起来,我觉得很感动,爸爸、妈妈和三个女儿,

连女婿都在这里,这告诉我,你们对这个家庭有很多的关爱。我知道每位都有不一样的观点:关于怎么样让自己的日子过得好一点,又如何让这个家庭生活得好一点。所以,现在有个机会在这里分享你的希望。

（对母亲）妈妈,我想先请问您,"您今天来这里,想要有什么希望?"

母　亲　我想邀请大师,透过交谈来使我们家庭过得更幸福。

玛莉亚　妈妈,这没这么简单,您把这个责任交给我来使你们开心。但是我想知道,什么会让您觉得幸福? 或者我们可以谈这个了!

母　亲　我希望,家庭每位成员在一起时比较和谐,能够积极地工作,每天的生活能更快乐。

玛莉亚　这是您要的?

母　亲　对,对。就是要这个。

玛莉亚　所有的家庭有很多相似之处,但每个家庭又是独一无二的。所以,在您的家庭里,以您的观点,需要哪些特别的改变?

母　亲　我认为我的家庭很不错。我是高中老师,丈夫也是高中老师,三个孩子都大学毕业,她们来到上海后打拼得很不错,女婿也很优秀。本来我们这个家庭很和谐,但发生了某些问题。治疗师帮助我们。共同努力,现在这个问题解决得很好。我知道我们缺乏沟通,经过这段时间的努力,大家能比较充分地沟通,很多事情都说明白了。所以,我们重新建立家庭里更紧密的关系。

玛莉亚　很棒啊!（对治疗师）我以你为傲。（对母亲）我也以您为傲。所以,您现在和每位家人的关系都很亲密了吗?

母　亲　基本上是的。

玛莉亚　所以,您没有什么特别想要的?

母　亲　也不是这样。

玛莉亚　如果现在已经很好了,还有什么能够让您觉得更好? 否则,我什么都做不了。

母　亲　前些时候，家里发生一些问题，但现在基本上都解决了。不过，未来难免还会有些矛盾，希望大师为我们指点一下。

玛莉亚　我希望这不会再次发生。我相信，如果你们已经学到如何解决问题，未来也可以解决问题了。

母　亲　（笑着）不是这样的。大师见多识广，有更多的经验，有更多的知识，您和这么多家庭工作，一定知道有更好的方法。从您这边学到方法后，我们可以用较专业的方式来解决我们的小问题。这样，在未来，我们可以少走一点弯路！

玛莉亚　我很高兴地知道，您觉得家里的一切事情都获得解决了，这是您的观点，对您来说，这必定感觉很好。

母　亲　以后的生活还是会出现各种不同问题，我们希望有更多这方面的指导和理论。这样，以后再出现问题时，就能更好地解决。

玛莉亚　我明白了。您是位老师，（母亲和继父都点头）我也是个老师，我会见一个家庭时，我不是教导，我喜欢大家都能够去体验，因为我们的学习来自于自身的体验。所以，根据您刚才告诉我的，我会试着帮助你们有个体验。

母　亲　我们也希望能有体验。

玛莉亚　好。

母　亲　我们的愿望是一致的。

玛莉亚　好。我很高兴听到这个。（玛莉亚面对继父）爸爸，你有什么愿望呢？

继　父　她刚才说的，就代表我的意见，我不用再多说了，我赞同她的说法。希望从大师这里了解一些解决问题的理论。这样，今后在具体问题当中，我们也能以大师的观点、各方面的经验，来解决问题。

玛莉亚　您妻子说什么，您都同意吗？

继　父　基本上是的。

玛莉亚　（面对母亲）他什么都听您的，您是否觉得日子较好过？

母　亲　也不是这样，他只是同意我刚才所说的。

玛莉亚　他只是同意，他不是每次什么事都赞同您吗？

母　亲　不是。他只是同意我刚才所说的。

玛莉亚　（对继父）但爸爸刚才说，他总是同意您的。

继　父　只有对家庭的看法是这样。当然，在其他方面我们是有分歧的。

玛莉亚　（对大姐）你同意吗？爸爸总是同意妈妈说的话。

大　姐　大部分是的。

玛莉亚　你是这样看待的。（玛莉亚转向二姐及二姐夫）你们怎么看？

二　姐　大部分是这样。

二姐夫　大部分是这样。

玛莉亚　每个人都同意了，所以我相信您，妈妈，都是您在做决定吗？

母　亲　不是啦，家里有大事的时候，大家就一起商量。

玛莉亚　大家一起讨论，那很好。（对小妹）你同不同意？你同意爸爸都支持妈妈的想法吗？

小　妹　大部分是这样。

玛莉亚　听到这个，很好。（对大姐）今天来这里，你有什么愿望？你是老大。

大　姐　这次来，主要是因为我妹妹。她最近有些问题，经过前一次的治疗，有一些很好的转变。但是我不知道以后是不是还会这样？因为我听说这种情况可能会反反复复地发生。

玛莉亚　有关她的模式，你有什么看法？你担心妹妹什么？

大　姐　对于她之前的一些举止，治疗师说，可能她有创伤经验，这和童年的家庭关系有关。所以这次来，我们想，能不能想出办法更好地解决她内在的心理问题。然后，有个稳定状态，不会再反复地出现。

玛莉亚　所以，你担心妹妹。

大　姐　对。我也觉得我们家应该很团结、很和睦，因为我觉得彼此都
　　　　很关心对方。不过，我们不知道如何表达自己的情感。只知
　　　　道应该承担责任，然后就去做这件事，但是从来不会表达出
　　　　来。我们希望透过这次会谈解决一些基本问题。

家庭成员分享感受

玛莉亚　所以，你想要较开放地分享你的感受？

大　姐　如果能帮助我们解决问题，我可以做到。

玛莉亚　是什么阻止你对妈妈说你现在有什么感受？你现在是不是有
　　　　任何感受想和妈妈分享？是以前没分享过的，试试看。

大　姐　我其实一直很感谢我妈妈为我们做的一切。

玛莉亚　你就看着她直接说；当你表达对某人的欣赏、感谢的时候，必
　　　　须要看着他。

大　姐　（对母亲）我很感谢妈妈为我们所做的一切；然后我伯伯（指继
　　　　父）也是一个很不错的人。

玛莉亚　你觉得这样的表达困难吗？

大　姐　不困难，但不是很习惯。

玛莉亚　我很欣赏你不习惯它，但还是努力做了。（对母亲）当您听到
　　　　大女儿对您说这些话时，您有些什么感觉？

母　亲　我三个女儿对我都很尊重，尤其是大女儿，她帮助我很多。

玛莉亚　您直接看着她，对她说。

母　亲　（母亲对大女儿）她刚结婚时，另外两个女儿还小，还没上大
　　　　学，无论是在经济上或是各方面，大女儿帮我很多，她也帮了
　　　　两位妹妹的忙。（玛莉亚提醒妈妈用"你"）我们从老家搬到上
　　　　海来，生活条件各方面都提升了一级，这一切都要谢谢大女儿
　　　　的帮忙。

玛莉亚　爸爸你要对大女儿说些话吗？

继　父　她说的，基本上就代表我。

玛莉亚　我明白了,您同意。

继　父　我不必再说了,时间要紧。

玛莉亚　(对大姐)你想要对小妹说些什么? 你担心她什么? 看着她。

大　姐　我其实觉得她身上也有很多优点。

玛莉亚　用"你"来说。

大　姐　你身上也有很多优点,或许我对你期望过高,或许对你的鼓励
比较少,(小妹开始哭)我觉得她很善良单纯,我们肯定她。

玛莉亚　你是否可以直接对妹妹讲,而且用"你"来说。

大　姐　我们希望你以后过得很好,像我和大妹一样,有一份好的工
作、好的家庭、好的生活。

玛莉亚　你可以简单地说"你爱她"吗?

大　姐　我很爱你,大家都很爱你。

玛莉亚　只说你自己,不要说"我们"大家。

大　姐　我希望你能过得好,有时候我会看到你一些不足之处而告诉
你,但这不表示"我不肯定你"。(二十六岁的二姐开始哭,二
姐夫握住她的手)可能你感受到我们对你的期望,对你来说,
这是个压力。但我真的很关心你,很爱你,也希望你过得
很好。

玛莉亚　(对小妹)你相信大姐说的话吗? 她爱你,也关心你。(小妹点
头)今天你来有什么愿望?

小　妹　我希望一家人更好吧!

玛莉亚　要怎么样,你才觉得更好? 你会想要做些什么,才会觉得
更好?

小　妹　我也说不上来。

玛莉亚　试试看。在这里的每个人都想帮助你。我认为这很重要,让
他们知道你的感觉,对你来说,什么是重要的。这是一个机
会,让大家知道什么东西对你来说真的很重要。你需要什么,
才能感觉到是这个家庭中的一分子,而且是被接受的。告诉

　　　　　　我吧,这很难说吗?你二十二岁了吗?所以你成年了,你感觉
　　　　　　自己已经成年了吗?

小　　妹　　我不太觉得。

玛莉亚　　还没有成年吗?每个人都有梦想,你的梦想是什么?

小　　妹　　我希望有一份好的工作,生活能更好。

玛莉亚　　你觉得现在的工作不好吗?

小　　妹　　不是很顺心。

玛莉亚　　说不定你可以找到一份比较好的工作。老实说,我并不觉得
　　　　　　一份好工作是必需的,好工作不是生命当中唯一的事。(对母
　　　　　　亲)妈妈,您刚才要说什么呢?

母　　亲　　她不是觉得自己工作不好,而是没有足够经验去做好分内的
　　　　　　工作。

玛莉亚　　这是您的看法?

母　　亲　　对,她想透过自己的努力把工作做好。她现在很努力,在生活
　　　　　　上也很积极,上班以外还去健身、跳舞、弹钢琴、游泳。以前她
　　　　　　有些问题,因为我没有和她好好沟通,没把事情跟她说清楚,
　　　　　　(翻译沈明莹提醒母亲用"你"来说,而且直接对女儿说)实际
　　　　　　上,我们大家都非常爱你,希望你能生活得很好。身为母亲,
　　　　　　我过去对她太严厉,不够温柔。以后,这方面我会做些改变,
　　　　　　让她压力小一些。

玛莉亚　　妈妈,您相信自己给她太多压力吗?

母　　亲　　我过去总是望子成龙,对她提了一些要求。

玛莉亚　　您是希望每个女儿都成凤?还是只要求她?

母　　亲　　希望每个女儿都成凤。

玛莉亚　　(对大姐)大姐,你觉得有压力吗?

大　　姐　　应该是吧。妈妈很少跟我们沟通,当孩子有情绪问题时,她可
　　　　　　能没有那么多的时间,也没有那么多的知识来和孩子沟通。
　　　　　　我们的情况是,妈妈几乎是单亲妈妈,要照顾我们,还要工作。

或许她没有那么多的时间来照顾我们。

玛莉亚　我能明白。你是老大,所以你很明白妈妈有很多事要做。

大　姐　尤其有了自己的孩子之后,我更明白一些。

玛莉亚　是的。(对母亲)妈妈,您觉得给小女儿太多压力吗?

母　亲　不只是小女儿,我对每个孩子都这么要求。

玛莉亚　现在呢?现在她们都长大成人了,您可以放松了吧。

母　亲　小女儿还没有完全独立,还没有成家,我还轻松不了。

玛莉亚　您想要她结婚吗?

母　亲　不是。我只是希望她能把工作做好,然后完全自立,当然希望她能有个家,有个归宿,这样我的担子就小了。

小妹表达想要和不想要的

玛莉亚　(对小妹)妈妈还在担心你和你的工作,你想要什么?你要妈妈继续担心吗?或者是你要靠自己?想当年我二十二岁时,就要我妈妈别管我了。我妈妈听到我说要她别管我,她很不开心,但我还是很坚持。你呢?

小　妹　我会希望她不要管我太多。

玛莉亚　我可以明白这个。妈妈怎么控制你?当我们说"控制"时,是要"双方"都参与,只有你允许她时,她才能控制你。两个人都参与,它才会发生。如果有人想要控制我,是我做出"是不是允许她控制我"的决定。你现在二十二岁了,你怎样允许妈妈来控制你?你平时怎么做?

小　妹　我不喜欢她告诉我事情应该或不应该怎样做。我没有回应她,我只是让她说,但我不照做。

玛莉亚　好,很不错,你能不照做。你为自己站起来,告诉妈妈:"我不要你控制我,我可以照顾好自己。"你要这样告诉她吗?我会支持你的。你先说,之后,我们再听妈妈要对你说什么。

小　妹　(对母亲)我出去和人交朋友,不代表我以后会和他们有什么

样的发展。我和其他人做朋友时，会有个机会成长。不一定
要和优秀的人在一起，因为每个人的生活或观点都会对我有
帮助。

玛莉亚　所以，你要有自由，可以选择你要交的朋友吗？这是你要
的吗？

小　妹　是的。

玛莉亚　（对母亲）妈妈，您要怎样回应小女儿的这个期待？

母　亲　我也希望这样。她能处理好自己的事情，我很高兴。我也希
望这样。

玛莉亚　这些，我们今天可以多谈一点，看它可以怎样发生。因为这
样，您就可以减轻您的负担，而她则要自己承担比较多的
责任。

母　亲　是这样的。

玛莉亚　这些我能明白，因为我是个妈妈，也是个祖母，还是个曾祖母，
只要有孩子，我们就会老是担心他们。

母　亲　对，我也是这样。可怜天下父母心。

玛莉亚　对，但身为父母，还是要学习放手。她可以犯错，因为人都是
从错误中学习。如果您控制太多，她就没有机会犯错，也没有
机会从中学到教训。

母　亲　对，失败是成功之母。

玛莉亚　那是真的，失败是成功之母，有很多的智慧在其中。所以，就
让她失败吧，就让她跟那些坏男孩出去玩，她就可以从中学到
教训。

母　亲　她也没结交过什么坏男孩。

玛莉亚　那您担心什么？

母　亲　我总是希望她能结交更优秀的男孩，这或许是父母们的共同
愿望吧！我以后会给她更多的自由，过去，我也不是控制她，
只是给她一些建议而已。

玛莉亚　但她觉得是控制。您看到的这个问题是在说"如何沟通"。沟通很重要,您怎么给她建议的、您的语气如何、您的建议加了哪些补充。这些很容易就变成了"要求",而不是"建议"。

母　亲　或许这是她自己的感觉吧。实际上,我也不像其他老人那样唠叨。对她的要求也不多,常常是在关键时刻才会给她提点建议。对孩子,大人总会基于善意给予建议,这都是为了让她过好一点。不是出于私心,身为母亲,总是希望孩子能过得更好些。

玛莉亚　(对小妹)你是否要听妈妈的建议?

小　妹　不要!

玛莉亚　她说不用建议了。

母　亲　不用建议,以后就不给建议了。

玛莉亚　太好了! 妈妈,恭喜您。

母　亲　谢谢。

玛莉亚　现在,每个人都听到了! 妈妈不再控制或给建议了。(对母亲)这对您来说会有困难吗? 我很欣赏您愿意做这么困难的事。

母　亲　不困难。因为孩子不要我给的建议,表示她长大了。按理说,她这个年龄在国外应该独立,离开父母,自己过日子了。

玛莉亚　很棒。(对小妹)现在你有自由了,感觉怎样? 你从妈妈那里得到一份大自由,你感觉如何? 你相信吗?

小　妹　首先,我觉得放松了好多。但我觉得"说"和"实践"是两回事。

玛莉亚　你是对的。你知道我会建议你什么吗? 你要给妈妈一点空间。因为旧的习惯很容易重演,她可能会忘记她曾答应过的,忍不住又给你建议或控制你。只要她再开始她的旧习惯,你不用担心,就站起来说:"妈妈,我可以照顾自己了。"用这个方法提醒她曾给的承诺。你是否要试试看?

小　妹　我觉得她已经有觉悟了,这就是一个很大的改变,有助于我们以后的沟通。

玛莉亚　是的,我待会儿再和你多说点"沟通"。到目前为止,我只和你们四位谈话(继父、母亲、大姐、小妹),你们四位似乎都很聪明,学得很快,我们待会儿再回来这里。(玛莉亚面对二姐)二姐,你感觉怎样? 你听了他们说的愿望以后,你想要什么?

二姐的痛和自我负责

二　姐　我在生活中常常觉得很迷惑。因为外面的一切看上去都很好,但我常觉得内心很痛。我想要探索为何我会觉得痛。我很努力学习,学了很多东西,但对于自己的痛,只弄清了一部分,还不能完全了解。

玛莉亚　所以,你感觉到内心的痛?

二　姐　对。

玛莉亚　对于那个痛,你会有什么图像? 它看起来是什么样子?

二　姐　如果从身体的感觉来说,我觉得是一种会失去家或失去安全感的恐惧;如果你问我图像如何? 我觉得,现在依然可以生动地看到我七八岁时父母争吵的画面。甚至在现在的生活中,最让我痛的是家人之间的争吵,或是分歧。(此时小妹哭泣,二姐握住她的手)当我看到家人很痛苦,或者彼此伤害时,我的那种痛连自己都无法克服。

玛莉亚　在这个家庭里,现在你担心的是谁的痛?

二　姐　我担心的是我看到的图像,妹妹看到的是一幅图像,而妈妈看到的是另一幅图像,姐姐看到的又是另一幅图像。

玛莉亚　你能看到每个人的图像,但你现在的眼泪是为自己的痛而流吗? 还是为妹妹的痛而流?

二　姐　是为自己的痛。

玛莉亚　家里有人受伤时,你就会觉得痛吗?

二　姐　对。

玛莉亚 除了看到别人的伤痛外,你自己有什么伤痛?

二　姐 我觉得是长期的没有安全感。在我最艰难时,身边竟然没有人。这让我觉得生活好像随时会有翻天覆地、毁灭性的改变,所以我会怕。

玛莉亚 对于你生命中负面的想法,你可以怎样改变?你主导着自己的生命,你认为谁掌控着你的生命?

二　姐 如果说现在,我当然有自己的想法或意见,和妈妈、姐姐很不同。但我又多么地努力想满足她们,这在我内心引起了很大的冲突,我不知道要怎么选择才是对的。

玛莉亚 你是成年人,也嫁人了。但你还是觉得需要满足她们的期待?

二　姐 是的。

玛莉亚 这就代表你还没有成为成年人。在我的想法里,成年人意味着要满足自我的期待;当然,你可以考虑她们的期待,但你可以相信自己的期待,而且对自己的期待负责。我认为,如果学到这些,你就不会害怕了。因为我们还是孩子时,就想要满足妈妈的期待,小时候,我们必须如此做。但是身为成年人,我们知道自己的希望和愿望,可以自己满足它了。你还在担心没有满足妈妈的期待?

二　姐 哪些"妈妈的期待"是我没有满足的?我没有听清楚。

玛莉亚 告诉妈妈和姐姐,你有些观点是当年没有满足她们的期待。你是不是可以具体地举些例子?换言之,在你的观点里,你认为"自己不够好",没能满足她们的期待。

二　姐 你要我告诉她们,我没有满足她们那些期待吗?

玛莉亚 对。

二　姐 我需要一些勇气来进行。

玛莉亚 好啊。

二　姐 我会努力。

玛莉亚 谁可以帮助你?(指向二姐夫)他可以做你的勇气吗?

二　姐　可以。

玛莉亚　请他把勇气送给你。(二姐握住二姐夫的手)(玛莉亚对二姐夫)你想要说什么?

二姐夫　我有自己的看法与感受,因为你们都是业界资深的治疗师,所以我就坦率、直接地说。从我个人的观点,我发自内心地尊敬和关爱家里的每个人。为了家里的每个人,我愿意从内心奉献出一切。好的方面,我现在就不多说了;针对前面提到的负向部分,就是在我们这个家庭里,有个很明显的特征,就是我们主要都服从妈妈(指岳母)的看法,如果反抗她,大多是失败的。妈妈,我就直接说,好吗?(母亲:说吧。)结婚后,有两年多时间是和妈妈住在一起。回头看我们的新婚经历,我们共住了一年半,我们表达我们想要的,但通常都失败。(对岳母说)我只是实话实说而已。

玛莉亚　你说你失败了,所以,你要的是什么?

二姐夫　我们租了房子,这样就可以有自己的生活。我们很努力地想要满足他们的期待,这样他们就不会难过或不满,但如此一来,我们就不能表达自己的想法或感受。对我来说,当我有负面评论时,必须压抑。如果他们评论"我没有做好时",我会有强烈的即时反应。

二　姐　我老公想表达的意思,是我的家庭成员普遍有个特点,也包括我,比较听不得别人的反面意见。比如说,如果他不同意我的看法时,我会觉得他整个否定了我。

二姐夫　所以在家里提出批评,是很让人头疼的。

玛莉亚　所以有个不成文规定:千万不要不同意妈妈的意见。是吗?

二姐夫　是。

玛莉亚　(对二姐夫)不只在你们家有这样的事,它其实很普遍。问题是在这个家里,你害怕不同意谁?(二姐夫指向妻子和岳母)(玛莉亚面对二姐)所以,你是跟妈妈学的?

二姐夫　她现在有很大的改变,我们现在互相批评和自我批评都非常地畅通。

玛莉亚　你们搬出来了吗?

二姐夫　一年半。

玛莉亚　你们怎么做到的?

二姐夫　我们买了房子。

玛莉亚　妈妈同意了吗?

二姐夫　她同意,房子是妈妈帮我们一起挑选的。因为我是女婿,从自己的内心来说,我的力量并非特别强大;若从外人的观点来看,这是个很好的家庭。但是 8 月 1 日小妹发生了一些事,对家里来说是颗巨弹,大家都没预期到会这样。即使我太太和我学了心理学,但对这颗炸弹,心里还是感到有些恐慌。另外,对我太太,我还有一些担忧,就是早年发生的事情对她仍有冲击。过去的事并没有完全过去,依然影响着她目前的生活,她常常感到痛和不安全。

玛莉亚　你有什么建议?

二姐夫　我不知道怎样去处理她的痛与不安全,以前我会试着帮她消除。她小时候,父母有些冲突,然后离婚。从小到大转了六次学,这些还影响着现在的她,我也不知道要怎么办。

玛莉亚　我明白。(对二姐)你说以前不能告诉妈妈和姐姐对于她们的期待,你的感受如何?因为不能满足她们的期待,所以你觉得自己在她们眼里还不够好吗?……告诉她们。

二　姐　不只是当年,我觉得一直到现在还是这样。

玛莉亚　你现在告诉她们,告诉她们你的感受:"我觉得我在你们眼里不够好。"是这样子吗?你认为她们对你有些什么期待?

二　姐　(对母亲和大姐)我一直觉得我做得不够好,尤其是你们评论我时,我就觉得非常痛。

母　亲　什么样的评论?

二　姐　比如说,当姐姐跟我说,她认为我这么痛苦,是因为我不够感
　　　　恩。还有她问我为什么要这么介意别人说的话? 我说:"那是
　　　　因为我爱你。"她说:"你总是这样说,但这不是事实。"当我半
　　　　夜醒来睡不着时,觉得自己的心纠结成一团,很痛。我就常常
　　　　想起姐姐曾经说过类似的话。比如说,妈妈安排旅行时,我试
　　　　图表达我的想法,但妈妈并不是很重视它,我就会觉得很
　　　　痛苦。

玛莉亚　现在请你看着妈妈,告诉她:"你没有重视我的安排。"

二　姐　(对母亲)其实我很想说:"我实在太爱你了。"(开始哭泣)

玛莉亚　(站起来,走到二姐的身边)我来帮你,当你站起来时,比较容
　　　　易告诉妈妈。(玛莉亚陪着二姐站在母亲前面,而母亲也站了
　　　　起来)

母　亲　我想要清楚知道……

玛莉亚　(对母亲)是不是可以先听女儿说? 她有很多话要说。(对二
　　　　姐)看着妈妈,跟她说。

二　姐　我现在长大了。

玛莉亚　(站在二姐身边)我想要做个"成年人"。

二　姐　我觉得一直都没有自己,我的心里只有你,包括我们的家庭。
　　　　现在我想要有个界限,把自己找回来。

玛莉亚　我要感觉"我是个成年人",而妈妈,你可以帮助我成长吗?

母　亲　现在你有自己的家了,而且独立生活,我从没想过要介入你们
　　　　的家庭。

玛莉亚　但是她感觉您并不十分支持她的成长,那是她的感觉。

母　亲　那是她自己的感觉。我很欣赏这个女儿,工作做得不错,夫妻
　　　　关系也相处得很好。

玛莉亚　妈妈,您跟女儿说话时,可以直接说"你"。

母　亲　我相信你自己能过得很好,(玛莉亚要母亲拉着女儿的手)我
　　　　年龄也大了,不愿意管那么多事,也管不了那么多,你们的事

情自己安排。实际上你们长大了,也学了许多新东西,可以按照自己的思想去安排自己的生活。

玛莉亚　妈妈,我相信您。我相信刚才您说的话,但我不知道她是否能相信呢?(对二姐)你相信刚才妈妈说的话吗?

二　姐　我不相信。

玛莉亚　所以,我想要你告诉妈妈,哪些是你不相信的,是怎样的经验让你现在不相信妈妈说的话。你妈妈现在说的全是"字句",但是这些字句对你来说,要有意义。告诉妈妈,你需要她怎么做才真的感觉到她给了你自由。我相信她,但是我要跟你核对。我认为,只有当你开始相信自己时,才会相信妈妈。你知道,你不能期望妈妈让你相信自己。

　　　　现在,邀请你闭上眼睛,进入自己的内在,检视你是不是可以重视自己。然后,让妈妈知道,她可以信任你,她有一个长大成人的女儿,她可以尊重你是个成人。现在你要检视自己的内在,你可以为自己负责任,而且你也想这么做。(二姐点头)

　　　　你知道,你可以重视自己,而且你的"自己"现在站在这边,带着你所有的能量看着妈妈,告诉她:"我要为自己负责,我不需要你的赞同了;如果我得到,我很开心。我会尽我的全力过自己的生活。"你可以用你自己的方式来表达它。

二　姐　我现在担心,如果我说了这些,妈妈会生气。

母　亲　你不要担心,我不会生气。

玛莉亚　不要担心。我会照顾她的,她可能生气,但她不能对你做什么,你不是无助的。

二　姐　但是我希望她高兴,不希望她生气。

玛莉亚　妈妈,您现在生气吗?

母　亲　我不生气。看她长大了,我很高兴。

玛莉亚　你看,你伯伯(继父)在笑了。(注视母亲)我也看不出来她在

生气呀。（母亲微笑着）

母　亲　我不会生气的。我现在谈一下自己的感受，我将近七十岁了，年轻时忙于工作，当个单亲妈妈，三个孩子都是我自己带大的。所以，忙完工作，回家要忙孩子，从来都没有自己的生活。我现在也想过自己的生活，很想卸下自己的担子，我现在也正在这样做。年轻时，我喜欢游泳、弹钢琴、喜欢很多运动，但都没时间去做，我现在正在圆自己的梦，在老年大学里学钢琴、学跳舞等等。

玛莉亚　（对二姐）我相信你妈妈说的话。我认为，成年的你，自己也可以听到她的声音，而你孩子气的部分是听不到她的，我想要请你相信妈妈说的话。但这也代表了"不容易做到"，因为她说要放你走，要你做个成年人，意味着你今后不能再要她为你负责任了，你不再是受害者了。你觉得呢？

二　姐　是的，我明白。（点头且微笑）

玛莉亚　我相信你。

二　姐　谢谢你。

玛莉亚　不光是你说的字句，我看着你的眼睛时，我真的相信你明白这些。现在作为"成年人"，我要请你告诉妈妈，你真的听到她的声音了，你要拿回自己的责任。我明白你妈妈，她也想过自己的生活。

母　亲　对，我不再担任何责任，这个担子我也担不了。我将近七十岁了，希望自己身体健康，不给孩子们找麻烦。说实在的，我也没能力再管她们了。

玛莉亚　妈妈，您已经做完你的工作了。（转向二姐）从今以后，你要为自己负起责任。感觉像"成年人"，意味着你觉得自己是可以的，用你自己的眼光来评断。就算在妈妈眼中你还不够好，还是要为自己、为你和丈夫的生活负起责任，这是个新的开始。你们两位都要很努力，因为我们很容易重复自己旧有的、熟悉的模式;治疗师会提醒你们的。首先对你自己,是否可以做出一个承诺:你会做一个二十六岁的成年女士。告诉你丈夫,这样他就不用担心你,而把你背负在他的背上。

二　　姐　(握着二姐夫的手)从今以后,我会学着对自己负责任,不再试图得到你、妈妈或者任何人的允许,再去做任何事。

玛莉亚　无论如何,记得他是你的伴侣,我不想让你学习控制他,就像当年妈妈控制你那样,这是你丈夫的体验。这很容易学到,你有个很好的榜样,妈妈需要"控制",因为做个单亲妈妈,她要养育三个孩子,她需要这样的控制。(转向母亲)现在,您不需要那些控制了,因为您自由了。

母　　亲　我需要自由。

玛莉亚　是,这家庭里的每个人都需要自由,甚至有说出自己感受的自由。因为这家里有个规条:不能说出自己的感受。(对二姐夫)你知道得很清楚。

二姐夫　其实,我觉得妈妈(指岳母)对我们真的特别好,她会为我们考虑很多事情。

玛莉亚　是的,我们知道,你不需要再讨好任何人了。

二姐夫　如果我们不同意妈妈,我们会感到内疚。

玛莉亚　你现在看着妈妈,跟她说:"我是否有时候可以不同意你,而不感到内疚?"

母　　亲　应该这样。他们现在看到的比较多,学得也比较多。他们比我更先进,应该过自己的生活。

玛莉亚　妈妈,你们家里有个很有趣的沟通方式。(对二姐)你,当你说话时,是不看着对方的。(对母亲)您,当您说话时,是不用"你"来称呼,总是用"他们"。(家人全都笑了。)当你们互相交谈时,如果你直接用"你",而且是看着对方的眼睛,这样的交流会有更多的联结。

母　　亲　对。(对二姐)以后你们用自己的方式过自己的生活,我不会

　　　　　　干涉你们,我希望能放下这些担子。

玛莉亚　　妈妈,就算您说不干涉了,还是会干涉,因为不可能在一个晚
　　　　　上就全改了。当您干涉时,我要他们站起来说:"妈妈,您记得
　　　　　吗? 在这个家,我们每个人都要有自由。"而不是跪下来对妈
　　　　　妈说"好吧"。(继父大声笑,玛莉亚转向他)您同意吗?

母　亲　　我也想说我个人的观点。有时候,我会有建议,这是一种爱的
　　　　　表达。如果像路人一样,我就不会干涉你们。因为我关心他
　　　　　们,所以给他们建议。

玛莉亚　　我听到您说的话了。您期待他们为自己站起来吗?

母　亲　　我很早就不给建议了,因为他们现在有自己的家了。

玛莉亚　　(小妹想要说话)现在轮到你了。不过再等一下,我要先做个
　　　　　短短的结论。(玛莉亚转向二姐和二姐夫)你们两个可以学习
　　　　　自己站起来,不再讨好妈妈了。(继父大声笑)爸爸,您喜欢这
　　　　　个吧! 这和您也有关系。您要说些话吗?

继　父　　我没有什么话要说。

玛莉亚　　所以,您同意吗?

继　父　　我同意。

玛莉亚　　您同意什么? 我想听听,您说说看。

继　父　　孩子大了,就让他们自己飞吧,就像放风筝一样,放飞了。

二姊的承诺

玛莉亚　　(转向二姐)你可以做承诺了吗?

二　姐　　是的。

玛莉亚　　什么承诺? 对自己要做什么承诺? 这只是个开始。你需要练
　　　　　习什么承诺?

二　姐　　你的意思是,我现在不用说出来吗?

玛莉亚　　你要说出来,还要让他们都听到。你的承诺必须用语言表达
　　　　　出来,同时也告诉我们。

二　姐　我承诺,从今天开始,相信自己的价值。不再以你们的观点作
　　　　为评判自己的依据。我不再是个哭泣的小女孩,我不想再做
　　　　个受害者。我会努力长大,为自己负责。

玛莉亚　我真的以你为傲。(问二姐夫)你以她为荣吗?

二姐夫　是。

玛莉亚　治疗师,你得记着,而且要提醒他们。(握住小妹的手)刚才你
　　　　要说话,我现在也要听你说话。你要跟妈妈说什么话吗?

建构成年女性的新关系

小　妹　你说,你是因为爱我们,所以给我们很多的建议。但是我们应
　　　　该有权利选择"听",或者"不听"。

玛莉亚　很棒,你看看你伯伯一直在点头。

小　妹　因为他是最要听我妈妈话的人。

玛莉亚　我早就注意到了。但那是他的选择,那是他们夫妻的事。我
　　　　现在要谈谈你,你现在的感受怎么样?

小　妹　很好。

玛莉亚　现在跟妈妈说"你要什么"?

小　妹　首先,对我的工作,我的看法是:我会克服很多事情,然后达到
　　　　一个比较好的状态。我交朋友时,我和朋友的交往只是"朋
　　　　友"。不会考虑他们一定要成为我未来的丈夫。因为我还年
　　　　轻,我不会介入任何的亲密关系。所以当我出去玩时,我只是
　　　　和他们做朋友而已,不急着成家。

玛莉亚　你是不是想要像你二姐一样,做个"成年人"? 为自己完全地
　　　　负起责任。

小　妹　这一点,我一直都很清楚。因为我从小就不跟着母亲生活,很
　　　　多事情要自己决定,所以我和姐姐有很不同的经验。

玛莉亚　所以,你学到为自己做决定了。

小　妹　对。

继　父　她的反抗性比二姐强得多。

玛莉亚　（对继父）您说，她的"反抗"指的是什么？是说"不"吗？

继　父　是的，她说"不"。

玛莉亚　您喜欢她这样子吗？

继　父　我喜欢。

玛莉亚　这个家里总要有人对妈妈说"不"；您曾经对您妻子说"不"吗？

继　父　有时候，但很少，不是很激烈的反抗。

玛莉亚　您喜欢她（指小妹）的反抗吗？

继　父　不。我是说，她有自己的主见，小孩有自己的主见是好的。

玛莉亚　（转向小妹）你有个很大的支持哪，你知不知道他这么支持你？

小　妹　现在知道了。

玛莉亚　（对母亲）妈妈您真厉害，养大了三个孩子，包括养大了您的老
　　　　公。现在您可以放下他们了。

母　亲　对，我感到浑身轻松！我终于可以卸掉担子了。

玛莉亚　您像个军官照顾家里每个人，所以您学习"控制"，学得非
　　　　常好。

母　亲　不是这样。

玛莉亚　您可以想象，当您放下时，可以做任何自己爱做的事。

母　亲　我每天都在这样想，我很希望这样。

玛莉亚　很好。

母　亲　家里的担子把我的腰都压弯了，我一直期待丢掉这副担子。
　　　　看到她们都长大了，我很高兴。

玛莉亚　她们都想做"长大"的人。妈妈，您以前用很多能量去控制。
　　　　现在，您能用自己的能量让自己自由了。

母　亲　对呀，我要过自己的生活。

玛莉亚　（指着继父）和他吗？

母　亲　是，是。

玛莉亚　很好。告诉他，您要如何使用自己的能量。

母　亲　七十岁的人了有什么能量。开玩笑嘛。

玛莉亚　您可以有很多乐趣。

母　亲　我要好好地过我的晚年。

玛莉亚　我快九十二岁了,我也喜欢玩。

母　亲　对,我也很喜欢玩。我要向大师学习健康长寿。

玛莉亚　其实有时候,我也不喜欢子女做的事情,要我一句话都不说实在很难。我尝试做自己相信的事——"没有我,他们也过得很好"。他们在错误中学习,您别去控制,他们会犯错的。

母　亲　对,谢谢。

玛莉亚　(转向小妹)现在,我回到你这里。你现在想要什么?你姐姐得到自由了;你姐夫站起来,说他想要表达的;伯伯也开始说他想要表达的。你可以快乐地看到每个人都得到自由。(小妹点头)(玛莉亚面对大姐)大姐,你的感受怎样?

大姐不同的观点

大　姐　我和她们的感觉不太一样,即使妈妈强势一些,但她在大事上还是很民主。比如我们的婚姻,纵使她觉得不是很合适,还是尊重我们的意见。像我大妹刚才说她觉得痛,因为我说她不懂得感恩。其实我的版本是:当时我们有争执,妈妈也在场。有时候,我们沟通时,大妹会说她心情很沉重。但从外人看来,我们三姐妹是很优秀的。以我大妹来说,她有好的工作,家庭也很幸福,别人很羡慕她。公公、婆婆也对她特别好,我觉得她应该很开心才对。但是每次跟她聊完,我就觉得她总是很沉重。

玛莉亚　是的,我也感觉到了,但今后不一样了。对她做出的承诺,你感觉怎样?

大　姐　我不确定她是不是能做到,因为这是她小时候的体验。

玛莉亚　那个已经放进博物馆了。你知道的,我相信童年的体验是痛苦的。但是建议你，不需要再把痛苦背负在肩膀上。（转向二姐和小妹）这些话我同时也要对你们说，我们可以把它们放进博物馆了。（二姐点头且微笑）

大　姐　我想要表达的是我跟她聊了几件事情，她看待事情时常常看不好的一面。

玛莉亚　你有没有听到刚才在这里发生的事？你现在说的话，又是有关昨天的事了。告诉我，在这个家里，你是律师还是法官？

大　姐　我只是觉得她需要改变她的思考方式。

玛莉亚　不，她什么都不用做，她已经独立，你不需要再担心她了。你可以让她独立自主，不再评断她吗？

大　姐　她刚才的描述，说我伤害到她。

玛莉亚　我听起来也觉得有点受伤，因为你没有听到现在发生的一切。她刚才做了一个很大的决定，你不相信吗？

大　姐　我想帮她找出她感觉很痛的原因。从她告诉我的几件事情，我分析了，发现她对周遭的人有很高的期待。

玛莉亚　（对二姐）你是否要回应你姐姐？她像你的法官，你需要她来评断你吗？你站起来对她说，好吗？现在，刚好可以做练习。

大　姐　（大姐、二姐，起立，面对面）可不可以不要说我是法官，我觉得这太严重了，我是带着一份善意。

玛莉亚　我相信你，但你刚才说话的方式，她会觉得很痛苦，因为听起来好像是在评断她。现在告诉她，这是你的好意，而不是在评断她。我相信你绝对是好意的。

大　姐　我就是不明白她为什么这么痛苦？（沈明莹提醒用"你"）我想帮你从痛苦中走出来，然后，我分析了。有时候，你要别人做到百分之百，如果这个人达不到你的要求，你就会完全推翻掉这个人。

玛莉亚　你现在要从她这里得到什么？

大　姐　每个人不可能做到百分之百。

玛莉亚	你是不是可以只谈你的感受,而不是给她一篇演讲?你给了一篇很棒的演讲,但我们现在不是在大学里。告诉她你的感受,你要从她这里得到什么?你的意图……
大　姐	我希望她(沈明莹提醒用"你")能看到别人的付出,而不是别人没有做到的。
玛莉亚	(对二姐)你明白这个吗?
二　姐	我明白,但不同意。
玛莉亚	你告诉她,在你们的关系里,你要什么。
二　姐	(对大姐)我觉得你完全误解了我。当你在描述我的时候,我觉得那不是我,而是在说另外一个人。因为我真的很努力,而且付出了很多的爱。我希望你或妈妈只要看着就行了,因为我能照顾好自己。
玛莉亚	好的,我现在要在这里停住,因为我要回到小妹身上。我希望你(对大姐)相信她刚才说的话。
大　姐	好的。
玛莉亚	(对小妹)我很关心你此时此刻的感受,你对这边发生的一切有什么感受?你是否相信妈妈会给你自由?
小　妹	我相信。
玛莉亚	你是否愿意拥有自己的自由?也对自己负责任?
小　妹	其实我一直都很自由,因为妈妈会告诉我什么是该做的,我会听,但不一定照做,这是我和两位姐姐不一样的地方。
玛莉亚	你说你不会照做,因为你是成年人。但是你应该要对自己负责任。
小　妹	我明白。
玛莉亚	我认为,她们都在担心你。从8月1日发生事情以后,每个人都很痛苦,包括你自己。
小　妹	我觉得那件事情很复杂,它只是一个结果。
玛莉亚	我明白,它只是一个结果、一个症状。你的自杀行为只是让大

家知道你很不快乐。

小　　妹　其实，它只是一个意图。我没有真正的自杀，它只是一个
　　　　　企图。

玛莉亚　我很高兴听到这个。现在我要你告诉妈妈、伯伯和姐姐：8 月
　　　　　1 日那件事情，你到底想要传达什么讯息？因为你不需要把
　　　　　你的意图"做"出来，可以表达出来。妈妈，你要知道这些吗？
　　　　　（母亲点头）

　　　　　　　我会支持你的，我也相信每个人都会支持你。告诉妈妈
　　　　　那些你从来没有对她表达过的。这样，你就可以放下你的痛
　　　　　了。我可以想象让你现在想这些，可能会引起你的痛苦。（小
　　　　　妹低头）

　　　　　　　因为你总觉得自己不是家里的一员，但你现在是了。我
　　　　　相信，妈妈那么努力照顾你，其实是想补偿她以前没做到的。
　　　　　（小妹开始哭，二姐站在她身后）当然，这是我的想象，不太肯
　　　　　定真的如此。

　　　　　　　你告诉她，在你里面的伤痛。如果可以这样，今后就不需
　　　　　要再用这种"好玩的方式"来传递你的讯息给他们了。你看，二
　　　　　姐在支持你。你刚才告诉我，你有很多资源。告诉妈妈，在你
　　　　　的成长经验里，学到哪些资源。我对你说话的时候，你要看着
　　　　　我。（小妹点头，并且看着玛莉亚；玛莉亚则注视着她的眼睛）

　　　　　　　我绝对相信，如果小孩子的日子很难过下去，就要去学会
　　　　　如何求生存，并且发展出很多资源。告诉我，你是怎样求生存
　　　　　的？你学到哪些资源？你刚才跟我讲过"自由"，（小妹点头）
　　　　　我要听你说。

小　　妹　对，我会有自己的决定，然后坚持我的决定。

小妹的资源雕塑

玛莉亚　你知道，我有个好玩的方式，我喜欢以图像呈现。我要你找人

来用角色扮演你的资源，当年你需要求生存，不是常常住在家里，所以找人扮演你的"自由"。无论什么角色，他们都会扮演。

小　妹　是指人，还是指什么？

玛莉亚　用"人"来代表你的资源，这样，你就可以真的感觉到，而且能碰触到你所拥有的很棒的资源。然后，对你的家人介绍你所拥有的资源。（小妹指着一位男士来扮演）他是你的"自由"。找人来扮演你的"决定"。（小妹指着一位女士来扮演）你还学到什么其他的资源？例如聪明，你聪明吗？

小　妹　（摇头）我不觉得我聪明，但是我很努力。

玛莉亚　好的，选个人来扮演你的"努力"。（小妹选择一位女士来扮演）她（指扮演者）是很努力的，你很会选人。想想这些年来的事情，对你来说，它是痛苦的。

小　妹　乐观。

玛莉亚　你很需要"乐观"，那你会选谁？（小妹选择一位女士来扮演）还有其他资源吗？

小　妹　坚强。

玛莉亚　找人扮演你的"坚强"。（小妹选择一位外国人来扮演）还有其他的资源吗？因为这所有资源帮助了你成为现在的你。

小　妹　不断学习。

玛莉亚　找人扮演你的"不断学习"。（小妹选择一位女士来扮演）你内在还有其他资源需要转化吗？你求生存时需要某些资源，但现在你长大了就不再需要它了。举例来说，我以前很容易生气，后来我觉得不需要再有这个资源，我情愿快乐一点。

小　妹　我想再补充一个，我觉得在我身边最重要的一个资源是"爱"。

玛莉亚　很棒。

小　妹　（选择母亲扮演"爱"）我想要我妈妈来扮演"爱"。

玛莉亚　你妈妈吗？我想你妈妈会得到讯息，但是我不要妈妈做角色扮演,因为我想要你对妈妈表达,所以找别人来扮演"爱"。
妈妈,你有听到她刚才说的话吗?(母亲说"有")

　　你看看他们(面对所有角色扮演者),告诉它们你会接纳它们,然后承认拥有它们。

"乐观"帮助你什么?看看"她"(指扮演乐观者),你可以整合在内在里;"乐观"是怎样帮助你走过以前的日子?

小　妹	"乐观"帮助我在所有痛苦的、灰暗的日子里看到希望,看到事情会往好的地方发展。
玛莉亚	所以你有很多的希望?(小妹点头)你找谁扮演你的"希望"?谁可帮助你有"希望"?她(指着扮演乐观者)帮助你有希望。(小妹选择一位女士来扮演)对你的"自由",你要说什么话?
小　妹	"自由"可以让我觉得活着很自在、轻松。
玛莉亚	而你的希望?
小　妹	我觉得"希望"是根本吧。
玛莉亚	很美啊。对我来说很有趣,你选对了人,她(扮演希望者)是想要有很多希望,她前两天才告诉我的。真有眼光!你有个很好的方法去"做决定"。
小　妹	因为要作很多决定,所以我觉得坚强。
玛莉亚	有时候即使是错的决定,也是坚强的,是吗?
小　妹	其实,我不觉得自己有做过错的决定。
玛莉亚	好吧,我相信你。你的"坚强"怎样?
小　妹	因为很坚强,所以可以活下来吧。
玛莉亚	你真的已经活下来了,所以,你以自己为荣吗?
小　妹	蛮自豪的。
玛莉亚	根据我所知,你是可以"努力"的?
小　妹	"努力"可以让我有更好的生活。
玛莉亚	你是努力的人吗?
小　妹	对。

玛莉亚　而你的"不断学习"呢？

小　　妹　我总是很努力地学习。

玛莉亚　（指着"爱"）这是另外一个最基础的吗？

小　　妹　对。很多人爱我，不管他们爱的方式我是否接受，但是我知道他们是爱我的。

小妹表达爱自己也爱家人

玛莉亚　你爱自己吗？

小　　妹　现在比较爱自己，因为以前总觉得自己很糟糕。但我现在觉得很有自信。

玛莉亚　你是不是可以以自己为荣？

小　　妹　可以。

玛莉亚　我相信，你有这么多资源，所以有足够的理由以自己为荣。你的家人或许没有看到这一切，所以还在担心你，因为他们没有真的认识你。我这样做，是要让他们有机会认识"你是谁"，这样他们就不用再担心了。你要这个吗？

小　　妹　要。

玛莉亚　你不再是你们家的"代罪羔羊"，因为人们会担心"待罪羔羊"。像你们这么强的家庭，总是有人要为某人担心，所以你要让他们知道，他们不用再担心你了。

首先，你告诉妈妈，你是这么地爱妈妈（指着扮演"爱"者）。

（转向母亲）妈妈，我想让您先练习学着倾听，然后再说您想要说的话。

小　　妹　我从来没有告诉您"我很爱您"。其实从小到大我都知道，您为我们付出很多，（哭着，二姐支持她）您也经历过很多痛苦，（玛莉亚示意"希望"和"坚强"站至小妹身后，把手放小妹肩上）所以我很感谢您。但是我已经成人了，可以做很好的决定，能为自己负责。您不需要再担心我，我觉得我会处理好很多事的。

母　亲　（母亲流泪）我相信你说的话，我相信你，我一直对你很有信心，你身上有很多的优点。我知道 8 月份发生的事情是有原因的，这一点我很理解。（对着全部参与者）我也感谢大家对我们这个家庭的支持。我相信我这个女儿长大了，也会从这个事件中成长，变得成熟许多。我希望，你以后能够保有自己的承诺，安顿好自己的一切，这样我们就放心了。

玛莉亚　她能有自由吗？

母　亲　我会给她充分的自由，我平常也很尊重她们。

玛莉亚　（对小妹）你觉得她会给你充分的自由吗？

小　妹　我会争取的。

玛莉亚　好。你要时时在妈妈的面前站起来。

小　妹　我会的。

母　亲　我知道这个女儿是爱我的，三个女儿都非常爱我，我也很爱她们。在过去的生活里，她们三个就是我的全部，我几乎忘了自己。我非常高兴能卸掉这副担子。我总是希望能做回自己，能有自己的生活。这个愿望一直放在我心里。我希望孩子们也能还我自由。我管你们的同时，其实你们也在管我。说实在的，你们也束缚我很多。我有自己的理想，但我要更好地为孩子们活着。如果你们把自由还给我，我会谢谢你们。谢谢大师，谢谢各位对我们家庭的支持，我真诚地感谢你们！

玛莉亚　（对小妹）你要对大姐说什么吗？

小　妹　在我生病之前，我们两个的沟通可能比较少。但是，我已经感受到我们之间的变化，我觉得现在已经很好了。我很爱你，我也知道你很爱我。

玛莉亚　你要对二姐说什么？你们两个现在都是成年人了。

小　妹　（小妹和二姐拥抱，母亲拥抱两个女儿）在这段时间，你对我的支持和帮助最大,感谢我们都成长了。

玛莉亚　你要对伯伯说什么吗?

小　妹　你一直是我们家里很重要的一个人,因为伯伯支持我们。所以,我们也很爱你。

继　父　我也爱你们。

未来理想家庭的雕塑

玛莉亚　现在我们要再多做一件事。等一下,我要你们每个人都做。现在,从你(指小妹)开始。你雕塑一个图像,是你希望将来你们家庭关系的样子,有多疏远,有多靠近,你们要怎样联结。因为现在家里的每个人都是成年人了,每个人都脚踏实地站着,没有人跪在地上这是你希望的。你希望你的家庭将来是什么样子呢? 所以,请你们站起来,雕塑每个人的图像,每个人都可以有不同的图像。你要让人们看到,你们是怎样联结的? 你和谁最亲近? 你要把她(指二姐)放哪里? 你身后吗?

(小妹雕塑的图像是,二姐紧靠在小妹身边,大姐站在小妹另一边,二姐夫站在二姐身后,妈妈和伯伯面对面,站在小妹前面。)

玛莉亚　(母亲要他们更靠近)别太靠近,别太靠近。看着它,你是成年人了,成年人没那么靠近,它是象征性的。所以,这是你的图像?

小　妹　是的。

玛莉亚　当妈妈忘记她的承诺时,她又会尝试控制,你们都要记得脚踏实地站得好好的,不要跪下去讨好。

小　妹　我不是很会讨好。

玛莉亚　很好。(指二姐)她,这个姐姐非常知道怎么讨好;(指大姐)她也知道怎么讨好。所以,在你们家需要一个新的方式来沟通。妈妈最知道怎么指责,但不用担心,她今后不会再这样做了。

如果万一她做了,你们就要讨论。

(转向二姐)你的理想图像是什么?你想要怎样的联结?(对着二姐夫)你站在她后面喔。

(二姐雕塑的图像是,大家手牵着手,丈夫站进圈内,与自己面对面。)

玛莉亚　很好啊,所以,你要大家都有联结。

二　姐　是的,而且都是平等的。

玛莉亚　平等很重要,而且没有人跪在地上。我之前看到的图像,是你跪在地上,变得很小。

二　姐　如果有人生气怎么办?

玛莉亚　你就说"我觉得生气",你们的治疗师会教你们更多地沟通。

(转向治疗师)他们需要学习如何沟通,例如沟通时要注视彼此的眼睛;彼此交谈时用"你",而不是用"他"。

(对着大姐)你的图像如何?你看家里的人有多靠近?

大　姐　我希望是这样:

(大姐雕塑的图像是,三姐妹并肩而立,靠近父母。)

玛莉亚　(指着二姐夫)他在哪里?你忘了他了。

大　姐　妹夫站到大妹身后。

玛莉亚　好,轮到妈妈了,你的理想图像是怎样的?

母　亲　基本上就是这样。

玛莉亚　伯伯呢?

继　父　我同意,这样就很好了。

玛莉亚　很有趣。这个家庭至少有个人是别人说什么,他(指继父)都同意的。

谢谢你们的分享,我希望你们有学到东西且愿意运用。(小妹点头)

你们的治疗师会继续帮助你们,我希望,有时候你们全家可以去见治疗师。(问治疗师)你现在感受怎么样?有时候,你是否可以见他们全家？他们需要学习彼此如何交谈，他们彼此相爱，只是不知道如何表达。你要对他们说什么？

治疗师　我祝贺你们做了一个很棒的决定，就是大家一起来这里。在这个历程中，我很感动，因为这两个月以来，我一直和你们工作。今天是第一次全家一起来，我看到你们每个人有很多正向的资源。同时我觉得，自己某些地方也被疏通了。在未来，我愿意再和你们一起工作。

现场的反馈

玛莉亚　好，谢谢。（转向家庭）各位请坐。

（二姐问，是否可以拍摄"小妹资源"的相片？）

（对着各角色扮演者）请各位"资源"站起来，和小妹站在一起。

（二姐为小妹与各资源拍照）

现在"去角色"，把角色的帽子摘下来。

（转向小妹）你在这里，他们会做角色反馈。

（对着全家）你们要听一些反馈吗？

（对大组成员）有哪位要分享感受？

扮演自由角色者　她邀请我角色扮演前，心里就有预感她会选我，我有些害怕。我从一个房子移动到另一个房子，体验许多失落，可是后来发现，里面就是有一种自由，好像它是慢慢长出来的自由。当我站在这里时，看着妈妈，她说要还她自由时，非常激动，我可以看到妈妈的眼泪。我真的觉得妈妈很想要那份自由，很想要卸下负担。看到这些，我觉得很开心。

扮演做决定角色者　谢谢你挑选我做你的"决定"。我和你有相似的背景，我是家里的老三，小时候，父母很忙，我也在别人家里长大，所以长大后会觉得很不安全。有时候，我也会埋怨爸爸、妈妈对我不够好，为什么要让别人来照顾我？从这次会谈，看到你和妈妈的对话，你说你爱妈妈，而且知道她很辛苦。那时我看到你妈妈的眼泪,我的眼泪也流出来了。参加工作坊,以及自己当了妈妈以后,我就知道,我妈也有很多无奈,她也想和我在一起。遗憾的是我妈已经去世了,所以没有机会告诉她了。我很高兴你们全家能来这里,祝你们幸福。

玛莉亚　我要谢谢你们的到来。对于你们的诚实、意愿,以及用多种可能的方式去得到你们想要的,以及你们需要的,我觉得很感动。(对二姐夫)我要问你,是否相信今后在这个家里,每个人都会发生改变呢?因为你是观察员,当你注意到她们彼此不一致性时,是否可以很自由地告诉她们你所看到的?

二姐夫　会的。

玛莉亚　就算对妈妈,你也会给她反馈吗?

二姐夫　对的。

玛莉亚　对你妻子也是如此吗?

二姐夫　我现在和她已经没有问题了。我觉得有些问题已经不再是问题了。

玛莉亚　我祝福你们。我知道,你们会继续见你们的治疗师。你们要求要一份录像带,当录像带制作完成时,你们可以拿到一份。这是一个好的想法,重看录像带是个很好的学习方法。(走至母亲前,与母亲握手)谢谢妈妈。

母　亲　谢谢,谢谢大师。

玛莉亚　我不是大师,我只是另一个奶奶。

(与继父握手)谢谢您,伯伯。

(与大姐握手)谢谢你,我希望你有很多的信心,事情会改变的。我明白你一定很关心和爱她们,给她们一点空间。

大　姐　我相信,因为治疗之后已经有些变化了。

玛莉亚　很好。

大　姐　谢谢你。

玛莉亚　(与小妹握手)谢谢,你要记得你所有的资源。

小　妹　我会的。我也非常感谢您，我觉得今天成长了很多，谢谢。

玛莉亚　继续成长吧。

　　　　（与二姐握手）你也是，我相信你。

　　　　（与二姐夫握手）记得，要把话说出来。

二姐夫　好的。

玛莉亚　（与治疗师握手）谢谢。今天发生这些，是因为你已经为他们做了很多工作，他们才愿意来。你已经为他们铺好路了，让我们为他们鼓掌！

三　小组讨论之呈现

玛莉亚对当天会谈的反思

　　我觉得，这个会谈还没有结束，因为我没有处理大女儿的议题。当下我考虑时间架构，我们有时间的限制，如果处理大女儿的议题，就无法处理小女儿的难题。我们可以讨论，如果是你，你会怎么做？因为每次的会谈，永远都有许多选择点可以介入。

　　有趣的是，我现在后悔当初没有多花一点时间跟大女儿工作，这是我的问题。我现在工作时，唯一会担心的就是时间的界限。因为我想，你们在这里坐了很久，会谈时间需要告一段落。昨天晚上我回想，如果是萨提亚女士在这里工作，她会怎么做呢？她一定会做到早上三点，每个人都累坏了躺在地上，她也不在乎，一定要把工作做完。这对我来说，是个很大的学习。

　　看到大女儿离去时那悲伤的表情，我很担心，所以要找时间再见这个家庭。我大概知道治疗师可以帮这个忙，我昨天晚上也问过治疗师，请她继续会见大女儿，治疗师同意了。但是，我担心这次的会谈让大女儿带走的是对自己一些不好的印象。我们可以多谈谈，你们是怎么想的。我跟你们谈这些的原因是，其实我想要征求你们及这个家庭的许可，再见他们第二次。如果在我加拿大的办公室，我会在第二天早上打电话给他们,问什么时候可以再见第二次。我们现在就听听"小组讨论"的报告。

第一组的反馈

我现在报告的是一个大方向的呈现,也就是玛莉亚在会谈一开始欢迎这个家庭时,说了一段话,勾画出她要去的方向。玛莉亚说:"你们大家都来,我觉得很感动,我可以看到你们对这个家庭有很多的爱。"从这段话里隐约透露出,玛莉亚已经评估到这个家庭是非常有爱的。

(小组导师将一条上面有很多玫瑰图案的围巾放在地上,象征"爱"),因为围巾上有很多玫瑰,你们(指大团体的成员)可以感受到这是爱的流动。

之后,玛莉亚对每位家人说:"你今天来这里,想要有什么希望?让这个家庭可以改变,让这个家庭更有希望。"因为萨提亚女士也说,我们不要再回到过去,要活在当下,要对未来抱有希望。

所以我先报告整体的概念,再谈细节。

(小组导师在围巾旁边摆了一只泰迪熊,代表对家庭的希望)

泰迪熊代表对家的希望,它看起来是幸福的,很快乐。这就是为什么玛莉亚要雕塑每个家人对"理想家庭"的图像。

但是这个家庭现在发生了一些事故,出现症状。这个家庭系统的沟通姿态有指责、讨好这些不一致性的行为,盖住了大家对彼此的爱。整个家庭成员只看到对方的行为,无法体验到家人的爱。

(小组导师拿了另一条"黑色的围巾",盖在那条"玫瑰花围巾"的上面)

所以玛莉亚会谈的方向,或是透过治疗的顺序,或是透过技巧的介入,她让家庭成员看到他们行为的背后是爱的流动与联结,这就是所谓的生命力。所以,萨提亚女士说,只要案主可以接触到他/她的生命力、灵性,就开始了他/她们的疗愈旅程。

(小组导师将覆盖在上面的那条黑色围巾拿开)

所以,玛莉亚就在这上面工作,让家庭成员看到他们不一致性行为背后的意图是"爱",让彼此看到对方行为的下面是一份"爱",看到家庭未来的希望。

十分钟的报告时间到了,其他组可以再补充玛莉亚的治疗顺序及介入。

刚才我报告的大方向是,玛莉亚怎样把这块"黑色的布"掀起来。她还是回到系统中工作,她处理家庭系统,处理每个人内在的冰山,所以她先做家庭关系。她在这部分做了很多的介入,例如她用"接纳",对成员说"我了解",接纳他们;但是面对强势的母亲,她就会核对、挑战,甚至做辩识,让这个家庭成员看到彼此是如何地讨好或指责,而不能一致性地表达自己内在的想法、感受。玛莉亚首先处理家庭系统里的沟通,这是萨提亚模式家庭治疗,也是进行家庭治疗时经常要处理的家庭沟通模式。对这个部分,玛莉亚掀开一角,让家庭成员看到他们如何讨好母亲,而母亲控制他们,同时他们也控制母亲。

我想,昨天大姐一定有觉察,她很顽强,但也有觉察。昨天我们小组对这个部分讨论很多,为什么玛莉亚要先和二姐工作,再和主角工作?我们认为,这个家庭有很多的"重音符",包括大姐、二姐都是,当然主角也是"重音符"。玛莉亚的工作顺序从二姐到主角,我们讨论的理由是:第一,因为二姐与主角的联结最紧密,如果松动二姐,或许可以帮助到主角;第二,因为二姐很开放、很有觉察,不像大姐很固执,在昨天的会谈里还是不好松动。

当然,玛莉亚在处理家人内在冰山系统时,问他们的期待、渴望。我们的评估是,玛莉亚为了让家庭成员看到"主角是谁",有助于主角可以站起来。(之前,二姐已经站起来了,对主角而言,这是自己可以站起来的一个很好示范)所以,玛莉亚帮主角做资源雕塑,掀开主角的内在资源、宝藏,让家人看到主角拥有的内在力量。

玛莉亚在人际互动系统与个人内在系统来来回回地工作,这样之后,玛莉亚就可以逐渐把这块"黑色的布"掀起来,让所有家庭成员看到,隐藏在黑色布下面那块代表"彼此有爱的联结"的玫瑰花围巾了。

但是玛莉亚也提醒，人们很容易重复旧有的模式，旧有习惯可能会再回来，所以她叮咛二姐夫："当她们再讨好母亲的时候，你可以提醒吗？"二姐夫说："可以。"

之后，主角对母亲说话时，二姐拥抱主角，母亲也过来拥抱她们。此时此刻，她们对彼此的爱完全呈现出来。萨提亚家庭治疗认为，系统有一个部分松动，或许就有可能松动整个家庭。

最后，玛莉亚做每个人心目中未来理想家庭的雕塑，带出她们对这个家的希望。

第二组的反馈

我们真的很赞叹昨天的工作，同时也喜欢昨天的历程，因为涵括了所有萨提亚模式的精华，包含家庭治疗很多重要的方法与概念，也包含了家庭重塑的历程。大家一致同意，可以将这个家庭工作的历程，放在玛莉亚家庭治疗的书里，作为案例示范。

我们学到很多，特别欣赏玛莉亚愿意这么大方地开放自己，然后接受我们可以这么开放地讨论，也欣赏治疗师之前的工作。我们这组非常欣赏玛莉亚和家庭建立的接触、联结，还有安全感的部分。玛莉亚表达很多的欣赏，肯定每一个人，甚至也肯定治疗师，说"我以你为傲"，也跟母亲说"我很以你为傲"。昨天非常明显地看到，玛莉亚用了很多幽默赞赏这个家庭充满了很多的爱。

首先，在昨天的家庭治疗历程里，非常清楚地看到玛莉亚的工作，一个最重要的主轴是萨提亚模式的四大总目标，另外还有改变的五个元素之展现。在整个历程里，玛莉亚一直在用改变的五个元素。例如"体验性"，整个历程都是体验性的，也是正向目标导向。所以玛莉亚没有聚焦于他们的痛苦，也没有聚焦在他们的创伤、症状上工作，这是很清楚地聚焦在"正向导向"上的工作。

第二，玛莉亚也非常聚焦于他们的资源与力量。

第三，聚焦在改变。玛莉亚非常聚焦在他们的改变，从头到尾都聚焦在改变,而且非常系统化,待会我们会用雕塑来说明这部分。

第四,当然,更不用说的是,所有历程里玛莉亚都在运用自己,专注地观看整个历程,看哪些是重点可以介入;怎样运用时间;怎样运用自己去支持每一个人,有时候甚至站起来拉着二姐的手,支持她有力量地对母亲说话,看着二姐的眼睛,看着小妹的眼睛,我都可以看到她们之间那种生命力的流动,也在其中看到很多的慈悲。

所以在历程中,这五个元素是同时发生、同时进行。这是非常重要的学习,因为对我来说,最大的困难是"家庭治疗"和"家庭重塑"要怎样融合在一起,不会顾此失彼而失去时间的界限。或者说,考虑五个元素时,要怎样平衡它们。所以待会儿,我们也许可以听听玛莉亚述说她自己的内在、怎样做选择、怎样聚焦在这些治疗性的重要焦点上。在她的内在历程,到底发生了什么,而有这些介入。

现在,我就请我们成员用雕塑来呈现我们讨论的内容。我们昨天的讨论,到底看到了这个家庭的结构及系统是怎么样的?首先,我们的解读如下:

母亲站在椅子上,高高在上的、很有权威、指责的。母亲生了三个孩子,因为没有丈夫在旁边支持,她要一边工作一边养育三个孩子,所以她必须"控制"。昨天,玛莉亚对控制做了很棒的重构。玛莉亚说:"母亲非得这样做不可,不然她很难存活。"所以,母亲必须要控制。

大姐是超理智的,支持母亲,她的丈夫也是家里最有能力、赚钱最多的,她对原生家庭支持最多。除此之外,我们也了解在中国文化中的大姐是需要帮忙家庭、支持父母的,所谓"长姐若母"。但是父亲不常在家,所以她需要帮忙母亲,承担父亲的责任。

二姐讨好、黏着母亲,也讨好大姐,而二姐夫也是讨好的。昨天我们看到,小妹站在二姐旁边,她有很多的资源,行为是阳奉阴违的。她不愿意让别人看到她真正的内在,因为小时候被送来送去,而在这个家庭里找不到真正的归属感。小妹也很难达到母亲及大姐的要求,不过,她是叛逆、打岔的(雕塑时,小妹远远地、背对着站在家庭的外围),继父则是讨好的。

昨天玛莉亚的工作，我们看到很多部分都聚焦在改变、转化。因为母亲是家里最有权力的人，所以玛莉亚先和母亲联结，问母亲"要什么"，母亲说她要幸福。玛莉亚很快地聚焦在改变上，问母亲"需要哪些特别的改变才会觉得幸福"，在这个部分，我们看到真的是聚焦在改变、正向的导向上，同时也评估，看母亲在这个家庭权力的位置在哪里。

接着，到了继父那里，继父总是跟随着母亲的想法。前半个钟头，玛莉亚其实已经做评估与介入，她再问大姐"要什么"，大姐说："我们不知道怎么样来表达自己的情感，彼此都很关心对方，但从来不会表达出来。"

历程中，玛莉亚处理了大姐与小妹之间的次系统，她是怎么处理的？我觉得这个地方很棒的是，大姐告诉小妹，她对小妹有很多的欣赏和爱。那时候，我们猜，玛莉亚大概已经评估这个家庭有个"不应该说感受"的规条。所以，玛莉亚立刻介入，让大姐对小妹分享她的感受和欣赏，因此小妹有很多的触动及眼泪，这里是第一个次系统的处理。

玛莉亚跟随这个历程，聚焦在小妹身上，问小妹想要什么，但是小妹很难清楚地说出来。这时候，玛莉亚鼓励她表达出自己内在的渴望。

下一步，玛莉亚聚焦在小妹和母亲的次系统上，因为小妹说，她认为母亲是控制的。我认为这个次系统的处理非常精彩，对我来说，是很大的学习。因为小妹说母亲是控制的，如果玛莉亚支持小妹，对母亲来说，这是很大的刺激与否定。因为母亲一直说："我没有控制啊，只是商量。"

我清楚地看到玛莉亚处理这个次系统的互动部分。第一，帮助小妹进入自己的内在冰山，说出她对交朋友的看法。同时对母亲表达她想要自由交朋友的渴望，帮助她一致性地为自己站起来，"即使母亲不同意你的看法，你还是可以有这些权利。"此外，也让母亲看到在这些负面循环里，她也参与在其中。所以当母亲听到小女儿说"我不需要你的建议"时，她就放下那抬得高高的指责的手，说："以后就不给建议了。"

小妹立即说:"我觉得轻松了好多。"

玛莉亚一直和小妹核对,说:"如果母亲还回到旧有模式时,你怎么办?"玛莉亚支持小妹,即使母亲又回到旧有的模式,你还是可以脚踏实地站着,表达出"你想要做的",而且可以增加一致性。

处理完这个次系统后就转到二姐身上。玛莉亚一样问二姐"想要什么"。在这个部分,我们看到二姐和母亲、大姐的纠结,她很痛苦。此外,二姐又看到母亲和父亲很多的争吵,她也很痛苦。同时,她还有其他的创伤,例如转学了六次。所以在这个次系统里,玛莉亚为二姐做了一些工作,让她可以为自己站起来,厘清她与母亲之间的痛苦。二姐说,她也要有界限,不要再做受害者了,要为自己的生命负责,要做自己。所以我觉得,这里很有意思,当二姐愿意更加一致性,不做受害者时,母亲就说,她也要去追求她的自由。当二姐站起来,愿意为自我负责时,母亲也不需那么地指责和控制了;同时母亲也接触到自己内在对自由的渴望。这时,我们看到母亲与二姐的互动与循环,她们两个人都参与其中,相互影响,还有自我负责的部分。

这个时候的焦点又慢慢回到大姐身上,大姐执著于自己的想法,因为她超理智,一直要把所有的历程拉回到这些痛苦、负面的想法里。大姐认为,大妹(指二姐)的痛苦是因为她的负面思考及她的创伤所引起;大姐担心小妹的改变不会持久、忧郁是否会再复发。这时候,玛莉亚用坚定的、严肃的口吻对大姐说,希望她可以看到整个历程中发生的改变。对这个部分,我们小组讨论了很多大姐的感受,很多成员将自己的感受投射在大姐身上。待会儿,我们再回头报告有关大姐的部分,暂时把它搁在这里。

后来比较多的讨论是放在小妹身上,因为当二姐可以站起来时,我认为小妹更能接触到自己。所以,玛莉亚帮小妹做了资源整合的雕塑,让她觉察自己的资源、接纳资源,同时要她带着资源对母亲、大姐介绍自己,因为让家人看到她的资源很重要。最后,让她明白,在这个家里,她要为自己站起来,接受自己,不论母亲会不会批评她、接受她,她还是要为自己站起来。所以玛莉亚在二姐、小妹身上做了很多"去缠结"（de-enmeshment）的工作。

会谈即将结束时，玛莉亚做了每个人想要的理想家庭的雕塑。所以，我们才说家庭重塑的方法、概念和家庭治疗的理念出神入化、交错地融合在一起。

昨天我们小组花了很多时间探索大姐的冰山，因为有人观察到大姐离开时脸色非常严肃、凝重，也有成员关心她的感受。所以，我们猜大姐在离开时发现，她本来是支持母亲高高在上的，这是一个"同盟"关系。这里有很多的三角关系、二人关系。所以，大姐在家里的位置很重要。正如母亲所说，要追求自由、要弹钢琴、要去玩之类的。我们假设大姐听到这些会很紧张①，因为她的内在自我本来很小，她要用这样的位置、角色，才能提高自己的自我价值。

所以昨天成员说，如果他们是治疗师，会邀请大姐说出她内在真正的感受，可能会有很多的害怕、担心。但是这个角色对家庭有很多辛苦的付出，对家人有很多的爱、很多的贡献。总而言之，大姐为这个家辛苦地付出，也支撑着这个家庭。换言之，我们想要大姐被看到、被听到，并肯定她。让她知道她在这个家里的位置很重要。或许，当她的自我可以站起来时，就能慢慢地为自己负责任，不需要再为所有人负责任。同时，也问她"想要什么"，接触她内在的渴望，因为每个人都说"要什么"了，而大姐却还没表达她想要什么。或许这样做，可以松动她的想法，她不需要再用过去的方法来拯救全家。她已经长大了，可以把这些能量放在自己身上，自己脚踏实地站着。

此外，继父一直在讨好。或许等其他人都站起来，脚踏实地站好之后，继父也会想要站起来。二姐夫也会因为二姐已经站起来，而不需要讨好并且站起来。

---

① 大姐在阅读这部分资料时反馈说，她当时听到母亲要自由，她很心疼。因为母亲在大女儿生第一个孩子时帮了两年忙，她生第二个孩子时就不再麻烦母亲。

第三组的反馈

我报告的架构和上一组很雷同,他们报告过的,我们就不再重复了。

我们看到玛莉亚在历程中如何运用五个要素,如何帮助个案提升自我价值,如何让家人之间更一致性地沟通,如何让案主可以有多一点的选择,以及更加地自我负责。

一开始,玛莉亚还是先跟家人建立联结;在认同、肯定家人的部分,玛莉亚对母亲有很多的认同。例如,第一个问母亲"您想要什么",这表示了对母亲的尊重。同时也表达对大姐的欣赏,例如,大姐不能直接告诉母亲她的感受,当大姐说,她不是很习惯这样做的时候,玛莉亚立即欣赏大姐的努力。在认同与肯定家人的部分,我们小组谈到比较特别的地方是,玛莉亚一方面同理母亲,但当玛莉亚与母亲的关系比较稳定时,玛莉亚又会挑战母亲。例如,母亲说一些观点时,玛莉亚会说"我相信您,但我们可以问问其他孩子的看法"。其中,有些具有教育的功能。

第四组的反馈

这次会谈中我们最喜欢的部分,是玛莉亚怎样编织现场发生的东西,举例来说,母亲与二姐,大姐与二姐,大姐与小妹……,所有对话,都是在编织她们之间的关系,也开启不同的观点。玛莉亚强调,这些都只是个人的观点与看法。意思是说,你不一定要接纳,但是可以选择。另外一个部分,就是玛莉亚运用自己,她是奶奶,也是曾祖母,她对孙子们的看法和他们的父母很不一样,但是她要忍住,不把她的评语送给她的孙子们。这些,就能让母亲可以有一个不同的看法。玛莉亚也提到,她二十二岁时也不想要母亲紧追着她,这也让三姐妹们有不一样的想法。

关于玛莉亚使用的工具及概念,她很清楚地表达出萨提亚模式的信念:改变是可能的、父母都尽其所能地做到最好、每个人都有其内在资源等等。

我们看整个历程,有两个重要的主题,一个是"自由",一个是"爱"。玛莉亚的示范很美,因为不同的年纪,每个人要的自由并不一样。例如,小妹要有交朋友的自由,母亲也要有晚年生活的自由,她们可以用不同方法要到她们想要的自由。

我们有个提问,如果这个会谈只有一个小时,玛莉亚会选择做哪些部分?

玛莉亚:如果是这样,那我就不见这个家庭,因为有六个家人,而我们只有一个小时的时间,是做不了什么工作的。

第五组的反馈

我首先要说,前面四组报告得很好,我全都同意。然后,在同意的基础上我们加了一点东西。

我现在要报告的是玛莉亚如何在"系统"上工作。有整个大的家庭系统,又有各个小的系统、子系统及个人系统。整个大的家庭系统,包括母亲、继父及三个女儿;各个子系统包括亲子的、夫妻的,以及她们手足间的子系统。

例如在夫妻系统里,玛莉亚在二女儿的夫妻系统里做了一些工作,加强他们夫妻间的联结,以及这个子系统和家庭大系统之间的关系。在父母的子系统里,我印象深刻的是针对继父愿意被母亲控制,玛莉亚所作的诠释,有关"控制",小女儿也提过。玛莉亚说,这是继父的选择,是他们夫妻的事,是继父选择被母亲控制,这是他们夫妻之间的事情。我们非常欣赏这部分的诠释。

在整个会谈历程中,"控制"围绕整个空间,我们很欣赏玛莉亚对"控制"的正常化。我们通常会把"控制"视为不好的,但玛莉亚说:"母亲的控制是很正常的,我也是母亲,我也会控制。"这样的诠释就让控制不再是个贬抑的名词,而是一个普遍存在的现象,没有好或坏,而是中性的。并且说,"控制"是个相互的历程,在会谈的有限时间内,要母亲放弃"控制"并不容易。所以,玛莉亚要女儿站起来,这样她就不再受控制,"控制"就不存在了。所以玛莉亚在这些部分的工作做得很漂亮。

　　我们小组里有些提问:第一个问题,前面几组都有提到,玛莉亚在今天早上的课程里也说明过。我们小组比较担心的是大女儿,可以看到她在整个历程中受到很大的冲击与扰动。在整个家庭系统里,她是个非常重要的角色,她替代父亲的角色,不只小时候,现在仍然如此。她照顾所有家庭成员,她把母亲从老家带到上海,她安排了所有妹妹、妹夫的工作,她在妹妹尚未独立时为她们提供住房。在某种程度上,如果说"控制"的话,这就是"控制",因为她在承担全家一部分的责任,甚至也是支持母亲。在这个家庭里,最累的该是大女儿,母亲走在前面,大女儿在背后支撑着母亲,"撑着"是更累人的。实际上,她一旦垮了,整个家庭的支持系统就垮了,她是那个家庭的顶梁柱,所以我们很担心大姐。今天早上听到玛莉亚说,愿意有机会再见这个家庭,我心里蛮高兴的。

玛莉亚　我认为,第二次再见这个家庭是很重要的。如果我昨天当下想到这些,会立刻邀请她们再来做第二次会谈。就不会像现在这样,好像会谈还没有结束似的。如果大家同意,我就打电话邀请他们再做第二次会谈。我觉得不可以单独见大女儿,我考虑过这个做法,还是觉得需要把她的历程放在整个家庭系统里工作。所以,我很高兴听到你这么说。

小组导师　实际上,昨天这个历程里,我看到对大女儿有很大的扰动。昨天的会谈里,二女儿、二女婿、母亲、小妹等在整个历程中都有表达、释放,所以会觉得很舒服。但是当他们看到大姐压力这么大,或者大女儿有这么大的压力时,或许会觉得内疚,所以这是整个系统的互动及影响。

　　她在家庭里有很重要的作用,她超越了女儿的位置。实际上,这些背后都有很多很多的爱,同时她也学会了母亲的"控制"。其实母亲也是被她控制,母亲从老家退休后,被连根拔起地搬到上海,她所有的社会网络都被切断。她们要完全依靠这个大女儿、大姐照顾一切。①

　　我有个提问,当小女儿说"自杀只是个意图",这时候玛莉亚问她,你这个"意图"想说什么呢?你需要用自杀行为来表达什么吗?我看到玛莉亚在这里只说了一些话,然后很快地去到她的资源,我们不知道玛莉亚是基于怎样的考虑?是时间考虑?还是其他?那么快就去到正向的资源。我们想"我们不是为了正向而正向",假设有机会让小女儿把她里面的痛苦说出来、一致性地表达出来,她们彼此间可能会有更多的了解、更多的联结。这个时候再去正向的资源,她们的联结基础可能会更加踏实。

玛莉亚　我要马上回应你这个提问,我觉得这个提问很重要。如果回看录像带,我那时候很靠近她。我从她的身体语言得到的讯息是:那件事,不再重要了,我不想再说了。所以那时候,我做出的解释是,她很清楚地知道自己一点都不想死,这只是她历程的一部分。对我来说,这不是时间的问题,却是个很大的问题,但不是时间的考虑。如果我叫她再回忆过往,说自己悲伤的故事;只是这个历程已经不是她的需要,而是我的好奇。我是好奇的,我本来可以要她表达她内在的痛苦,让她的家人更明白她内在的痛。但在整个历程中,她一直让我知道,她是可以的。其实我还是回去过一次,最后我说:"你不会再做这样的行为吧。"她看着我说"不会",换言之,她肯定我对她身体语言的解读,我跟她之间做了很明确、清楚的核对。还好有录像带,可以再看看是怎样的。她的身体语言明白地告诉我一些讯息,你们有没有注意到她的身体语言?

小组导师　我们坐得比较远,看不到她的身体语言。

---

①　大女儿反馈,在自己结婚时,母亲就因为与继子女的冲突,带着妹妹进入大女儿家。一路走来,为了照顾大家,而忽略了自己婚后的家庭与自我,也有诸多无奈。

玛莉亚　　还好我们有录像带可以重看,我知道,我们这位摄影师那时候
　　　　　是近距离地拍摄。(问沈明莹)你也很靠近她,你的印象如何?

沈明莹　　我觉得对她来说,那是小事,她已经不在乎了。

玛莉亚　　我认为,她很清楚地知道自己并不想死。

小组导师二　　我完全同意你的解读,她的身体语言完全表露出这个讯
　　　　　息。透过跟你的对话,小妹觉察到自杀只是自己的一个求救
　　　　　讯息:"要看到我。"我想要表达的是,你跟随历程,所以你接着
　　　　　问她:"你是怎样求生存的? 你学到哪些资源?"所以,我要表
　　　　　达我不同意这位小组导师说的,玛莉亚这样的工作是否"为正
　　　　　向而正向"。因为紧跟着历程,所以带出小妹的资源,这个历
　　　　　程是很跟随历程的。

玛莉亚　　那时候,发生在我和小女儿之间的是我传递一个讯息给她,
　　　　　"你走过这些了,你已经拥有资源,不会再到那里了。"所以,我
　　　　　要转化她自杀的起因,以及她的资源,这样他们全家就能看到
　　　　　小妹的内在力量。

　　　　　　我说,这是很重要的提问的原因是,我看到很多次别人进
　　　　　行的会谈,特别是精神科,总要找那些负面经历,再回去那里,
　　　　　认为在负面经验上能有学习。重新体验他的负面经验,其实
　　　　　就让主角再回到他过往的经验里。

　　　　　　我认为,她和我都同意那是正向的一步。我相信,潜意识
　　　　　上她是向前走了一步,同时让家人更明白她。因为刹那间,她
　　　　　"被看到了"! 所以,你怎样处理"过去"很重要。有时候,当我
　　　　　们的"痛"太大,而且是"未了的情结",我们就需要回去那里做
　　　　　个疗愈。但是她已经不再痛了,她认为那已经不重要了,至少
　　　　　那是我对她身体语言的解读。而你又听到,她承认在她的历
　　　　　程里有她的资源,很肯定的是"她有不想自杀"的想法。我问
　　　　　过她:"你有没有任何资源要改变,因为现在对你来说,已经不
　　　　　再有用了。"我以为,她会用自杀这个例子来说明。结果,她没

有去那个例子里。

小组导师三　我要分享！其实那个历程对我来说，也是很重要的学习。
　　　　　　我坐的位置比较靠近小妹，所以能看到她的身体姿势。我看到
　　　　　　昨天的小妹，的确觉得那件事已经过去了！而且她清楚地说，
　　　　　　那是她的意图。后来玛莉亚回应她，处理伤痛有很多方法，她
　　　　　　同意玛莉亚的说法。所以，当玛莉亚带她到过去的经验里，问
　　　　　　她："你是怎样求生存的？你学到哪些资源？"当时她有很多的
　　　　　　眼泪。她在选资源时，我看到她从内在展现出来的力量。因为
　　　　　　这么靠近小妹，我看到她选资源的力量。她在选资源的时候，
　　　　　　其实就展开她内在的能量了。所以，追随个案的历程很重要。

治疗师　　关于小女儿"自杀"的部分，我同意玛莉亚昨天会谈时的感觉，
　　　　　　在当下真的是"感觉不用回去了"，她确实走过了那个部分。
　　　　　　而且家庭成员也已经了解当时小女儿的痛苦，不管是"猫的事
　　　　　　件"，或是自杀，都只是小女儿的一个表现。

　　　　　　　其实我昨天很欣赏小女儿的表现，特别到最后，她说："我
　　　　　　要选一个爱。"并且对母亲说："我爱你。"对她来说，这非常非
　　　　　　常不容易。因为在我跟她工作的历程里，她无论如何都感觉
　　　　　　不到家人对她的爱。虽然后来她告诉我："我可以开始感觉到
　　　　　　她们确实是爱我的。"但是，她很难去表达。所以，昨天她那样
　　　　　　做是很大的突破。因为她一直用打岔、回避的方式来应对。
　　　　　　昨天她能直接面对母亲，告诉母亲她内在的想法，我非常欣赏
　　　　　　这部分。而母亲在那一刻也非常地感动。我相信，母亲等待
　　　　　　这一刻已经等了十几年。

　　　　　　　对这个家庭会谈之后的状况，我再做些补充。

　　　　　　　他们昨天在回家的路上，二姐、二姐夫发短信给我："大姐
　　　　　　一路都在哭，我们不知道该怎么办？"今天早上，我又收到短
　　　　　　信："二姐夫收到小妹发的短信提到，昨天晚上大姐还哭了一
　　　　　　夜。"所以我打了电话给二姐。她和丈夫回家后感觉很好，虽

然看到大姐的难过很紧张，但是他们也觉察到，不能再用过去讨好的模式，所以他们两人外出散步，商量要怎么做，同时也分享彼此的许多感受。之后，二姐发了短信给大姐："我看到你流眼泪，我很心疼。过去这些年来，我们姐妹关系有些误会，我很愿意跟你一起面对这个部分。"她邀请大姐有空时出来一起喝茶，表达了对姐姐的关心及联结的意愿。

玛莉亚　你是否愿意打电话给她们？帮我问她们，是不是愿意回来？是否愿意再回来进行第二次会谈？你们同意吗？（成员鼓掌，说："可以。"）

治疗师　我已经告诉二姐，她说会去联络看看。

玛莉亚　你可以和她们分享我刚才说过的那些话。我要告诉你们的是，我认为这是一个很好的教学带子，包括我们刚才说需要有第二次会谈的历程，我想这永远都是一个好的学习与教学。就算是有一个"很好"的会谈，但永远都不完美！我并不认为这是个错误，但回头看时，会看到一些可以再改善的东西，这些都可以包括在整个教学历程中。

治疗师　我告诉二姐的时候，不知道大姐会有什么反应，因为要大姐到这个现场来，必须克服很多的困难。

玛莉亚　如果我是你，我就直接打电话给大姐。

治疗师　好，我去找二姐要大姐的电话。我觉得这个建议比较好。

玛莉亚　你要一致性地告诉大姐。我担心你不直接对大姐说，她就不会回来，她害怕被我指责。我相信，你知道怎样跟大姐说，很重要的是，把她的家庭带回来，再进行第二次会谈。

治疗师　OK。

第六组的反馈

小组导师　玛莉亚，在即将结束时，从每个人的观点做理想家庭的雕塑，我认为这只是个"呈现"。如果在当下多做些处理，效果会不会更好？举例来说，二姐的雕塑是：全家围成一个圈，丈夫就站在圆圈的中间面对她。我听到玛莉亚告诉她，你喜欢全家都有联结，她说"是"，然后就没下文了。我很好奇，她丈夫站在圆圈的中间是怎样的感觉？他好像处于别人的家庭中；如果是我站在那里，我有什么感觉？如果可以跟他核对，那会是什么？如果再有一次机会，还是能再进一步，往前走一点点。

玛莉亚　那是二女儿的观点。

小组导师　我知道。大家呈现了一个观点的图像，之后就没下文了。举例来说，我知道这是你的观点，那是我的观点，然后呢？是不是可以再往前走一点点？

玛莉亚　如果早些做这个雕塑，我会多走一步；那时候，我在进行整个会谈历程结束时的收尾。我希望，会谈结束、他们离开的时候，是带走自己的观点。如果把它用来做历程，当然，如果这是个历程，我就会问每个人的感受。我是拿它来做"历程"，还是拿它来做"结尾"，两者是有不同的做法。

小组导师　OK。

玛莉亚　我很高兴，二姐把她丈夫放在自己前面，而不是把他放在她的后面，这是我的观点。如果这是在我办公室会见的家庭，我情愿花半天时间见这个家庭，而不需要有第二次会谈。我觉得这个讨论很好，我不认为还需要再补充什么。我想要再见一次这个家庭的原因，是因为我在那个当下决定不处理大姐，所以我想要纠正这个决定。因为我想对大姐来说，这可能很重要，我需要一个机会和她解释我自己的历程。

四　答客问

问：当我（玛莉亚）见家庭之前，我的内在发生些什么？

答：在我开始跟家庭会谈之前，我会好奇：每个人彼此的关系如何？

有些什么资源？如何沟通？如何重视自己？有些什么痛苦？他们的冰山发生些什么？如何解决问题？有哪些规条？等等。

每个人都拥有自己过去的经验，因此每一次的见面对我来说都是第一次。换句话说，就算是同一个家庭，在我每次和他们会面时，他们都是在不同的时空里。即使我不知道上述这些，我仍然知道一些普遍性的原理，例如：

1. 每个人都有自己的冰山。

2. 他们生活在一个对他们有影响的社区。

3. 他们有自己的文化。

4. 每个人都有自己的资源和沟通姿态。

5. 无论他们遭遇到什么样的问题，都会用自己特殊的方式存活下来，而这些都会在他们的沟通中表达出来。

6. 他们会来这里的目的，是他们想要学习。

7. 我不想聚焦在问题上，我相信他们想要成长，他们需要协助以便能够成长。

我假设，他们有痛苦及沟通的议题，否则不会来到治疗师这里；我假设，他们的沟通是不一致性的，在他们的系统里，有些人自我价值很低；我假设，他们有些僵化的规条，以及他们的应对方式是失功能的。

我想知道他们的自我价值感，也想进一步了解他们的渴望、期待、观点、感受、应对，以及自己内在的冰山。虽然我不知道他们前来接受治疗的具体内容，但到目前为止，我已经对这个家庭知道许多了。

从我的内在带了哪些到这次的会谈里？我可以提供些什么？我也有自己的内在历程，但需要把自己的议题暂时搁置一旁，这样，我才能全心全意地对待这个家庭，才能从自己的内心及冰山存有层次（being）和他们同在。如果我有自己的议题，我必须做些内在处理，将这个议题放到我的背景里，这样才能彻底明白我的内在冰山。同时，又能全然地处在存有的状态中。无论我担心什么，从我家到办公室的路上，或者在我的办公室内，我都需要花些时间来转化它。

　　如果我有身体的症状，例如头痛，我想在当下，我会告诉会谈的家庭。分享自己，对前来会谈的家庭很有帮助。例如，如果我觉得不舒服，又不能取消这次会谈，我会告诉前来会谈的家庭："欢迎你们来这里，虽然今天我身体不舒服，但我很高兴和你们在一起。"这和传统的学习不一样。联结从我的内在开始，善用我的身体、我的心及我的头脑。首先，我与自己联结，然后再与面前的这个家庭联结。如果有事情挡住我与会谈家庭之间的联结，那么我需要承认它们并和会谈家庭分享。

　　这些不是技术性工具。这个隐喻是说，我的冰山与你的冰山在不同层次上相遇。我的好奇心是最重要资源之一，另一资源是我的信念，我们都能够在人性化的层次上相遇。这就好像过河。

　　第一步是做出接触，这包括和自己的联结，然后才是和他们的联结。我是否从自己的层次或从治疗师的角色，以超理智的方式与人联结？与人联结的方式很多种，我建议从心、身体、真实的自己，并且时时核对自己的冰山状态来与他们联结。

　　我也带着我的资源，就是对于人性的信念，以及接纳他们的某些伤与痛。尝试从我自己去和他们联结，也就是从自己的"我是"（the "I am"）联结到他们的"我是"（their "I am"）。如果我能这样，我们谈什么内容就不那么重要。如果我能找到他们真正的渴望，之后就能知道他们期待的方向。我需要相信自己，以及我已经知道的关于人的信念，同时也相信我会引导他们的下一步，来帮助他们。

　　如果我能与他们建立关系，他们就会信任整个历程，并且在灵性层次上，我们一同进展。我信任历程，我相信人们想要改变。

　　如果我只看行为，以及他们所呈现的问题，就表示我走在错误的方向。我铭记在心的是，人们的应对方式是反映"我是谁"。如果我只透过他的行为来评价他，就表示我在错误的方向上。

　　人们的行为只是其内在发生的一切的一种表征，行为通常是内在痛苦的外在表达。因为行为是学来的，每个人的行为背后都有其讯息的背景。

行为是人们过去所有经验的结果,因此,人生下来时没有所谓好或坏,一生下来就是一位具有人性的人。每个人出生时都很纯真和一致性,而且所有的行为都从学习而来。行为是背景学习和自我保护的冰山一角,是从原生家庭习得的。

我相信人们可以改变,对此,我不作评断。我尝试帮助人们帮助自己,可以自己做决定并找到自己的资源。这帮助我能够主导历程,而不是主导他们。对我而言,很重要的是,我认为成功的结果,对案主来说却可能不是他们所需要的。我只能帮助他们弄清楚他们想要什么,以及决定要去的地方。

这对治疗者来说,很困难。有一种微妙的平衡,治疗者在主导会谈历程的同时,也要记得案主也是在主导他的生命。我尽我所能地在历程中让案主主导自己。我的工作是帮助他们做选择,并在他们和我之间保持微妙的平衡。要整合这个模式需要花很多年的时间,因为你必须先学会整合你自己。

你需要去了解及尊重他人的人性部分,相信每个人都有自己的资源,治疗师只是帮助他们找到资源。我们需要重视每个人,这样他们就能够尊重自己。这些不是工具或技术,你可以只学习表层,也可以运用到更深的层次,你会知道这中间的差异。你需要去展现自己的成长。我也必须以自己的成长做榜样,对他们表达我希望他们能够成长的愿望。

如果我能帮助一对夫妻互相连接,他们就可以自己上路了。追踪的环节是需要去滋养关系,这样,他们才不会忘记自己所学到的。如果我能在某个人的眼神里看到闪烁的光芒,就表示他是有希望的,这就像直接看到了结果。

要尊重他人的深层次需求,必须以自己的成长为例子作示范,然后才教他们如何走在他们想要的路径中。

问:需要多少次的家庭治疗呢?

答:在我们能达到治疗目标前,通常需要三到四次家庭会谈。我不轻易放弃,因为我相信他们能够改变。我们需要多少次的会谈?你愈了解这个模式,需要的次数就愈少。其实不是多少次的问题,是整个历程能走多远的问题。这也取决于前来会谈的家庭有多少痛苦,以及他们保护自己的程度。如果他们有很多的防卫,或有许多的痛苦阻塞住他们的能量,就需要更多的时间。另外,你可以在自己的办公室创建自己的能量;你的颜色和环境将显示你是谁。

问:和夫妻或家庭要签立怎样的合约?

答:合约包括他们要能够了解自己必须在"改变"上工作。不是我改变他们,而是他们自己要作改变。

这个合约是四次的家庭(夫妻)会谈,之后我们会一起评估这个经验。治疗是教育,要学习如何跟自己及他人相互联结。他们需要知道"混乱"是随着"改变"发生,他们也需要知道"第三度诞生"及我们之间的承诺——属于他们的承诺以及我的承诺。重要的是,在每一次会谈中,他们都能够有所学习,无论发生的改变有多小。

他们带着经验回到家中,并且希望事情能够有所改变。他们带走承诺及家庭作业,而你的工作是在下一次会谈时,检查他们是否做了功课。如果他们持续地不做家庭作业,你就可以考虑停止见他们。

"大象一直都在屋里"——我们的工作是慢慢地清除"这只大象",并且公开地谈论它。卡尔·华特克(Karl Whitaker)曾说:"无论我的感觉如何,其他人也会感受到,因为能量在我们之间震动。"我们可以依靠我们的天线去接收到别人的一些感觉。如果你很敏感,你可以掌握更多话语之外的东西。为达到这个境界,你必须完全地同在。

如果你只希望自己成功,或者只想你心里预设的某种结果,就无法达到上述的境界。这是人与人在能量层次上的工作,而不是重视技术层面的工作。

让我用河流来做比喻,我和案主之间有一条河,我需要越过这条河与他们相遇,但在他们和我之间仍然保持着清楚的界线。

由"心结"至"联结"
——四个女人之间的爱与痛（2）

一　玛莉亚的反馈

这件事很重要，我们必须了解家庭或案主在会谈之后，可能有段时间会陷入混乱。我感觉大姐还有未了之事，因为她离开时看起来有些悲伤和担心。但由于时间的限制，在上一次会谈中，我没有处理她的感受。

治疗师在会谈后的追踪中，得知小妹和二姐想表达对玛莉亚的感谢，而大姐则感到深切的悲伤，整夜无法入睡。玛莉亚询问治疗师，是否可以邀请这个家庭进行第二次会谈。起初大姐和母亲有所犹豫，但经过几次邀请后，她们同意接受第二次的会谈。

二　会谈

（玛莉亚在门口迎接全家：母亲、继父、大姐、二姐及二姐夫、小妹。二姐及小妹面带微笑，用英文对玛莉亚说"Hello"。家庭成员坐在玛莉亚的对面，从玛莉亚的左边到右边是二姐夫、二姐、小妹、继父、母亲、大姐）

　　　　　　　　　　👤 小妹　　　👤 继父　　👤 母亲
👤 二姐夫　　👤 二姐　　　　　　　　　　　　　　　👤 大姐
　　　　　　　　　　👤 玛莉亚　　　👤 沈明莹

混乱与改变

玛莉亚　谢谢你们再次前来。因为当时不清楚我们工作的时间表，或许上次就应该告诉你们。在你们离开后，我有两个感受。一个是关于你们全家，我感觉很好，因为你们想要做出改变；另一个感受是，我（对大姐说）不够关心你的感受。因为当时没有更多时间可以继续和你谈谈，所以我很希望你们可以再回来。

　　　　我也想和你们分享我所相信的信念，就是当重大改变发生的时候，或是决定为自己做出改变的时候，我们会有混乱，不管那是发生在我们的内在，还是在改变的历程里。如果你们当中有哪位感觉到混乱，很对不起，我会说："为你的混乱而高兴，同时留在你的混乱中。"因为只有在混乱后，改变才会发生；换句话说，没有混乱就没有改变。我们用旧的方式看待事物、用旧的方式和彼此联结，如果我们允许新的方式进来，就需要整合。而整合的时候，就会感受到混乱。因为要从已知的领域进入未知；从可预测的进到不可预测，我们会有很多焦虑。

　　　　上次你们做了很多新的决定，你（指二姐夫）决定要站起来，你（对二姐）也是。这是很大的改变。（二姐微笑且点头）

　　　　（对母亲）妈妈决定给你们自由，这也是很大的改变。因为你们在家里都很忠诚，而且彼此相爱。

　　　　（对小妹）你做了一个很大的工作，也做了一些新的选择。（小妹点头）

　　　　（对大姐）很对不起，时间不够，没有太多时间给你。我知道在这里讨论了很多的改变,除了你之外。你离开的时候,我看到你的眼泪,可以感受到你的伤心。我要告诉你,我是关切你的,所以才请治疗师告知你和妈妈,我们需要另一次的会谈。因为我希望有机会可以看看这个混乱,可以有些了解,而且接受你想要的改变。这是我的愿望,所以我再次谢谢你们花时间来到这里。

(对团体),在我们的家庭治疗训练课程里,第一次有一个家庭在同梯次的课程里进行第二次家庭会谈,也要谢谢治疗师打了那么多通电话。

我要告诉你们,如果在我的办公室见你们,可能会发生两种情形:通常我会继续谈下去,在我的办公室里,我会给前来会谈的家庭很多时间;或是约另一次见面的时间。所以很高兴我们在这里有另外一次的核对。

(对大姐)我知道,你和治疗师有过很多对话,所以我首先要问你,你今天决定来的时候,你的愿望是什么?

大　姐　这两天我想了很多,也修通了不少。如果谈到我昨天的心情,从当时的治疗来说,你处理了我大妹妹的议题,也同时处理了我们家的一些问题。但是我昨天及今天想了很多,我发现自己也有很多需要改变的地方。所以我今天来是为了我自己、为了我妹妹,也为了我们这个家。

玛莉亚　好,谢谢你,我等一下会回来你这边,现在我要先问妈妈,(对母亲)谢谢您今天再来,有什么可以让您过得更好的? 你现在觉得怎样?

母　亲　先谢谢大师,谢谢各位,大家花这么多时间帮助我们,解决我们家庭的问题。我本来不打算来,但是后来决定再来,心想,我们是不是可以将问题解决得更好。

玛莉亚　现在来到这里,此时此刻您的感受怎样?

母　亲　坐在这里,从内心里感谢大家;我这两天也想了很多。

玛莉亚　您在回顾,很好。

母　亲　对。当时在这里,我不觉得自己有什么痛苦,但是回家以后,
　　　　我感到非常的受伤。

玛莉亚　您是否愿意多谈谈受伤的事?

母　亲　我们这个家庭,本来就是个很特殊的家庭。过去和她爸爸在
　　　　一起时,我就很受伤。和他分手后,我觉得天好像要塌了下
　　　　来,但为了三个孩子,我要支撑住。我一直用自己的身体保护
　　　　她们三个,当爹又当娘的。我一直用翅膀护着她们三个,不管
　　　　是刮风或下雨,我都得帮她们挡住;有刀或有剑,我也得替她
　　　　们挡住。然而,当我听到她们还是觉得受伤的时候,好像过去
　　　　的伤疤又再次被揭开了。我做梦都在想,等她们长大后,我也
　　　　想让她们来支撑我。我觉得自己活得很累。

　　　　　　我很希望她们坚强起来,当我累了的时候,能依靠她们的
　　　　肩膀。她们也能像我对她们一样,替我遮风挡雨。但是,我现
　　　　在看到她们这么脆弱,心里真的很难过。我也希望她们姐妹
　　　　能团结、友好。过去她们也是这样,老二、老三还没成年的时
　　　　候,大姐确实帮了她们很多忙。8月份小女儿出事的时候,她
　　　　二姐也帮了我很多忙,承担了很多的责任。对于这些,我心里
　　　　也很感谢她们。但是,当我看她们争吵或彼此攻击,或其中一
　　　　个受伤,都会很难过。我希望她们能够坚强,也能让我在累的
　　　　时候可以依靠她们。非常感谢大师。

玛莉亚　妈妈,谢谢您的分享。我想要和您说些话。

母　亲　好的。

玛莉亚　您上一次来的时候,我不认识您的家庭。不过,我相信在座每
　　　　一个人,都非常清楚地看到您为子女们的付出。

　　　　　　您说她们是脆弱的,我不觉得那是坏事。我认为,只是因
　　　　为她们诚实才愿意分享,我反而尊重愿意显示脆弱的人,我们
　　　　只有在愿意分享脆弱的时候,家庭才能在那个层次上联结。

我们通常会保护自己的脆弱，以至于没有机会认识彼此。所以，我认为她们分享脆弱，其实是认识彼此的机会，而且是很美的示范，让我看到她们多么爱您和信任您。

如果我的儿子跟我说他的一些感受，不论是伤心或快乐，我都会很感动。所以我相信她们，包括您，都是很棒的。

您刚才提到您的前夫，你们离婚了。我不认为上次提出来过，但可能您觉得这是个暗示。她们都是成年人，而且都知道您做过什么。我相信，我也从我老师那里学到我们需要建造一座属于自己的博物馆。过去发生的事情，不需要每天去看它，但可以把它放在博物馆里。所以您生命的那一部分，其实已经可以放进博物馆了。如果您能这样做，内心会感受到多一点的平和，在座的每一位也是。可能过去发生一些事情，我们觉得难过，却也值得我们欣赏与感谢。这里每个人都欣赏您的努力与奋斗。这是我听到的，也是我的印象，我想我可以代表我们全体对您说，我们很尊重你们这个家庭，而且很高兴可以和你们联结。相信我，我说的话完全发自内心。在我们的生命里，都有自己过去的历史故事，有些历史是需要放进博物馆的。我自己也有个很大的博物馆，但是我不常去参观；我甚至还写了一本书①，让它过去。所以，我希望你们都能这样做，我们只要看一看生命中发生过的好事。（对继父）您觉得怎样？

继　父　很好，我同意。

玛莉亚　您同意什么？

继　父　我同意刚才大师说的，"过去"就让它过去了。就把它放到博物馆里，我们要向前看，不要往后看。

玛莉亚　那您每天都要告诉妻子，万一她想到以前不好的事情的时候，

①　指玛莉亚自己写的自传《爱与自由》（*Passion for Freedom*）（张老师文化出版）。

您就对她说,放进博物馆吧。这是您的工作、您的责任。

继　父　我曾经告诉她,过去就过去,算了。我们刚组成家庭的时候,
　　　　小妹才八岁,上小学二年级;二姐十一岁,小学五年级。我待
　　　　她们如自己的小孩,她们长这么大,我从没打过她们,也没有
　　　　严厉责骂过她们。我自己有三个女儿,她们都大了。当时,特
　　　　别是小妹还那么小(指着小妹),我可要把她们当成自己的孩
　　　　子一样看待。

母　亲　大师说的,我非常理解。

玛莉亚　您别再叫我大师,我叫玛莉亚。

母　亲　玛莉亚,我也是这样做的。或许我不喜欢往后看,但也不是经
　　　　常想起过去。昨天我们在一起,又谈到过去,我就不由自主地
　　　　又被自己的过去所触发。

玛莉亚　今天,我们就把过去放进博物馆里,每个人都要这样做。

母　亲　是的、是的。

玛莉亚　我们要庆祝此时此刻!

母　亲　我喜欢向前看,不喜欢往后看。向前看,才能看到希望,才能
　　　　有自信,才能坚定地向前走。谢谢大家的理解,谢谢玛莉亚的
　　　　理解。我会这样做的。

玛莉亚　妈妈,我想上一次的会谈触动了您的某些过去。我的做法是
　　　　朝向现在和未来,不要看过去。我们可以处理过去,然后就把
　　　　它放进博物馆。有时候,我们必须承认那是发生过的事,然后
　　　　把它放进博物馆。所以我相信,这就是在过去两天里发生的
　　　　"混乱"。

母　亲　让我说些话吧。因为孩子们感觉受伤,而孩子们受伤的感觉
　　　　是和这些事情有关。甚至孩子们的脆弱也和这个有关。所以
　　　　过去的事情才会在我眼前出现,这是很不自觉地发生的。

玛莉亚　是。公开谈论此事,会帮助我们把它放进博物馆。承认它,如
　　　　刚才您丈夫所说的,过去已经是历史了。

母　亲　谢谢。

玛莉亚　（对小妹）你现在感受怎么样？过去两天你发生了什么事？

小　妹　我陪大姐逛了一天街，今天上午就去上班了。我可以感觉到大姐内心发生了许多事，她比我想象中还要坚强与睿智。我希望她和二姐能有更多的沟通，真正心对心的沟通。因为她们常常谈论事件本身，但是光谈论事件，可能谈愈多，伤害愈多。

不过这些事件全是出于好的意图，她们都在为对方着想，只是没有表达出自己良善的意图，所以从表面上看来像在互相指责。我认为，我们需要改变我们家的沟通方式。

玛莉亚　你带出一个很重要的主题。我想要告诉你们，我们不可能改变过去发生的事，因为它已经在那里了，但是我们可以改变过去事件对我们的"冲击"。我们在这里所谈论的都是"冲击"。我们是否允许过去的事件继续影响当下？这是个人的选择。我们需要谈论它，然后说，我不再允许这个冲击污染了我的现在，因为它已经没有帮助了，也不能改变事件，所以必须把过去放进博物馆。看起来你正在做。

小　妹　对，我觉得我很正向。

玛莉亚　是，我印象深刻。所以你的愿望是大姐、二姐可以沟通得好一点？我现在知道你的愿望了。

（对大姐）我也同时知道你的愿望了。

（对继父）我也知道伯伯支持我的想法，把过去放进博物馆。

（对二姐）你今天刚进来时，我问你："你今天感觉怎样？"你说："不太好。"可以多说一些吗？

二　姐　或许我正处于你所说的混乱里。我发现"承诺"很容易，但"做到"很难。

玛莉亚　是的，因为改变是一步一步的，而每步当中都有混乱。你知道,我们在这里的讨论其实都是一个开始。之后,就要不断地练习、练习、再练习。就像你们夫妻,如果彼此想要多一点的沟通,或是想要更开放,请你们记得,没有努力,这些都不会发生。

我现在想知道你的愿望是什么?以及如何帮助你,让你可以和大姐联结得更好?在你和大姐之间,有什么阻挡着?(转向大姐)大姐,你知道吗?

大　姐　前两天我比较伤心,但是后来觉得自己有许多地方需要改变。我不理解大妹为何那么痛苦,现在我能理解了。因为我突然想到了一个词,就是"情债",就是她在背着一种债。或许是我给她的感觉;或是其他人曾对她说过什么,让她一直背着这种情债。所以,我想告诉她。

玛莉亚　我想要邀请你们做点事情,请你们把椅子搬到前面,面对面坐着,好吗?否则很难沟通。(大姐、二姐面对面坐着;玛莉亚要小妹坐在二姐后面,支持她;要母亲坐在大姐后面,支持大姐)此时此刻我们试着开放地、一致性地来沟通。

大姐与二姐的沟通

大　姐　我想要告诉你,我以前做的只是在尽自己的责任,还有帮妈妈做点事情,就这样而已。

玛莉亚　好的。(对二姐)你听到什么?她刚才说什么?我要很确定"你听到的,就是刚才她说的"。你听到她说什么?

二　姐　我听到"她"说……

玛莉亚　请用"你";我听到"你"说。

二　姐　其实我仍然有很多情绪,而且仍在混乱中,所以并没有全然地处于当下。

玛莉亚　那你就没有听到大姐说什么了。

(对大姐)请你再说一遍,因为这很重要,你们要真的开始听到彼此。

（对二姐）谢谢你这么诚实。

大　　姐　我觉得我做的只是尽我的责任，和帮妈妈做一些事情。我希望你不要有任何心理负担。

玛莉亚　（对二姐）她说了什么？

二　　姐　她说她只做了应该做的。

玛莉亚　她不是这样说的。我要你听到她所说的，而且用她说的字句完全一样地复述，因为她是用她的心来说的。我想你们没有彼此聆听。大姐，请你再说一次。

大　　姐　我感觉她能理解我说的意义。

玛莉亚　（对大姐）那请你告诉我，她说了什么？我不知道她是否真的听见你了。

大　　姐　我觉得她对于我所做的一切感觉有负担，我希望她能放下这个负担。

玛莉亚　（对二姐）你听到她说什么？你要怎样回应？有什么可以帮助你放下负担？告诉她。

大　　姐　我还想多说一些。坦白说，如果说"施"与"受"，对我们两个都不公平。因为如此一来，她背上"债"，而我需要为这个"债"负责。我认为这对我们两个都不公平。而且我还想说，如果真要说"施"与"受"，其实我也是"受"的一方。我知道你为我做了很多，我也很感谢。而且你做的，在我心里是独一无二的，没有人可以取代你为我做的一切。

玛莉亚　我不明白，你能告诉我，你说的"债"是指什么？她觉得她欠了你？

大　　姐　我感觉她心里很沉重，因为她觉得欠我很多，和我不平等。

玛莉亚　（对二姐）是吗？

二　　姐　（无法停止哭泣，点头）

大　　姐　我原来不理解她为什么那么痛苦，我想我现在能理解了。

玛莉亚　（对二姐）你相信她吗？因为你看都不看大姐。我想要你看看你的姐姐，因为她是发自内心说的。你相信她说的话吗？大姐说，你没有欠她什么，她是用心来做的。你可以告诉她，你欠她什么债？不如我们现在开放地谈谈这些债吧。（转向大姐）你为她做了什么，让她认为是债？

大　姐　大家都说我和我丈夫为她做了很多事，所以她和她丈夫应该感恩我们为他们所做的一切，所以对她来说，这可能就是一种"债"。那天我说要"感恩"，只是想让她看到她所拥有的。但是我想"感恩"这个字眼对她来说的确是个刺激。

玛莉亚　（转向二姐）我想要你深呼吸几次，请你想象某些东西，你是否愿意听我说？

二　姐　（停止哭泣，点头）

玛莉亚　如果你是这个家庭里的大姐，而她是你的二妹；换句话说，如果你们角色交换，你会不会做同样的事，她曾做过的事？告诉我，你是怎么想的？如果你在她的位置，会不会做同样的事？

二　姐　我会的。

玛莉亚　（对二姐）如果她说"我爱你，也感谢你"，而不是哭啊哭啊、一直哭，你的感觉会怎样？我相信你放了很多的负担在大姐身上。其实她现在正向你伸手，你是否可以用想象来接受她？因为你是她的妹妹，而她是爱你的。你有没有告诉过大姐你的感受？

二　姐　（哭，摇头）没有。

玛莉亚　（对二姐）你现在愿意告诉她吗？你愿意握住她的手吗？（大姐握住二姐的手）告诉她，你从来没有说出来的话。她很想跟你联结，你相信吗？

二　姐　我觉得我被自己的情绪控制住了，所以，我没有准备好。我没有准备好去接受某些东西，因为我现在情绪很不好。

玛莉亚　没关系，（注视二姐的眼睛）没关系。我只是要请你做个决定。

请想象你的情绪,你如何看待自己的情绪? 它们是什么颜色? 我现在的情绪是紫色,你现在的情绪是什么颜色?

二　姐　灰色。

玛莉亚　灰色。所以你看到自己灰色的情绪,而我看到我紫色的情绪。我现在告诉我紫色的情绪:"我可以主导你。"我很感激我有情绪,我可以笑、可以哭、可以感受。但是,我是主导的。所以对于我紫色的情绪,我现在觉得很难受,因为我可以看到你的悲伤。(靠近二姐,她点头)但是我主导我的情绪,而且还运用了我的情绪来明白你的情绪,并尊重它们。

现在我要你聆听自己的情绪,你可以掌握它。所以你可以深呼吸,想着"我是情绪的主导者"。你愿意这样做吗? (二姐深呼吸)

你知道,我喜欢和这些玩具一起工作,(玛莉亚站起来,带领二姐到放置玩偶处)你跟我来,我们来和我们的情绪工作。

我选择彩色代表我的情绪,(玛莉亚选择一个红色玩具)现在请你为自己选择一个来代表你的情绪,我也会邀请大姐选择一个色彩来代表她的情绪,因为我们都会谈论我们的情绪。(二姐选了一个灰色、小小的玩具)

(问大姐)你的是什么颜色? (大姐选白色、大的玩具)

好,这些都代表我们的情绪。

(二姐又选另外一个棕色、大的玩具)

现在,我们要用某些字句来表达我们的情绪。

(对小妹)妹妹,你要不要也为自己选一个情绪的代表? 我们公平一点,每个人都有一个情绪的代表。

(二姐选两个玩具)你有两个玩具;好的,你的情绪比较多,所以你要两个,你的情绪是最大的。

现在,我们为我们的情绪说话。

(对大姐说)你问问她,她要什么? 她的感受是什么?

大　姐　我想通了一些事情之后，现在感觉十分放松。

玛莉亚　再说一次，你想告诉大妹什么？你想要提醒她，刚才你说的话吗？

大　姐　我想说，其实我相信你对我做的，就像我为你做的一样，而且你已经在做了，我感受到了。我曾说，你做的那些事情是独一无二的，没有人可以替代。

玛莉亚　她做过哪些，你可以给她一个例子吗？这样她就能理解。

大　姐　比如说，我有事回老家的时候，她能帮我照顾好孩子的功课，她做得很认真，所以我很放心地把这些事情交给她。

玛莉亚　你有听到大姐说的吗？你这样做了，是吗？（二姐点头）

母　亲　我来补充一点，她真的做得很好。大女儿生第二个孩子的时候，我要到医院照顾她，（指二女儿）当时她就在医院地上睡了一晚，后来她的腰一直不舒服。而且她也会像大姐一样关心妹妹。（二姐继续哭）前一阵子小女儿生病，她默默地承担一切，那本来应该是我承担的，但是她全承担了，我非常感动。

玛莉亚　你是否听到妈妈说的话了？你要不要看看我们？你可以主导情绪，在这里你有很多的感受，是否妈妈说的你都做了？

二　姐　（点头）

玛莉亚　她们有欠你吗？"是"还是"不是"？

二　姐　我希望她们能看到这些。

玛莉亚　她们看到了。

二　姐　但是不知道为什么，我们互动的时候没有人会告诉我这些。

玛莉亚　她们现在告诉你了。

二　姐　所以我很激动。

玛莉亚　好，当你听到大姐、妈妈说的，可以请你告诉她们，你感受到什么？你是否相信她们真心地感谢你？我觉得她们错过了直接告诉你。我相信，她们当时可能以为这是理所当然。在你们这么美的家庭,事情常常被视为是理所当然,因为你们的沟通不够。让人们能够听见彼此是非常重要的事。所以妈妈,您要再多说一些吗?她需要听到,大姐也是,多告诉她一些。这次我不只是要你(指二姐)听,还要在她说话时看着她。我们知道你有感受。看着你姐姐,眼睛不要往下看,要看着姐姐。

大　　姐　我还发现自己有个问题,就是喜欢背后夸奖别人。其实我一直以你为荣,当你考上重点大学、当你通过英语高级专业考试,还有你得到双学位的时候,我身边的每位朋友都知道,甚至我丈夫的同事也知道这些事,因为我以你为傲,所以才告诉他们。但是,我却从来没当面告诉过你。

玛莉亚　你相不相信?你相不相信大姐说的?(二姐点头)告诉她。你们要开始沟通,表达你们的感谢。妈妈,我有个练习,同时还要很肯定你们每个人都做。你们每天要对每个人至少说一个感谢,不管事情有多小。例如,有人洗了一个碗,或是打电话给你,或者开车送你一段路,很重要的是,请你记得欣赏并感谢对方,而且要说出来。因为如果我们不说出来,就感觉不到被重视与欣赏,你相信吗?

二姐分享伤痛与愤怒

二　　姐　我现在的感受是,我等这些话等了很久,甚至用整个生命来等待,只是想得到姐姐和妈妈的一点承认,但我觉得它好难。即使在 8 月 1 日妹妹发生的事件里,我用尽了自己的每一分能量,可是当姐姐跟我说,我不知道怎样感恩的时候……

玛莉亚　直接跟姐姐说,告诉她。

二　　姐　(看着大姐)当时你告诉我,说我不知感恩,加上小妹告诉我,她想自杀,你们是过了一个月后才知道这件事。你们不知道这个压力有多大,以及多困难,之前全是由我独自扛着。你们对小妹有些不好的评论,不论是妈妈或是我丈夫,你们不敢对她说，全都对我倾诉，而我还要从心里抽出能量去帮助妹妹。你那天告诉我，我不收拾房间，你觉得我的情绪不好，而且认为这会带坏小妹。你还告诉我，你觉得你对我做了很多，但是我并没有对小妹做同样的事情。我承担小妹想要自杀的压力已经超过一个月以上了，而且我也尽力帮助她。我不知道为什么，每次接完你或妈妈的电话，我都有种冲动，很想拿东西割腕自杀。这些我都不想让你们知道，因为我不想伤害你们，所以只能伤害自己。

对我来说，小妹这件事我真的付出了很多，而且它也很困难。这些事情对你们来说，都是毫无预兆的；但对我来说，却不是这样，我很早以前就知道了。我已经和丈夫商量好，要出钱支持小妹去做咨询。我这么努力，但从头到尾都没有人过来抱抱我，说："你已经做得够好了。"每个人都只跟我说，我做得还不够好，你们希望我做这做那。希望我收拾房间，希望我做个理想的妹妹或是女儿。我也不知道。

玛莉亚　所以，对于你做过的，你觉得从来没有得到欣赏、感谢或认同？现在你总算讲出来了，我以你为傲。但是，我认为在这个家庭里，你们以前还不知道怎样欣赏、感谢彼此，现在你们可以讲出来，那很重要、很重要。（对着大姐），你愿意回应吗？

大　姐　你刚才说的，有些我想要再多说一点。我的确要求你，像我一样地对小妹付出，其实这是不对的。因为你有你的方式，我不应该用我的方式去要求你。其实大家都有看到也感受到你的付出。我现在想明白了，你已经长大了。很多事情，我不应该再去评论你，比如收拾房间等，这也是我要学习的地方。我现在真正明白"放手"的意思，以后不会再这样说你了。

玛莉亚　（对二姐）你是否可以告诉大姐，你想要和姐姐有怎样的关系？你想要她对待你像对待成年女性一样？在我看来，你刚刚才成长了，真的为自己站了起来。告诉她，你的感觉怎样，再告诉她,你要怎样被对待? 然后我会请大姐做同样的事。因为我知道你们彼此相爱,而且你们两位都已经是成年人了。

二　姐　不好意思,我想再说一件事。

玛莉亚　你再多说一点。在你内在里有什么东西要出来了? 所有大的感受都要出来了。(对大姐)可以吗?(大姐点头)

二　姐　谢谢。(对大姐)其实你最伤我的一次是,有一次你打电话给我,(小妹把手放在两位姐姐肩膀上)我正在和妈妈讨论有关伯伯的事,我有些话说得很不合适。在第一通电话中你就责备我,那时我已经哭了很久。我才刚平静下来,你就又打第二通电话来,你倾泻了你的情绪,但当时我真的很想死。你可能不知道,我用整个生命去保护妈妈(哭泣)。我曾经对治疗师说:"我宁愿自己死,也不让妈妈受一点伤。"你打电话来指责我说我的话深深伤害到妈妈,而且不给我辩解的机会。你讲完后就挂上电话,我哭了一个晚上。我觉得,你好像在我心头插了一把刀。我当时真的受不了,很愤怒,而且感觉你对我的感受完全不在乎。所以我就想打电话给你,把这个情绪说出来。但是你关机了,我疯狂地打了几次都没有回应,于是我把它吞了下去。接下来几天,我都没有和你联络,那时候我还不习惯说出自己的感受,也不习惯承认我是愤怒的。之后,在你面前我又假装成没事的样子。但是,我觉得那是最伤我的一次。因为你总是告诉我,我用整个生命去捍卫与付出的东西是一文不值的。其实在这个世界上,我最在乎的人就是妈妈。你打电话来,气势汹汹地告诉我,我伤了妈妈。那时我已经为妹妹付出了我所有的能量,但是你却告诉我,我对妹妹不像你对我那么好。而且,你说妹妹不收拾房间就是因为跟着我几年学坏了,我觉得很荒谬。我觉得,我的付出和整个生命都很荒谬。我不知道自己到底为什么而努力,我不知道为什么要获得你和妈妈的认同竟然如此困难，我不知道为什么自己这么渴望得到你们的承认。

引导二姐重视自己和体验爱

玛莉亚　你知道自己做了多少！我可以明白你要姐姐、妈妈的承认与肯定。但是我会建议你，首先，对于你刚才所说关于自己的每一件事情，你重视自己吗？

二　姐　（摇头）

玛莉亚　没有。对于这个，我觉得很难过。你刚才所说的，都能看到你的爱有多少，但是内在里却没有认同自己。你爱她们这么多，我相信她们都知道，只是没有说出来。你现在允许她们说吗？或许她们都知道，也注意到。你是否愿意听姐姐说她的感受呢？我相信，她知道你做过的。

二　姐　可不可以给我一分钟平静一下？好让我可以准备好去倾听。

玛莉亚　好，深呼吸，让自己坐得舒服点，（二姐坐得舒服些，而且闭上眼睛）进入你的内在，深呼吸。现在邀请你送一个很大的讯息给自己，就是欣赏、感谢自己。第一次，你用语言表达自己的感受，说出欣赏、感谢和你想要的，这需要多少勇气你才能这样做？对于这些，给自己一些欣赏、感谢。

　　刚才你说的一切，表示你有多爱你的家。但是，你也可以拥抱自己、重视自己，因为你是家里的一员。你付出这么多，你渴望她们的认同，最后还有勇气告诉她们，你要什么，也准备聆听她们。

　　这是你第一次为自己发言，同时也能承诺当她们忘记认同你，或是忘记欣赏你的时候，你可以表达出来。如同刚才你所做的，可以对大姐、对小妹、对妈妈表达出来。今天你听到她们，而她们也同样听到你了。

　　只有在你准备好的时候，才能睁开眼睛，打开耳朵。在聆听妈妈和大姐之前,我要先问你,是否还有其他的要说? 接着,我要请你聆听她们和她们的感受。所以每个人都可以说出以前未曾说过的。让这些灰色的感觉能变成紫色、白色或红色。当你们真的说出彼此相爱,以后除了彼此的爱以外,就没有别的东西剩下来了。

我现在看着你,看到了你的美,我能感觉到你的能量回来了。你的每个呼吸,都将你的能量带回来。我要你可以感觉到,这个房间里每个人发送出来的能量与爱,不仅是你的家人,也包括我们全体发送出来的。你知道,爱你的丈夫现在坐在你的后面,而你现在需要走出一大步,为自己挺身而出(小妹帮二姐擦拭眼泪)。

重要的是,你得承认自己有多爱他们;最重要的是,你不欠任何人任何东西,他们也不欠你。这个家里充满了爱,你们"施"与"受",但是没有"欠",所以这里没有"债"。我希望你们离开的时候,已经没有"债"了,只带走每个人的欣赏、感谢。我可以感觉到,也相信大家都能感觉到,你有多爱他们,只是还没有习惯用字眼表达出来罢了。

姐妹间一致性沟通

我特别感谢你的是,你开了门,让我们有谈论它的机会。你准备好睁开眼睛,打开耳朵,聆听你的姐姐了吗? 因为姐姐有很多话要说(二姐睁开眼睛,点头)。看看姐姐,或许你可以握着她的手,这样就可以彼此感觉到对方。当你看着她,彼此对望的时候,可以感受到她的爱,你们两位都是一样的。(对着大姐)你愿意回应二姐吗?

大　姐　当我看到你的不足的时候,我之所以会建议你,只是希望你能更好。或许我表达的方式不太对,或许我应该先肯定你,然后再告诉你我的建议。但是,我不曾学过心理学。

玛莉亚　你的意图是什么？或许你可以告诉她你的意图。我觉得你跟
　　　　她说话的时候,总是有很好的意图。

大　姐　是,我想让你更好,可能有些话伤了你。

玛莉亚　是否有可能,当你告诉她某些事时,你告诉她,然后问她:"听
　　　　到我这么说,感受如何?"(二姐握住玛莉亚的手)。她是很有
　　　　感受的人,她想事情时是带着感受去想的,所以你说的话语,
　　　　对她而言就是利剑穿心了。

　　　　(对二姐)当你觉得受伤,要告诉姐姐,不要藏起来,感觉
　　　　心情很坏的时候,你要马上对姐姐说。

　　　　(对大姐)你可不可以接纳这个? 你并不是送利剑,只是
　　　　给她一个讯息。

　　　　可以开始沟通吧。比如说,我跟沈明莹是好朋友,因为我
　　　　们是好朋友,我们要有一致性的沟通。所以,我有时候会生
　　　　气,我就会告诉沈明莹,然后她告诉我,她的感觉怎样。我举
　　　　个例子来说明,有时候我会对沈明莹说:"你迟到了,我讨厌人
　　　　家迟到。"你要怎样回应我? 你的感受是什么? 沈明莹说:"你
　　　　这样对我说话,我觉得很不舒服。"

　　　　(对二姐说)她会这样做,你可以这样做吗?

　　　　然后,我就会对自己说:"好吧,我们来谈谈,你为什么
　　　　迟到。"

二　姐　我试过,但是……

玛莉亚　这是新的开始,要练习。让我们来练习一下。(对大姐)你现
　　　　在马上要对她说些什么。

大　姐　其实我也觉得受到伤害,因为你说的一些话也对我造成伤害,
　　　　但我觉得这是次要的。我知道你做过的,也知道你是好意,所
　　　　以当你说一些话伤害到我的时候,我就会藏起来,有时会选择
　　　　遗忘。我觉得,只要知道你是好意就可以了。

玛莉亚　你们两个是不一样的人。

（对二姐）你是用你的心讲话。

（对大姐）你是用你的理性讲话。

所以你们需要开始讲话，讲慢一点，这样就有机会了解彼此。

（对二姐）你愿不愿意这样做？意思就是说，每次你觉得受伤，就要告诉姐姐。

（对大姐）她可以怎样跟你说，你就会觉得"被听到"，而又不觉得受伤？它只是个联结和沟通。你们用这种方式沟通，若不分享，是会让人疏远的。所以你们三姐妹，（对小妹）你也包括在内，你知道的。

二　姐　（二姐离座帮玛莉亚调整座位）像这样的座式，我觉得你会很累，所以我移动一下下你的椅子。

把"债"放入"博物馆"

玛莉亚　好的，谢谢，所以我移动一下，靠近你。谢谢你照顾我，谢谢，我觉得很好。你可以提供你姐姐什么？首先我要很肯定，我要找些东西代表你们的"债"。（有人拿了一个很重的大包包给玛莉亚）哦，这包包够大了，这个大包包足够代表你欠的"债"吗？

二　姐　（摇头）不够。

玛莉亚　不够？那再多一点，多拿些包包过来。

二　姐　对我而言，像这个房间一样大。

玛莉亚　像这个房间一样大！所以你把我们都背在一起了。

二　姐　所以当我坐在治疗师面前的时候，觉得自己是坐在"债务"的中间，就像这样。（背弯下去，变小且肩膀上有沉重的负担）我的治疗师认为我背了很多负担。

玛莉亚　我不要你背负任何东西，我只要你放下，把它们放进博物馆。现在请你想象一下，闭上眼睛，无论你的包包里有什么，请你一一地把它们放进博物馆①里。可以吗？（拉住二姐的手）我们一起做。我们不要有任何的债，我们已经付了很多。在加拿大，你买一间房子，要从银行贷款，然后下半辈子就必须每个月清偿这些债务。如果我们努力工作，债务就能很快还清，最后获得自由，而且还拥有那间房子。如果你觉得自己欠的债像这间房子那么多，你就要一一放下所有的债，所以当你走出这间房间的时候，已经不欠姐姐任何债务了。你觉得可以吗？

大　姐　我希望如此，这能让我轻松些。

玛莉亚　当你再次看到姐姐的眼睛的时候，就不会在她眼里看到你的"债"，然后就可以看见她。所以，当治疗师再和你说，你负债的时候，请你告诉她："你错了，我已经不再背负着债了。"她（指大姐）给了你她有的；你给了她你有的，这就是"家"。就像每个人的家庭，这样很美，这就是为什么我们有家庭、爱及互相帮忙。（指着包包）这个可以丢进博物馆了，不论那里面放了什么。你丈夫会帮你把它拿走（二姐夫拿走包包）。

　　　　　现在让我们站起来。（玛莉亚握住二姐的手，站起来，面对所有参与者）你说你的"债"像这个大房间一样多。现在用你的想象力想象，我们是否可以让所有的"债"都放进博物馆？闭上眼睛，想想你欠姐姐，欠妈妈，放在心里头的债。当你准备好时告诉自己：我给她们的，跟她们给我的一样多，所以我不再欠任何人，而任何人也不再欠我了。就把这个感觉放在心里，所以你不需要再回来这里了。（二姐点头）当你准备好的时候，睁开眼睛，告诉所有人："我已经不再欠债了，不管对我姐姐，或者我妈妈，甚至我自己。"准备好了吗？

---

　　① "博物馆"是个隐喻，玛莉亚经常对案主说："将生命中过去发生的事，放到你生命的博物馆里，偶尔回来看看，不需要每天都背负着它。"

二　姐　（点头）

玛莉亚　首先,用你自己的话告诉他们。

二　姐　大家可以离开这个"会谈会场"了,因为我把这个房间扔进博物馆了。

玛莉亚　而且我重视自己为这个家所做的一切。你觉得如何?

二　姐　你刚才说的,我不是完全理解。

玛莉亚　我重视自己,我爱自己;为了我曾经为我的家庭、我的姐妹、我的妈妈所做的一切。用你自己的话来表达。

二　姐　我一直在学习如何开始爱自己、接纳自己,我已经学到一部分。或许已经到了小学六年级;或许现在是高中毕业,我会继续学习接纳自己,而且会在心里放一颗珍珠,告诉自己:"我是一颗珍珠,我是值得的。"

玛莉亚　这是我给你的作业。每天早上醒来的时候,你要记得这个。你还要告诉丈夫,这样他也可以提醒你,你有颗珍珠。(玛莉亚带着二姐面对大姐)然后我要你告诉姐姐,你要告诉她什么?

二　姐　其实在我心里,你就像另一个妈妈;我觉得,或许在你心里,我是一个优秀的妹妹;但是在我心里,我很尊敬你。对我来说,你是个权威,像妈妈。我从不觉得你不爱我,即使你伤害我的时候,我还是那么地爱你。这就是为什么我感到愤怒,今天我终于可以告诉你这些,现在感觉轻松多了。而且觉得,在你我的关系里,我依然可以感受到温暖,我有所有的爱。我会更了解我们之间的差异,学会更好地与你沟通。

家庭成员分享感受并对自己的感受负责

玛莉亚　你是否可以承诺?因为当你觉得受伤的时候,她不会知道,所以你要告诉她。你只要告诉她:"我现在感觉是'灰色'。"这就是你们姐妹之间的信号。(对大姐)这样你就知道了。

大　姐　过去,她曾告诉我,她如何地受伤。有些部分我觉得需要负责任,那是我的错。但是我觉得自己不能为你所有的坏情绪买单。今天我来的时候,心情是放松的,但是听到你有那么多的伤害后,(开始流泪)我开始觉得沉重(二姐握住大姐的手)。

玛莉亚　(对大姐)多告诉她一点。(大姐流泪)我知道你有感受,要你分享这些感受也很困难。

二　姐　这就是为什么我不说。我真的不想伤害她,而且我理解她的痛。

玛莉亚　(对二姐)她很强,她可以有她的感受。你看,这是人与人之间的难题,我们之所以不说某些事,是因为我们爱对方,不想分享伤害。但结果是关系愈来愈疏离。"受伤",是人性的一部分,我们都会受伤。但是,我们用爱的方式去分享,就联结了彼此。你不需要照顾姐姐,她很强。(对大姐)你是否可以接纳,她总是会把她的感觉告诉你? 如果你受伤,也可以告诉她。

大　姐　我可以接纳,同时我也发现了自己的沟通方式。当她模棱两可的时候,我不知道她到底是"想要"还是"不想要"我的回应。

玛莉亚　你可以直接告诉她"我不知道你是想要,还是不想要"。请你用"你"而不是"她"。

大　姐　我要听到你的感受与想法,分享你的观点,我觉得你有些负面的情绪。

玛莉亚　没有什么负面的感受,只是"感受"而已,比如有些"受伤";有些你的感受,像受伤。

大　姐　你说的某些话,有时也会让我受伤,但我不允许自己因为这样,就每天都是坏情绪,或者否定自己。我觉得这是你需要成长的地方。其实我也有很多困惑,我觉得自己的心路历程走得很艰难,我不太会借助外界的力量。所以,当我碰得头破血流时,我获得了成长。我学会了从自己身上找原因,否则还是

会再犯同样的错误,然后这个错误只会惩罚到自己。所以,我
觉得你有些地方需要成长。

玛莉亚　你们两位都是独特而不同的人,当你们表达受伤的时候,是用
不同的方式来应对与处理。你们两位可以接纳与你们不同的
人吗?为了你们的不同而彼此互相尊重。然后,就算你们有
所不同也可以彼此相爱。

二　姐　我觉得我们的沟通方式肯定需要再学习。当姐姐告诉我,她
是怎么处理和解决困难的时候,我感觉受伤和被指责。我的
理解是,我做得不够好。我不能像她那样去解决我的问题,所
以我觉得是被指责的。

玛莉亚　你还是把她放在法官、妈妈的位子上,你愿不愿意想象姐姐可
以不同意你,而有不同的看法?你要平等地对待她,她已经不
再是你的权威了,只是你的大姐,而你可以聆听她。你可以对
她说:"我不同意你",或者"我感觉不一样。"(问大姐)这样可
以吗?

大　姐　可以,我需要这样,我需要明白你真正的意思。

玛莉亚　所以你们可以不同意。(对二姐)你已经不再是小女孩,仰望
这个权威了。第一步是你已经不欠债了;第二步是,你看看
她,她是你姐姐而不是你妈妈。你们可以不同意,也可以沟
通。(问大姐)这样,你可以吗?

大　姐　我一直觉得可以的。

玛莉亚　(问二姐)你相信吗?(二姐想了一会儿,点头)当大姐说这些
话,你觉得是指责,你只要说:"我觉得被指责了。"就如我刚才
示范的例子,我指责沈明莹,她说:"我觉得被指责。"如果她不
告诉我,我就不知道她的感觉如何。如果我不知道她的感受,
她有一天就会无缘无故离开我,而我都不知道我们之间为什
么疏离了。这正是你感觉到疏离的原因。

二　姐　以前我告诉过她,但就像刚才一样,我真的不想要姐姐受伤,

　　　　　但是姐姐真的会觉得受伤，而且我能够看到这个痛。

玛莉亚　受伤是她的感受，你不能够照顾她的痛，就好像她也不能够照顾你的痛。别人会告诉你："因为你，所以姐姐不高兴。"那你就告诉大家："这不是我的责任；如果她觉得受伤，我很难过。"你不要为她的感受负责。你说的"大家"是谁？谁这么说？

二　姐　妈妈或妹妹。

玛莉亚　你问妈妈，她是否认为你伤害了姐姐？

母　亲　不是这样。所有女儿在我心目中都一样。我现在知道问题所在了，因为姐姐过去照顾妹妹很多，妹妹觉得背了债，所以姐姐就像妈妈一样。姐姐因为生了孩子后，没出去工作。妹妹的工作比较好，丈夫也很体贴。所以姐姐认为妹妹在外面做得比较好，表现比她优秀。她们俩都觉得自己有优势的一面，却也觉得有薄弱的一面。所以，她们就很难好好地沟通。其实这些事情，我看得很清楚。不过她们长大了，我也不好多说。

　　　　　以前我不太理解二女儿的痛苦，因为在我看来，她在工作上是如此优秀，现在的家庭也很幸福，我不知道她为何痛苦。现在我知道了，我这次收获很大。

　　　　　我也是不善于当面表扬人，我很喜欢中国的诗句："此处无声胜有声"。我觉得母女间的爱尽在不言中。我喜欢做，不喜欢说，现在我意识到这是我的缺点，女儿们都希望能得到我的肯定。在三个女儿心目中，我还是比较神圣的，她们很在意我对她们的评价。但是我指责她们多，表扬少。过去我觉得需要给她们意见，这样她们才能做得更好。现在她们都长大了，我要告诉她们意见，也要肯定她们。我要学习直接表达，这样她们才有更多的自信。实际上，我的二女儿很优秀，这一点我和她大姐都很肯定。她做的一切，我看在眼里、记在心里，只是没有说出来。以后，我要善于表达出来。

玛莉亚　（对二姐）你看着妈妈，她在跟你说。

母　亲　我知道,我的三个女儿都非常爱我,她们为我做的一切,我都知道。二女儿总觉得欠姐姐债,包括她的丈夫和她都想补偿,这个我都知道,所以我也不想说太多。我自己也希望她们去补偿,但她们总觉得这种补偿好像也是错的,所以就不知道该怎么做了。实际上,姐姐从没这样要求过,尤其是今天我们进行了沟通,姐姐说,她想明白了,我对她们所做的一切,是我的责任,是我应该做的。实际上,这不是姐姐的责任,是我的责任。我感谢大姐。二女儿也尽量想对姐姐好一点,她实际上也做得不错。比如说,姐姐有两个孩子,她经常买东西给孩子,陪孩子玩,替姐姐分担一些,她们之间也不是没有交流。我希望我们以后能更好地沟通,尤其是我这个做母亲的,看到孩子表现好的时候,就要像对学生一样表扬。多些表扬,少些指责。

玛莉亚　是的,很好的想法。好像对您的学生一样,记得表扬,您知道怎么表扬的。

母　亲　是的,是的。谢谢。

大　姐　我不同意妈妈刚才说的。我不觉得我自卑是因为我没外出工作,所以导致我们沟通有困难。她有她的优点,我也有我的优点。很多我做得到的,或许她可能做不到;而她达到的成就,或许有些是我达不到的,我并不因此而自卑。孩子长大了,我可以出去工作,也可以做得很好。

玛莉亚　直接告诉你妈妈。

大　姐　(转向面对母亲)这不是我们两个沟通困难的原因;(转回身来)我也不知道是什么原因。

玛莉亚　妈妈,您这个小女儿怎么样? 你要告诉她什么?

母　亲　她比较开朗、活泼,谁对她好,她也会记得,但是她不觉得负债,不像她二姐。二女儿就不是这样,别人对她好,她总觉得像负债,我觉得没有必要这样。一家人相互帮助、相互关心,都是应该的,都是很自然的,所以不必要那么沉重,尤其是对妈妈。妈妈爱自己的孩子,无私地爱着孩子。我对你们做的是我应该做的,你们不必有负担。我希望你们尽快地长大成人,我就能卸下这副担子,而且我希望你们能为我遮风挡雨,你们的肩膀能让我依靠,让我歇歇。我也希望你们给我自由,让我能轻轻松松地度过晚年。

玛莉亚　妈妈,您是否可以承认、欣赏自己?因为您做了这么好的工作,把她们三个教育得这么好。

母　亲　对呀,我内心是骄傲的。我不仅欣赏,而且是很骄傲。

玛莉亚　好。

母　亲　因为我拥有这么优秀的三个女儿,她们都很善良、诚实。这不只是我的评价,外界也都是这样评价。

玛莉亚　而且她们三个都不一样,是独特的。

母　亲　是啊、是啊。(指大姐)这一个像奶奶,(指小妹)那一个像爷爷,(指二姐)这一个像我。

玛莉亚　(指二姐)这位充满感受,(指大姐)这位代表拥有很多的思想、智慧。

母　亲　(指大姐)而且善于承担责任。

玛莉亚　(指小妹)这位代表很多的创意,很会玩。她们拥有你们祖先的智慧以及所有好的品格。

母　亲　她们也有很多缺点啦。(笑)妈妈看自己的孩子,总认为都是最好的。

玛莉亚　我喜欢看她们的优点。

母　亲　妈妈对孩子说:"你不好。"是要他们改善;但对别人,我们内心总是说:"我的孩子很棒、是第一名。"

玛莉亚　您也这样告诉她们吗?

母　亲　是的,是的。我指责她们,是希望她们更完美,但我错了。

玛莉亚　是错了,您是错了。我很高兴,您先说了出来。

母　亲　（笑）我把您要说的话先说了出来。

玛莉亚　是的。（对小妹）今天你没说什么话，你一直在支持姐姐们。
　　　　告诉我们，你的感受如何？

小　妹　我想说有关大姐姐的事，比如说，（对二姐）大姐姐建议你用另
　　　　一种方式来思考，因为她认为这样你会比较快乐。我不认为
　　　　她在指责你，她是希望你内心快乐。

玛莉亚　那你的感受呢？你认为二姐是该放下所有她欠的债务了吗？
　　　　而大姐（玛莉亚把手放在大姐肩上）觉得二姐做她自己是可
　　　　以的。

小　妹　我觉得二姐可以放下她的债，因为她每天都在成长。而且我
　　　　想解释另外一件事情：当我告诉你，大姐不开心的时候，我不
　　　　是说："你做错了，所以她不开心。"我只是说，"她不开心，你可
　　　　以哄哄她，这样你们以后的关系可以更好。"你可以明白有更
　　　　多不同的解决方法。其实没有人在指责你，因为我们都很欣
　　　　赏你。特别是我，很感激你为我做了那么多，但我一点都不觉
　　　　得是负担。因为我觉得以后可以对你更好。我可以做到，你
　　　　也可以。

玛莉亚　（对二姐夫）你感觉怎样？有什么话要说吗？

二姐夫　上次会谈谈到"成年人"的概念，我回去后受到非常大启发，对
　　　　我很有帮助。我太太是个很有责任感的人，她爱她的妈妈、尊
　　　　敬姐姐，把这些"爱"与"尊敬、感谢"化作了自己的"情债"，这
　　　　不是说谁对、谁错。今天能解决这个议题，以后大家坐在一起
　　　　的时候，她能有自己的思维，或是作为成年人有独立的人格，
　　　　她能运用自己的独立和大家互动。这或许是她需要去处理的
　　　　议题。

玛莉亚　不，不，不，不再有问题了，我们的问题已经解决了。

二姐夫　对，我同意。

玛莉亚　你要提醒她，不再欠债了。

二姐夫　对、对、对。

玛莉亚　你要提醒她,她已经对自己承诺了。

二姐夫　对,我已经在做了。

玛莉亚　你要每天提醒她,而且要提醒她,重视自己。你可以大大地帮助她。

二姐夫　对,这是第一件事。第二个问题,我认为是她们沟通的方式。我觉得大姐很优秀,事实上她过去选择改变,也确实改变了我们在座每个人的命运。我在这儿想告诉大姐:如果我们要数算你的优点,可以数算到整个课程结束。身为整个会谈的聆听者,我觉得这个家庭相当优秀。我们从故乡搬来上海,之所以能成功,是因为彼此关爱。但因为这种关爱,以至于大家不愿意说出可能引起对方不高兴的话,更别提吵架了。我觉得如果以后大家能明白这点,就能直言不讳地说出自己的不高兴、不快乐。这样一来,整个家庭的沟通可能就没什么问题了,因为我们的土壤很肥沃。

玛莉亚　我同意你刚才说的。(对治疗师)治疗师会帮助你们去学习更好地沟通。(对大姐)对你来说,还有没有任何未了的事?

大　姐　对于"沟通",我还是有些困惑。

玛莉亚　你的困惑在哪里?

大　姐　我到现在还没有想清楚为什么我们很难以沟通。

玛莉亚　因为你们每个人都想照顾别人的感受,反而造成你们不能联结。这不仅发生在你们家庭,很多家庭也是这样。如果你是我的妈妈,我好爱你,我要照顾你,所以不想告诉你困扰我的事,因为我不要你担心我。因为我们深爱彼此,所以就把痛苦留给自己,只报喜不报忧。但过了一阵子,我们感到孤单,变得焦虑又不满。有时候"痛"是在告诉妈妈某些事,或是告诉妹妹某些事情。或许它是"痛",但或许它也提供联结,因为我们有机会更认识彼此。当你学习对彼此表达自己的感受,过一阵子后,你就学到不再是指责,或是伤害某个人。所以基本问题是,要对自己的感受负责任,而不是要求任何人为我的感受负责。如果我觉得受伤,那是我的感觉。所以,每个人都可以分享自己的感受。

　　(对二姐)如果你告诉大姐,你的感受。比如说,大姐要求你整理好自己的房间。你可以说:"我觉得受伤,因为你不是我妈妈。"或者是,"我在你的声音中听到指责。"

　　(对大姐)她只是告诉你她的感受,并不是在指责你。在家庭里,你们可以学习到这些。然后你就觉得,在家里真轻松,可以呼吸了。我觉得,在这个家里有这么多的爱,你们不用再担心其他的了;当你清晰表达的时候,不用担心对方会误解你,因为你们会更加认识彼此,甚至有更好的联结。

　　(对二姐)否则发生在你身上的,你就会觉得受伤。

　　(对小妹)你也觉得受伤。

　　(对大姐)你也觉得受伤。

　　(对母亲)妈妈也受伤。

　　爸爸是唯一不受伤的。至少这家庭里,有个人不受伤。

母　　亲　他有一种大丈夫的气概。

玛莉亚　是的。我建议,你们今天离开的时候,每一位都把过去的事件和一些坏的感受放进各自的博物馆。过去的,就进了博物馆,那是你们自己的历史博物馆。(对母亲)您是否可以想象您的历史博物馆?

母　　亲　我们应该把过去的事放进博物馆里。应该接受一些教训,不要老是看过去,而影响了现在的情绪,应该一直往前看。

玛莉亚　对,我们可以从过去中学习。虽然过去的事件已经不能改变,但可以改变它对我们的冲击。(母亲说:没错。)所以,你们开始真实活着,彼此沟通。第二件事情想让你们带走的是,没有人欠任何人"债"。

（对二姐）你没有债了，是吗？（二姐点头）

（对大姐）你也没有欠债，是吗？（大姐点头）你从来没有欠债过。

（对母亲）妈妈，您也没有欠债了，是吗？（母亲同意）

每个人都还完债了！

（指向小妹）你也是！

每个人都要学习怎么沟通，因为我们在学校没学过，但我认为你们都能学会。

在你们离开这里之前，还有一件事情，我希望你们常常做。你们现在对每个人说一件最重要的欣赏、感谢。从妈妈开始，您先对每个人说出您对他的欣赏、感谢。让我们围成一圈，大家可以看到彼此。如果您要说出更多的欣赏、感谢，也可以。我要你们学到这个，确定离开这里以后，你们都会做。

（对继父）您要负责提醒他们。（继父点头）您要提醒他们，至少每天要对一个人表达欣赏、感谢。我们现在先做练习，妈妈，您先开始。

家庭成员相互欣赏感谢

母　亲　（对继父）我的先生，虽然你不常对我说"不"，但你的支持对我很有帮助。

（对大女儿）我大女儿帮了我很多，也为这个家付出了很多。我们家今天能走到这一步，你的努力功不可没。谢谢。

（对二女儿）在妹妹生病的那段时间，你做了很多。我知道，你替我承担了那些本来是我要负责的事，你替我做了。一开始我不知道小妹有些心理问题，不懂得这个疾病，也有一些怨气。我对你发牢骚，使你背负了很大的负担，这点我是知道的。我内心是非常感动的，谢谢。

（对二女婿）我二女儿心理负担比较重，你在后面一直支撑她、包容她,而且妹妹生病的时候,你也付出了很多。谢谢。

（对小女儿）你现在还没有自立,跟着我一起生活,以后我们的一些事情,希望你能承担起来。你在我们身边,提供了我们很多快乐,谢谢。

玛莉亚　谢谢妈妈。现在轮到伯伯。

继　父　（对妻子）你是整个家的灵魂,你对家里的问题总是有很好的点子。你是解决家里所有问题的主要核心人物。我很少照顾你,但我很欣赏你。我愿意为你工作,因为年纪大了,大的工作我做不了,但可以做小的工作。不过和大师相比,我还是很年轻。

　　　　（对大女儿）你两口子,心地善良,而且很有本事,我们这个家能有今天,是与你们两个的努力有关。我们有时候比较少沟通,因为你妈妈是我的代言人,所以我没有说很多。

　　　　（对二女儿）你有开放的心、处处为旁人着想。你们三姐妹有不同的性格,你有时候心里比较沉重,透过两次（会谈）学习,你知道,你不欠谁了,不要再背负"债"了。你很优秀,无论是工作,还是对这个家庭的关爱。你妈妈经常告诉我,她以你们三人为傲,这是真的。你不要再有任何负担。以后你不仅要为你夫家负责,将来还会有孩子,等你做了母亲,应该就能更好地理解你妈妈。你姐姐,现在对你妈妈就有更深的理解。

　　　　（对二女婿）这女婿,他比我好,他很疼爱我的二女儿,这个我应该向你学习,应该疼爱你妈妈。

　　　　（对三女儿）你会玩、有个性,也会发脾气,还能够学习,我不担心你。只有一点担心,以后你一定要找个优秀的女婿,这样我们就更高兴了。

玛莉亚　轮到大女儿了！

大　姐　（对母亲）谢谢你为我们做的一切,我也想告诉你,以前的一切都过去了。是对、是错都是以前的事,不用再去管它了,最重要的是我们现在过得很好。放下很多事情，自己也很轻松。

（对继父）我感谢你，提供我妈妈一个幸福的晚年，还给了我们一个完整的家。

（对二妹）你做很多，我能感受到，而且我也知道。

（对二妹婿）我觉得你很棒，不管我妹妹处在哪个阶段，你都能发现她的优点，而且支持她，无微不至地照顾她。我应该向你学习。

（对小妹）谢谢你，在我最需要的时候总是有你的陪伴。我想以后我会更加理解你，为你做些事。因为我觉得有了孩子之后，生活重心改变了，然后对她的关注可能少了一些。

玛莉亚　（对二姐）轮到你了。

二　姐　早先，我就想要拿麦克风来说，因为我有很多话要说，而且是上一次会谈来不及说的。这次我想要说很多，可能还会想再补充。

我想跟大姐说，经由小妹的事件，我回想起以前我们相处的很多美好时光。虽然小时候我们经常打架。你经常说，你打我很轻，我打你很重，因为那时我年纪小不懂事。每次妈妈不在家，我特别想要和你在一起，所以你在读书的时候，我会不停地去打扰你，有时你把门关上，我会在外面拼命地捶门，因为我想跟你在一起。现在回想起来，你读大学的时候，那时妈妈回老家了，你对我非常照顾。我记得，我们在兰州吃一盘扬州炒饭，你会挑炒饭里的肉给我吃。其实我觉得，在我们的沟通里，我也犯了很多错，是我把你推到一个类似妈妈的位置上。所以我不能心平气和地与你沟通，我会拼命地要得到你的认可，要不到，就会很火大。其实这是我自己的问题，你不需要为我的痛苦负责。

我想让你知道的是，我有能力过得更好，我有自己的方式来解决问题，你不需要担心我。这次你能来这里，我知道，你是克服了很大的压力,而且需要很大的勇气。上次来这里时,我已经感受到,你有一些感受。在上次会谈里,我就想对你表达,我对你的爱和正向的回应,只是因为没有时间;真的很感谢你。

我买那么多育儿书籍,不仅是为了自己的孩子。我买的时候、阅读的时候,心里想的都是你的两个孩子。你刚有大女儿时,有时会对我说,我对她很好,而忽视了你。其实在我心里,我只是觉得我对她好就是对你好。有时候,你会觉得,我对姐夫的好甚至超过你,你会吃醋。其实,每当你们吵架的时候,我对他的态度很不好,但这时候我发现你们已经和好了,我就会很尴尬。你们每次吵架的时候,诚实地说,我会很邪恶地想,如果你们真的分开,我会尽我所有的一切去帮你、支持你。姐夫对我来说,是恩人,但因为你,他才和我成为亲人。其实我为你家庭做的一切,都是因为你,而不是别人。

你生老二的时候,妈妈说错了,我不是因为妈妈在医院陪你,所以代替妈妈去照顾你。只是因为你,因为我很爱你。你生老大时,我那时没有能力帮你,我很后悔。所以你生老二的时候,我尽量去做我能做的。那时候妈妈跟我说:"你不需要为此而耽误了工作,医院有我照顾姐姐就可以了。"我当时对妈妈说:"我能有这份工作,包括现在的生活,都是因为你,所以我耽误几天又算什么。"其实在我心里,也不全是因为"债"而做这些,真的是因为很想对你好。我也知道,你对我很好,而我真的很爱你。当你受伤的时候,或想到你可能会受伤,或者你以前所吃的苦、所受的伤,我都会很心痛。上次来这里会谈后,我在车里听到你哭了,但是我不知道要怎么解决,我难过了一整个晚上,然后发短信给治疗师。我甚至想邀请你和我一起参加玛莉亚在下周主持的成长工作坊,我想用我的方式,让你感受更好一点。我真的好爱你。而且我也觉得,你确实很优秀。我经常对丈夫说,其实我会选择他,是因为你那时候会在我面前夸赞他,而且你看到了他很多的优点,很支持我选择他。我经常和他说,其实我们能在一起,包括能有现在的生活,最重要的关键,是因为你。

玛莉亚　对妈妈有什么欣赏和感谢? 有没有任何的欣赏和感谢吗?

二　姐　(对母亲)上次会谈后我发现,如果说你控制我们,而为这个指责你,是不公平的。我结婚前你对我的建议,每天晚上你和我讨论到半夜,你和我谈工作,我应该找什么样的丈夫,这些都对我有很大的帮助。不同的是我现在成长了,有自己的家庭、自己的想法,只是我还没有学会如何在这种状态下和你沟通。所以,单纯地说你控制一点也不公平。我会学习如何更好地沟通,我觉得自己对你的爱远远超过爱自己。一直以来,我觉得你就是我的整个生命。很小的时候,我就很想保护你,让你少受一些苦。当然,这是我自己的问题,我的确太心疼你,能走过这么多年真的很不容易,所以我才会变得这么沉重。这些是我自己的选择,也是我自己的问题,我会成长,并且解决这些问题,所以不需要为我担心。我一点也不脆弱,只有在面对你们时我才脆弱。在座的你们,位于我心里最柔软的地方,所以我才很容易地感到痛。事实上,面对外界的困难与压力时,我是很强大的,只有在你们面前,才会流露出脆弱的一面;我真的很爱你,以后我也会更爱你的两个孩子,更爱我自己,所以不用太为我担心。

　　(对继父)我一直记得,不知是小学五年级还是初一时,你买了一本有关幻想的作文书给我。我后来根据书上的内容写了一篇作文,得了满分。那本书对我来说,就象征着父爱。在我心中,你就是我的父亲,甚至于我对你的爱与照顾,超过了我的亲生父亲。上次你动手术时,躺在床上,我很心疼,哭了很久,希望你能健康、快乐、长寿。在我心中,你很重要。正如姐姐说的,你给了我们一个完整的家,如果不是你,我们三姐妹不会成长得这么健康,你给我们太多支持了,谢谢你。

（对小妹）当我支持你的时候,我是快乐的。当你感觉痛苦的时候,我比你更痛。看到你的成长与改变,我真的非常开心,对我来说,这意义重大。因为有很大的希望,所以它开启了我的正面能量。很感谢你这么勇敢、强大,而且我一直觉得你很美丽。当别人对我说:"你妹妹好漂亮!"那时我有点忌妒,而且也没有告诉你,别人是如何地欣赏你。我也觉得,你是我们三姐妹中最活泼、最讨人喜欢的,而且你真的很漂亮。谢谢!

（大姐示意要插话）

大　姐　我想要补充一些。你说,你对姐夫好的时候,我会嫉妒,但不是这样的。因为我知道,你是为了我才做这一切的。我们吵架是因为不知道怎样沟通,现在我能找到更好的沟通方式了。我一直很感谢两个人,一个是伯伯,一个是我丈夫。我觉得是他们让我们这个家可以变成现在这样。我丈夫待你们像是自己的妹妹,他提供了我很多正面的力量,也让我成长得很快。虽然我经常当面反驳他,但心里却承认他是正确的。事实上,他也的确是对的。所以,我们没有问题,不用担心,我们现在很好。

二　姐　我很高兴听到这些。你说对了。我确实担心你们的关系,现在能理解了,我很感激姐夫。我现在会把他更当成一个"人";而不是像以前只是把他当成"权威"来看待。但是我觉得,我对他的关爱确实很少,其实我对你、对家人,经常很想表达我的关爱,但有时候不太敢表达。我觉得,我以后会做得更好。

玛莉亚　请对你丈夫表达欣赏、感谢。

二　姐　自从嫁给你之后,我得到很多的疗愈,才有今天的成长。你是我生命中注定的"那个人",我很幸运能遇到你。我觉得,世界上不会有第二个人能像你那样地支持我。你每天都告诉我,我很好;每天都告诉我,你有多爱我。我觉得,我完全和你心连心。我每天看到你的时候,就能够感受到对你发自内心很深的爱意。我觉得,找到你是我的幸运;而找到我,也是你的幸运。我觉得,我对你的爱不需要说很多,因为我们都能深深地感受到。而且我每天都有对你表达,所以,在此就不多说了。

　　(对治疗师)我还有一些话想对你说,真的很感激你。当时妹妹的事件带给我好大的压力,你帮我分担了很多,如果没有你,我和妹妹根本没有办法走过来。这一路走来很痛,但是因为有了你,我们才看到希望,才获得一路走来的能量。这几个月来,你把私人时间全留给了我们,我们随时打电话给你,你都会接听。而现在你累到生病了,真的很感激你。在这段时间,对我来说,你意味着希望,谢谢你所做的,它对我们的人生是很有意义的。如果不是你,我们不可能来到这里,和玛莉亚进行这两次的工作,这对我们整个人生真的具有重大意义。所以谢谢你,也希望你早日恢复健康。

治疗师　我现在感觉很好;我整天都觉得不舒服,感觉能量是堵住的,但是当你们开始欣赏感谢的时候,我就感到轻松,你们也带给我很多的能量。

二　姐　听到这个我很开心。(对玛莉亚)我最感谢的是你,在下次工作坊,或许我再告诉你。

玛莉亚　好,先听听你丈夫的欣赏、感谢!

二姐夫　首先,我想要欣赏伯伯,你每天都过得非常的快乐,所以我很喜欢和你在一起,我也觉得自己很快乐,特别是看电视或看新闻的时候。我觉得你很乐观。

　　(对母亲)我觉得妈妈,你非常的坚强,我们敬佩你的坚强与豁达。而且你照顾我们每个人,真的是殚精竭虑、无微不至,我觉得,妈妈,你真的辛苦了。我希望往后的时间里,你能够做你想做的快乐的事,如果有梦想,就赶快去实现!

（对大姐）我们大家都很敬重你,家里所有的成就及快乐,很多都是由你直接带来的。而且你的两个小朋友真的很可爱!

（对小妹）我觉得你是有希望的,因为你非常地聪明、可爱及活泼。你在上海读大学这几年,认识了很多的新事物与新科技,所以我希望以后你在生活、工作、家庭各方面,都能够过得非常的快乐。至于对未来,你以后就等着我对你直言不讳的建议吧!

（对妻子）我俩的感情的确很深,我发自内心地欣赏你,无以言表。我很欣赏你,也很爱你。我希望你每天都过得很轻松、很快乐。谢谢大家。

小　妹　首先要告诉妈妈,不知道从何时开始,你就变成我心里最重要的人。因为小时候我是跟着姥姥住,当时会觉得她很重要。但不知道是从什么时候,你真的是我心中最重要的人了。我希望你认可我,我希望成为你很好的女儿。但是我很抱歉,我的表达方式是反抗你,因为我想证明自己,我想证明我是很好的! 所以,如果我伤害了你,真的很抱歉。

母　亲　我也很爱你,我相信你说的,我在你心目中是最重要的,关于这一点我没有疑虑。我也知道你很聪明,也相信你很棒,因为有你,我感到很骄傲。我希望你能好好珍惜自己、重视自己,如果你珍惜自己,表示你爱我们。谢谢。我想补充一点。我还要感谢一个人,而且我们整个家庭都对他表示感谢,就是我的大女婿,我大女儿的丈夫。他因为工作忙,没能来到这里。他是个能干、诚恳、忠厚的人。他待我们这个家如同自己的家,给两个妹妹很多的关爱。我们这个家能走到今天最主要的原因,要归功于大女儿的努力,但实际上,与我大女婿所做的一切紧密相关。他给了我们很多，但是他常常说"恩不图报"，我真的非常感谢他。我另外要感谢的是玛利亚大姐……

玛莉亚　你女儿还没说完。

小　妹　（对继父）对我来说，你承担的就是父亲的责任，实际上你就是爸爸，因为你让我们一家变得完整，我很爱你。

　　　　（对大姐）我不觉得你疏忽我，我很理解你对自己家庭的责任，对于我们现在的关系能够那么亲密，我还是很开心，我要继续维持这样。

　　　　（对二姐）在我想放弃生命的时候，是你一直陪伴我。那时候，我觉得你好像是我的第二个妈妈，我会珍惜我的生命，我会让它变得更美。我想让治疗师看到生命的美丽与强韧。

　　　　（对二姐夫）看着你和姐姐在一起，我就想，以后要找个像你这样的丈夫，因为你真的很好！谢谢你为我姐姐所做的一切，你给了她很多力量，我也很感谢你。

玛莉亚　妈妈，我刚才打断了您，您是不是还有话要说呢？

母　亲　是的，我要感谢玛利亚大姐，你这么大年纪了，还漂洋过海地来帮助我们家庭，真的很感谢你！

　　　　（对沈明莹）对你也很感谢！你翻译了整个下午，真的太辛苦了！为我们这个家庭，你们做了很多。

　　　　（对治疗师）非常感谢你！

　　　　还有在座的各位，为我们家庭做了这么多，费了这么多的时间，感谢你们！

玛莉亚　很感谢您信任我们，愿意回来。我听治疗师说，您（指母亲）本来不是很想来，我很欣赏你们两位（指母亲和大姐）最后决定来了。对我来说，能认识你们这个家庭是个礼物，我想再见你们。

　　　　我想请你们记得三件重要的事情：第一，如果你们处于混乱中，请欣赏感谢你们的混乱，因为从混乱中，我们可以看到

曙光,做出新的改变;第二,请你们记得自己的博物馆;第三,
继续用你们刚才使用的方式彼此沟通,说出自己的感受,我要
把这个工作交给伯伯(继父点头)。治疗师你要追踪,看他们
是否有做这份作业。你们一家人聚在一起的时候,至少一星
期做一次欣赏感谢。你(指继父)要做主席,你要他们做我们
刚才做的事,每个人都要记得在一星期中,欣赏感谢其他成
员,而且要表达对于彼此的感受。试过几次以后,你就不需
要这个架构,能自动化了。但是有很长一段时期,伯伯你得负
责做主席,召集他们开会。谢谢你们。我很确定,你们要继续
和治疗师见面,多学一些"沟通"。

大　姐　谢谢,谢谢玛莉亚,真正帮我们家解决了问题,而不是只作为
案例示范而已。也谢谢你给了我们那么多时间,我觉得收获
很大。

玛莉亚　不只是我,大家都是。

大　姐　是,谢谢大家。

玛莉亚　我希望,你们带着这些改变继续向前走。记得替我们和你的
丈夫打个招呼,很可惜没有机会与他相遇。

母　亲　会的! 他是个很好的人。

玛莉亚　我肯定他是。(玛莉亚和每个人握手,妈妈抱玛莉亚,二姐也
抱了玛莉亚;结束时大姐与玛莉亚拥抱)治疗师,你在哪里?
谢谢你,你为了我们打了那么多电话、写了许多短信及邮件。
你以后会继续见他们吧?

治疗师　会的,我会继续追踪。

现场的反馈

玛莉亚　(对治疗师)那你现在可以让自己好过一点了。(对全体学员)
是否有哪一位要分享你们的感受?

学员一　我很感谢治疗师带这个家庭来,我也感谢这个家庭。三十多

年来，因为我妈妈是大姐，她照顾所有的弟弟妹妹，以及同母异父哥哥家里的孩子，可是我恨他们。

玛莉亚　你是否可以简明扼要地说明？你现在的感受怎样？

学员一　我从你们身上学习，所以现在不恨他们了。

玛莉亚　你学到了什么？

学员一　我学到爱有不同的方式。这个历程是，你们一进来的时候，我有强烈的饥饿感，慢慢地，我感觉到能量在流动，我知道那是对爱的渴望。感谢你们家庭，今天的历程让我"爱的渴望"能够流动起来。

玛莉亚　好，谢谢。还有谁？

学员二　在这个大团体，我平时不太表达，但今天特别感动，也触动了我。因为在我家，我就是二姐的位置；我也有个大姐，像这位大姐一样。但大姐已经走了，之前我们有很大的冲突，不过我们也像这个家庭有爱的流动，所以我很羡慕你们。从这个历程，我学到如何爱别人，如何欣赏别人。

玛莉亚　谢谢。

学员三　首先谢谢你们！在这个历程里，我时常被触动，我本以为自己是个不容易被触动的人，但这次我有很多的触动。我也是大姐，很爱我的弟弟、妹妹们，但有时候我也不敢对他们表达我的感受，我压抑，怕他们受到伤害。但是压抑之后，就很愤怒，会发脾气，然后又后悔。在今天的历程中，特别是你们在欣赏感谢的时候，我在心里做了一个承诺，回去后，要和我的五个弟弟妹妹们坐在一起，向他们表达我的欣赏和感谢。谢谢你们！

玛莉亚　再多一位。

学员四　我非常欣赏你们的相互欣赏和感谢，这也是我需要学习的；看到你们每个人都做得很好。我有个建议，你们可以选择"愿意"或"不愿意"接受。我建议你们回去的时候，把大姐夫也纳进来,做欣赏和感谢。谢谢。

玛莉亚　我希望你们带走这些愿望,我们衷心地祝福并希望你们继续
做下去。我真正欣赏、感谢的是:我可以感觉你们家里有那么
多的爱,因为有爱,所以一切都是有可能的。如果有痛,也是
来自彼此的爱,这是我很少见到的。谢谢!

三　小组讨论之呈现[①]

第一组的反馈

小组导师　我们小组讨论聚焦在玛莉亚如何教他们一致性的沟通,并
且正向欣赏姐姐的这些历程。昨天的历程里,很棒的是玛莉
亚用了很多隐喻,例如"债务""房子"来说明二姐的压力。还
有会谈即将结束的时候,你要他们表达对彼此的欣赏与感谢,
来提高每个人的自我价值,同时也感受到整个家庭爱的流动。
特别是在最后要离开的时候,还给他们作业,让他们明白改变
之前的征兆是"混乱"。经过混乱,带出改变。把过去不适用
于现在的东西放进博物馆里,留下的是适宜现在的。

讨论历程里,有位成员很好奇:在第一次会谈的时候,玛
莉亚花了很长时间处理二姐"站起来"的部分,而昨天当她的
情绪再度引发的时候,玛莉亚也再次给了她很多时间,支持
她、陪伴她,然后让她可以表达出多年来没说出来的话,甚至
跟她有手的接触、身体的接触。但是当大姐说,她又退回去的
时候,玛莉亚只是伸出手,在她背部拍了几下。基本上,大姐
在时间及关注的比例上,明显要比二姐少很多。我们不知道,
玛莉亚的内在冰山发生了什么?我们希望有机会听到玛莉亚
的自我揭露。

---

①　以下部分依玛莉亚之意,由译者直接观看治疗录像带整理、撰写而成。

玛莉亚　好。我需要回应这个提问。对于我工作的次序及介入,我有
很多的理由。首先,我们需要注意,给家庭成员的时间,每个
人都要一样长。这是第二次会谈。很明显地看到,我在第一
次会谈的时候,帮二姐做的工作还没有了结。我很开心,她愿
意打开她的"痛",她第一次有机会与家人分享她的痛,我要让
二姐拥有她所有需要的时间。有一阵子,她痛到说不出话来,
只会哭。坐得离她比较远的人可能无法感觉到她内在里的痛
有多大,二姐需要时间来表达这二十六年的痛。有时候,她无
法用言语来表达。那时候,我抓着她的手,发现她的手在发
抖,所以这不是时间的问题,而是"历程"的问题。

　　二姐努力地走出伤痛,我尽可能地想帮助她。首先处理
她对大姐说的"欠债"议题,她分享了她的负担,她觉得自己欠
了大姐。只有在那个时候,她才可以说出来。当大姐批评她
的时候,她很痛,她觉得自己不够好。整个历程,在我内心里
是想要提升她的自我价值,而后,她就可以在她心目中所谓的
权威人士面前站起来。

　　你们可能注意到我给她很长的时间,即使是在最后一刻,
她说欣赏感谢的时候,我也任由她说,没有阻止她,因为那是
她疗愈的一个历程。利用她的疗愈,我示范了一个疗愈的历
程。疗愈是需要时间的,所以你们看到,她真的在为自己动手
术,因此她需要一个疗愈的历程。我看到她疗愈的历程,是因
为我见到她有勇气站起来。她曾经拥有过这么多的痛,在第
一次会谈的时候,她走了第一步,而在昨天下午,她走完了整
个历程。我认为,对她来说,她觉得这是个机会,她觉得受到
保护、有安全感。她其实不只是在姐姐面前站起来,也在妈妈
面前站起来,我认为对她来说,这很困难。在这种情况下,就
不要在意时间了,因为你要跟你的案主在一起。

　　我一直在观看大姐,我和大姐有很多眼神的接触,坐近一

点的人大概也看到大姐有很不同的人格,她是一位不需要说很多话的人。二姐说话的时候,其实我也跟大姐在一起,我碰触过她,她给我的讯息是,她不要我碰触。她看着我的眼神告诉我"她可以",其实我不断地在跟大姐核对。如果从这个角度来看,其实大姐得到的时间和二姐一样多。有时候,我去接触她的手,她给我一个"她不需要"的讯息,那个讯息是"我可以","我想让我妹妹去处理她的痛"。可能你们坐得很远,看不到这些细节。我花了很多时间注意大姐,本来邀请他们回来,大姐是主要的原因,但大姐有很强的人格,她像她妈妈一样,不断地肯定我,用不同方法对我保证"她没事"。我不是只和一个人工作,而是和一个系统工作,所以我也会注意到其他人的动静。所以我也看到妈妈的样子很有趣,她其实是跟我们在一起的。

对于你刚才的提问,你们可以再回头看看录像带,我不知道问了大姐多少次"你可以了吗""你有没有话要再说"。

我希望你们在这上面有所学习。在进行家族治疗的时候,需要观看全家。我注意到小妹去拉两位姐姐的手,她这样地支持两位姐姐是很可爱的,其实每个人都参与了进来。即使是伯伯,他的身体语言也告诉我,他也参与在内。我觉得这么多年的痛,统统收集在二姐的肠胃里,所以她需要这样的机会来表达、疗愈。

当我们在听其他家庭成员后来的欣赏、感谢及反馈的时候,知道她一直都在帮家里的忙,但是他们都视为理所当然。她一直觉得自己不被欣赏、感谢,所以她的自我价值感很低。提升她的自我价值,是要帮助她站起来,这不可能只经由一次的会谈就能做到。第一次会谈是第一步,昨天下午是第二步,我相信治疗师会愈帮她愈多。你们大概也清楚这些。有一天,你觉得自己的自我价值蛮高的,就想和家里的权威人士说话，一星期后，你的自我价值感又蹲下去了。你的自我价值感不可能在一夕间就提升，而且不会再掉下去，所以，这是个很困难、很长的历程。

　　很有趣的是，二姐表达得这么多，其实我告诉他们，每人只要表达一个欣赏、感谢就可以了。但是二姐劈里啪啦地说了这么多。她在表达的时候，我一直注意大姐，"她的妹妹可不可以说这么多？"但是大姐却不断给我一些身体语言的讯息，是"可以的"，最后我还特别问大姐，"你还要说什么吗？"所以在我心里，我觉得大姐其实是得到了我的注意。其实，可以用很多不同的方法、不同的层次来给予注意力，我相信大姐几乎觉得与我是"协同治疗"了。这也是刚刚适合她在这个家庭里的权力或位置，所以我尝试用不同方法给她一份尊重。我也鼓励她真的承认她妹妹，至少那是我的意图。谢谢你的提问，这是很重要的提问，特别是那些坐得很远，看不到她们身体语言的人。坐得近的人，大概都看到这些了吧。

第二组的反馈

小组导师　小组提到比较多的是整个家庭里爱的流动，对这部分，大家特别感动及被滋养。成员觉得在整个历程里，好像一次又一次地被这个家庭感动。在这里，也开始真正体验到萨提亚的信念，这是我们小组里分享比较多的部分。

　　另外，就是看到玛莉亚"运用自己"，用她的慈爱，一致性的方式和这个家庭在一起。会谈一开始就告诉他们："在改变的历程里会有混乱，混乱是很好的！"他们确实发生了混乱，玛莉亚把它正常化，并且赋予了正向的意义。之后，玛莉亚真实地呈现自己，对大姐说："那天看到你离开时的眼泪，我担心你！"玛莉亚很真实地告诉大姐，为什么还要再见这个家庭。在整个历程里，玛莉亚非常真实地运用自己。上次会谈里也有这个部分,所以在这次会谈的整个历程里,家庭成员更可以感受到安全感,而对玛莉亚、对这场会谈更加信任。姐姐说:"我还好!"而妈妈提到第一次会谈时,在前半部还觉得挺好,到了后面就觉得蛮受伤,这些都很真实。母亲说她"受伤",因为想到过去,而打开了"痛",这是她不能够控制的一个历程。我觉得整个家庭里,他们开始真实、自然地呈现自己。

玛莉亚　有任何提问吗?

小组导师　大家确实都参与在整个历程里,所以成员说:"昨天整个历程里,技巧已经不太重要。"所以在这个历程里,大家都被滋养,没有什么提问,只有欣赏与感谢。

玛莉亚　以前萨提亚女士经常强调,治疗师本人的一致性是治疗的最大工具。会谈开始前,我总要检视自己:是不是够一致性? 所以先检视自己的感受,然后才可以真正地明白他们的感受,也才可以有对他们的慈爱。

　　关于我用玩具象征"情绪",有时候,我不知道如何把我想传达的意义传递给他们。这时候,我就想要创造一些东西,可以让他们更明白我所要传达的意义。

　　我想要把二姐的感受拿出来——"外在化"。这样,她就能接触到自己的感受,然后对姐姐表达。之后,她总算抬起眼睛,说她的感受。我希望二姐可以运用自己的资源来表达她的感受,因为在这个家庭里有个规条:不可以说感受,连有感受都不可以。

　　所以我说,这是一个很好的教学 DVD,他们不说自己的感受,因为太深爱彼此了,万一我告诉妈妈我真正的感觉,她就会觉得受伤,所以他们是不断地保护对方。因此要二姐表达感受很困难,甚至要她想象将自己的感受告诉大姐也不行,所以我要她可以看到自己的感受。我问她:"你的感受是什么颜色?"她说:"灰色。"我说:"我的是紫色。"所以,她比较容易用颜色来命名感受，这不是技巧。

在那一刻，我想要她多接触感受，我想，如果要她表达感受，最好是找样东西来代表，所以我把她的感受"外在化"，这样她就可以真的看到、接触到感受。最重要的是，她可以承认感受，拿回感受的主导权。这不是技巧，你不要也想把它用在别人身上，因为它刚好对二姐是有用的。如果行不通，我还会再想别的办法，我可能会再找一个人来代表她的感受。总之，要很有创意，找一个适合她、可以用在她身上的工具。

如果你还记得，我对她说："跟你姐姐分享这个灰色的感觉。"她用了"灰色"，这很重要。因为"灰色"几乎是黑色了，这里有个暗示，对她来说，她内在里隐藏了很多的受伤、愤怒，而"灰色"代表她很难与人分享这些感受。所以要有创意地跟她接触、联结，就是你对自己要一致性，这时候，你可以承认："我现在做得还不够好，所以我要找别的方法。我不可以用我的脑袋想下一步，下一步要怎么走，我要用多少的时间，等等。"

这就是说，我追踪历程。但要跟得上步调，就得跟她完全在一起，尽可能地和她的能量在一起。你想想她坐在大姐面前的感受："大姐照顾我这么多，她帮助过我这么多，又从来没有承认过我有多好。"这个经验会是怎样呢？"大姐一直都在评论我应该再好一点，我已经为这家庭做了这么多，妈妈不承认、姐姐不承认，所以'我什么都不是'，可能我最好的方式就是杀了自己吧！"她提过这件事，你要注意她的痛，所以我的图像是"她根本是趴在地上的"。

我只是要告诉你们，我内在历程正在发生什么。所以，我根本不会看手表，看自己花了多少时间在她身上，而是想办法要她站起来。在这当中，大姐是完全开放地聆听，所以对我来说，这是一个很灵性的历程与经验。

第三组的反馈

小组导师 谢谢刚才玛莉亚对"情绪"做了这么多说明,我们小组在这部分有很多的讨论。

对我来说,在这几天的历程里,我觉得很震撼。那个震撼的感觉,和有一次我不知道是看了萨提亚女士做的哪一片DVD,在那个历程中,感觉到萨提亚女士和每个人的接触都是联结到人的生命里,我看完那片DVD后,觉得自己充满了能量。在这两天玛莉亚的工作里,尤其是昨天下午,我们小组成员也有同样的感受。比较特别的是,在帮助二姐自我认同的部分,玛莉亚用比较多时间做冥想,让她可以欣赏、肯定自己,放下情债。

另外,就是沟通的部分,帮助大姐和二姐做一致性的沟通,在这部分玛莉亚"运用自己",还有善用小妹、妈妈的支持,在这里尝试地让二姐和大姐做一致性的沟通。我们后来的讨论是,大姐对于沟通有些困惑:为什么大妹一直觉得被她指责?玛莉亚没有再让她们继续互动,我们看到的历程是,玛莉亚说:"每个人都不同,看到彼此的不同,那不是不好。"我们有个疑问,不知道那时候玛莉亚是怎么想的?我们认为,是不是继续做下去,就做太多了。因为治疗师以后还可以追踪。

在这个家里,昨天的历程,重要的是要她们能够表达,尤其是二姐。之后玛莉亚也说,治疗师可以教她们如何沟通。

我们在历程里听到二姐说,她从八岁起就一直想要保护母亲。所以,我们讨论这个部分是需要再追踪、再确认。因为现在的母亲,已经不是她八岁时的母亲,让二姐可以看到在这历程里,母亲已经发展出很多的力量,帮助自己走了过来,而且现在还有伯伯的支持。我认为,如果这部分再工作是可以帮到二姐的。

玛莉亚 我要回应几件事,好多组都提到"会谈的开始",小组导师也问怎么开始"初次会谈"、如何开始"第二次会谈"。我每一次见一个家庭或任何人,对我来说,都是一个新的开始。因为我们永远不会在同一个位置,所以,如果上个礼拜见了一个家庭,我不会假设他们今天会怎么样。我还是要问他们,上个礼拜的期待和这次会谈有一样吗?我还是得问他们,你们今天想要什么。所以,我会走同样的历程,问大家的期待如何。

你在一个人身上发现了很重要的东西,你想要抓出来用。例如,二姐说了一些很重要的事,我会把它们抓出来,问大姐如何。我想要这样做,是因为不想在那一刻失去机会。但是要注意,焦点不能只停留在一个人身上,要把焦点再转移到每个人身上。总之,不论你受到多少吸引,还是要回到这个圈里,因为每个人都是人,他们想要被平等地对待。在开始做家庭治疗时,我觉得这很困难,我很容易被吸引,觉得那是我可以工作的地方,就跳了进去,而我从头到尾都没有询问过另一个人。所以很重要的是,平等地对待每个人。

我要怎么开始这个家庭的第二次会谈,我想了很多,因为从治疗师那里得到很多的讯息。一开始,我们邀请他们再来时,大姐说"不用了",她觉得很受伤,不想来。然后,我们听到三姐妹愿意来,但母亲说不来,因为她觉得上次的会谈让她很受伤。因此,吃午饭的时候,治疗师告诉我:"这个家庭会来,但是母亲不来。"所以,我知道母亲又不想来。后来,大姐发送讯息给治疗师,说:"母亲不情愿来,但是会来。"所以,我收到很多讯息,知道他们有很多的恐惧。

二姐先来到门口,我问她:"你好吗?"她说:"不太好。"我想好吧!既然每个人都觉得害怕,我就想到萨提亚女士说的"混乱"(chaos),我们当然都会有混乱的经验。如果说,改变正在发生,就一定会有混乱。所以,我想到第二次"会谈开始"

的情境,就是这个混乱。

　　万一他们觉得自己的混乱是不正常,所以我想要将混乱正常化,我是真心真意提出混乱的。因为你们都知道,"我们相信没有混乱,就不会有改变",所以我要教导他们,用正向的方法看待自己的痛,我也要教导用正常的眼光看"混乱",所以我做了一些教导。再加上把过去放进"博物馆"里,我提到把"过去"放入博物馆的原因,是针对母亲与大姐,让她们知道有个方法可以把离婚这件事放进博物馆,她们可以谈论,还可以将它放进博物馆里。我要追踪她们,如果母亲再提出来,她害怕讨论离婚这件事,我就会再回到那个图像。如果大姐又提到生父,我希望她不会,但如果她真的提出来的话,我还是会跟随她走。我准备好了,要在离婚这个议题上和她们工作。我会说,我们去欣赏博物馆里的收藏品,因为我知道母亲很内疚,也很害怕提到离婚,而这件事和送走小妹也有关联。

小组导师　其实治疗师对于再次前来的案主,经常会有些假设。不过,我们还是要核对上次会谈对他们的经验有何影响或冲击,再来开始第二次的会谈。因为母亲说到过去离婚事件对孩子们的影响,所以玛莉亚才会有"博物馆"的譬喻。

玛莉亚　我很努力地不回到过去,你知道萨提亚模式工作的方向,我们尝试不回到过去。但是,如果"过去"就在前面坐着,阻挡我们向前走,我们就必须回去处理过去。

　　但是,特别对这个家庭,我有个图像:那边有个博物馆,我们就回到那个博物馆,那里面放着某样东西,就是离婚。我会找角色扮演来处理这件事,但不要母亲亲自去做。如果她们提出来,那是她们的痛。昨天会谈历程里,如果都在谈这件事,我就不会走到二姐那个方向。因为那时候,她们的优先次序是在这件事上面。所以,你不能够事先决定会谈的优先顺序。我知道大姐的痛,也知道母亲的痛,但是我不知道二姐的伤痛还没结束。只有当她走进教室,我问她:"你好吗?"她回说:"不太好。"当下,我才知道有三个人觉得不好。我早就知道,那是之前发生的事。我在等待,等待哪个是优先工作的方向。我们必须很清楚地知道,如果你是跟着自己设计好的方向工作,那这是你自己的议题,不见得是这个家庭的议题。

很多"个人"或"家庭"治疗,如果是以前传统的做法,就像我在大学念社工的时候,治疗师先计划方向、做评估,这些成为治疗师所认为的治疗目标,并根据治疗师认定的方向走。这是很传统的思考与做法,和当下发生的历程没有太大关联,很多人喜欢这种方式。例如这梯次的课程,我们第二天见的家庭,父亲告诉治疗师:"你怎么想,我就怎么做。"他们来的时候,心态就是这样,特别是他们自我价值感又低的时候,不知道怎样做才对自己最好。这是很多人前来治疗时会对治疗师说的:"你怎么说,我就跟着做。"案主或家庭,就把责任交给治疗师。

但是,身为治疗师,要主导整个历程。我们要指出并且让每个人都知道,"自己是独特的"。在这个家庭里,每个人真的都很独特。虽然独特,但彼此的爱将他们联结了起来。因为沟通不够,所以他们就没有联结而感受不到爱。

第四组的反馈

小组导师   因为这次会谈,我们小组里有很多人都很受感动。这两次会谈里,我们看到这个家庭的家庭动力都在改变。第一次会谈的时候,我们看到的图像是母亲站在椅子上,大姐站在母亲后面支撑她,同时也拉着大妹与小妹。但是昨天会谈的图像,这个动力改变了,我们现在雕塑昨天的画面。

一开始的时候,二姐讨好所有人,小妹在周围走来走去,继父讨好母亲,母亲指责,大姐站在母亲旁边。他们在家里彼此不表达"爱",只对外面的人(每个角色都面向外面的人)表达对其他成员的爱,说:"他很棒。"他们都告诉外面的人,"二姐最棒"。但是,二姐只看见母亲与大姐指责的手,她觉得很受伤,把所有的痛都收藏起来。

后来玛莉亚教导一致性地沟通,二姐一致性地分享她的感受、想法,她们有了沟通。会谈即将结束的时候,玛莉亚邀请继父(继父从头到尾都跪在地上、讨好)当"天气报告"(temperature reading)的主席,那时候,他站了起来,每个人都知道他未来的任务要做什么。

角色扮演的母亲　我可能还住在过去里,我很内疚。我要澄清离婚对我的家庭所造成的影响。

角色扮演的大姐　我要改善我和先生的关系,让我先生参与这个家庭的动力,学习欣赏我的妹妹们。

角色扮演的二姐　我要学习如何对我的感受、我的期待负责任,我要学习自我认同,并且对家人表达我的感受,放下我要承担其他家人的感受。

角色扮演的小妹　我和母亲已经处理了我们之间的"控制",我比较能够参与这个家庭。同时,我在想自己和其他男性之间的关系,我以前和男友的关系不好。我在想,我会不会找到一个和我二姐夫一样好的男友。实际上,我认为,我要找怎样的男友会受到母亲跟我生父关系不好的影响。

角色扮演的继父　我很开心,很高兴在这个家里有机会做几次"天气报告"的主播。以后,你们就自己做"天气报告",我要跟妻子一起去玩了。

小组导师　我们有个提问:二姐选了两个玩具,一个大狗,一个灰色的羊。二姐手里抱着"大狗",她丈夫帮她拿"灰色的羊"。到最后丈夫还一直抱着灰色的羊,对这个现象,你有什么假设?

玛莉亚　我很高兴她抓着那个大狗,而不是那个灰色的。丈夫拿着那个灰色的玩具,我觉得这是象征性的,他这么爱她,会设法照顾太太不好的感受。我有注意到这些细节,对此,我曾经想过,我要不要提醒?后来,我不想让他尴尬,就不提了。这可能是我的假设。我想,那样蛮好的,我相信潜意识里,他这样做是有用意的。

小组导师　我们很欣赏治疗师做了这么多工作,但我们有个担忧,治疗师和案主之间有这么多的电话来往。在香港,我们有不一样的做法,不会把治疗师的电话号码给案主。通常由工作人员接听电话,如果是紧急事件,有些中心设有二十四小时的服务。但从这次会谈里,好像案主随时随地都能打电话给治疗师,我们担心治疗师会筋疲力尽。

玛莉亚　治疗师不在这里了,所以我不知道这是不是个例外,还是她工作的方式。这个提问,问得很好。我也认为,你们香港的工作方式很好,有任何紧急事件,工作人员都会让你们知道。

　　我从萨提亚女士那边学到,直接和案主联系。我不觉得我们可以跟随萨提亚女士的做法。她去世前发现,这样做让她放弃了自己很多的生活。因为她也是自己直接与我们联系,谁要找她工作都可以直接找到她。我也学到这些,所以我没有秘书,他们可以直接打电话给我,但是我现在很少有直接的个案了。

　　我也不只是从萨提亚女士那边学到,例如很有名的治疗师华特克(Whitaker)也自己接听电话,不愿意让办公室的人员接。因为他说,听到第一个打电话来的人,是会谈最重要的第一步,要注意到是丈夫还是太太打来的。而且他还说,如果不把全家带来,就不必来了,因为他要见全家。当然,他是个很有名而且独特的人,他可以这样要求。有人对他说:"我要单独见你。"他说:"我不相信这个,你是家庭的一分子,把他们都带来。"但是那个人说:"只有我有哮喘,我一个人见你就可

以了。"他说："就因为你有哮喘,所以我才要见其他人。"他会
告诉我们,他与案主的对话。如果是秘书接的电话,你就会明
白她会怎么说,"喔!你哮喘,好的,就一个人来吧!"所以,你
刚才的提问很好,我们要怎样去处理这些事情?我相信,你们
需要一个很敏锐的工作人员。我相信你们的工作人员很好,
会知道谁需要比较多的注意力,并做些决定,而且在危急时要
怎样做决定。不知道台湾如何处理?你们怎样得到转介来的
个案?

来自台湾的小组导师　在台湾,我们也有工作人员,我们会训练他们如
　　　　　　　　何接听案主的电话。如果是比较紧急的个案,会将他交给比
　　　　　　　　较有经验的治疗师。如果是自杀或比较特别的个案,治疗师
　　　　　　　　可能需要开放他的私人电话。一旦红灯解除,危险解除了,即
　　　　　　　　使案主有这个电话号码,对他们来说,仍然具有支持的作用,
　　　　　　　　但他们不一定会再打电话,不过这个联结对他们来说,很有
　　　　　　　　力量。

玛莉亚　如何做这些安排?这是个很重要的提问。谢谢这么好的
　　　　提问。

第五组的反馈

小组导师　对这次会谈,我有很多的学习,不只是这个家庭的治疗历程
　　　　　完形,每位家庭成员疗愈历程的完形,还包括他们整个家庭的
　　　　　完形。因为这三个女儿都承认继父是她们的爸爸,也表达了
　　　　　很多的爱与接纳,我真的很感动。对我自己也是个"完形",因
　　　　　为我很熟悉这个场景,我相信对很多华人家庭来说,也很熟
　　　　　悉,以为很多的爱、很多的感受是不能表达的。为了保护关
　　　　　系、怕伤害对方,就把这些感受放进肚子里而生病了。有时
　　　　　候,要借着自杀,借着彼此的指责,来纾解这些情绪的能量。
　　　　　所以,在昨天的历程里,对我来说,好像也是个完形。

因为我坐的位置离他们很近，所以我真的可以体会，玛莉亚是全心全意在当下和他们在一起。我也真正体验到，这是一个灵性的、在人性层次很深的联结。我在历程中，也有很深的共鸣。所以当沈明莹咳嗽，玛莉亚叫我替她翻译时，我实在没有办法从内心进入脑袋里，那时候我变成不会讲英文了。因为那时候，我在很深的能量层次中与他们共鸣。

我非常欣赏小女儿在会谈一开始时说："在我们的家庭里有很多的爱、有很多好的意图，可是，当我们说出来时，家人听到的都是指责。"因此在整个历程中，玛莉亚做了很多教导，帮助他们可以一致性地表达感受及想法。

我们小组聚焦在一致性分享的讨论，尤其是在那个时间点，二姐分享了她的受伤后，大姐说："我听了你的感受后，我也很受伤。"二姐回说："这就是为什么我不愿意说的原因，因为怕你受伤。"我们小组针对这个部分做了很多讨论。因为，我们学习萨提亚模式"一致性"的时候，很多人会提出他们的困惑，例如，"如果因为我说出自己的感受而伤害到对方，我该怎么办？""我因为一致性地说了我的感受，而你受伤是你的事，你要为自己负责。"

当我们表达一致性的时候，要如何关照到自己、他人及情境？这是很不容易做到的，所以，我们小组就针对这部分，每个人分享自己的经验与做法：如果我是治疗师，我们不一定针对昨天这个家庭来做；而是当我们平常遇到这种情况时，可以怎样处理？一方面，呈现我们身为治疗师对于一致性的理解；另一方面，也帮助案主能够更清楚地了解一致性，所以我们有两个版本的雕塑：

第一个版本

时间点回到昨天，当二姐分享很多心情而且很受伤的时候。大姐说:"听到你受伤,我也跟着受伤。"第一位治疗师假设,他要帮助她们更清楚地看到这种情况。他假设,大姐吸收二姐的感受;当大姐说她受伤的时候,二姐也承接了大姐全部的感受。所以,大姐拿走二姐的感受,二姐也拿走大姐的感受,但是她们通通不敢表达自己的感受。所以,当二姐听了大姐的感受时,就把大姐的感受转成一把刀,插入自己的胸口,她觉得被指责了。当大姐又听到二姐说:"她被指责了",她也把这一句转成一把刀,刺向自己。

　　我认为,要让她们明白每个人拥有自己的情绪、感受及观点。所以,让大姐说她有什么感觉;二姐就说:"我看到这些都是你的感受、想法;你有你自己的看法、感受;而我有我的感受、想法,这些是属于我自己的。所以,你不用背负我的,每个人都要对自己负责任。"若是这样做,她们就可以多表达自己一点,并且让她们知道,不用为对方的感受、想法负责任。

第二个版本

　　他们要呈现的是"冰山和情绪"的关联,分享自己一致性感受时的内在自我的变化。

　　所以在大姐、二姐的角色之外,也邀请她们内在的"自我"(self)出来,"自我"本来是站得好好的,大姐说:"我过去有什么困难,都是自己解决的,所以我认为你也要成长。"当二姐听到这些话时,有了感受,那是什么?

角色扮演的二姐　我觉得,她说:"我做得不够好,我觉得很难过、很生气、很绝望。"那时候,二姐的自我就趴下去了,她觉得自己并不够好。

　　　　当大姐听到二姐因为自己说的话,有这么多复杂的感受时,她的内心也有很多的感受,所以她的自我也趴下去。大姐还有什么感受呢?

角色扮演的大姐　我很生气,生气自己,觉得无力,不知道怎样表达自己,现在我对沟通有些困惑了。"

　　要说"感受",其实大姐也有很多的感受,所以自我也趴下去了。这时候二姐看到大姐因为自己的难过,也有这么多的感受时,她就有个想法:"你有这些感受,都是我造成的,都是我害的。"所以,她又把这些玩偶(用玩偶来代表感受)全拿回到自己身上。这时候问二姐的自我:"不知道你现在有哪些感觉?"

角色扮演的二姐问"自我"　你觉得怎么样?

角色扮演二姐自我者　我觉得很难过。

　　如果在这里,我们先让二姐看到她拿了很多大姐的感受,同时她的自我因为这样而自我价值低落、很绝望的时候。我们会让她知道,其实这么多的感受,有些部分并不属于她,而是属于大姐,这时候她也许可以选择把这部分还给大姐。问二姐:"哪些部分不属于你?"你可以告诉大姐:"这是你的生气,它不属于我。"

角色扮演的二姐　这是属于你的生气,它不属于我。

再问角色扮演的二姐　还有其他的感受吗?

角色扮演的二姐　这是你的无力感,它不属于我。

　　当你把属于大姐的感受还给她的时候,你觉得怎么样?

角色扮演的二姐　我觉得轻松一些。

　　这时候,让二姐看看自我。重要的是,要帮助二姐接纳、拥有自己的感受,也为自己的感受负责。之后,大姐也是这样地处理,接纳、拥有自己的感受,也为自己的感受负责。接着我们希望二姐可以和她内在冰山的"自我"及"渴望"联结。

　　"你要不要看看你的'自我'? 和'自我'说说话,或者问问她有什么感受?"

角色扮演的二姐问"自我"　你想要什么?

角色扮演二姐的自我　我想要你看到我,不要对着我皱眉头。

角色扮演的二姐　（把玩偶放回地上）我觉得，我抱着一些无用的东西，
　　　　我想要和自我在一起。

　　　　所以，二姐转化了这些感受，和自我有更多的联结。

　　　　昨天在小组讨论时，角色扮演的二姐说，当她看到自我，
接触到内在的渴望时，就比较愿意注意自己、爱自己、帮自己
站起来。

　　　　再问角色扮演的二姐，你可以接纳自己所有的感受吗？
你可以告诉自己："我接受我所有的感受"，你可以这样告诉
"自我"吗？你可以拥有这些感受、接纳所有的伤心吗？当你
接纳这些感受时，就可以帮助自己站起来，而且愿意爱她、注
意她，这些感受就能转化成对自己的爱了。这时候，你就可以
用你的爱面对大姐。因为你爱自己，也可以用这个爱的能量
告诉大姐，表达你对她的爱。当你可以重视自己，也表达出爱
的时候，就不需要再用指责了。

问角色扮演的大姐　当你看到二姐可以表达爱的时候，你的感受是
　　　　什么？

角色扮演的大姐　我放松许多了，放松了，也没有那么多的生气。

　　　　如果治疗师也能帮助大姐接纳她所有的感受，让她明白
感受是属于她自己，再帮助她站起来……昨天大姐一直说，她
不知道要怎样沟通了，或许这个部分是将来治疗师可以再追
踪、工作的。

第六组的反馈

小组导师　首先谢谢各组这么多的分享。昨天我们这组非常地享受小
　　　　组讨论，它似乎是"行者"之间的分享与讨论。因为我们一致
　　　　地认为："昨天的会谈不是一个工作技巧的呈现，而是玛莉亚
　　　　用她生命境界所带领的一个灵性疗愈旅程。"我们昨天很像求
　　　　道的行者，彼此分享"求道"历程中的触动。昨天的工作，玛莉

亚用的技巧非常简单，可是整个历程性的带领却很困难，是用她自己一生的生命体验、生命能量在工作。

（小组导师拿了一个"圣诞老公公"的玩偶）

这个圣诞老公公象征玛莉亚老师，我用圣诞老公公来代表她，因为她送给这个家庭一个很大的生命礼物。

（小组导师在地上铺了一条紫色围巾代表灵性，围巾上坐了一群玩偶）这群玩偶代表家庭的成员。会谈里，玛莉亚的灵性（生命力）接触到这个家庭成员的灵性（生命力），他们彼此相互地联结在一起。

（小组导师再用另外一个玩偶代表"信"（faith），放在圣诞老公公的前面）

这个玩偶代表玛莉亚对人性很深层的"信"，她昨天教导了两个重要的信念：第一，"混乱"是很好的，当混乱来临时，我们要恭喜我们的"混乱"，表示我们已经走上"改变"之路。这是玛莉亚体验到萨提亚信念之后所带出的深"信"。

第二，对人性深层的信是"受伤是好的"。因为我们很难表达我们的爱，而用不一致性的行为沟通，阻挡了让对方知道"我是谁"的机会。现在彼此都"受伤"，因为受伤，所以我们发出求救的信号，寻找疗愈的资源，同时也让家人有机会认识"我是谁"。

我们相信家庭成员有收到玛莉亚送给他们的礼物——对人性的深"信"，所以他们得到了很大、很大的允许，玛莉亚说她有时间焦虑，可是在这个会谈里，玛莉亚完全不受限于时间，他们得到玛莉亚完全的允许，可以完全地表达自己。

同时，可以将这条紫色围巾创造成一个"圆"，创造出一个象征是"曼陀罗"的空间，一个灵性的道场。我们每个人都坐在这个灵性道场中——曼陀罗的空间里，当然，也包括了玛莉亚和家庭的每位成员。二姐说："我是一颗明珠。"而其他人本质上也是一颗明珠，而且每个人都是独特无二的明珠。

　　我的想象里，代表“二姐的玩偶”的下面是一颗明珠，明珠的表面蒙上一层灰色的痛，而明珠的内在蕴藏着红色的爱。因为她们有个迷思，为了爱对方、保护对方，而不敢表达自己的感受。所以，每颗“珍珠”都蒙尘了，内在的爱不能自由地流动、展现，对彼此的爱反被迷思盖住了。所以，各组的报告都在描述玛莉亚如何工作、掀开迷思，让家人可以看到彼此内在的爱。

　　大家同样坐在曼陀罗的灵性空间里，换句话说，大家都在生命力、灵性的层次里联结。如果用 Ben 与 Jock 的说法，这就是一个生命花园；如果用佛教信仰来说，也可以说是一个珠光辉映的华严道场，每个人都是一颗独特的明珠，但明珠与明珠间彼此折射、映照，形成了一层层珠光相照、珠光相射的光环，而每颗明珠都互相投射在珠光辉映的光环中。换言之，每个人都有其灵性的层次，彼此都能相互联结。从灵性层面而言，玛莉亚也是坐在这个家庭之内，所以玛莉亚的工作就在这个圆圈里进进出出。我们这组成员也认为，我们也坐在里面，还有成员认为“我就是玛莉亚，玛莉亚就是我”。

　　玛莉亚认为昨天的工作是一个灵性治疗的历程。我们昨天一开始的讨论，也是定位在灵性层次里互相分享。所以昨天，我们小组里没有任何“技巧”的讨论或分析，倒像是求道行者之间的分享与对话。

四　治疗后追踪与补充

　　在两次治疗事隔一年后，玛莉亚进行了第三次全家治疗，包括大姐夫都加入治疗，家庭的各个成员都在改变中。但大姐在前面的治疗中没能更好地发出自己的声音。在后续追踪与确认书稿的过程中，大姐多次感觉到被误解,流露出受伤与委屈的情绪,渴望被理解与尊重,并表达出在修改过程中"还原一个真实的我"的需求。

治疗师与大姐来来回回地进行了多次沟通,一起反复阅读书稿及进行修改,也愈来愈同理地聆听到大姐的想法与感受。大姐分享了许多自己一路走来的不易和内心的脆弱,并表达了内心深处一直隐而未说的渴望。治疗师承认先前对大姐的理解确实有偏差,随着了解的深入,大姐释怀很多,感觉"我的声音才被听到",也对自己的状态及治疗过程有了更多、更深入的理解。最后与治疗师达成一致,接受书稿里一些表达有出入的地方,争取在书稿后面加上如下补充。这一想法获得玛莉亚、翻译者及出版社的重视与支持。

大姐觉得大家对她的理解有偏差,听说有人以为她站得和母亲一样高,把全家连根拔起,带离家乡,贡献最大,付出最多,但也控制和支配着家人。其实她非常被动地夹在母亲与两个妹妹中间,母亲的许多想法常常透过大姐去表达,大姐要一边帮助母亲,又要一边维护妹妹。一路走来,承受了母亲许多的期待与家庭平衡及照料的责任。一方面心疼母亲,照顾母亲,另一方面又非常怕母亲和不愿意让母亲伤心。大姐小时候受过许多委屈,甚至感觉因父姓受到家族一些成员的嘲笑与不接纳。大姐觉得自己根本不是大家想象的具有大姐的强势,反而常气自己没有足够力量应对一些强势和冲突的情形,好些时候表现得很软弱,以致无法及时表达和维护自己的权益。

大姐说,在第一次治疗中,当时感觉被玛莉亚强烈地指责与不喜欢,没有被接纳和聆听到,感到非常委屈,却又不知该如何回应。第一次治疗结束后,虽然觉得很痛苦,但一方面惧怕权威,渴望获得权威的接纳认可,另一方面自己的应对模式也是很快理智化地反思自己的错误,完全忽略自己的感受。再加上玛莉亚的高龄,也一度激发起以前失去某位重要亲人的遗憾,害怕自己还没来得及感恩,就不再有机会了。因此对玛莉亚与治疗师在追踪治疗中的反应,也是由惧怕到讨好到远离,非常纠结。

在第二次治疗中,当时大姐认为妹妹们状态不太好,自己要配合玛莉亚更好地完成对妹妹们的治疗,正如当年习惯性地帮妈妈一样,虽然姐妹在做一致性沟通时,自己有很大的身体反应,但担心自己说出真实的感受,妹妹在那种状态下接受不了,就一直憋在肚子里。大姐在最后修改时反思到,也许自己当时还处在牺牲自己、成全妹妹的英雄情结模式里,似乎只有这样才能体现自己的价值。后来二妹怀孕,怕带来不良影响,自己的话也就一直没有机会好好地表达出来,好长时间里,大姐感觉自己对妹妹的一些良苦用心,甚至帮助妈妈纠正一些做法的考虑,妹妹们都没有感受到,大姐心中很痛,觉得不被理解。

大姐在最后修改时说:"在后面两次治疗中,即使玛莉亚给我机会去表达,我也没有准备好去表现自己脆弱的一面,还无意识地一直想展示坚强的一面。看了书稿后我一直想,没人真的听见了自己,很多感受没办法好好说出来,身体却在承受,一直忍不住流泪和胸口痛,直到某一天,觉得再撑下去真的会出事,情绪才逐渐爆发出来。"

大姐结婚之初,母亲与继父就带着小妹来与她同住,后来又从家乡搬到上海来,大姐觉得成长过程中自己没有足够的个人空间,现在想放手,想从原生家庭脱身出来,有更多界限。但继父在第三次治疗后突然去世,母亲有些焦虑自己年老时的依靠,二妹怀孕生子后也面临一些挑战,小妹在恋爱与寻找新工作的状态中,全家又有一些新的历程,也带来新的感受,大家都在小心表达对彼此的关爱与感受,虽然有时害怕沟通会引起不愉快的反应,还不能完全进行一致性表达,仍然有些顾虑,但是每个人都在尽力地成长,并继续寻求外界的帮助。

在修改结束时,治疗师和大姐都欣喜地发现,原来在意的一些地方已经不那么在意了,对书稿和自己都愈来愈理解,这个书写过程也成为治疗继续深入及彼此建立新联结的一部分,在历程中有许多学习,并相互表达出欣赏。

"失控"与"温暖"
——家庭如战场中的生命能量(1)

一　治疗师说明

问题呈现

2011 年 3 月,通过转介,治疗师开始接触这个家庭。案主家在 2009 年 12 月开始接受心理咨询,转介之前,已经做过二十几次会谈,前后一年多。

治疗师见到案主家庭时,整个家庭处于失控状态。爸爸要离家外住。儿子逃课,有时夜不归宿,即使晚上在家,也不睡卧室,而是睡在客厅沙发上,他打骂妈妈,甚至扬言自杀、烧毁房子等等。

父母感觉非常痛苦与无助,他们用尽所有能想到的办法来管教儿子。求助过亲友、居委会的调解,也曾报警求助。

在玛莉亚见这个家庭之前,治疗师见过这个家庭两次,第一次只见到父母,第二次见到全家。在会谈中知道这对夫妻是相亲认识的,丈夫是南京人,结婚时三十四岁,妻子是广东人,结婚时二十六岁。怀第一个孩子时,由于生活状况不佳而选择堕胎。家境好转后,生了这个儿子,当时丈夫三十七岁,妻子二十九岁。治疗师见到这个家庭时,父亲五十二岁,母亲四十四岁,他们的职业是出租车司机。儿子十五岁,念初中三年级。

丈夫很自负,言语中透露着优越感。他说妻子很可怜,婆家的人都不喜欢她,只有他包容她。妻子抱怨丈夫溺爱儿子,看儿子重于老婆,对儿子有求必应。儿子从小打骂妈妈,他都没有管教。在会谈过程中,两个人都不同意对方的看法,互相纠正与反驳。

儿子小学时经常不写作业,但功课很好,参加各种竞赛也常得奖,爸爸认为儿子聪明又英俊,以儿子为傲。

男孩上初中后,成绩下降,特别是亲子关系日益紧张,会打骂父母。

用了种种方法都无效后,爸爸认为让孩子经历过生活的艰苦就会知道父母的好,就会听话,好好读书。因此,他一直鼓动妻子与他一同离家,不要管儿子。事实上,在春节期间,当儿子又打了妈妈后,爸爸就将妈妈带走,刚好外公病危,妈妈必须回广东探亲,就让爸爸问儿子要不要同去,儿子拒绝后,爸爸就陪妈妈回广东。爸爸没有留钱给儿子,也没有准备食物。他们将儿子独自留在家里十一天。爸爸以为他们从广东回来时,儿子会道歉认错,没想到儿子非常愤怒,更不服管教了。

家庭关系

这个家庭成员之间的关系非常疏离,又充满冲突。爸爸超理智、指责及打岔,妈妈则是讨好、指责及打岔,儿子也是指责和打岔。治疗师要他们做雕塑时,儿子把父母放在距离很远的两个角落,父亲指责母亲;母亲指责父亲和儿子;儿子指责父母。做雕塑时母亲哭了,儿子就说:"每次你们吵架就把我拉进来,叫我帮你(母亲)。"母亲不同意,她说她只是告诉他发生了什么事而已;而父亲则表示他从来没有指责过他们。父母的眼睛都看着儿子,互不对望。父母都同意家人间的距离就像儿子雕塑得那么疏远。

治疗师邀请三人雕塑理想图像,母亲想要的理想图像是:三个人都放下指责的手,距离拉近,站成一排,父亲站在中间,因为母亲需要父亲的支持,而三个人一致向前看。父亲同意这个画面。儿子也要同样的图像,但他希望父母距离远一点,他说,如果他们太近,他的日子就不好过。

治疗师的期待

治疗师建议的图像是,他们三个人呈三角站立,彼此既有距离又很亲近,可以互相看到。妈妈看到这个画面又哭了,她说,这就是她一直想要的家。父亲说自己一直都这样对他们,但母子都说不是,虽然儿子对于是否能达成这样的目标有些怀疑,但全家人一致想要这样的家。

男孩说:"如果他们给我钱,不管我,我就开心了。"治疗师问男孩:"这有可能吗?"男孩说:"我知道这并不实际,他们不会同意的。有时候我觉得家里人还不如外人值得信任。"

在会谈中,治疗师帮助男孩放下十一天独自在家的怨恨,说出对父母的期待。也让男孩看到父母行为背后的意图,特别是当妈妈在治疗师的引导下说出:"无论你做过什么,我都爱你。"男孩有些感动,却不太相信,不过对于打妈妈表示后悔。妈妈也表示要减少对儿子的唠叨。

最后,男孩建议每个人都做好自己的事,爸爸妈妈继续轮流开出租车,而他则好好地上学。

治疗师认为,这个家庭的每位成员都想改变家庭现状,都期待着家庭和谐。即使他们的关系是如此疏离又充满冲突,但是这个家庭依然想要改变,他们是有希望的,只是需要很大的努力。

二 会谈

(玛莉亚、翻译沈明莹和治疗师站在教室门口,热情地迎接一家人,并引导他们入座)

玛莉亚　谢谢你们来。我们这个团体蛮大的,这里的每个人都在学习如何进行家庭治疗。听到这个团体中每个人的声音,你们认为是否可以帮助到你们?

治疗师　(对这家庭)你们觉得呢?要不要听大家从哪里来、叫什么名字?你们有兴趣吗?

母　亲　应该可以。

玛莉亚　好,那么就从这边开始。(学员——自我介绍)谢谢。你们看
　　　　到他们来自不同的地方及省份。我注意到妈妈你现在有眼
　　　　泪,你可以告诉我们,为什么掉眼泪吗?

母　亲　我很感动,觉得能来到这里真的不容易。

家庭成员的期望

玛莉亚　我知道这很不容易。这么多人来这里,想要学家庭治疗,所以
　　　　我们很感谢你们三位愿意前来。从两位治疗师那里,我听说
　　　　你们已经做了很多改变,这让我印象很深刻。我听治疗师说,
　　　　你们三位都明白,为了拥有比较好的关系,所以必须努力,爸
　　　　爸、妈妈和你已经做了许多改变。你们有很好的治疗师,她是
　　　　你们的好老师,我知道现在进行得相当不错。

　　　　　　(对男孩)我知道你已经学了很多,你也曾经有过一段困
　　　　难的日子。我也听到你有能力把书读得很好。

　　　　　　(对父亲)我知道对你来说,如果儿子能把书读得好一点,
　　　　有多重要,因为你也很努力。

　　　　　　(对母亲)妈妈,做妈妈很不容易啊! 我知道你也很努力
　　　　地想做得更好。

　　　　　　我对你们三位有很多的欣赏,同时对你(治疗师)也有很
　　　　多的欣赏。所以,让我们看看今天可以做些什么让这个家庭
　　　　更好一些。每次会谈一开始,我都想知道,妈妈你今天来的时
　　　　候希望得到些什么? 你想要有什么改变?

母　亲　我想要小孩好好去上学,而且是从他自己内心里想去上学,不
　　　　是我们天天叫他去上学。

玛莉亚　这是你想从孩子那里得到的,这样一来,你就会觉得好些吗?
　　　　你自己想要什么呢?

母　亲　想要有个温暖的家庭。

玛莉亚　现在的家庭有温暖吗？

母　亲　现在有一点点。

玛莉亚　为你自己，你想要更温暖？

母　亲　为这个家庭。

玛莉亚　和你丈夫之间，你想要更温暖吗？

母　亲　一样。

玛莉亚　那现在请你看着丈夫，告诉他，你想要什么，好让这个家庭变得更温暖？

母　亲　我想要他理解我，理解这个家庭，这个家才能有改变，才能有温暖。（母亲在流泪）

玛莉亚　如果丈夫更了解你，那意思是说，他会多听你说话吗？

母　亲　不管怎样，在家里对我们宽容一点，对小孩宽容一点。

玛莉亚　现在就看着丈夫，跟他说。（转向丈夫）先跟丈夫说，问他愿不愿意？看着他，跟他说。

母　亲　（对丈夫）你愿不愿意，不要动不动就拿着衣服出去，说要自己租房子住，我不想要这样。

玛莉亚　（对丈夫）你愿不愿意回应呢？看着太太！

父　亲　（对妻子）我想这也是没有办法的办法，我也是为了孩子，我做了很多努力，采取了各种办法，只要孩子能变好，我付出再多也无所谓。

玛莉亚　所以你是说，你留在这个家里只是为了他（儿子）？

父　亲　我搬出去是为了他。

玛莉亚　你搬出去了吗？

父　亲　我要搬出去的理由是因为他。

玛莉亚　你搬出去了吗？

父　亲　我有这个打算。

玛莉亚　为什么？

父　亲　为了这个孩子，我觉得我该做的都已经做了。为了让他上学，

他要吃什么,我就买什么;他需要什么,我就做什么。我做了
这些努力,孩子仍然不去上学。

玛莉亚　我听说他现在去上学了。(对男孩)你去上学了吗?(男孩点
　　　　头)

父　　亲　是的。他点头了,实际上,这个星期一他没去上学。星期二,
　　　　十点钟以后才到学校。上星期六和治疗师说好的,他阿姨一
　　　　家人也劝他,他也答应星期一要好好地上学,星期天我二哥和
　　　　二嫂也过来劝他,他们说:"明天是星期一,我们都看着你,希
　　　　望你来个转变。"结果星期一他没有去上学。

治疗师　(对男孩)你不是说:"个人要做好个人的事吗?"他们没去开出
　　　　租车吗? 他们星期一没去工作吗? 因为他们没去开出租车,
　　　　所以星期一你也停止上学一天吗?

男　　孩　星期一的前一天晚上,就是周日晚上,我睡不着,看电视看到
　　　　凌晨三点多。他们说他们喊过我,但是我完全没印象,所以我
　　　　爬不起来去上学。

玛莉亚　你是在说你不需要为上学负责任吗? 你知道,如果你看电视
　　　　看得那么晚,早上就一定起不来,所以这不是你的责任?

男　　孩　即使那时我躺在床上,我也不一定睡得着。

玛莉亚　对于星期一没去上学,你的感受怎样? 你会觉得要为它负责
　　　　吗? 或者你根本不在乎?

男　　孩　其实那天早上十点,我二伯和二伯母来,直接把我从沙发上拽
　　　　了起来,然后劈头盖脸地一顿臭骂,骂得我很火大。我感觉到
　　　　那天上不上学都不重要了。

玛莉亚　对于他们这么劈头盖脸地骂你,你很火大。

男　　孩　是的。

玛莉亚　我问过每个人了,其实妈妈也很关心你,妈妈也担心爸爸,万
　　　　一你再不去上学,爸爸就要搬出去住。(对爸爸)你要的就只
　　　　是儿子去上学;至于你和太太的关系变得如何,你都不在

乎吗？

父　亲　（指着妻子）这个关系很重要啊。

玛莉亚　你跟你妻子的关系很重要吗？

父　亲　对。

玛莉亚　那你现在看着她，跟她说。

父　亲　对我来说，你很重要。你不知道吗？你体会不到吗？

冲突的三角关系

玛莉亚　她要知道这些，多告诉她一点。你们两位把椅子转一转，面对面看着对方，然后再多告诉她一点。

父　亲　我要说一件事。

玛莉亚　告诉她一些事，你要说什么呢？

父　亲　星期天晚上我出门开出租车。小孩去网吧，他妈妈去网吧叫他回来，他不听，还用脚踹他妈妈。我夜里四点回来，去网吧把他叫回来。我很爱我妻子，我该怎么保护她？为这件事打他一顿吗？我不能这么粗暴地对待孩子，我就想把她（母亲）带出去，让他（儿子）体会到生活的压力，这就是我的方法。

玛莉亚　你让你的妻子看到你其实是想保护她、关心她。她说，她想要从你这边感受到一些温暖。你问她，她需要什么？我不知道她要从你这边得到什么？我知道你关心她，现在，问她要什么！

父　亲　你要我怎么做，才觉得温暖呢？

母　亲　他动不动就对我说："你不搬出去，我就一个人搬出去。"他说这个家已经没救了。所以，他建议我搬出去。他又说，如果我不搬出去，他就自己搬出去住两年。

玛莉亚　你这么说，她就担忧了呀！

父　亲　我没这么说。

玛莉亚　那你跟她说。让我们澄清一下。

父　亲　我是否搬出去,完全要看他(男孩)的表现。

玛莉亚　你们两个,一个是丈夫,一个是妻子,之所以共同生活,是因为彼此的需要,而不是看孩子的行为来决定。如果儿子行为不良,你又搬出去住,这是帮不了妻子的。所以,现在能不能决定,没有人要搬出去。我们只能在这个承诺上工作——大家都留在家里。搬出去不是一个解决方案。

父　亲　要我们留在家里,你是对的。治疗师也对我们说,大家都做些让步,做些调整。

玛莉亚　我们待会再说这些。首先,你得让你的妻子不再担忧。你(指母亲)老是担心有一天他会搬出去,是吗?

母　亲　是的。

玛莉亚　(对父亲)你说,如果他(儿子)的行为不良,你就会搬出去,这对你妻子来说是个威胁。从这个角度看,你给了儿子太多权力,你们的关系不是由他来决定。我希望你明白,这是你跟妻子的关系。如果你老是威胁她要搬出去,你每讲一次,她就害怕一次,这样一来,你就给儿子太多的权力。爸爸、妈妈要在一起,不是看孩子来做决定。你明白我刚才说的吗?

父　亲　我明白。

玛莉亚　你听我这么建议时,心情怎么样?

父　亲　身为丈夫及父亲,当他们母子发生冲突时,我夹在中间是很无助的,非常的无奈。

玛莉亚　我明白。当他们起争执时,你的内在很无助,"反正我也帮不了,我走",是吗?

父　亲　不,我带她走!

玛莉亚　(对母亲)你听到了吗?

母　亲　我听到了。(母亲哭泣)

玛莉亚　你欣赏这个吗?他其实想保护你。告诉他,你现在的感受如何？

母　亲　我现在的感觉好一点了。

玛莉亚　他刚才说不会把你留下来，你还要对丈夫要什么吗？

母　亲　共同把孩子抚养长大。

玛莉亚　你们不是一直都在做吗？

母　亲　我们一直都在做。但他会说："小孩不上学，他再这样继续打你这个做妈妈的，纵使从网吧叫他回来，他也是打你，所以我们一定要搬出去比较好。"

玛莉亚　（对儿子）是吗？你踢过你妈妈，也打过她？当你这样做的时候，你内在发生了什么？

男　孩　没感觉。

儿子对父母的渴望和期待

玛莉亚　你为什么踢她，你一定很生气吧。这是一种感觉，"生气"是一种感觉。通常我们生气，是因为我们想要一些东西，却要不到。所以，我想请你做些你以前可能没做过的事。你愿不愿意转向妈妈，告诉她，你曾经跟她要过什么？转一转你的椅子，你的治疗师会支持你。告诉妈妈，你想要什么？这是你以前都没讲过的。

　　（儿子转身面对母亲，治疗师坐在儿子后面，用手撑着他的背，支持他；妈妈主动转身面对儿子。）

　　你先跟妈妈说："妈妈，当我得不到我想要的东西时，我就生气。"我不是说网吧，或另外一辆脚踏车的事。我想说的是，在你内心里，你想要妈妈给你什么，而这是你以前从未得到过的？你是因为这样才生气。

男　孩　我要的是自由。

玛莉亚　怎样的自由？你可以描述吗？

男　孩　我要的自由是：我出去玩，晚点回来或者夜里不回来。我不要他们用威胁的态度，或者连发好几则短信给我，或者连打好几通电话给我。

玛莉亚　他们怎样威胁你？

男　　孩　曾经发生过的事，我和其他同学到比较远的地方玩，爸爸就发好几通短信和打好几通电话，说："如果你再不回来，就不要回来。"那时候我也的确蛮无助的，因为比较晚了，那里也没有车，只能在那里过夜。发生那件事后，他们对我的约束就愈来愈多，之后半年我都没有住在家里。

玛莉亚　你要的"自由"，是他们信任你，而你能为自己负责，这样他们才能给你所要的自由，是吗？妈妈，你能信任他吗？

母　　亲　是的。像他现在这样，我是没有办法信任他的。

玛莉亚　如果你信任他，看到他可以为自己负责，是否可以给他更多自由？

母　　亲　他现在做不到值得我信任的事。

玛莉亚　所以你不相信他可以照顾自己，不相信他可以负责？

母　　亲　我不相信他。昨天晚上说好了到这里来，他就可以不去上学，我们能帮他请假。可是昨天晚上他还是出去，我们直到清晨五点才找到他。

玛莉亚　所以你出去，他们不知道你在哪里？

男　　孩　他们知道我在哪里。

玛莉亚　不过，如果他们不去找你，你今天就不会来了，是吗？

男　　孩　不是。

玛莉亚　他们找不找你，你都会来这里？

男　　孩　对。

玛莉亚　他们怎么知道你是可以负起责任的？

男　　孩　他们不相信我。

玛莉亚　我猜他们也不能相信你，因为你有的时候不回家。你想不想让他们信任你？

男　孩　我无所谓。

玛莉亚　我不相信你真的无所谓，我认为你在意的。（男孩摇头）你真
　　　　的无所谓？意思是，他们这么关心你，而你不想和他们有任何
　　　　关系？

男　孩　我看不出来他们关心我。

玛莉亚　那你怎样才会知道？告诉爸爸，你要怎样才知道爸爸关心你？
　　　　这很重要。你要真正从爸爸身上得到什么，你才知道他关心
　　　　你？（问父亲）你想不想听？

父　亲　想。

男　孩　其实我现在不知道什么叫"关心"。因为很久很久以来我都没
　　　　有体验到父母的爱，如果有什么支撑着我，让我可以活到今
　　　　天，那就是朋友之间的关心。

玛莉亚　那是你的感觉。根据我听到的，我猜他们表达对你的关心是
　　　　去找你，担心你去不去上学，这是他们以为的"关心你"。但是
　　　　你想要他们怎么做，才知道他们是关心你的？我有个猜测，不
　　　　过我想听你亲口说。

男　孩　他们可能有时候真的关心我，但用的方式不对。

玛莉亚　什么是"对"的方式，而且能满足你的渴望？那会是什么？

男　孩　我不知道。但绝不是我在玩的时候，突然把我拉走，带回家
　　　　毒打。

玛莉亚　他们担心你，是关心你的方式；他们想要你好好念书，也是关
　　　　心你的方式。你能看到这些吗？（对父亲）当年你怎么知道你
　　　　父亲是关心你的呢？

父　亲　因为那个时候物资比较匮乏，只要父亲带一点点东西给我们，
　　　　我们就非常满足。

玛莉亚　所以那时候你就知道父亲是关心你的。他有时候会和你说说
　　　　话、陪你玩吗？

父　亲　很少（哭）。

玛莉亚　你现在的眼泪代表什么？

父　亲　我想用我父母对我的那种感情、那种爱来养育他。我想我做得比我父母多了很多。

玛莉亚　告诉他，你有多关心他。我想他需要亲耳听到。

父　亲　我关心你。为了你的上学，大家都坐下来说好，早晨我从外面买早餐回来给你吃。为了他能上学，他的其他问题，我都放在后面了。如果我买的东西，他说不好，就算了。

玛莉亚　我知道你爱他，问题是你怎么表现给他看，让他知道你是爱他的？

父　亲　可能是糖太多就不觉得甜吧！意思是，提供太多，就被视为理所当然。

玛莉亚　你觉得你给他太多糖了吗？

父　亲　对。他想学习，和其他孩子比较，他花较少的时间学习。我们家以前很穷，我和妻子结婚时，我们家很穷。他上小学时，家里的经济状况需要寻求社会福利的帮忙。即使如此，我还是给他很多钱，老师还以为他来自富有的家庭。我支持他学习，所以他能参加各种竞赛。甚至校长还会说："你家穷，你别去了。"我说："我穷，但不能穷孩子；缺，但不缺教育。"这让校长很感动。

玛莉亚　这是你父亲关怀你的方式，你听到了吗？

男　孩　我听到了。

玛莉亚　你想告诉父亲什么？你想从父亲那里得到什么其他的东西？你还需要知道他是如何关心你的？告诉他。

男　孩　现在，我感觉我什么都不需要。

玛莉亚　那就告诉他，有哪些是你以前想要，而他没给你的？

男　孩　鼓励。比如我比赛得了什么奖，考试考了多少分，他总是瞄一下就跳过去了。他以为很简单，完全没看到我背后的努力，所以我也就不想再努力了。

玛莉亚　　所以,你要真正地欣赏。

男　　孩　　我要这些。

玛莉亚　　其实你很想爸爸给你更多的欣赏与鼓励,这是你想从爸爸那里得到的。(对父亲)你明白吗?

父　　亲　　我明白,而且我给过。去年十一月,他考了班上第五名,他住在他阿姨家……

玛莉亚　　你直接告诉他,用"你"来称呼。

父　　亲　　你那时住在阿姨家,我送你去的时候,车子进玄武湖隧道,我问你还需要什么,我带你去吃点什么。你说暂时不要,记得吗?

男　　孩　　没印象。

玛莉亚　　你们都错过了彼此的联结。你们想不想知道,他想从你们这里要到什么,这样你们可以多点联结。我了解两位已经尽所能把你们可以给的都给了。但是在孩子心里,他不觉得真的被你们欣赏过。可能你们之前不知道,如果你们早知道,就可以和他多一点联结。(对男孩)你刚才说要"鼓励",另外是要"欣赏"吗?

男　　孩　　我想这个部分也有。

玛莉亚　　你刚才也说要他们"信任"你,是吗?

男　　孩　　以前是。

玛莉亚　　什么?

男　　孩　　在过去,我要;但现在我不需要了。

玛莉亚　　我希望你永远都不要放弃,这是我们的一些信念。

男　　孩　　但是对不起,我不能再相信了。如果他们给不了,就不要承诺。

雕塑儿子对父母的期待和渴望

玛莉亚　　我在尝试看看你的父母可以提供什么,而你又可以提供什么,我们可以做些改变,这样可以吗? 不如让我们在这个上面玩玩看。

男　　孩　　可以。

玛莉亚　　你已经知道什么是角色扮演,我想请你站起来,在这些人中找一个人代表"爸爸对你的鼓励""爸爸对你的欣赏",那是你以前想要但没有得到的。这样一来,爸爸可以学到一些东西,你也可以要到一些东西。这个房间里的每个人都知道这一切。我想请你跟着我一起看看他们,看看谁是你认为知道什么叫做"鼓励"的人。首先,谁可以代表"爸爸的鼓励",是你想要但还没有得到过的。我们想让你爸爸看到"你要什么"。我知道,爸爸知道什么是"鼓励",也知道什么是"信任"。有时候我们知道这些,但不知道该如何呈现给对方看,因为我们太焦虑了,所以我们就可以学到一些事情。找个人扮演"爸爸的鼓励",它很好玩,这是我们的游戏。你不要用头脑,用感觉去选人来角色扮演。

（男孩要治疗师帮他找人扮演）

玛莉亚　　不! 不! 不! 不! 她不能帮你的忙! 你觉得有谁知道如何鼓励孩子。

治疗师　　他们都知道如何鼓励自己的孩子,你凭你的感觉选一位来代表,你可以的。

（男孩选了一位男性,成员们都鼓掌）

玛莉亚　　很好的选择。

治疗师　　他有两位女儿,并且对女儿很好。

玛莉亚　　再找人代表爸爸对你的"欣赏"。

（男孩选择一位女性成员）

玛莉亚　　你觉得,第三件事是"信任"吗?

男　　孩　　是的。

（男孩选择一位女性成员）

玛莉亚　好。这三件是你想从爸爸那里得到的。你在学校课业表现很好时，希望妈妈做什么？或者你想从妈妈那里得到什么？她可以怎样做，才会让你觉得她是爱你的？

男　孩　和爸爸差不多。

玛莉亚　所以，你要"鼓励""欣赏"及"信任"。

男　孩　差不多是这样。

玛莉亚　你还从妈妈那里要到其他的吗？

男　孩　我想不起来了。

玛莉亚　你现在看着妈妈，说："我想相信你，我要你信任我，欣赏我，鼓励我。"还有其他的吗？你要她爱你吗？你怎么知道她是爱你的？

男　孩　我不知道她怎样爱我。

玛莉亚　你现在问她。

男　孩　妈妈，你是怎样爱我的？

母　亲　儿子，我关心你的饮食、穿着，还有学校的课业。

男　孩　但是你全都没有做。

玛莉亚　你没有体验到这些吗？她没有照顾你的饮食、穿着吗？

男　孩　比如说饮食，我回家时，饭桌上大多时候总是空空的，没有饭菜，所以我去买泡面。再说衣着，衣着也不是她亲自带我去买的，以至于我都记不起来她什么时候带我去买衣服了。至于课业就更不用说了，她在课业上根本无法帮助我。所以我无法感受到她所说的这一切事。

玛莉亚　（对母亲）你要回应他吗？

母　亲　儿子，不要说谎。你告诉我，不要买衣服给我，只要给我钱就可以了。

男　孩　那你什么时候带我去买过衣服？

母　亲　上个礼拜，我还要带你去买春、秋季的衣服，你说"不要"。

男　孩　真的没印象，我什么都记不起来。

玛莉亚　这已经过去了，咱们就不谈了，来谈谈"将来"！我们不要花时间讲过去，所以，你将来要妈妈做什么，才会对你有帮助。是不是有时候要陪你去买衣服？还有别的吗？

男　孩　这些可能都不需要了。

玛莉亚　为什么？你什么都不需要了吗？

男　孩　我不相信他们，我不再信任他们了。

玛莉亚　意思是，"不管我们做什么，你都不相信"。

男　孩　我要先看到他们的改变。

玛莉亚　是的，他们可以学。我们可以在这里谈，治疗师会帮你的，会看看他们有没有做到，可以吗？大家在这里协商。妈妈，我们试试在未来两个月里，如果妈妈同意为你煮饭，你愿意回家吃饭吗？

男　孩　我愿意。

玛莉亚　妈妈……？

母　亲　我愿意煮。

玛莉亚　有时候你会需要妈妈陪你去买衣服吗？

男　孩　这个就不要了。

玛莉亚　所以妈妈可以为你做饭。还有什么？再多一项妈妈可以为你做的，你认为她可以怎样做，才会让你觉得她是爱你的，你要她怎么证明？

男　孩　还真的没什么要她特别做的。让我想想。

治疗师　我上次听到你说，要他们尊重你。

玛莉亚　你要他们尊重你。

男　孩　但是我觉得他们做不到。

玛莉亚　你总是要给他们一个机会吧！今天我们来到这里，就是要给彼此一个机会，包括你。治疗师要追踪，看看有没有做到，可以吗？现在选一个人代表"爸爸、妈妈的尊重"，你看谁可以代表父母对你的尊重。

男　孩	治疗师可以代表"尊重"。
治疗师	谢谢。
玛莉亚	你觉得治疗师尊重你吗？
男　孩	我觉得。
玛莉亚	很好，我很高兴。这样她就可以教你的父母如何尊重你，你相信她是个好老师吗？
男　孩	我相信。
玛莉亚	所以，她可以教你的父母怎样尊重你。
男　孩	但愿如此。
玛莉亚	我们有几个重要的部分在这里（角色扮演者站成一排）。你希望你的父母能改变，并且提供这些部分给你，现在我要问你的父母。妈妈，对你来说，什么是重要的，他可以承诺做出改变的？

母亲对儿子的期待

母　亲	如果我煮饭，你要回来吃，而且放学时要准时回家。
玛莉亚	如果妈妈煮饭，你会回家吃饭吗？什么时候回家？
母　亲	放学后回家。他要在家，要让我有安全感。
玛莉亚	你能承诺这个吗？她会为你煮饭，但是你要回家吃。
男　孩	可以。
玛莉亚	他答应了。
母　亲	而且我要感觉在家是安全的。

具象化儿子的"武器"

玛莉亚	再来谈谈上学的事情，我知道你一定会上学，因为发生这些事时，你已经去上学了。我知道其实你喜欢上学，对吗？对你来说，上学是你最好的武器，你用它来反抗父亲。我们目前正在谈论"武器"，我们谈论的是你可以不必再使用你的武器。我

知道你还有另外一种武器,就是晚上不回家。

　　我有个想法,你过来找你的"武器"!(玛莉亚把男孩带到玩偶堆旁边)这边有很多玩具,哪个可以代表你"不上学"的武器,你知道,你这个武器一亮出来,爸爸就吓到了。你觉得哪一个最可以代表"不上学"的武器。(男孩拿起毛绒玩具,代表他的武器)

　　你觉得哪一个最能够伤害你父亲,以及让他们很担忧的武器?(男孩捡起一个黄色的熊)这代表什么?是"不上学",还是"晚上不回家"?

男　孩　晚上不回家。

玛莉亚　这是代表"晚上不回家",现在,再选一个代表"学校"。(男孩选择一个绿色的玩具代表"不上学")你还有其他武器吗?不如全说出来,我肯定你还有。

男　孩　第三个武器是"不管、不顾、不闻、不问"。

玛莉亚　这是最好的武器,再挑一个玩具来代表吧!(男孩拿起一只乌龟)你得抱着它们,它们都是你的武器,你的武器比他们的还多。(玛莉亚把玩具都堆在男孩手里)刚才妈妈说她会煮饭,而你说放学后会回家吃饭。你现在需要爸爸做什么?除了刚才我们所说的,你还需要爸爸做哪些事?

男　孩　这些就够了。

玛莉亚　这些就够了吗?

男　孩　如果他能做到这些,我觉得就够了。

父母学习鼓励和欣赏儿子

玛莉亚　他能做到的!现在,各位角色扮演者,请你们走进来好吗?(代表"资源"者走近儿子)我们看看他们。当你书读得好时,你要"爸爸的鼓励"。以前你曾经错过,爸爸没给你他的"鼓励",所以告诉他(指"爸爸的鼓励"角色扮演者),这样他就能帮助爸爸对你说些鼓励的话。以前还有哪些事情,爸爸没有给你鼓励,告诉他。(男孩走过去,手里的玩具滑落了)看来你要失去你的武器了,你的武器很重要,不要掉了。

男　孩　很久以前有个功课很好的男孩。

玛莉亚　那个男孩是谁?

男　孩　就是我。

玛莉亚　很好,请大家鼓掌。(全体鼓掌)多久以前呢?

男　孩　大概六年前吧!他每次考试都拿到班上一、二名,一直到小学六年级时,很多学校都要招收他为该校的学生,但是他的父亲非常迷恋一所最好的学校。于是,他让那个孩子参加那所学校的抽签,但是运气不好,没有抽到签,于是也失去了进入前面那些好学校的机会。所以就来到这所学校。刚开始,我很不用心,如分班考试,我就不用心,考试迟到一个多小时。但凭借自己出色的发挥,还是考进这所学校最好的班级。但是第一次正式大考时……,反正我就是对这所学校很失望。全年级有五百多人,我考了四百多名,很多老师和学生都认为我是很差的学生。虽然我很有天赋,但那个时候,我下定决心好好念书,要让老师和同学对我刮目相看,这期间有很多波折,但还是在上学期获得班级的第五名,同学和老师对我刮目相看,但是父母对我的态度仍然不变。

玛莉亚　他们说了什么吗?

男　孩　我不记得他们说了什么,但是记得他们没说过鼓励的话。

玛莉亚　(对着角色扮演者)你可以代表爸妈说些他想要听到的鼓励。

角色扮演鼓励者　其实我们一直都很喜欢你,我们以你为傲,只是有时候我不知道该用什么方式来表达对你的鼓励与欣赏。所以很多时候,我忙着做些事情,来表达我们对你的支持与鼓励。我们相信你一定可以做到,你那么聪明,那么棒。

玛莉亚　这个是不是你想听到的话?

男　孩　是啊。

玛莉亚　（对爸爸）对于这些，你的感觉如何？你可能有过这样的感觉，但是不知道如何表达出来。刚才"鼓励"说的那些话，是不是你曾经有过的感觉？

父　亲　我觉得我有对他说过这些话。我告诉他妈妈，我要邀请阿姨及姨父一起来庆祝。

玛莉亚　（对妈妈）他是否对你说过？

母　亲　他说过。

玛莉亚　但我觉得他（指男孩）没听到这些话。

父　亲　我们商量要和阿姨一同为你庆祝，你不知道这件事吗？

男　孩　可能阿姨没有告诉我。

玛莉亚　现在你知道了，你相信吗？（男孩点头）

　　　　（对父亲）关于那件事，你是否可以多告诉他一点？

父　亲　当车子下玄武湖隧道要去阿姨家时，我单独对你说。我曾对你说："你很棒。"不只我们这样告诉你，你也告诉自己"我很棒。"这是大家的共识。

玛莉亚　你父亲需要听到你的回应。

男　孩　于是你认为考得好是一种习惯、理所当然了，把"鼓励"都省略掉。

治疗师　爸爸，你不是在会谈室里告诉过我，你的儿子又聪明、又漂亮，你们以他为傲，为什么现在不告诉他呢？你现在告诉他，把这些话全告诉儿子，他想听。你告诉我是没用的！

父　亲　（对儿子）我一直以你为傲，对不对？当你遇到难题时，我们父子一起合作，再难的都能克服。这句话你听过吧。

男　孩　当我独自解出一道难题时，你记得你说了什么吗？"怎么跟参考书的答案不一样呢？你是不是哪里出错了？"然后你就丢下我去做其他事了。

玛莉亚　这是他曾说过的话吗？

男　孩	他对我说过这些话,然后他就离开了!
玛莉亚	你记得吗?
父　亲	我不认为这样,我不记得这部分了。
玛莉亚	好的。
父　亲	但是我的个性不允许我这样做。
玛莉亚	你正在学习,你学东西的速度很快,你可以做得很漂亮。别再说过去了,他需要"鼓励",多告诉他一点。
父　亲	你是希望我用嘴巴说。
玛莉亚	对啊,你终于明白了。
父　亲	我们确实用很多行为来表达我们对你的鼓励。我不确定,如果我现在用言语表达,你会相信自己很棒吗?
玛莉亚	你相信爸爸现在说的话吗?
男　孩	嗯。
玛莉亚	你有听到吗?你爸爸需要学习用"言语"来表达。(对妈妈)刚才你从"鼓励"的话中学到什么?你要怎样做才能多鼓励他一点呢?有哪些是你以前没有告诉他的呢?
母　亲	我知足了,如果他以后考了好成绩,我会及时鼓励他。
玛莉亚	现在,为了鼓励,你要告诉他什么吗?
母　亲	儿子,我们喜欢你,我们爱你。
玛莉亚	你能说"我"吗?不要用我们,你只要代表你自己就行了。
母　亲	一旦我看到你的进步,我们一定会鼓励你的。
玛莉亚	(对男孩)你是否相信?我们全程录像,所以他们不能否认。
男　孩	希望他们是真心的,不是被逼出来的。
玛莉亚	你觉得我逼他们吗?
男　孩	我觉得我爸爸讲得很勉强。
玛莉亚	我不觉得我在逼他,学新的东西是很难的。你在上学,你肯定知道学习很难。你爸爸需要学习怎样用言语来表达他的感觉,这是要鼓励你爸爸去做的事。在这个家里的人,是不说出

自己感觉的,你也是不表达出自己感觉的人。因为你需要用
这些武器来说出你的感觉,而不是用言语来表达。现在来看
看"欣赏",你要说些什么?

角色扮演欣赏者　你选我真是选对了,我真的看到你有很多值得欣赏
　　　　的地方,我很欣赏你,从你刚刚选这些玩偶来代表武器时,我
　　　　就觉得你是个头脑很清醒的孩子。当你在说故事时,我欣赏
　　　　你,首先我看到,你对自己的状态有很好的觉察与反思。当你
　　　　要从谷底爬起来时,我看到你非常愿意为自己负责任,在这当
　　　　中你有很多的自律和毅力。我觉得,对你而言,这很不容易。

母　　亲　他很聪明、可爱。

玛莉亚　你欣赏他吗?

母　　亲　我欣赏他,我欣赏你!

玛莉亚　妈妈,我想让你学习每天至少给他一个欣赏,我们每个人都在
　　　　学习这个,如果你能这样做,会对你们的关系很有帮助,你愿
　　　　意练习吗?

母　　亲　我愿意。

玛莉亚　我们欣赏子女,只因为他们是我们的子女,他们不需要特别做
　　　　任何事。在你心里,你是不是真的欣赏他呢?

母　　亲　真的欣赏他。

玛莉亚　我相信。但是他要听到你说,光有感觉是不够的,你要说出
　　　　来,他才听得到。爸爸,你可以告诉儿子,你欣赏他吗?

父　　亲　你最近表现确实可圈可点,甚至在玛莉亚老师的帮助下,可以
　　　　做得比以前更好。

玛莉亚　你欣赏他吗?只因为"他是他"?

父　　亲　我欣赏他,他的本质是好的。

玛莉亚　你要说,我欣赏"你"。

父　　亲　我欣赏你,因为你本质很好。

玛莉亚　现在是个好时机,告诉他,他拥有哪些好的本质。有哪些特质

　　是从你这里学来的,因为你儿子有从你这里学习的东西,什么特质是从你这边学来的?

父　　亲　学习方法吧。我们不需要费力去学习,还有思考的方法,能够看到东西的本质。所以,如果你"好"起来,是非常令人欣赏的;如果"坏"起来,是很伤人的。

玛莉亚　他有很多能力,跟你一样,你能以他为荣吗?

父　　亲　他能力很强。我曾经对你说,你是扁担的两边,绝不是中间。

玛莉亚　所以,你真的很欣赏他!(对男孩)这是你的武器,你要抱住它们,不要掉了。(因为男孩抱的玩偶又再次滑落)

父　　亲　我觉得他很有能力。如果他做好事,会做得非常好;如果他做坏事,会做得非常坏。

玛莉亚　爸爸看得很清楚。

父　　亲　谢谢。

玛莉亚　你是否相信爸爸说的话?

男　　孩　我相信。

玛莉亚　那你的感受怎样?你不知道,是吗?

男　　孩　不是。

玛莉亚　那你现在知道了。(男孩:嗯。)现在谈谈"信任",你要你的父母信任你。

角色扮演信任者　我不知道为什么,当你选我扮演"信任"时,我就觉得你很信任我,而我本人也是对万事万物皆相信的。你刚才分享你的学习时,我觉得你真的很棒。我相信只要你想学,一定可以学得很好。我非常相信你愿意去上学,这就是我的感觉。

玛莉亚　妈妈,你信任他吗?你如何表达你对他的信任?

母　　亲　我信任你。

玛莉亚　你是否相信妈妈信任你?

男　　孩　我不相信她信任我。

玛莉亚　那你告诉她,你要从她那里得到哪些东西,你才会相信她?

自由与界限

男　孩　她如果真的信任我，就该给我足够的自由，而不是把我关在
　　　　家里。

玛莉亚　如果你们给他自由，会怎样？你们可以讨论一下他要的自由，
　　　　你们可以给多少？你不能有自由不回家，我不同意你不回家。
　　　　我要问你的父母，你们要给他多少自由。如果他出去玩，几点
　　　　前要回家？你们讨论看看。如果你们信任他，你们会给他多
　　　　少自由？

父　亲　我们会给他非常多的自由。

母　亲　就是礼拜六晚上让他去网吧几小时。

父　亲　一个星期给他十元人民币上网费。

母　亲　每天上学给他五元人民币当零用钱。

玛莉亚　如果他跟同学出去玩，要几点钟回家？你们要给他一个确定
　　　　的回家时间。

母　亲　比如学校六点放学，你应该七点到家。

父　亲　这个有问题，因为学校的放学时间不一定，只能说放学后多久
　　　　时间内要回到家。

玛莉亚　好，告诉他。

父　亲　你要在放学后一个半小时内回家。（问妈妈）这样可以吗？

母　亲　可以，但是必须做到。

玛莉亚　他刚才就答应，你做饭他就回家吃。如果他出去玩，他要几点
　　　　钟回家？要几点钟上床？

父　亲　你会上床睡觉吗？

玛莉亚　他会的，如果你信任他。如果你又鼓励他、欣赏他、信任他，他
　　　　就会上床睡觉，是吗？（问男孩）如果你在家感受到这些，你
　　　　就会上床睡觉吗？

　　　　　他以前老爱出去，是因为朋友能给他这些东西。现在你

们能给他这些，他就愿意待在家里。以前他在家里没得到，所以往外跑。如果他在家里能得到，就会回家了。

父　　亲　我能说些话吗？

玛莉亚　可以。

父　　亲　他在外面跟朋友玩，倒不是问题，问题是网络成瘾。我信任他，他和同学出去玩，随便他玩到几点。

玛莉亚　但是我介意，你一定要设定一个他回家的时间。不能说随便他玩到几点。你没跟他说几点钟回家，他就不回家了。

父　　亲　前提是他要和班上同学出去玩。

治疗师　那他也不可以不回家。

父　　亲　他一定要回家。

玛莉亚　爸爸，他必须在一定的时间睡觉，这样早上才能起床、上学，而父母则需要设定一个时间限制。这不是关于别人的父母怎么样，而是每个父母都要这样做。你要引导子女，所以你告诉他，我要你有足够的睡眠，我要你在自己的床上睡觉。

父　　亲　（对儿子）我要你有足够的睡眠，我要你在自己的床上睡觉。你跟同学出去玩，晚上八点前到家可以吗？（问母亲）这样可以吗？

母　　亲　他六点放学，怎么会八点到家？

玛莉亚　他十六岁了，我建议每天最晚十一点睡觉，这样早上七点钟才起得来。

父　　亲　对，对，对。非常赞同。

母　　亲　他应该六点半前起床，这样才来得及上学。

玛莉亚　你们两个好好讨论并作出决定。他需要"自由"，但也需要"界限"。你们要给他自由，就算他去网吧，也得遵守协议，在家时必须几点钟上床。治疗师会进行追踪。你们每个人都要遵守自己做出的承诺。

父　亲　我保证做到。

相互尊重与自我负责

玛莉亚　爸爸,你刚才也答应要说鼓励的话。所以你要用言语表达。当你以他为傲时,你要欣赏他。因为你信任他,所以他可以去网吧。很重要的是,治疗师代表了"尊重"。(对男孩)你告诉爸妈,你想要怎么样才能得到尊重。对你来说,这代表什么意义?

男　孩　我感觉他们从来没有尊重过我。

玛莉亚　那么今后你要爸爸怎么做,你才可以感觉到他对你的尊重?

男　孩　比如我出去玩,玩到很晚还没有回家,因为我和同学已经玩到没有时间观念了。这时我不希望他打电话给我,并在电话里跟我吵,我希望他用很温和的语气告诉我,你快点回来什么的。

玛莉亚　你现在跟你爸爸说,让他听到。我们假设,儿子回家晚了,你现在是爸爸——爸爸,你要怎么跟他说? 爸爸,你带着一份尊重,你要怎么跟儿子说? 让他看到。

男　孩　(以爸爸的立场说)你为什么今天回来晚了?

父　亲　(以儿子的立场说)不要你管,烦死了。

玛莉亚　这个是儿子说的话,是吗?

父　亲　对。

男　孩　他不尊重我,我就不尊重他。算了! 算了!

玛莉亚　你说你要尊重,妈妈也是一样。妈妈怎样不尊重你?

男　孩　我还想跟爸爸试试。

玛莉亚　好,再试一次。

男　孩　(以爸爸的立场说)你不是说九点半回来吗,怎么搞到现在才回来?

父　亲　(以儿子的立场说)那个游戏太好玩了,一玩就玩到现在,我忘了时间。

男　孩　（以爸爸的立场说）你可以不玩吗？

父　亲　（以儿子的立场说）那游戏好好玩，太好玩了。

男　孩　（以爸爸的立场说）那就表示，下次我不会给你钱了。你觉得如何呢？你觉得拿到钱后，你能合理地使用、合理地花费吗？

父　亲　（以儿子的立场说）不给就不给。（但是过了一会）爸爸，给我五块钱。（接着对妈妈）你不要走，不要走，给我钱。

玛莉亚　好，我们刚才的练习说的都是过去的事，现在明白了，对吗？现在，重复做一次。这是练习，你回来晚了，爸爸打电话给你。

父　亲　儿子，你在哪里？

男　孩　我在很远的地方。

父　亲　你在那里做什么？

男　孩　和朋友在一起，随便玩玩，吃完饭就到这里了。今天就睡在这里，因为这里没有回去的车子。

父　亲　那你明天早上赶快回来哦！（众人笑）

男　孩　我身上没钱。你能过来接我吗？

父　亲　可以。（众人笑、鼓掌）

男　孩　那你赶快来吧，我有点醉了。

父　亲　我会赶快过去，你不要乱跑。

男　孩　我等你，我在门口等你。

父　亲　大概一小时左右就到你那里了。

男　孩　那你快点吧。

玛莉亚　如果我是你父亲，我会对你这种行为生气。我觉得这是不尊重。你想要爸爸尊重你，但爸爸工作了一整个晚上，你还要他来接你？如果你要他尊重你，你就得先尊重他。

男　孩　可能是玩得太 High 了，天色已晚，而且钱都花光了。

玛莉亚　这不是个好计划。如果你要在父母身上得到这一切，就得尊重他们，尤其你要对自己负责任，尊重不是单向的。你在外面玩，就不要把钱花光。我所有的建议都很重要，但是你们两个需要知道"后果"。换句话说，如果儿子十一点还没有回家，就要有后果。你们知道"后果"的意思吗？

父 亲 知道，但是不知道理解得对不对，就是有奖有罚。

玛莉亚 如果儿子不在十一点前回家，后果就是，下一次他要什么东西，就得不到。我不用"惩罚"这个字眼，有时候，你听到后果两个字，好像代表惩罚。他没有遵守，你们也可以不遵守。所以你们都要学会负责。

父 亲 这正是我的想法。有时候他会说，我把钱花光了，如果不给他钱，他就会从不同管道、某些地方得到钱。我对这非常苦恼，因为无法实现这个后果。

玛莉亚 我同意你的说法，但是那个后果就是在家里得不到这些资源。我们现在谈的是未来，谈论一些新的方法，你们两位要学这些新方法，他也要学。

父 亲 你说得很对。他会说："我得不到尊重，但是我能得到钱。"

对治疗师后续工作的建议

玛莉亚 我建议治疗师在下次会谈时，要和他们一条一条地讨论这个家庭的"生活指引"（guideline），我知道在这个家里并没有生活指引。一方面，对儿子有很多期待；另一方面，儿子做什么都可以。所以他并不知道有什么"限制"（limit），会有什么"后果"。我们今天的时间不多，要是一开始就这么做，会花一整天的时间。所以我建议爸妈及儿子下次和治疗师见面时，要讨论界限，特别是关于他们的界限。他需要自由，真的需要自由，但是必须有界限。从现在的角度来看，儿子的自由太多了；但从另外一方面来说，家里也没有什么吸引他回来的地方。我建议治疗师，这是下一次工作的主题。

我也要你（儿子）帮助爸妈共同讨论，要有怎样一个比较好的关系。因为爸妈是最好的模范,在他们的身教中,学会如何建立关系,如何多些家的温暖。在这个家庭里,很重要的学习是如何表达"尊重"。所以,在这个家庭里有很多工作要做,这全是让你能从父母那里得到你想要的。而你的父母也需要告诉你,他们想要的。我希望你能从父母那里得到爱、鼓励、尊重、欣赏及支持。我相信他们都有,只是没有表达出来。如果他们表达出来,并且让你看到,你是否还需要这些武器?如果你得到尊重、鼓励及信任,你还会使用这些武器吗?告诉你父母你的决定。

儿子愿意"放下武器"的承诺

男　孩　如果他们真的做到,我会慢慢放下这些武器。

玛莉亚　首先,你会先放下哪一个?

男　孩　先放下"不上学"。

玛莉亚　好的,先放下"不上学"。对这个,你有什么话要说?对爸妈你有什么承诺?用言语表达出来。

男　孩　为了你们,也为了我自己的前途,我一定会好好去上学。

玛莉亚　我相信。

男　孩　我也相信。

玛莉亚　谢谢,我很高兴。接着你要放下哪个武器?

男　孩　"不回家"。

玛莉亚　哦,"不回家",这个武器很重(指代表"不回家"的玩偶)。你还一直抱着它。这个怎么样呢?你愿意得到治疗师的帮忙,和"不回家"做些什么协商?

男　孩　如果他们能像其他父母一样,真的可以鼓励我、欣赏我、信任我、尊重我以及爱我,我就可以回家了。因为这个家就有意义,而不只是一栋房子。

玛莉亚　你说得很好。爸爸,你听清楚了吗?你明白了吗?

父　亲　我听清楚了,我明白。

玛莉亚　对于他刚才讲的,你怎么解释?

父　亲　如果你愿意去上学,我肯定欢迎。

玛莉亚　关于"回家",你如何想的? 我想问,对于他刚才所作的承诺,
　　　　你感觉如何? 因为这是协商,他想从父母那里要一些东西,他
　　　　就不再留在外面不回家。你明白这些吗?

父　亲　我明白,我们会尽力,但是你拿其他人和我们比较,我最担心
　　　　的是他看不到我做的,或者他不认为"是"。以"信任"来说,只
　　　　要他和班上同学出去玩,玩到多晚都可以,这意味着我信任
　　　　他。我觉得,我的这个"大爱",比他同学的父母的爱大多了,
　　　　我不认为那些父母能做到。

玛莉亚　"不管、不顾、不闻、不问"呢? 你可以丢下这个武器了吧。

男　孩　我觉得暂时还不能丢。

玛莉亚　还不能吗? 当你在这个家里获得愈来愈多"信任"时,就可以
　　　　慢慢地把它放了。所以,现在他还可以使用这个武器。也就
　　　　是说,他如果感受不到你们对他的欣赏、鼓励、信任、尊重,就
　　　　还会用这个武器。从现在起,你们都做了承诺。

父　亲　是的。

父母的学习和承诺

玛莉亚　爸爸,请你清楚地说出你的承诺。你对儿子做了什么承诺,你
　　　　今天学到了什么?

父　亲　第一,在这个家庭里,我该做的我必须做到,如出去跑车、养家
　　　　糊口、爱妻子、爱孩子,这些我必须做到。

玛莉亚　对于他刚才要的这四样东西,你愿意做出什么承诺?

父　亲　"欣赏"没问题,我一直欣赏他以及他的品格。"信任"的问题
　　　　也不大。

男　孩　你为什么跳过"鼓励"?

父　　亲　"鼓励"吗？因为你现在的所作所为还不能鼓励，你理解吗？

男　　孩　我在成功的时候需要鼓励，在失败的时候更需要鼓励。

父　　亲　可以。（父亲跷起大拇指）（众人鼓掌）在这个阶段我要鼓励你。

治疗师　爸爸，你现在已经可以欣赏他了，是吗？先放下"不上学"的武器，他愿意去上学了。你说"我真的欣赏你"，所以现在告诉他、鼓励他。

父　　亲　你愿意放下"不上学"，这非常好。这一步你做到了，你一定能有很大的成功。只要你努力，你想得到的基本上就能实现。这是我真实的感受，完全不虚假。

玛莉亚　（对儿子）你有受到鼓励吗？

男　　孩　（点头）

玛莉亚　爸爸，所以你在学了！妈妈，今天你在这里学到了什么？你做了什么承诺？

母　　亲　我学到怎么关怀他。看到他愿意去上学，我很高兴。

玛莉亚　所有这些——鼓励、欣赏、信任、尊重，你愿意去做吗？

母　　亲　我愿意去做，而且也会在家煮饭。

玛莉亚　爸爸，你是否可以和妻子保证，你不会再想着搬出去。用你自己的话告诉她。

父　　亲　我是一家之主，对这个家有不可推卸的责任，不管看到任何问题，我都要处理。我暂时抛弃想搬出去的想法，不过，我们还是必须找到解决问题的办法，要尽最大努力去找方法，以便得到我们想要的结果。

治疗师　我很高兴听到你这样说。你看到了吗，如果你转身放弃，你的儿子也会放弃。

父　　亲　我不是放弃。我的想法是，用这个方式，我抓不住结果，而我一放手，反而可以抓住结果。

男　　孩　你现在还是这样想吗？你现在又是怎么想的？

父　　亲　我会努力放下那个想法，大家共同努力，把那个结果抓住，希望你能配合。

玛莉亚　他现在已经在配合了，我们不要再谈过去，现在谈的是今后的事。

父　亲　从今以后，丢弃这个想法，绝对不走了，我一定住在家里。（众人鼓掌）

玛莉亚　你现在对妻子承诺："我今后一定留在家里。"

父　亲　他上学，我一定不走。

玛莉亚　不对，你这是有条件的。这是你们夫妻的事，不关你儿子的事。这是你对妻子的承诺。

父　亲　我们两个永远在一起。

玛莉亚　好。你们是否在一起，他（儿子）并不需要负起责任。

男　孩　我清楚你的意思了。你的意思是，如果我不做出改变，你一样会走，是吗？还带着妈妈一起走？

父　亲　我尽量想办法不走。

玛莉亚　爸爸，这样的承诺我觉得还不够。儿子刚刚做出很多新的承诺，妈妈也做了很多承诺，但是刚才我要你做出的承诺是最重要的，就是不论如何，你都要留在家里。

父　亲　行！不管怎样，我都会留在家里。

现场的反馈

玛莉亚　好！（鼓掌）我们这次的家庭会谈就在这里结束，治疗师要继续和他们合作，我相信你们全家一定会向前走的。在结束之前，你们四位把角色的帽子拿下来，说出真正的名字，然后把"牌子"交给爸爸、妈妈。告诉他们，在角色里的感觉如何？你们可以给他们任何洞察，可以给他们夫妻一些反馈，他们需要待在一起，爸妈是要住在一起的。（对角色扮演者）我是你的"鼓励"——告诉他们"鼓励"代表什么，你希望他们做什么？

角色扮演"鼓励"者　我刚才的角色是扮演你的鼓励，我的名字是……。

我建议你多花些时间跟儿子聊天、谈谈心，分享内心的一些感受，包括你对他的欣赏与鼓励。

父　　亲　你说得很好，我很欣赏你讲的话。

角色扮演"欣赏"者　我不是你的欣赏，我的名字是……。我欣赏你们这个家里有很多的爱，爸爸、妈妈对孩子的爱是毋庸置疑的，而孩子也很爱父母，对于爸爸、妈妈的关系他也很关心。儿子所做的一切，值得爸爸、妈妈用眼睛来看到。儿子很清楚自己心里想的，以及心里感觉到的。对此，我也很欣赏。我建议你，可以对父母表达这些，你也要学习欣赏爸爸、妈妈为你所做的一切。

角色扮演"信任"者　我不是你们的信任，我叫……。关于信任，其实我有很多感受，当你相信的时候，事情就会往你相信的方向走。我也在学习做母亲，我女儿只有二十二个月大，但在很多方面我非常信任她可以做到她这个年龄能够做到的事。结果是，她经常出乎我的意料之外，做到超出她的年龄所能做的，所以信任很重要。我相信儿子是个非常好的学生，我仿佛已经看到了。

角色扮演"尊重"者　刚才我是扮演你们的尊重，我把这个"牌子"还给你们，我是治疗师，名字是……。我想对儿子说几句话。在我眼里，你就像颗钻石，但是在你的成长过程中，你不确定自己是否是颗钻石，所以你用了很多方法伤害自己、惩罚自己，以便惩罚你的父母。但是，我知道在你内心深处知道自己是颗钻石。所以，如果你经常倾听自己内心的声音、尊重自己，你可能会好受一些。

玛莉亚　他现在已经不再用他的武器了。

治疗师　是的，那是他以前使用的方式，现在他已经不用了。

玛莉亚　从今以后，他这颗钻石会愈来愈闪亮，武器会愈来愈少。

治疗师　是的。当他拿起武器时就会让钻石蒙尘，他今天已经开始擦拭他的钻石了，以后会愈来愈闪亮。我想要告诉爸爸、妈妈的是，尊重他，不表示没有界限；尊重，也不意味着给他你们想给的；尊重他，就是跟他讨论他要什么，然后你们可以给什么，大家一同商量，彼此都能同意的那个部分，就是尊重。

玛莉亚　谢谢。你们是否想要花几分钟听听大家的反馈？（家人同意）有人想说些什么吗？谁愿意反馈呢？

学员一　整个历程都很触动我，我有些话想对爸爸说。我知道你曾有过困难，我也明白这就是为什么你要这么辛苦地工作。你希望儿子能有成就，我知道这非常重要。如果我是你的儿子，我想听到你说："无论你成功或失败，你永远是我的儿子，我永远不会放弃你。"我觉得这是最重要的。我相信，如果他明白这一点，如果他听到这些，我认为他不会放弃自己的未来。

学员二　我想与大家分享我自己，不想给意见。我的父母都是文盲，他们不知道如何写字或阅读。从我年轻时，我就相信自己是颗钻石。我是我们村庄里第一个读大学的女孩，我的同学只能读到初中毕业。父亲朋友的女儿，因为家里穷，几乎成了风尘女郎。我的父母从来没有给我鼓励、欣赏、信任和尊重。我是钻石，钻石需要从矿石里磨炼而成。所以，我不断地推动自己向前进。我经历了许多困难，有血、有泪、有痛苦、有孤独。虽然，今天我不是一颗巨大的钻石，但我是一颗小小的钻石。

学员三　我想谈谈家庭。我在大学教书，我看到历程中儿子的反应，我觉得你很聪明。以你的智商及学习能力，我觉得你可以很轻易地进入大学。有些事很重要，就是要看你如何使用你的聪明。有时候父母也有他们的限制，他们没有学过每一件事，也很难他们再学习新的东西。在这个过程中，我们可以走自己的旅程。（对父母说）我有很多案主，他们的父母有些像你们。他们非常爱自己的孩子，为孩子做了一切，但孩子就是无法感受父母为他所做的一切，有时孩子感受到的爱是有条件的。其中有些人太聪明了,他们获得博士学位,但在生命里仍然遭遇到困难。他们很辛苦地工作,有时还是无法得到他们想要的结果。有时是因为他们不相信自己的父母会爱他们,于是放弃了自己,而父母经常是最后知道的人。所以,无论如何都要让孩子知道"你爱他"。

学员四　我想对儿子分享我自己的成长经验。我小学六年级时,总是在街上徘徊。因为我开始觉察自己时,告诉父母我在学校的兴趣。因为他们是老师,自认为知道每个孩子的情况,觉得他们的安排对我最好,而漠视我的需求。所以从那时开始,我就不想回家。于是我搭最后一班公交车回家,或者和你一样住在朋友家,就是不想回家。我在电影院或书店度过了我所有的时间。

后来我成为心理治疗师,我想是因为这个原因吧!因为我想探索,为什么要和自己的父母靠近竟是如此困难。我很高兴自己学了萨提亚模式,它教导我要观看隐藏在行为后的意图。在我三十一岁时,看到了隐藏在我父母行为背后,他们对我的信任、欣赏、鼓励及尊重。于是,我开始学习如何接近他们。

今天我很为你高兴,你已经在寻求接近你父母的方式。而且你的父母也意识到自己的有限,并愿意学习。我认为,要他们用语言来表达对你的鼓励、欣赏、信任、尊重及爱,是一件很困难的事。所以我为你感到高兴,至少你不需要等到三十一岁时才去理解他们。

学员五　我非常感谢你们今天的开放。在历程中,我看见父母的困难,同时也经历了儿子的感觉。我也是位母亲,和自己的父母相处也有很多的困难。我要和你们分享有关我和我儿子的事。三年前,我在医院处理我的背部。他打电话给我,说:"妈妈,我想告诉你一件事。"我问他发生了什么事。他说出了车祸。

我很震惊,从床上跌了下来。当时正在下雨,我骑脚踏车赶到事故现场。我看到他和另一辆车的司机正在和警察讨论。

回到家时,儿子很生气,他指责我怎么可以站在别人那一边。我说当时我正在医院,听到事故后我立刻冲了过去。他说这不是真的。我听了伤心得哭了。然后我琢磨着发生了什么事,并回顾刚才发生的一切。尽管我非常爱他,很焦虑他发生事故,但我做了其他事情。因为我责备他,所以他无法感受到我的爱。后来我和儿子分享,告诉他我的觉察。当我告诉他之后,儿子感觉好多了。从此我们没有更多的冲突,因为他理解我了。所以在刚才整个历程里,我很被触动。

玛莉亚　最后一位分享。

学员六　在整个历程中,我非常感动。因为在我的成长过程里,我也没有得到父母的信任、鼓励、欣赏和尊重,所以我很能理解儿子的感受。我读大学时,开始明白我的父母,我从他们的行为里体验到爱。我很高兴你能在这么年轻时告诉你的父母你想要什么。我没有这样的机会,我为你感到高兴,我真的很欣赏你。在开始时,你不愿意给你父母机会,后来你愿意了。我也要给父母一个很大的欣赏,从你们的描述里,我能感觉到你们对儿子的爱,尤其是父亲。你说:"告诉我,我想学习,但也请告诉我,我能做些什么。"我能感觉到这背后有很多的爱、很多的挫折。再者是你们如此开放自己,让我们看到你们这个家庭彼此生命能量的流动,我很感动。向你们致以最美好的祝福。

可以表达愤怒,但不使用暴力

玛莉亚　我要谢谢你们三位来到这里,跟我们分享你们的生命。有件事我一直放在心里,我想要一个承诺,特别是你,儿子,你愿不愿意承诺:"永远不可以有任何的暴力,不管你有多么愤怒。"在这个家庭里,不允许也不可以有打人的行径。你是否愿意做出这个承诺？

男　孩　可以。

玛莉亚　如果你觉得愤怒，可以说出来。我现在要握住你的手——我们是朋友吗？这是个承诺吗？你不可以再打妈妈，你可以说："我现在觉得很生气！"

　　　　妈妈也可以承诺吗？不可以有任何暴力，这是一件很认真、很严肃的事——不能够打人！（妈妈哭了）

　　　　我知道我们愤怒的时候会忍不住动手。但你已经学了这么多，一旦动手，这么多的学习就都白费了。因为所有的学习，都不能产生会伤害到对方的行为。

　　　　妈妈，当你很愤怒的时候，是否也可以对儿子说："我现在很生气！"但就是不可以打他。儿子你也一样，爸爸你也一样。儿子，你是不是有话要说？

男　孩　我感谢这里所有的老师，也很感谢你。

玛莉亚　我相信你（男孩）一定会遵守你所有的承诺，我也知道你会去上学。我会从治疗师这里知道你的近况，她会告诉我你做得怎么样。妈妈，你有话要说吗？

母　亲　我在这里得到很多帮助，帮助我们的家庭变得更温暖。

玛莉亚　这就是你想要的吗？你感觉到更温暖吗？

母　亲　我相信，我已接收到这里每个人和老师的帮助。

玛莉亚　爸爸呢？

父　亲　谢谢大家。一旦我们把想法摆在台面上，就会很努力地为它工作，我相信我们会成功的。谢谢大家。

玛莉亚　谢谢你治疗师，你做了一个很好的工作。

三　反馈、提问和教导

小组导师一　我们学习到冒险和历程的反思。

小组导师二　我们不只是有个人成长的学习,还学习到玛莉亚如何运用自己。我们讨论有关"如何运用自己"时,也同时提高我们更多的自我觉察。玛莉亚示范了萨提亚模式的不同层次,透过现场示范,我们学到真实的一致性咨询,这是我们以后可以在自己工作上加以运用的。玛莉亚在会谈中追随家庭的历程,我们学到怎样为家庭成员建立一个安全的空间。

小组导师三　玛莉亚在会谈中示范了如何与案主的历程联结。我们发现,治疗师的个人成长与专业成长很重要,要成为一位有效能的治疗师,是一条漫长的学习旅程。事实上,我们发现治疗是门艺术。我们学会了如何使用家庭雕塑等。玛莉亚和家庭成员联结,以人性的方式和人联结,并且示范了如何运用自己来帮助家庭。我们发现玛莉亚完全活在当下。

小组导师四　玛莉亚提供七个重点①以供小组讨论,这是一个很好的指引,帮助我们看到家庭会谈中的历程。玛莉亚的工作不只是在实践萨提亚模式,也在人性层面与人联结。她只用几个提问就接触到家庭成员的需求与渴望,所以他们能够在会谈过程中开放,家庭成员彼此间因此互相了解和接纳对方。我们小组想对角色扮演者表达欣赏,因为他们对家庭成员示范了一致性的沟通。

小组导师五　我们在整个历程中学到怎样创造安全,支持案主的开放。在会谈中使用的雕塑,反映了家庭治疗历程的全貌。此外,玛莉亚用她的生命力,联结了这个家庭的生命力,她也用她的耐心紧随着整个家庭的历程。我们学到对家庭的支持可以有更多的聚焦,以及怎样建立家庭会谈的顺序,和在未来工作时设立优先事项的选择点。

---

①　七个重点是:(1)建立安全、(2)提升自我价值、(3)教导一致性沟通、(4)工具的使用、(5)治疗师在当下及一致性、(6)任何新的学习、(7)资源的运用。

小组导师六 我们学到怎样活在当下,并且接纳家庭成员当时的状态。身为治疗师,当我们被家庭的争吵卡住时,就不能主导历程,利用资源是个很好的学习。在玛莉亚和家庭接触后,我们感受到这个家庭能量的流动,家庭动力变得流畅,他们彼此可以倾听对方。在治疗中,使用萨提亚模式的信念是有力量且重要的。在会谈中,我们还可以使用萨提亚模式里不同的技巧。

玛莉亚 是的,我们可以使用不同的技巧。

小组导师七 过去六天里,我们从玛莉亚身上看到萨提亚模式的灵魂。她不仅对家庭展示了极大的好奇,并且把个人问题当成家庭问题来思考,让所有家庭成员看到整体的家庭问题。这是非常有力量的,并帮助家庭成员彼此接纳对方。玛莉亚很有耐心地陪伴案主,这是我们有时候在家庭会谈中做不到的。对于家庭成员,她给了足够的空间,并以他们自己的步伐成长。此外,我们看到家庭雕塑的影响,我们可以在日后多使用。玛莉亚实践萨提亚信念,同时让我们惊讶的是,在会谈即将结束时,她还记得提醒家庭不可以使用暴力。

小组导师七的提问一 关于二度创伤(re-traumatize)

母亲曾打过男孩,他不想在会谈中说出自己的感受,当案主不愿谈过去痛苦的经验,我们要如何处理才不会造成二度创伤?

玛莉亚 好问题。萨提亚模式聚焦于正向,而不是病理或负向部分。如果案主不愿意分享,那是他的应对方式。如果我打算处理而且推测他会有痛苦,则会停留在正向的角度上,让他知道我了解他受了很多苦,但他现在看起来很好,所以他走过来一定有很多正向能量。

小组导师七的提问二 在会谈历程中,鉴于母亲的议题,玛莉亚是否错过一个可以让儿子与母亲重新联结的黄金时机?

玛莉亚 是的,我的确错过这个机会。

小组导师七的提问三　在会谈中，你让父亲和儿子交换角色，你做这个
　　　　　　　　角色扮演的目的是什么？

玛莉亚　对他们而言，这是一个学习的经验。我可以看到父亲很难了
　　　　解自己的儿子，而男孩也不信任父亲。透过角色扮演，父亲可
　　　　以承认儿子的需要，同时显现出对儿子更多的理解。用玩具
　　　　当儿子的武器，是要让他的家人看到时能看到"好玩"，而不给
　　　　一个"坏"的评断。我也想扩展他们的视野，不只聚焦于男孩
　　　　的课业学习，而让男孩只能用上学作为唯一可以得到父母注
　　　　意的方式。

小组导师八　我们学习到治疗不只在会谈室里进行，作业是会谈室外
　　　　的延伸，以及落实案主的学习。我们用作业作为下次会谈的
　　　　准备，除了这些之外，作业还有什么其他目的呢？

玛莉亚　为了让案主能实践并帮助他们彼此互相联结，我还用作业测
　　　　试他们是否已经为了改变做好准备。如果我给他们太多作
　　　　业，他们做不了，这不是我的目的。重要的是让他们知道，他
　　　　们要为自己的工作和改变负起责任。此外，重要的是，记得要
　　　　先在会谈室里让他们演练这项作业。我问自己要怎样才能让
　　　　父母知道这个男孩需要帮助？上学问题是症状，但实际状况
　　　　被家庭成员忽略了，我们很容易被"症状"带着走。每当男孩
　　　　回家时，他需要爱，但他却感觉自己在家里是孤单的，他需要
　　　　的是关注与爱。我需要做的是父母的学习，而不是聚焦在问
　　　　题上，对待整个家庭要把它视为一个系统。其实，这个家庭里
　　　　的每个人都被忽略。我需要聚焦，以及把最重要的讯息传递
　　　　给这个家庭。

"失控"与"温暖"

——家庭如战场中的生命能量(2)

一　治疗师说明

玛莉亚在 2011 年 3 月与这个家庭初次晤谈,再见到这个家庭是八个月后,即 2011 年 11 月。在这八个月里,治疗师见过这家庭 22 次,男孩与父母一起来 7 次,父母一起来 14 次,妈妈自己来 1 次。

治疗师发现这是一个非常困难的家庭,妈妈看问题很负面,不断抱怨和指责,爸爸非常固执,总认为自己的想法是对的,期待别人都听他的,也很容易生闷气,会对家人采取冷战。他们很重视孩子的学业成绩,当孩子成绩好的时候,他们可以欣赏鼓励孩子,反之则否。

玛莉亚见过他们之后,治疗师与家庭的首次会谈只有父母两个人来,男孩缺席。会谈后第二天,男孩没去上学,父亲就收拾行李搬走了。治疗师对父亲说:"如果你不能遵守承诺搬回家去,我就不再见你们。"父亲就搬回家了。

后来,男孩放火烧了父母的床垫引发火灾,来了两辆消防车才把火扑灭,警方要带走男孩,父母将他保了下来。经过此事件男孩感受到父母真的在乎他,真的爱他,所以才去上学,也再次来见治疗师。第二次会谈男孩跟父母一起来。

见过玛莉亚之后,男孩再也没有打过妈妈。从第二次会谈开始,男孩见过治疗师四次,那时他努力读书,想取得好成绩,但结果并未满足他自己和父母的期待,也就不再那么努力学习,也不来见治疗师,不过还是坚持上学。

男孩考取高中后,又开始见治疗师。虽然不是他理想中的学校,他还是决定好好读书。因为住校,他只在周末回家。他在学校有一些小违纪行为,如自习时玩手机,或者有时没写完作业。老师很喜欢他,也很信任他,还推荐他进学生会,他感到很自豪。

会谈中治疗师发现男孩有两个面向:一是他非常聪明、敏感,善于和人联结,对人的理解力也非常好。另外就是他很容易放弃,任意而为。如同玛莉亚在上次会谈中所说:"父母对他有很高的期待,却没有给他任何的指引和界限。"他学习到对自己有很高的期待,但是对自己缺乏约束。

治疗师帮男孩做过个人资源的整合,希望帮他更了解自己、接纳自己,能更负责。治疗师在最近一次晤谈后,给他一份作业:每天写日记,写下对自己的欣赏。

经过八个月会谈,发生的改变是:妈妈站了起来,不再讨好,打岔少了,但指责还在。爸爸还是很超理智、指责,有时也会打岔。男孩有时会打岔,已经很少指责。全家人的关系由非常疏离变得亲近了一些,但相互的冲突还是很多,父母经常各持己见,难以接纳对方的观点,很多事情要在会谈室里才能达成协议。

治疗师帮助他们处理了一些阻碍夫妻关系的障碍,虽然他们都希望有和谐的关系,但还是有些东西挡在中间。丈夫很想走近妻子,而妻子似乎不太愿意丈夫太靠近,妻子讲话从不看丈夫的眼睛。治疗师认为阻碍他们关系的因素来自原生家庭的影响,也试图通过探讨原生家庭,帮助他们处理卡住的部分,但双方似乎尚未准备好,无法很深入地处理问题。

治疗师曾在会谈时要全家互相表达欣赏感谢,这个活动让他们都感觉很好。也曾经当作作业,要他们回家后每星期做彼此的欣赏感谢,邀请男孩来主持,但并没有每周都完成。

治疗师对这家庭的评估是，父母都爱这个男孩，他们彼此也有爱存在，但是他们都用指责保护自己，相互之间没有滋养。

现在的资源是，父母有强烈想改变家庭现状的动力，他们希望家庭关系和谐，期待孩子有很好的前途，他们每次都会准时参加会谈，而且每个人都在逐渐改变的过程中。

听说玛莉亚会再来时，他们全家都愿意到上海去见玛莉亚。

二　会谈

玛莉亚　（在门口欢迎这家人，儿子首先进来，玛莉亚和他握手）你好，很高兴再见到你。

儿　子　（微笑地看着玛莉亚）我也很高兴再见到你。

玛莉亚　（和父亲、母亲握手）你好，你们看起来比上次好很多。

父　亲　应该的，应该的。

玛莉亚　我希望你们也觉得比较好，请进。（玛莉亚带着这个家庭走进教室）请团体成员和你们打招呼。（团体成员们鼓掌，家庭成员微笑地与团体成员有眼神接触，并点头致意）欢迎你们回来。

　　　　（家庭成员坐在玛莉亚对面，从左到右是父亲、儿子、空椅子、母亲。治疗师进来，暗示母亲将位置移到右边，这样就填满了空位。）

👤儿子　　👤母亲

👤父亲

👤沈明莹　👤玛莉亚

家庭成员的愿望和进步

玛莉亚　我欣赏你们远道从南京来上海。我要告诉你们，我们上次在南京见到那么多的家庭，只有你们是唯一被邀请回来的。我从治疗师那时听到大家已经有很多的进步。所以我想知道你们怎么说。首先，当你们决定要再来见我和这个团体时，妈妈有什么希望？你今天想在这里学些什么？

母　亲　就是把这个家搞好。

玛莉亚　我没有办法把你的家庭搞好，你只能把你自己搞好（玛莉亚和沈明莹的身子前倾，对着母亲），你知道的，对吗？

母　亲　对。（点头）

玛莉亚　你想怎样搞好家庭，以及怎样将自己搞好？

母　亲　从上次的课（指会谈），我真的学到很多。

玛莉亚　那你有没有遵守你的承诺？（家庭成员远看教室左方的角落，那里有一大张纸，上面写着上次会谈时每个人的承诺）我记得你上次做过一些承诺，说要为儿子煮饭，而且要有肉，同时也会多信任他一点。

母　亲　我已经做了。

玛莉亚　你全都做了？

母　亲　做了一部分。

玛莉亚　做了一部分。有什么地方觉得困难？

母　亲　（犹豫了一下）有一点点吧……就是……（想了一下），也许时间的问题。

玛莉亚　所以你需要多一点时间。（母亲点头）从上次到现在，在这几个月里，最近有哪些部分，关于你丈夫、关于你儿子、关于你自己的，你觉得比较好的？

母　亲　有关我儿子的部分。

玛莉亚　你直接对他说（指着儿子），你觉得有哪些部分是比较好的？

母　亲　（看着儿子，儿子也看着母亲）儿子的态度和他回学校念书了。

玛莉亚　（指着儿子）你就对儿子说"你"。

母　亲　（转过头来看着儿子，儿子也看着母亲）我喜欢你的态度，我喜欢你回学校上学。

玛莉亚　很好呀。

母　亲　（看着儿子）而且你尊重父母。

玛莉亚　听到这个很好。那你和丈夫之间，有没有一些比较好的经验呢？

母　亲　唔……有的。

玛莉亚　他（指丈夫）留在家里了吗？

母　亲　（看着玛莉亚）他有留在家里帮助我做家事。

玛莉亚　看着他，你直接对他说。

母　亲（妻子）　（看着丈夫）我喜欢你现在的样子，继续做下去，维持这个家。

玛莉亚　所以，你其中一个愿望是丈夫继续这样下去。（妻子点头）此外还想要有什么改变？我们今天可以在这里讨论，或者像你所说的"把家搞好"。

母　亲　嗯……就是要互相信任吧，互相信任、互相帮助。

玛莉亚　是，所以你想要……

母　亲　是。我们彼此信任，彼此帮助。

玛莉亚　所以你要你丈夫多信任你、多帮助你吗？

母　亲　是。

玛莉亚　你的儿子也是吗？

母　亲　儿子也是。（儿子点头）

玛莉亚　这样会让你觉得日子比较好过一点？

母　亲　（点头）对。

玛莉亚　对你来说，我们要讨论的是信任和彼此帮忙，是吗？（转向父亲）爸爸，你呢？你觉得在过去几个月里，发生了哪些让你觉得蛮好的事呢？

父　亲　（对玛莉亚）首先，经过大家的教育，孩子转变了很多，进步很大。

玛莉亚　（指着儿子）你直接看着他，告诉他。

父　亲　（转头看着儿子）儿子，从上次会谈到现在，你的变化很大，关于学校、对待家里的人，还有对待生活，各方面都很不一样，你进步很多。（看着玛莉亚）我不知道别人怎么想，但作为父亲，我是十分满意的（再次看着儿子）。

玛莉亚　你有没有常常这样告诉他？

父　亲　（看着儿子）我说了。（对玛莉亚解释）我们现在可以很好地沟通，很好地互动，如果发生事情，我们可以讨论。对很多事情、很多问题，我们有共识。

玛莉亚　我很开心听到这个。所以你有什么愿望？

父　亲　其实我也一样开心。（开心地笑着，同时转头看着大团体）

玛莉亚　你今天来这里有什么愿望？我们在这里可以讨论，如何让你的生活，或是你的家庭生活可以过得更好？

父　亲　这个我倒没想太多，我听治疗师说你们要来这里时非常激动，我就想一定要过来见见你，见见大家。（轮流看着大家，一边高兴地笑着，一边说话）我觉得很激动。

玛莉亚　很好，谢谢。现在，你看到我、看到我们了，要怎样让我们这次的见面，对你是有用的？这样我们就可以再向前走一步。有什么能让你的生活和你的家庭生活更好？你的妻子说她想要多一点信任、多一点的支持及帮忙。

父　亲　对，支持是相互的，尊重也是相互的（丈夫看着妻子，一边说话一边做了许多手势）。我要告诉你，其实我很相信你，也很信任你。也就是说，你需要的，别人也需要。

玛莉亚　（对妻子说）他跟你说话，看着他。（丈夫说话时，玛莉亚前倾看着丈夫）

父　亲　（对妻子说话，夹带许多手势，但妻子面无表情）你需要的，别人也需要，就是说你希望儿子怎样对待你，儿子也希望你能那样对待他。发生冲突时，我们可以不要太直接，可以绕一绕，就是避开冲突，这样就像个螺旋，愈升愈高，这就是我想告诉你的。

玛莉亚　给我一个例子。我发现你说得很有趣，如果我要对沈明莹说句话，我会直话直说，不会跟她绕圈子再走上去。

父　亲　就是刚才在楼下，(很多左手的姿势，同时指着妻子)她想要和儿子照相，但他就是很不愿意照相，这时候她硬要他照相，他就很不高兴。其实，这时候你可以退让一点，这件事搞得他很不开心，让我都觉得蛮为难的。

玛莉亚　当时你做了什么？

父　亲　我劝她没用，我要她尊重儿子。(上、下移动左手，并重重地强调)儿子很明确地表示"我不愿意照相"，但她就是坚持非要照相。(看着妻子，强调地说话)其实，照出来的相片他看起来肯定不好看。(团体笑声。丈夫也开心地笑着，儿子和母亲则是苦笑)

玛莉亚　(对儿子)真的吗？(儿子点头)这样听起来好像是父亲在母亲面前保护你。你不能对妈妈说："我不想照相吗?"你需要爸爸告诉妈妈这样绕圈子说话吗？

父　亲　(爸爸插嘴)不，他(儿子)告诉她了(爸爸前倾，对玛莉亚澄清，一边移动左手，一边讲)。

儿　子　(面对母亲)其实我告诉你了，但是你不理。现在我发现和母亲讲话其实有点困难，有时候我不愿意，但她还是会强迫我去做，而我也没有办法，所以就需要父亲的帮助。但是父亲有时候也非常为难，他就会撒手不管。

玛莉亚　听起来，当你们不同意母亲时，你们两个(儿子和父亲)就在一起了，是吗？(面向母亲)当他们两个站在一起反对你时，你的感受如何？

母　亲　我就是觉得不照张相太可惜了，因为我们结婚十几年，孩子长这么大，从没来过上海，也没带他出去玩过。

玛莉亚　所以你是出于一番好意。

母　亲　对。（点头）

玛莉亚　但是你儿子是否知道这是一番好意？有没有跟他说？

母　亲　他不会珍惜的。（稍微回头，对着儿子的方向）这是个很难得的机会。

玛莉亚　我听到你（妈妈）说的话了！（面向儿子）我现在想问你，过去八个多月来，你有什么感觉？父母有没有遵守他们的承诺，真的去做？我特别记下来。（玛莉亚指着那张记录承诺的海报纸，家庭成员都回头看贴在角落的海报纸）你想要他们尊重你、鼓励你、信任和欣赏你，记不记得？这是你要的。

儿　子　嗯……（儿子看着远方左边的角落，贴着"承诺"的海报纸）

玛莉亚　（面向儿子）你一定记得，不用看那张海报纸，也一定记得吧！

儿　子　母亲做得可能比较少。

玛莉亚　你在父亲那里体验到什么？

儿　子　我父亲……做得可能比较多。（妈妈看着儿子）

玛莉亚　如果你回到学校，父亲答应会留在家里。

儿　子　对。

玛莉亚　所以你去上学，父亲就留在家里了，是吗？（儿子点头）我听到这个很开心，所以，你要遵守你的承诺去上学。我听治疗师说，你不是马上回学校，不过最后你还是去上学了。（儿子点头）我也很高兴听到，从上次到现在，你和治疗师见过很多次面，（儿子点头）那现在你想要改变什么？让这个家庭的生活可以过得比较好一点？你有什么愿望？

儿　子　父母能够和睦一点。（爸爸低头看下面，妈妈看着地板，两人都面无表情）

玛莉亚　这是你对自己的愿望吗？（爸爸看着儿子一会儿，然后又看着地面）

儿　子　（想了一会儿）对。还有，母亲能够多考虑我的感受。

玛莉亚　除了照相之外，你可不可以给我一些其他的例子？你直接跟母亲说,你想要母亲怎样多考虑你的感受?

儿　子　（面对母亲）有时候我可能要和同学去买衣服,有时候我会喜欢某件衣服或裤子,但是你总觉得不好看,要我买别的。最后搞得你不愉快,我也不愉快。

玛莉亚　妈妈,你们两位可不可以把椅子转一转,面对面说话,我们就只是在一旁观看。（母亲和儿子移动椅子,两人面对面）你想对儿子回应些什么?

母　亲　（面对玛莉亚）这个儿子,他刚才讲到买衣服……

玛莉亚　请你用"你",对儿子说。

母　亲　（母子彼此相对）谈到买衣服,我只是建议,……我是好意。你只是花钱买衣服,不过衣服并不适合你。（妈妈把话说完后,儿子看着远处。妈妈看着玛莉亚,然后把椅子面对儿子,看着他）

儿　子　（转过头,背对妈妈）你说的话,基本上都是负面的语言,至少这是我的理解。从我有记忆开始,你就逼我做这做那。从你那里,我听不到任何建议。或许这就是我们的代沟。

母　亲　你太不相信我了。

儿　子　（用中指按着下巴,想了一会儿）是你不理解我。

母　亲　最简单的例子,就是你身上穿的这条裤子（指着儿子身上穿的裤子）。这条裤子他花了八十块人民币,我觉得裤子太紧,穿不下去,应该拿去换一条大一点的,但他还是没换。

儿　子　对呀,我觉得我买得很好,你为什么要逼着我去换大一点尺寸的?又说"这样不好",我觉得穿得下就行了。

母　亲　儿子,你讲话要凭良心。这条裤子是你自己买的,也是你自己要换的,是你自己提出来的,这件事我完全没有参与。（音量提高,一边说一边用手指责儿子）然后,他也没有换呀,这全是他提出来的。

儿　子　（大声讲话）我从来没说过我要换裤子,我说的是,我可以换。

玛莉亚 （面向爸爸）爸爸，对于这件事，你有什么意见？

父　亲 （儿子坐着，手臂交叉地放在腹部，看起来无奈。爸爸用严肃的语调，左手上下移动并指向妈妈的方向，对她说了一段话。妈妈有时候看着地板，有时候看着爸爸）我觉得你要尊重他，他喜欢这条裤子，他买小了是他的事。而且这条裤子也不违背我们平时的审美观，我的意思是希望我们能够配合他。他感觉不好，受到挫折，就会在这过程中慢慢成长。我们可能曾经喜欢过什么东西，但后来证明不完全是对的，其实这就是所谓的"经验"。这些是我的感觉。

玛莉亚 （面向儿子）还有没有其他例子，让你感受到你母亲不了解你？

儿　子 比如说"学习"，她还是拿我和别人比较。

玛莉亚 你直接跟她说，说"你"还……

儿　子 你还是会拿我和其他人比较，你不承认我是最好的，但我觉得我已经做到最好了。所以，你眼中的我总是和最好的差那么一点点，我觉得你不是真的欣赏我。

母　亲 老师发信息给我，然后你回来，我就说："儿子，你今天考试考得很好喔。"我只是依照老师给我的讯息，说你排名班上第五名。我说："很不错！很不错！考得很理想。"你为什么要说我对你不满意？

儿　子 可是在你欣赏我的背后，都会说"但是"！（团体笑声，儿子、母亲也笑了）一般而言，"但是"之后，我认为才是关键。（团体大笑，儿子、母亲也笑了）你真正要表达的是"但是"之后的意思。

玛莉亚 "但是"之后是什么？你要他考第一名吗？

母　亲 老师发来信息说，九科中，后面六科真的考得很好。而前三科，就是最重要的三科，考得低了一点点。

玛莉亚 他需要完美吗？他必须是最好的吗？

母　亲 他尽力就行。

玛莉亚 他刚刚不是说尽力了吗？

母　亲　如果他不违反学校的校规,我应该会很高兴。

玛莉亚　你快乐吗?

母　亲　我快乐。(点头)

母子相互表达爱和期待

玛莉亚　我看到他有很大的改变,他已经每天上学了。上次我们讨论的问题是"他上不上学",而这个问题已经解决了。我还记得他要鼓励、信任、爱及欣赏。妈妈,我不认为告诉他"第五名还不够好"是"鼓励"。鼓励是"第五名已经很好了",这才叫做鼓励;信任是"我相信你";你如何表达"爱"? 他怎么知道你爱他? (面向儿子)你怎么知道妈妈爱你呢?

儿　子　知道。

玛莉亚　你怎么知道她爱你? 她怎样让你知道她爱你?

儿　子　(母亲转过头来,先看了看玛莉亚,再看儿子)有时候我在家里写作业,她会帮我煮宵夜或切水果。至少这个时候我知道她爱我,她很关心我。

玛莉亚　你有没有想过,要她用别的方法爱你,让你知道她爱你呢?

儿　子　我希望她能把她的爱说出来。

玛莉亚　你的意思是要她告诉你,是吗?

儿　子　对(点头)。

玛莉亚　她没有对你说过吗?

儿　子　她好像没有对我说过。

玛莉亚　你从来没有告诉儿子你爱他吗?

母　亲　我有跟他说。他星期五晚上回来,我说:"你喜欢吃什么? 我煮给你吃。"

玛莉亚　那就是你在跟他说"爱"的方法吗? (母亲点头)当然这是个方法,我知道你在问他吃什么就是在对他说"我爱你"。

母　亲　天冷时我还带他去买衣服。

玛莉亚　在你成长的家庭中,你还是他这个年纪、是个小女孩时,你知不知道你父母是爱你的?（母亲点头）你怎样知道他们是爱你的?

母　亲　他们不打我不骂我,买我喜欢吃的、我喜欢穿的东西给我（笑）。

玛莉亚　所以你是这样学来的?

母　亲　（点头）我只知道这种方式。

玛莉亚　你可以穿你喜欢穿的衣服吗?

母　亲　嗯……,我不太有选择,他们买给我,我就觉得很高兴了。

玛莉亚　所以你对儿子做的,就是你在家里学到的那些,你买东西给他吃,买衣服给他穿。

母　亲　我也关心他平常的课业,我很关心他,他现在住校。

玛莉亚　妈妈,在你成长过程中,有没有家人用言语告诉过你"我爱你"? 你父母亲有没有这样对你说过? 我只是好奇。

母　亲　他们很少用语言说。

玛莉亚　（妈妈看着玛莉亚,倾听着）你现在能否告诉儿子,我从来没学过怎样用言语来说"爱",所以我不知道怎样做,我没有办法告诉你"我爱你"。

　　　　我们都在重复我们从父母那边学来的东西,但是我们的子女还是想听我们对他说"我爱你",或许你现在可以对你儿子说。对你来说,要说出"我爱你"或许很困难。但是,如果你心里有"我爱你"的感觉,也许能学会用语言说出来,因为这是他需要的。

母　亲　（妈妈听完玛莉亚的话后,立即转向儿子）儿子,其实妈妈很爱你,也许方法用得不好,对你很抱歉,但是"我很爱你"。

玛莉亚　你真的有那个感觉? 或者你只是做它,因为……

母　亲　（点头）我有这个感觉,我是从内心发出来的。

玛莉亚　那你看着他的眼睛,慢慢地、一个字一个字地告诉他。

母　亲	儿子,你应该知道我是从内心告诉你"我爱你"的。我以前曾告诉过你,你是我唯一的亲人。我对你说过很多遍,我会永远爱你,不管什么时候,我都关心你、爱你,你永远是我的好儿子。
玛莉亚	你相信妈妈说的话吗?
母　亲	相信我。我平时说得很少,我很抱歉。
玛莉亚	你相信吗?
儿　子	我相信。
玛莉亚	也请你告诉妈妈,你是不是也爱她?
儿　子	我也一样爱你。
母　亲	谢谢你。
玛莉亚	你们可以这样告诉对方,我很感动。我希望你们多做一点,因为作为"人",我们都需要这个。我想在你还是小女孩的时候,大概也希望父母可以这样跟你说。但是当年你的父母大概也不知道你会想听到它,我们不需要重复当年父母没做过的事。我们为人父母时,可以做得比我们的父母还要多一点,(妈妈倾听着)你明白吗?
母　亲	我明白(点头)。
玛莉亚	所以我要你告诉你儿子。
母　亲	将来我会多做。
玛莉亚	你打算常常告诉他吗? 他要听这个。
母　亲	一旦他回来,看到他,我就会说。
玛莉亚	(指着儿子)告诉他。
母　亲	儿子,你以后从学校回来,我都会向你问好,也会煮东西给你吃,但是你不要拒绝,这个不吃那个也不吃。(团体笑,妈妈也笑,儿子面无表情地看着妈妈)
玛莉亚	你有的时候能否煮一些他喜欢吃的食物? 他一星期才回家一次。

母　亲	我去他房间问他要吃什么时,他说:"唉呀,你走开,我现在不想吃。"
玛莉亚	今后会不一样了,因为他今天在这里听到你爱他,是吗(问儿子)?
儿　子	是。
玛莉亚	你母亲说她不喜欢你说"你走开",对这个,你可以做些什么?
儿　子	唔……唔……我可以改。
玛莉亚	母亲,你可不可以问他"你想要些什么"。现在轮到你问他"你想要什么"。刚才是他告诉你"他喜欢什么",而你说好。
母　亲	儿子,你回家的时候,我会问你,可是你不要拒绝,你要跟我沟通"你想要什么"。(妈妈笑着,儿子也微笑)
玛莉亚	(问儿子)这个要求不会很高吧!
儿　子	唔(点头同意)!
玛莉亚	那你回应妈妈什么?
儿　子	嗯……我回来时,也会告诉她"我想要什么",我想要她怎样,然后自己也会做得更好。
玛莉亚	你会用比较好的态度告诉妈妈吗?
儿　子	我会。
母　亲	如果你这样,我会很高兴。(微笑,点了好几次头)
玛莉亚	好,妈妈还要什么吗?你们母子还想要什么其他的改变?他说他从学校回来会和你说话,(妈妈思考着)还有其他的吗?
母　亲	我很愿意接受他这个方法。
玛莉亚	你想要和他在一起,还有其他要改变的吗?
母　亲	有。你的脸长青春痘,不要老是叫我带你到医院。他每次一看到镜子中的青春痘,就说"这个脸怎么这样花",就要我带他去医院看看。
玛莉亚	对于他的青春痘,你有什么打算?接纳他的青春痘吗?
母　亲	他的青春痘还没严重到要去看皮肤科医生。他动不动就要我

带他到皮肤科看医生。

玛莉亚　（对儿子）对这个，你可以说些你想要什么吗？我没看到你有青春痘。（团体有笑声，儿子也笑了）痘子在哪里？

儿　子　满脸都是啊。（团体笑声）

玛莉亚　（问翻译沈明莹）你有看到青春痘吗？

沈明莹　我看到前额有。

儿　子　其他地方也有。（儿子笑着将身体前倾给玛莉亚看）

玛莉亚　根据我的了解，在你这个年纪的人都会长青春痘，那个叫做"青春"。你长大以后就会消失，你相不相信？

儿　子　嗯……我相信（微笑）。

玛莉亚　为了这个去看医生，没什么好的，他们会破坏你的脸，（儿子笑，团体也笑）你要相信大自然（儿子点头）。在你这个年纪，身体里的系统都在改变，我要是你，就不会为了青春痘跑去医院。

母　亲　你听到了吗？（儿子微笑着看母亲）

玛莉亚　我不知道，大概其他人会给你其他的想法。我有一个儿子、两个孙子，他们在十五岁时都有青春痘，但他们现在都没青春痘了，消失了，也不再青春了。（儿子快乐地笑，团体也笑）

母　亲　这是真的。（母亲笑着）

玛莉亚　这次你（指母亲）是对的。（儿子、妈妈及团体都笑着）妈妈，你这次赢了一点，而且没有"但是"。还有其他的事吗？

母　亲　（对儿子）还有一件事，不要抽烟。

玛莉亚　他抽烟吗？

母　亲　（点头）是的，去年底开始抽烟。（儿子用拇指和左手食指碰自己的下巴，看起来有点不好意思）有时候礼拜五、礼拜六两个晚上他就能抽两包烟，（儿子怀疑地看着妈妈，妈妈看看他，微笑地说）而且我没有冤枉你，这是事实。

玛莉亚　不好意思，我得告诉你，她是对的。我之所以这样告诉你，是来自我自己的人生经验,你千万不要上瘾,这会害死人的。我十七岁开始抽烟,抽烟的原因,是因为同学都在抽,我以为只要我跟他们一起抽烟,我和他们就比较有归属感。后来我要戒烟,那很困难,我真的吸了好多年的烟。两年前的某天,我发现我有肺癌,没有别的原因,就因为我吸过烟。你要是抽烟,就一定躲不过那些惩罚。

现在我再看到烟,特别是我关心的人抽烟,就像看到他们在吸毒,我要很诚实地告诉你这个。如果你可以避免习惯性地抽烟,是为自己的身体做些好事,为了你的健康,即使你的朋友抽烟,你也可以不要抽烟。

我知道中国有很多人抽烟,所以我真正戒烟后,在加拿大不抽烟,却跑来中国抽烟,我以为是偷偷抽烟,没事的。但是我躲不过抽烟的后果。所以我真的建议你不要抽烟。但在你这个年纪,大概很难想通、听懂我说的这些话。但是请你记住,我真的建议你不要抽烟。你要清楚地知道,我是根据我自身的经验告诫你。你这个年纪,还来得及戒烟。对于我刚才告诉你的,你的感觉怎么样?

儿　子　(态度严肃看着玛莉亚)其实我现在已经吸得比较少,也在慢慢戒烟了,我愿意戒掉。

玛莉亚　很好,(儿子点头)谢谢你告诉我,(儿子再次点头)你可以慢慢地减少抽烟。(对治疗师)你要告诉我,他真的戒掉烟。(儿子点头)

玛莉亚　妈妈,你现在赢了两点。(团体笑、儿子笑、母亲笑)(对妈妈)现在我要建议你一些事情,让他也能有赢一下。他现在已经够大了,可以自己买喜欢的衣服,即使他犯了错误。如果他的裤子太紧,那他的同学也一定都穿得很紧,这让我想到我以前看到的一些很紧的裤子。当他有了新裤子,他非得穿它不可,不能说第二天又去买一条尺寸比较大的裤子。你可以信任他

去买自己的衣服,这很难,但是你必须知道他已经不是小
孩了。

母　　亲　我信任他。他买这条裤子回来时,我也不知道,是他自己告诉
　　　　　我的。

玛莉亚　你问儿子,他觉得太紧了?

儿　　子　我觉得很好看(儿子、妈妈都笑)。

玛莉亚　妈妈,你可不可以接受?

母　　亲　反正他喜欢,就穿吧!(团体又笑,妈妈也笑)

玛莉亚　爸爸,你觉得可以吗?

父　　亲　可以啊,基本上我只是建议他,我能怎样跟他说呢?我说你买
　　　　　的衣服,只要学校能接受,基本上我就没意见。

玛莉亚　(对儿子说)这件外套是你自己买的?

儿　　子　是。

玛莉亚　你喜欢吗?(儿子点头)(问母亲)你喜欢这件外套吗?

母　　亲　我喜欢,他买回来时,我就说"我喜欢"。

玛莉亚　妈妈,对你来说,这样可以吗?

　　　　　　　　母亲:(插嘴)他一个礼拜能买六双鞋子。

玛莉亚　他怎么会有这么多钱?

母　　亲　他上网订购,订好了,他就去上学去。厂商送到家里,我们就
　　　　　得付钱。(团体和儿子大笑)是六双还是七双?

玛莉亚　太多了,你不太体贴啊。

儿　　子　其实我是想把一年的鞋子在一个星期内买完,(团体笑,妈妈
　　　　　苦涩地笑。爸爸坐直,双臂交叉胸前,看起来很严肃)之后就
　　　　　没再买过鞋子,而且买鞋子的钱我也出了一部分。

玛莉亚　(和妈妈澄清)他有付一部分的钱?

母　　亲　(犹豫)他用的钱是我们给他的伙食费、交通费,有时候他会从
　　　　　中挪用去买一些零嘴。

玛莉亚　反正那是你给他的零用钱,他花在他要的东西上。(问儿子)

　　　　　你情愿要鞋子而吃少一点,对吗?

儿　子　(点头)对。

玛莉亚　我也是。(儿子笑,每个人都笑)

母　亲　但是他把新买的鞋丢在网吧。

玛莉亚　发生什么事?

儿　子　嗯……我带了很多鞋子去学校,然后放假了,因为是放"十一"长假,我要把鞋子带回来。但是鞋子太多,我一个人带不回来,就请同学帮忙带。之后同学和我出去玩,他把鞋子给我,我就放在旁边,然后就掉了。(儿子忍不住笑了,妈妈也笑)

玛莉亚　所以,它们就没了。(儿子点头)你把鞋子弄丢了。

儿　子　只丢了一双。

玛莉亚　在你和妈妈的关系里,你还有什么要改变的? 我们现在知道,她会常常告诉你"她有多爱你",这是你会听到的。现在要答应什么来回应她的这个承诺呢? 她(妈妈)要你回家后有些改变。(儿子点头)那会是什么?

儿　子　我会尽量早回来,然后我会尽力去做,希望一家人可以一起吃饭,也希望做到我们能有个交流的空间。

玛莉亚　很好。我看到治疗师把你的承诺写下来。妈妈还答应要用言语表达"我爱你"。妈妈,我很欣赏你愿意说出来,因为你小时候没有学到这个,但你现在愿意做,我很欣赏。其实要说出自己的感受,是要很努力才能做到的。我知道你心里有感受,而且最好还要让别人听到你的感受。我认为你是个坚强的人,所以要你说出一些柔软的字句很困难,是吗?

母　亲　"说"不困难,我已经这样子做了。每个礼拜五我不做生意,特地跑回家煮饭,等儿子回来吃。饭煮好后,我们在这边吃饭,他在那里玩电脑,要他到饭桌吃饭,他都不愿意。

玛莉亚　妈妈花了时间煮饭给你吃,你却不在饭桌吃饭,是吗?

儿　子　有过一次。

玛莉亚	（对儿子）只有一次？（对妈妈）只有一次吗？
母　亲	（看儿子）不止一次。昨天晚上我们在家里吃饭，你没回来。
儿　子	（对妈妈）我告诉过你，昨晚我和朋友出去玩，所以不回来吃饭。
母　亲	前天晚上我和你爸爸在吃饭，我喊了多少次，你都不来吃。后来我们吃完饭，你才独自一个人到饭桌吃饭。
儿　子	也就只有那么一次啊。
玛莉亚	爸爸，你怎么看这件事呢？
父　亲	基本上就是这样，就像他（儿子）讲的那样。
玛莉亚	只有一次吗？
父　亲	是的，一次。她也曾经没回家。因此，这很公平。
母　亲	我也只有一次。我有打电话给他们说"我不能回家"。
玛莉亚	你还有什么话要告诉爸爸？你想要改变什么？你儿子说，他希望你们夫妻之间能比较和睦一点。（这时，爸爸要插入对玛莉亚说话；但玛莉亚要他等一会儿，并要沈明莹继续翻译她刚才的话）你儿子刚才曾经这么说过……，（对儿子）你说过，对不对？妈妈，对你来说，需要改变什么，你才可以跟丈夫比较和睦一点？
母　亲	我愿意改，但是，他（指着爸爸）脾气很暴躁，讲话音量很大，而且表情很严肃。
玛莉亚	对你吗（妈妈）？
母　亲	对（点头）。

探讨夫妻沟通

玛莉亚	所以，你想要他对你讲话时用不一样的态度，是吗？告诉他，你想要什么。（对爸爸）我待会问你。
母　亲	就像你对邻居或是同事、朋友、路过者的说话方式，来对待我。（团体笑）

玛莉亚　你听到妻子说了什么？

父　亲　有，我听到了，这很简单，我能做到。（以严肃的声调、表情
　　　　开始说话）但是我不能理解的是发生了什么事，让我和她的
　　　　沟通产生冲突，是什么事？当然，我可以平和地跟她谈，但是
　　　　她就是听不见。当你情感交流时，我对你所说的话已经产生
　　　　反感了。你提醒她，她还是听不见，仍然继续说，再次提醒
　　　　她，她还是那样。到了第三次，我控制不住，就忍不住提高
　　　　声调。

玛莉亚　所以，对你来说，要如何帮助你？你认为她要如何改变才能帮
　　　　到你？将音量放低吗？

父　亲　（以严肃的语调，对妻子说）不是。人家讲话时，你要多用耳朵
　　　　听人家说，就像现在我很注意别人的感受一样，这样才能增加
　　　　沟通。我现在和儿子沟通就是采取这种方法，我和她的沟通
　　　　也是采取这种方法，但是对她，成效少、效果差。我能怎么办？
　　　　只好尽量不说话。做个最简单的比方，刚才在楼下停车，有人
　　　　说："车停在这里。"我说："好，倒车。"她就说："往前走。"我不
　　　　说话，忍耐。之后，她停好车，下来看，说："车子歪了。"哈，这
　　　　只是一个小比方而已。家里很多事都像这样，几次之后，我的
　　　　态度就不好。我尽量克服吧。

玛莉亚　等一等。（跟儿子说）你怎么看这件事？停车时你在现场，是
　　　　吗？你的观察是什么？我没有说"谁对谁错"，根据你的观察，
　　　　你看到什么？

儿　子　当时我坐在车里。我爸说"可以倒回来"时，我妈还是往前面
　　　　拐，她好像有点不相信我爸。

玛莉亚　这是你们家的模式吗？她老是有不一样的意见。

儿　子　对（点头）。

玛莉亚　然后爸爸就放弃了。

儿　子　他们两个意见不合，各过各的。

用开车的图像呈现夫妻沟通

玛莉亚　我们做个夸张的图像看看好吗？我们站起来，我想做些图像，你们都坐在车子里。（用椅子代表车）父亲说要"倒车"，哦！这是车子。（团体笑）谁坐在后座？是你（指儿子）坐在后座吗？谁开车？（父亲指向母亲）妈妈开车吗？你开车。（请妈妈坐在前座椅子上，爸爸坐在妈妈的右边椅子上）如果是她开车……（沈明莹帮助爸爸澄清今天是谁开车。爸爸证实妈妈是司机）

沈明莹　今天是她（指着妈妈）开车。

　　　　（丈夫、妻子和儿子扮演坐在车上的位置）：

　　　　　　　♦丈夫（副驾驶座）　　　　♦妻子（司机）
　　　　　　　♦儿子（后座）

玛莉亚　如果妈妈是司机，为什么爸爸你要说"后退、倒车"？

父　亲　停车场管理员要我们"后退"。

玛莉亚　好，（请一位团体成员扮演停车场管理员）请你说"后退。"

角色扮演者　后退！

玛莉亚　发生了什么事？

父　亲　不，不是这样。（爸爸站起来，离开椅子，走到椅子外，表示在车子外面）
　　　　（站在车外，问停车管理员）我站在车外，请问车要停哪里？

"停车管理员"说：停在这里。

父　亲　（丈夫站在车外，对车内的妻子说）停这儿、停这儿，来，倒退。

玛莉亚　（问妈妈）你做了什么？把车子向前开吗？（团体笑，儿子笑）

母　亲　不是，不是。我从那边掉个头过来，然后倒到这个位置。到这个位置后，我要修正很多次才能修正到这个位置。所以我就往前开,开到轮子正了,才把它倒过来。

沈明莹　(沈明莹和妈妈澄清)你要向前开,转过来,再停在那个位置,是这个意思吗?

母　　亲　对,对,对。

(爸爸纠正妈妈的话,妈妈插嘴,两人同时说明,现场一片混乱。团体笑,但家庭成员并没有笑)

父　　亲　他(指停车场管理员)要你"倒车",你"倒车"就好了。

母　　亲　往前开,再往后倒过来,不就正了?

沈明莹　你的车是往前开,还是往后倒退?(团体许多成员帮忙解释)

父　　亲　好,你开到前面,准备往后倒车,是吗?你倒车时,我说"再倒一点!再倒一点!"你就把车子开到前面去了,然后再倒车。你再倒车,就自己修正,然后车子就"歪"了。其实你开得很好,我说:"再倒一点,再倒一点。"你却把车子开到前面,之后,她一修正,(父亲双手一摊)车子反而歪了。其实你一直倒退,车子就会正的。我站在车外指挥,她偏要将车子往前开……

玛莉亚　所以妈妈,你很顽固吗?你同意你蛮顽固的吗?你同意他(爸爸)说的话吗?你不听他说的话?

母　　亲　我听不到他指挥停车时说的那些话。车门关起来,我根本听不到,我是看着后视镜倒车。(团体大笑)我是凭着感觉看后视镜停车。

玛莉亚　这很有趣。大家都觉得这个讨论很好笑,除了他,(指向儿子)你一点都不觉得好笑,是吗?因为它象征着爸爸妈妈发生的事情,是吗?我看到你好像蛮难过的,发生这件事时,你当时的感觉如何?

儿　　子　他们一直都这样,各执己见。因为这样,两个人完全没有交集,就会发生冲突。

玛莉亚　所以,不论是怎样停车,或是怎样处理你,或是怎样吃晚饭,总是发生同样的事。

儿　子　是的,差不多。

雕塑夫妻沟通姿态

玛莉亚　(走向母亲)这只是一个例子。(拉着母亲的手,让她从椅子上站起来)我要你站起来,我要给你看一些东西。请你也过来。

(指向父亲)情况是这样的,你们两个互相将手指指出来。

(指着父亲)将你的手指指出来;

(指向母亲)你也把手指指出来。

你说"我是对的",你也说"我是对的"。"你是错的,我是对的",两个一起说,尽量大声地说"我是对的!"(妻子笑出来,儿子坐着远观这一切,爸爸稳固地保持指责的姿态)

(丈夫、妻子位置):

丈夫(指责妻子)👆☞　　☜👤妻子(指责丈夫)

母　亲　(指责丈夫,边笑边说)我是对的。

父　亲　我不出声了,我就算了。(放下指责的手)我不跟她争了。

玛莉亚　(儿子看着雕塑,笑了)两个人都说"我是对的,你是错的"。试试看。(玛莉亚走到丈夫旁边,扶起丈夫的手,让他指责妻子)

(对丈夫说)这是你的感觉,你虽然不出声,但心里还是在怪她。所以,你们两个继续说:"我是对的,你是错的。"讲到其中有一个人放弃为止。

父　亲　我是对的。(看起来很严肃)

母　亲　我也是对的。(忍不住笑了)

父　亲　我是对的,我是对的。(看起来很严肃)

母　亲　(笑着说)我没有错。

父　亲　我放弃了。(无奈地说着,并放下指责的手)

玛莉亚　你放弃时,是不是转身离去?(玛莉亚帮忙父亲转身,但他不同意)

父　　亲　　不是,不是,(爸爸解释停车事件)当时我还坐在车上……

玛莉亚　　不! (玛莉亚澄清)是任何时候。

　　　　　(沈明莹对父亲澄清玛莉亚的意思不是说停车的问题:当你说
　　　　　"放弃"的时候,你就不理她了,是吗? 你觉得已经没有用了?)

父　　亲　　对对对。

玛莉亚　　当你感受到……,这是(指着母亲)无奈的。

父　　亲　　(严肃地看着母亲)对对对。

玛莉亚　　就像"转身"一样,象征性地离她而去。(让丈夫转身背对妻
　　　　　子)这时候你的感觉怎么样?

父　　亲　　(父亲转身过来)我没有这样。

玛莉亚　　(走向父亲,站在他旁边)告诉她,发生这件事的时候,你放弃
　　　　　的时候,你的感觉怎么样?

父　　亲　　(严肃地看着母亲,说话时手移动着)"我放弃了。"心里是在
　　　　　说,"反正,我说,你不听,'大自然'会教育你,'现实'会告诉你
　　　　　是错的。"

玛莉亚　　你(指父亲)要不要有所改变? 而且是你们彼此开始沟通。

父　　亲　　我就等"现实"让她改变,其实有时候我知道自己会吃亏,我们
　　　　　的家庭会吃亏,但是那个"吃亏"不大。(玛莉亚碰了碰父亲的
　　　　　右手臂,打断他说话)

玛莉亚　　但是我想知道,你要不要改变? 我只是问你要或不要。

父　　亲　　我要改变,我想改变。

玛莉亚　　(问妻子)你想不想要改变?

母　　亲　　(点头)要改变。

玛莉亚　　所以你们两个都想改变。(问儿子)发生这件事时,你的感觉
　　　　　怎样? (玛莉亚和沈明莹走向儿子,他还是坐在椅子上,与父
　　　　　亲有段距离)

儿　　子　　唔……感觉会……(带着无奈的表情)

玛莉亚　　告诉爸爸。

儿　子　我感觉很为难。

父　亲　我知道,我知道。

儿　子　我也很伤心,但是他们经常这样,弄得我也就习惯了。

父　亲　其实我的忍让也是为了让儿子少些伤心,少些难过。

玛莉亚　(问儿子)在你心里,你是站在哪边?(指向父亲)这边吗?(指向母亲)那边吗?

儿　子　我比较支持父亲。

玛莉亚　所以你是站在这一边(指向父亲)。(儿子点头)(走向母亲)你知道他站在那一边,感觉怎样? 你的感受如何? 因为你也有很多感受。

母　亲　(想了一下)我无所谓。

玛莉亚　你的感受怎么样?"无所谓"的时候,还是有些东西在内心里。

母　亲　当我儿子站在那边时,我就知道自己错了。

玛莉亚　你想要改变吗?

母　亲　我要改变(点头)。

玛莉亚　我有个想法,可以帮你改变,但是你得努力一下。

母　亲　好(点头)。

原生家庭对夫妻关系的影响

玛莉亚　在告诉你我的建议之前,我想先问你,(玛莉亚靠近妈妈,面对着她说话)你小时候你父母吵架的画面,与你们夫妻吵架的样子,是不是很类似?(妈妈点头)是什么图像呢? 你父母吵架是这样的图像吗?(玛莉亚提到刚才夫妻互相指责的画面)
　　　　(对妻子)你找个人扮演你的父亲,再找个人扮演你的母亲。
　　　　(对丈夫)你也选个人扮演你的父亲及母亲。
　　　　(玛莉亚带着温暖与接纳的态度对妻子解释)我相信你们都从自己原生家庭里学到东西,并且将它带到现在的婚姻家庭里,我们都重复着小时候学来的东西,但是长大后,我们可以改变。

　　（玛莉亚走到儿子身旁，儿子依然坐在椅子上）当你长大后，会结婚，我希望你不会重复你父母的方式，（儿子点头）因为我们很容易重复从父母那边学来的东西。所以我要你看看这些，并且记住它。

（玛莉亚走回妻子身旁）找人扮演你的父亲、母亲，我们只是雕塑一个图像而已。夫妻都会吵架，所以找个人扮演你的父亲及母亲。

（玛莉亚用左手臂环绕着妻子的肩膀，陪伴她看着角色扮演。这时妻子思索着她的选择）

玛莉亚　只要五分钟的角色扮演。他们都知道如何指责，而且我们还很会指责。

母　亲　就找那位美女吧。（妻子选了一位女性成员，玛莉亚问是扮妈妈吗？）

母　亲　这是妈妈。

玛莉亚　你选的父亲呢？（妻子花了相同时间选了一位男性成员扮演她的父亲）

玛莉亚　很好！

　　（对儿子）这是你的外公、外婆，你见过他们吗？

　　（对妻子）当你的父母发生争执，母亲会做什么？她是不是这样做？（伸出指责的手）还是这样做？（摆出讨好姿态）她做了什么？她是这样做吗？（超理智的沟通姿态）或者是转身不理人？（打岔）

母　亲　先指责，然后转身不理。

玛莉亚　她做的和你丈夫做的相同吗？她先指责然后转身而去，是不是？那父亲呢？

母　亲　我父亲会砸东西。（玛莉亚请角色扮演妻子的父亲者摆出指责姿态）

（雕塑妻子的原生家庭中父母的沟通姿态）：

妻子的父亲(指责妻子的母亲)👆☞　　☜👆妻子的母亲(先指责妻子的父亲再转身)

玛莉亚　（走到妻子身旁碰了碰她的左肩）所以，当年对你来说一定很难过，（扮演妻子的父亲者砸东西）那时候你站在哪边？站在谁那边？

母　亲　我害怕被打，所以就跑到旁边去，很伤心。

玛莉亚　所以，你就在这幅图像里成长，是吗？（母亲紧闭双眼，流泪，点头）难怪你会这样做（指责），因为你是从母亲那边学来的。我还蛮高兴的，你嫁的丈夫不是那个样子。（指向妻子的父亲）现在你内在发生什么呢？儿子，我要你过来这里，（妈妈流泪）看看妈妈是这样成长的，她只能躲在角落。所以你（指母亲）很害怕，是吗？

　　　　（对儿子）而妈妈也学会这样去做（指责）。你（儿子）知道，我们都是从家庭学来的，长大后我们重复我们学来的东西，甚至完全觉察不到，我们只是重复我们学到的。

　　　　（妈妈看着地板，玛莉亚轻轻碰触妈妈的胸口）现在你心里发生了什么？

母　亲　我想，我们如果把这些留给孩子，而他又把这些带进他的家庭，这很不好。

玛莉亚　或许你不想这样做，或许你也不想要你儿子有和你相同的感觉，是吗？（妈妈点头）因为孩子看着"指责的手"，会害怕，就像你当年一样。（妈妈点头）他现在没有闪躲，但是他大概有同样的感觉吧。所以请你告诉儿子，当年你在这个家庭时，你的感觉如何？他现在在这里听你说。

母　亲　儿子，我当年感觉这个家庭并不好，所以留给我这不好的体验，而我现在也没有很好。所以我希望，如果将来我们再做错时，你可以站出来对我们说"你们不要再这样了"。

玛莉亚　或者你可以告诉你儿子,你会努力去做,他今后不会再看到这些指责的手。今后,你可以有不一样的做法,他可以跟你有不一样的经验,你不想要他有你当年一样的感觉吧。

母　亲　不想。我也希望在我们这个家庭,以后不再发生这种事(妻子流泪)。

玛莉亚　我很欣赏你的意图。(问儿子)当你听到这些时,感觉如何?当你看到你外公外婆这些图像(指雕塑)时,你的感觉如何?

儿　子　(看着雕塑)我会觉得这个家没有任何温暖,也会慢慢远离他们,尽量逃离这个家。

玛莉亚　这就是当年你母亲的感觉,现在你是不是可以更明白你的母亲?她只是重复当年她学到的,但她也告诉你,她以后不想再这样做了,你相信吗?

儿　子　我相信。

玛莉亚　告诉她。

儿　子　我相信你以后会做得比现在好,不会无缘无故与人争执,会让这个家变得更和谐。

玛莉亚　改变并不容易,有时候指责的手会自动伸出来,但是你要记得,因为你是个聪明人。他(儿子)可以提醒你,他(丈夫)也可以提醒你。你要做的,只是放下指责的手。

母　亲　好的。

玛莉亚　你会尝试,是吗?

母　亲　我会努力。

玛莉亚　我相信你会努力。现在来看看爸爸的成长历程。

父　亲　(找人扮演他的父亲和他的母亲,对扮演他的父亲者说)你的角色是这样的,你很厉害,工作能力是办公室第一名。你有五个小孩,只有你一个人在外工作,赚钱养家。(对扮演他的母亲者说)你没有出去工作,在家里带五个小孩。吵架时,你不能指责,只能"说",不能指责,你没有指责的权利。

玛莉亚 （要扮演他的母亲者摆出讨好的姿态）是这样吗？

父　亲 不是这样，（跟扮演他的母亲者说）你只是"说"，就是嘴巴动一动而已。

玛莉亚 （要扮演他的母亲者摆出超理智的姿态）是不是这样？

父　亲 稍微柔软一点，（要扮演他的母亲者把"手"放低）对，就是这样的姿势。（爸爸看着扮演他的父亲者摆出指责的姿态，表示同意）

玛莉亚 那你呢？

父　亲 我就站在这里（靠近扮演他母亲的人）。（跟扮演他父亲者说）你不要这样，我会尽最大的努力（哽咽）。

玛莉亚 所以你是跪在下面。

父　亲 （丈夫继续说，没有注意玛莉亚的叙述）我在学校也拿第一，你不能欺负她（指他的母亲）。

玛莉亚 所以你保护你的母亲（丈夫点头）。

父　亲 所以我对她（指妻子）是不会太那个的。（流泪）所以我对她的包容很大，以前我在学校总是考同年级第一名。

玛莉亚 （拉着妻子靠近丈夫的原生家庭雕塑）我要让你看到一些东西，当你的妻子做这个时，（请妻子伸出指责的手，对妻子说）当你指责时，像他一样（请妻子像扮演丈夫的父亲者一样，做出指责的姿态）对你来讲，就很容易想到当年你父亲的指责姿态，你潜意识里就想起你父亲。

父　亲 对。

玛莉亚 所以，你（丈夫）也做同样的事。

父　亲 但是我不会这么指责。我只会说"你怎么不对"，说了两遍还是没用，就放弃不说了。

玛莉亚 你做了像你母亲一样的事（指向角色扮演丈夫的母亲者）。

父　亲 我不是这样，我不是骂不过你，不是打不过你。身为男人，我不能骂你，当然也有骂人的时候，但我很少骂人。

玛莉亚　你可以做像你父亲所做的,但是你不想。

父　亲　我既然不允许他(指他的父亲)做,就绝对不允许自己这样做。
　　　　我不敢说自己一次都没做过,但是绝对不轻易做,这就是我。

玛莉亚　你当年保护了母亲吗?

父　亲　是的。

玛莉亚　所以对于指责,你觉得很不舒服。

父　亲　但是我也很佩服父亲,我现在跟我父母的关系非常好。我曾
　　　　经将十年赚来的工资全部花在家里,他们的关系后来也很好,
　　　　他(自己的父亲)也不指责了,她(自己的母亲)也不用这样了。
　　　　所以在单位里,也觉得这个儿子(指自己)很争气。

玛莉亚　(对儿子说)听了这些,你的感觉如何? 这是你父亲从他的原
　　　　生家庭中学来的,也就是因为这样,所以对他的妻子,他没有
　　　　指责回去。

父　亲　对。

儿　子　难怪妈妈在指责时,爸爸有时候什么话也不说。正因为这样,
　　　　妈妈会说他完全不关心她,我有时候也这样觉得。

玛莉亚　所以你现在对他们两位比较了解了。(儿子点头)(对爸妈)我
　　　　想知道你们当初是怎么认识的?

父　亲　同事介绍的。

当初,夫妻对彼此的欣赏

玛莉亚　当年你喜欢她哪三件事?

父　亲　朴实。

玛莉亚　告诉她:"我喜欢你……"(玛莉亚提醒丈夫直接表达)

父　亲　我当时喜欢你的朴实、你的模样,喜欢你告诉我愿意跟我一起
　　　　奋斗。我们的恋爱也经过风风雨雨,因为介绍人和她的关系
　　　　和我的关系都比较好。所以,基本上经历了好几次的摩擦,但
　　　　都没有断掉,我们就这样走了过来。

玛莉亚　你喜欢他什么？如果你不喜欢他，我不认为你会嫁给他。

母　亲　（点头）我喜欢他……

玛莉亚　告诉他，"我喜欢你……"

母　亲　那时候我喜欢你有一份稳定的工作，很喜欢这个大城市……
　　　　（微笑）

玛莉亚　你喜欢这个人的什么？

母　亲　我喜欢他很诚实。

玛莉亚　你们在一起多少年了？

父　亲　一九九三年结婚，十八年了。

玛莉亚　十八年了。（对丈夫）今天我们要开始新的沟通方法，可以吗？
　　　　你想要吗？

父　亲　可以可以，非常好。

家庭成员的新学习与改变

玛莉亚　一种新的学习。

父　亲　非常好，我正在找这个新的方法。

玛莉亚　过去的事，我们就把它放进博物馆里。（对妻子）你也是，可以
　　　　吗？（妻子点头）

父　亲　这非常好。

玛莉亚　很好，很简单，你们要先学习"听到彼此"。

　　　　（对丈夫）她伸出指责的手，你就要告诉她你的感受："我
　　　　现在觉得不舒服，或者害怕，或者生气。"（丈夫点头）你要提
　　　　醒她。

　　　　（对妻子）当他提醒你的时候，你或许会自动做出这个（伸
　　　　出指责的手），因为你从父母那里学了好多年了。当他（丈夫）
　　　　说了什么会引发你觉得他在指责你，或者他说了什么会让你
　　　　放下指责的手？

母　亲　例如，我正在专心吃饭，他会一直喊我，"我跟你说三件事，你

赶快拿支笔记下，如果你不听，我就走了。"如果我不赶快拿笔拿纸记下，或者我动作慢一点，他就说："你不愿意，我要走了。"

玛莉亚　好，我们先用这个例子。（对丈夫）待会你再找另外一个例子。所以，你不如用一种比较好的态度问她，你说，"你正在吃饭吗？你在吃饭吗？"（妻子点头）你说："请你拿纸和笔写下这三件事情。"

父　亲　（疑惑）有这件事吗？（团体大笑）

玛莉亚　让我们用这种方式……（丈夫插嘴）

父　亲　我绝对不会做这种事的。

玛莉亚　她记得。

父　亲　（手指着妻子）拿张纸来，写下这三件事。

玛莉亚　好，你告诉他："我现在正在吃晚饭。"用不一样的方法告诉他，"我现在正在吃饭，等一下我就会拿纸和笔记下这三件事。"

母　亲　我要先吃晚饭，再来记这三件事。

玛莉亚　这是你的选择之一，另外一个选择，你可以骂回去！（玛莉亚用手指着丈夫，妻子跟着做。一会儿妻子放下指责的手，同时微笑着）

母　亲　（突然指责）你在家，为什么不能做？为什么非得要在我吃饭时做。（团体大笑）

玛莉亚　如果她这样，你有什么感受？只要告诉她你的感受。

父　亲　我的客人正在等我载他去机场，我必须马上赶过去。我如果慢了，就赶不上飞机，这很不得了。会是这种情况吗？我只有在这种情况下才会这样做。

玛莉亚　你现在明白你可以有不同的方法。当她指责你的时候，你可以说……你会说什么？你可不可以接受她正在吃晚饭？

父　亲　可以呀，陪你吃饭。（团体笑）（疑惑地问妻子）我吃过了吗？

玛莉亚　他说什么？

沈明莹　他说"我吃过了吗"。

父　亲　饭不要吃了,先记下事情。只要一分钟就可以记好事情,你一
　　　　分钟之后再吃。

玛莉亚　以前每次发生这样的事,你就会伸出指责的手。今后你可以
　　　　不一样。如果你注意到他,而你也注意到她内在发生的事情,
　　　　你们就可以不需要为了任何小事争吵。

母　亲　他虽然是个男人,但度量不大。

玛莉亚　你跟他说。

母　亲　他如果翻脸,会翻脸两个礼拜,会翻脸一个月、两个月。(摇
　　　　头)

玛莉亚　所以你要他对你大量一点,是吗?你仔细对他说,对你来说,
　　　　"大量"是什么意思?如果他"大量",看起来是什么模样?他
　　　　要怎么做才表示他是大量的,因为我看他是个大量的人,只是
　　　　不知道如何示范给你看。

母　亲　男人做事大方一点,不要和女人斤斤计较。

玛莉亚　她要你不要斤斤计较。你(丈夫)知道这是什么意思?

父　亲　她常常提醒我这点。现在我能做到什么程度?我想了老半
　　　　天,我现在要大方。这个家里的经济是这样的,我在想,我怎
　　　　么改?我想这样,以后小孩的费用全由我负责。家里呢?我
　　　　们两个都在开计程车,我们请个钟点工,费用我来付,叫钟点
　　　　工去买菜、买东西的钱也由我支付,你只要开计程车……

玛莉亚　这是你要的吗?这是你的意思吗?

母　亲　这是经济上的问题。

父　亲　还有,以后你跑车时,只要感觉身体不舒服,就回家休息。但
　　　　有个要求,你不能开车的时候,也不要逼我出去开车。意思是
　　　　说,你开了十个小时的车,我开了十个小时的车,你可以休息。
　　　　但你不能说,你只开了五小时,你休息了,就要我把你的五个
　　　　小时补上。那样对你、对我、对家庭都不利。

玛莉亚　到目前为止，你感觉有什么？他说会尽力做，是吗？

母　亲　是（点头）。

玛莉亚　对于这些，你怎么回应他？

母　亲　他是想照顾我。

玛莉亚　那你就说，"你"在照顾我，跟他说。（提醒妻子用"你"）在你心里，现在感觉如何？

母　亲　（玛莉亚带儿子走到妈妈身旁，握住儿子的左前臂，儿子看着妈妈）我觉得温暖，你在体贴我。

玛莉亚　你可以告诉他（丈夫），而不是告诉我们。

母　亲　（温柔的语调）这样，我就很感谢你对我的关心。

玛莉亚　你现在告诉他，在情绪层次，你想要什么。

母　亲　在家里，不要为了一句话就搞到翻脸的地步。

父　亲　这个我能做到，我向大家（团体成员）承诺，我能做到。

母　亲　他说一句话，只要不对劲，他的脸就转过去，半个月也不理你。

玛莉亚　（带丈夫到妻子身边，让两人手牵着手，对丈夫说）你现在愿意做什么承诺？待会儿她也要作承诺。

父　亲　我承诺，我爱你、爱孩子，你有什么要求，只要合理，我都会答应你，不合理的只要伤害不大……也答应你。

玛莉亚　你不见得什么事情都要说"好"，你也可以说"不"。

父　亲　为了家庭嘛。

玛莉亚　你们两位都可以说"好"或"不好"，但是不需要吵架。当我觉得"好"的时候，就说"好"；就算我说"不"的时候，我还是爱你的。

父　亲　其实，现在很多地方，我都让着你，这很明显，儿子也看到了。例如，车子明明该直直地开，我说："车子直直地开，你却拐弯。"但是拐弯就拐弯吧，大不了多走一点路。

玛莉亚　好的，话转回来，让我们回来这里。

父　亲　我不介意，顶多就是多走一点路。

玛莉亚　你爱她吗？

父　　亲　爱她呀。

玛莉亚　告诉她。

沈明莹　看着她,再告诉她。

父　　亲　对呀,我为你做了很多事。

沈明莹　有三个字你没说。

玛莉亚　简单地告诉她,你爱她,如果这是真心话。

父　　亲　我爱你。

母　　亲　谢谢你。

玛莉亚　你愿不愿意告诉他,你现在想从他那里要什么？现在是个好
　　　　　时机,除了你刚才已经说过的那一切之外,还想要什么？我很
　　　　　肯定你还要其他东西。

母　　亲　我希望你讲话的时候,语气柔软一点,不要这么硬。

玛莉亚　你说话时要看着他的眼睛。

沈明莹　你要看着他。

母　　亲　我希望……
　　　　　十几年没看过他,(团体笑声,丈夫和儿子也都笑了)要看着他
　　　　　实在是件很难的事。

玛莉亚　现在试试,你要看着他的眼睛。这个人是你的丈夫,是你的伴
　　　　　侣,(妻子微笑)你有什么感受？告诉他,你的感受,得从你的
　　　　　内心说出来。

父　　亲　相信我,你的丈夫不比人家差,儿子也不比人家差,我们三个
　　　　　人都很好,如果团结起来,会有很大的飞跃。儿子现在的成绩
　　　　　进步很多,他很有潜力,是潜力股！(团体笑,鼓掌)真的！

母　　亲　我相信希望就从这里开启,幸福就从这里开启。

父　　亲　其实,我觉得放手也是一种关爱。对孩子,很多事情你就放手
　　　　　让他做。比如在这地毯上,他跌一跤,没事的,只有好处,没有
　　　　　坏处。

家庭成员的承诺

玛莉亚　好,我要听到你妻子的声音,这听起来像个新的婚礼,大家要在这里做见证,(手机声响起)这个是婚礼的铃声。你愿意做什么承诺?这是你们新生活的开始,一段新关系的开始。你们现在要将过去的愤怒全部放进博物馆里。你们从父母那里学到的一切,例如妻子从原生家庭学到的指责,你已经知道是不健康的。你是个聪明人,可以做决定,然后告诉丈夫,你的新决定是什么,而且要做出怎样的承诺。用你的心,告诉他"你要什么",而且愿意对自己做出什么承诺。对你而言,所有你想要的都是真实的,我们都是见证。但这是你的生命,是你的家庭生活,所以你需要对自己真实。(妻子闭上眼睛)当你睁开眼睛时,就能看见丈夫的眼睛。

母　　亲　我在这里学到很多很多,回去后,我会做得很好,我会珍惜这个家。对儿子、对你,我都会对你们很好,我愿意改变过去一切的错误。

父　　亲　谈不上错误啦,反正以后我们都管管自己,多听听对方,有时强迫自己去倾听对方。我有个感觉,以后我们像在玩一个游戏,谁想发火,就先忍十秒钟。

玛莉亚　好主意。

父　　亲　是的,缓冲一下。

玛莉亚　(对儿子)你要提醒他们先忍十秒钟。(儿子点头)看到他们彼此这样,你的感觉如何?

儿　　子　很开心,我也希望他们能有个好的开始。

父　　母　(对儿子)谢谢。

父　　亲　我承诺不管别人怎么做,我都要先做到。

玛莉亚　你们三位都要参与,当你(对儿子)看到谁伸出指责的手,就要提醒他们这个承诺(指向丈夫和妻子牵着的手)。

（对儿子）但不是指责，而是像你现在这样站着告诉他们，
"你们还记得吗?"（儿子点头）

（对全家）这个改变并不容易，这是一个决定、一个承诺，
我们会很容易又回到旧有的习惯，所以当他们又用旧方法的
时候，你别指责他们，或生气，每个人只要提醒另外两位。要
记得，今天你答应，你会改变的。

玛莉亚　（对母亲）你答应了，你会改变。

母　亲　嗯，好的。（点头）在我脑海里，我永远不会忘。

玛莉亚　我相信你。

母　亲　在我脑海里，永远不会磨灭。

玛莉亚　以后，每件新的事就会慢慢地成形。（对儿子）我很肯定你会
更快乐，因为今天会谈一开始，我问"你要什么"时，你说你要
他们和睦。这让我知道你希望今后这个家要有什么样的新图
像。当你父母如此呈现时，你的位置在哪？你不要站在任何
一边，你要站在这里，还是要跟他们更靠近一点？还是只是站
在这里就好？你的位置在哪里？

儿　子　跟他们靠近一点，（站到父母中间）不过还是会保持中立。

父　亲　你可以这样已经非常好了。老实说，孩子是家庭的桥梁，联系
了家庭，缓冲了家庭。我小时候，就像刚刚那种画面，我虽然
指责父亲，保护母亲……（玛莉亚打断父亲）。

玛莉亚　虽然他是你们的桥梁，但是他正在长大。（父亲同意）这是一
个很美的图像，他虽然与你们连接，但他还是自立的。他很快
就长大成年了，你们可以彼此对望，不需要再把他当成孩子。

父　亲　（点头）的确如此。

玛莉亚　你觉得站在这里舒服吗？

儿　子　呃……还好。

玛莉亚　你们两位都能以这个儿子为傲。（对母亲）不管你以前做了什
么，你还是做了一个很好的工作，你看他（儿子）长得这么好这

么帅,会不会以这个儿子为傲?

母　亲　会的。

玛莉亚　我觉得你好像有话要说,你想说什么?

母　亲　我以前也想放弃这个家,后来是这个儿子,我才没放弃。现在儿子长得这么漂亮、这么聪明,我真的很高兴。我希望以后你能理解我,而我能关心你。

玛莉亚　你相信吗? 你知道吗?

儿　子　我知道。

玛莉亚　你有没有什么话要对妈妈说?

儿　子　其实我也一直很爱你们,也很为你们骄傲,也知道你们很辛苦,所以我也会改变。

父　亲　很棒。

玛莉亚　爸爸,你要说什么吗?

父　亲　我觉得他能说出这些话很好! 我现在朝这个方向逐步前进,只要我们三个人都愿意对彼此腾出一点爱来,我们的家会更好,因为我们有好的质量。(团体笑)确实如此。

玛莉亚　(寻找治疗师)治疗师到哪里去了? 你要持续地检视他们,你们的关系要继续。(治疗师点头)你想说什么吗?

治疗师　我已经记下来了。你们的承诺我都记下了,我会检查你们的作业。

母　亲　(对治疗师)我回去后会认真做。

玛莉亚　(对治疗师)他们今后只需要提醒。如果有些事情朝另一个方向走,这只是他们又回到旧习惯,所以你得提醒他们。

治疗师　好(点头)。

母　亲　(对治疗师)谢谢。

现场的反馈

玛莉亚　你们愿不愿意听听大家的反馈? (母亲点头)我们都是你们新

生活的见证者。

治疗师　玛莉亚,我想上次给(儿子)的作业是很好的作业,我想要他对大家分享,也让他的父母亲看到他这个星期、这阵子的进步。

玛莉亚　好。

儿　子　上个星期我们有运动会,我参加了,虽然我对运动不擅长,但还是坚持,所以我觉得"我是最好的";这个星期公布考试成绩,虽然我只拿第五,但是我觉得"我是最好的";星期三,我们做了另外一所学校的考卷,这所学校比我们学校的素质还高,我的分数还在进步中,所以我觉得"我是最好的",我为自己感到骄傲。(团体大声鼓掌)

父　亲　我也为你感到骄傲。

母　亲　儿子,我也为你感到骄傲,我对你很有信心。

父　亲　你这次的成绩已经超过我的预期,我知道你在进步,非常快速地进步。我们曾经约定,成绩要在前十或前十五吧,你现在超前了,我为你感到骄傲。

玛莉亚　我为你们三位感到骄傲,因为你们三位都愿意对"改变"开放。让我们坐下来听听大家的反馈。

父　亲　谢谢,谢谢。

(家庭成员和治疗师坐下来聆听团体的反馈)

扮演外婆者　我首先把这个名牌还给你(对妻子),我叫×××,我不是你的母亲。

玛莉亚　是的,你们每人先"去角色",把角色帽子拿下来,你们站起来,把名牌还给他们(去角色)。谢谢。

扮演外婆者　(对母亲)刚刚要她选母亲、父亲的时候,我第一个感觉是你可能会选我,但我不想上去扮演,想逃离,最后你还是选了我。因为我跟你一样,也在这样的环境中长大,我一样学到指责。当你先生说两个人因为停车这种事而起争执,事实上我没有笑你们,我是在笑自己。因为我和我先生以前也经常发生这种情况。他喜欢倒车进去，我则喜欢很快地把车头向前开进去停车。在你们今天的呈现里，让我看到我和先生互动中的很多模式，当然，这是好几年前的事了，因为我们也跟随玛莉亚学了很多，就像你今天一样，我学会放下。要指责的人放下，我知道是很痛苦的，我的体会是，放下之后是很美丽的。今天的历程好像是为我和我先生而做，所以有很多收获。我学到了更多，想把它们运用到自己的家庭里。谢谢你们的分享。

学员二　我来自香港，在整个历程里，我有很多的感动及学习。我有一个十六岁的女儿，处理她的问题时，我要面对和妻子很多不同的意见。你们今天的历程，对我有很多的启发，非常谢谢你们。

　　我十分欣赏你们一家人，在短短两个钟头面对了那么多、那么大的问题，每个人都能很快地、很愿意地做出改变，真是不容易，我很佩服你们。

　　我欣赏父亲为了这个家而有那么多的爱及承担。母亲有过去的背景，不知道怎样表达爱，但短短的一节会谈，就有这么大的改变，愿意承诺爱、改变自己、承认以前的错误，你真的很棒。而你这个年轻人，我愈看愈欣赏你！很漂亮、很棒、很有动力、很有年轻人的时代感。你父亲说你是潜力股，我很认同。我也愿意花很多钱投资你这只潜力股，很感谢、很欣赏你们。

学员三　我想表达我的欣赏。一开始时，我就注意到父亲和儿子共同回应一些问题时，会很注意地倾听对方。我最后欣赏的是这个儿子，会谈即将结束的时候，他说了一段非常了不起的话。他说："上个星期参加运动会，虽然对运动不擅长，但还是坚持，所以我觉得我是最好的。"我觉得这个境界很好，我认为这个部分已经超过了他的父亲、母亲，所以我很欣赏你们全家会有更强大的生命力,让生活过得更美好。

扮演爷爷者　真的很欣赏你们三位的进展,这位年轻人回到学校念书,对自己愈来愈有自信,而且很聪明,可以意识到家里的变化。刚刚在这里扮演爷爷时,我发现爸爸很不一样,因为听到他完全赞同儿子有了很大的进步,和上一次会谈的时候,很在乎儿子的成绩,有很大的不一样。最后我要说,我最欣赏的是母亲的部分,母亲的表情和刚进来时很不一样,眼神会看着先生、儿子,神采光亮,我觉得这是最棒的一件事。

学员五　我有个很大的感受,就是我对母亲的欣赏。就在刚才那一刻,我看到母亲脸上散发出那么美的笑容的时候,突然间有个感觉,就像一个贝壳还没张开时,只是一个外壳,但当它打开的时候,就可以看到那柔软、美丽的部分。就在那一刻,我真的非常感动。因为我看到父亲愿意承担,愿意为这个家庭做这么多,所以在这个温暖的家里,我感受到那柔软的部分会愈来愈多,美丽的部分也会愈来愈多,那一刻我真的很感动。

学员六　当妈妈去邀请角色扮演者的时候,是一直走到那人面前,伸出手来看着他,非常尊重。我上了很多课,很少看到这样邀请人的。上次我没有时间和儿子分享这一点,这次看到妈妈身上的这个部分,很感动。我想,其实母亲和儿子都非常懂得尊重和爱,爸爸身上也有,当你们能放下过去的伤痛,我想这些能让你们好好地过日子,祝福你们。

学员七　我欣赏儿子的坦白、诚实及努力;也很欣赏父亲想改变家庭的那份强烈愿望,以及愿意付出。我最欣赏的是母亲,因为我看到了你过去生活中的伤痛与恐惧,对你来说,可能走的每一步都比别人不容易。我希望父亲能够看到,当母亲有点强硬时,可能只是想保护自己。请记得她的眼泪与害怕。

玛莉亚　好,谢谢你们。你们今天就要回南京吗?还是要在上海玩玩?你们会去玩一玩吗?

父　亲　会去玩一玩。大概今天晚上回南京。

玛莉亚　我希望你们玩的时候，要庆祝你们新的婚礼，以及新的关系。
　　　　（团体鼓掌）

父　亲　谢谢大家。

三　追踪报告

2011年11月玛莉亚第二次见这个家庭之后，直到2012年11月第三次见这个家庭，其间一年治疗师见过他们十六次，有八次男孩同父母一起来。

在这一年里，男孩的情况起起伏伏。高一时，老师很喜欢他，还推荐他进了学生会，由于他随心所欲，不愿意约束自己，开始有违纪行为，如迟到、吸烟、玩手机等。老师批评他时，他和老师冲突，学习积极性下降，开始不愿意上学，又外出包夜上网，甚至在六月份又离家出走一次。这时，他不来见治疗师。

爸爸妈妈很愿意改变自己，他们一直坚持接受咨询。他们有很大的改变，降低了对儿子的期待和要求，虽然希望他好好学习，但如果他不想读书，他们也可以接受。即使他不去上学，他们还是会准备他想吃的食物，照顾他的生活。

2012年8月新学期开学时，男孩决定回学校上课，也再次去见治疗师。在八月的那次会谈中，治疗师谈到玛莉亚又要来中国，问他想不想再见到玛莉亚，他立刻就很开心地说要见玛莉亚，并说要好好表现，以新的面貌来见玛莉亚。开始上学的一个月，他表现得很好，也很努力学习，在新班级得到导师的认同和喜欢，九月月考，他是班上第五名。在前面三次会谈中，他都谈到想要过健康的生活，晚上十一点前睡觉，不吸烟等。他也和父母商量如何帮助他做到。同时实行承诺，每天按时睡觉，减少吸烟量，不在学校吸烟等。同时承诺要持续接受咨询。但到了十月，他再一次出现周末不回家的情况，最近的几个星期都是如此,每天会去上学,到周末放学后就不回家了。十月的会谈,他也没有去见治疗师。

男孩现在在家里不会乱发脾气,有事也可以商量,因为他晚上不回家,父亲扣了他十元零用钱,他也没讲什么。只是爸爸就此事批评他时,他会发脾气,但当父亲生气地责问他时,他也就不讲话了。

爸爸、妈妈体会到在教育孩子方面要一致,所以他们会协商处理,虽然也常常各持己见,会有争执,但不再冷战,最后会有一致的意见。他们现在也开始重视自己,彼此关心,而不再把注意力完全放在儿子身上。

最近一次会谈,治疗师跟父母一起回顾一年来家庭的变化。爸爸、妈妈对男孩的改变还是很欣喜,虽然时起时落,但还是朝好的方向发展,他们很欣慰。夫妻关系也有了很大的改善,相互亲近了很多。

他们都期待着再次见到玛莉亚,爸爸说:"我很钦佩玛莉亚,每次都能从玛莉亚那里得到能量,所以我很想见到玛莉亚。"妈妈说:"我很感谢玛莉亚,学习到了很多,很想有更多的学习。想见到玛莉亚表达感谢,报告一下自己的改变,继续学习新的东西。"

他们表示,即使男孩不来见玛莉亚,他们自己也要见。

2012年11月,玛莉亚在上海再次见到这个家庭。会谈时,妈妈很自然地坐在父子中间,脸上一直带着笑容。在这次会谈中,玛莉亚进一步推动父母给孩子更多的信任和自主权,同时也让男孩自己负责任,建立父母对他的信任。

第三次会谈结束后二十天,治疗师电访爸爸。爸爸说:"上次的会谈,让我很受教育,一定要多沟通,也要多信任孩子,让孩子自己负责任。"他说上次的晤谈男孩也很受教育,回来后基本上遵守了他的承诺。他现在会去上学,也很努力地学习,在刚结束的期中考试取得班上第一名的成绩,现在全家人都很开心。

2012年12月到2013年1月,治疗师见过这个家庭三次,通过与全家人协商,准备结案。父母同意结案,男孩则希望在两到三个月后能再次见到治疗师,治疗师同意在三个月后再见他们全家一次。

现在全家人关系比较亲近,有不同意见时,也可以一起沟通,现在男孩每天都会上学,也不再无故迟到,他表示要好好学习,准备参加2014 年的高考。

厌食是武器
——争取自主的女孩

一 治疗师说明

问题呈现

女孩今年十七岁,从十四岁开始就深受厌食症之苦。她读初中时,是位优秀的学生,人际关系很好,是个顺从、聪明、安静的人。高中时,进入最好的班级,但是她觉得自己赶不上班级的程度。

2010年8月,她开始出现厌食症状。到了12月,体重只有掉到二十六公斤,有三次住院记录。一开始她的父母告诉她,只是到医院做身体检查,但其实是要她住院。当她被送往儿童病房时,觉得自己被欺骗了。住院二十六天后,体重回到三十四公斤。虽然她的身体还是很虚弱,但仍要求出院,父母也同意了。即使捡回一命,她还是很怨恨父母欺骗她,她想报复,以惩罚她的父母。

从那时候起,女孩折磨了父母六个月。在这期间,女孩偶尔复诊,她会选择一位不太清楚她情况的医师,要求进行家庭治疗,因为她要父母坐在那里听她的指责。女孩要医师做他们之间的法官(替她主持公道),批评父母的欺骗行为。

因为女孩不愿再进行治疗,父母感到很无助,但他们仍持续拜访心理治疗师。过了六个月后,女孩终于愿意参加会谈。但是她和治疗师没有任何眼神的接触,表现得像个机器人一样。显然地,她回家之后并没有任何的改善。

2011 年,在医院的年度聚会里,奇迹发生了。女孩可能是被分享的家庭触动,愿意上台分享她的经验,也分享了她的愧疚及愿意改变的决心。一星期后,她自己央求住院,经过两个月的疗程,她康复了,出院后也维持正常的饮食。

家庭背景

女孩十七岁,是家里的老幺,有一位二十八岁的哥哥。父母提供孩子很好的物质照顾,但缺乏精神上的照顾。

根据女孩的说法,一开始她的反抗是为了争取自主权。但自从她生病之后,父母便开始讨好她。她现在很困惑,也想要知道如何与父母相处。被骗住院后,她不再信任父母。直到现在,她仍然认为需要谨慎地与父母应对。她相信,只要她够小心,就不会发生什么不好的事,同时,希望能够在父母的期待和自己期待之间找到平衡点。她想要完美,但现在她怀疑自己是否能做到。即使她对未来感到担心与害怕,仍然同意在 2012 年 9 月复学。

她的哥哥是位脚踏实地的人。在女孩眼中,他不爱说话,但很善良。哥哥对她有很高的期待,为了激励她,哥哥带她参观不同的大学,并且送她许多书。女孩生病时,看见哥哥就会生气。当她感到沮丧时,就会和哥哥吵架。为了避免冲突,哥哥搬出去住。虽然如此,哥哥仍然对她很好。

治疗师的期待

治疗师希望,透过这次家庭治疗,能看到家庭动力和彼此的互动。此外,也希望得到如何与这个家庭工作的方向。

玛莉亚的反馈

这个女孩和她自己,以及和父母的关系很重要。看来,她的自我价值低落,却又有很高的自我期待。她能重新站起来,是因为她有很多的力量。因此,重要的是要帮助她能够承认自己的力量。

二　会谈

玛莉亚和沈明莹在门口欢迎这一家四口,依序进来的是女儿、父亲、母亲和儿子。玛莉亚、沈明莹、治疗师和一家四人围坐成一个圆圈。

玛莉亚　你们好,我的名字叫玛莉亚,很高兴见到你们,请进。她叫沈明莹,帮忙替我翻译,很高兴有机会认识你们。

李医师已经把你们家的一些背景告诉我们,我可以想象,你们来到这里,坐在这么多人的面前,是一件很困难的事。我想告诉你们,坐在这里的每一位都在学习怎么进行家庭治疗,很多人现在都在跟家庭工作。我们很谢谢每一个来见我们的家庭,这是我们的荣幸,从他们身上我们学到很多。谢谢你们愿意来这里。我会邀请大家介绍他们的名字、从哪里来,或许这样你们会觉得舒服一点,听听他们的声音,可以吗?

(成员们开始一一自我介绍)

(学员中有女儿住院时的何医师,玛莉亚问女儿是否愿意请何医师坐进来?女儿说"好",何医师就坐在女儿旁边)

玛莉亚　(问何医师)你是她的门诊医师吗?

何医师　是病房里的医师。

玛莉亚　(看着女儿)我很高兴你喜欢她。

女　儿　我认为她是我的朋友。(女儿用英文回答)

玛莉亚　好的,李医师可以和我们在这里吗?

女　儿　可以,我觉得她好像是我的母亲。

玛莉亚　在这个团体里,还有其他你认识的人,你想要她们和我们坐在一起吗?

女　儿　吴阿姨(护士)吧。

玛莉亚　好的,我们邀请她进来,坐在这里。

玛莉亚　在这个团体,有很多人支持你,是吗？在医院里也有朋友,
　　　　是吗？

女　儿　是的。

玛莉亚　你熟悉这里吗？

女　儿　我来过医院两次。

玛莉亚　(转向护士)谢谢你参与我们。(参考下方座位图)

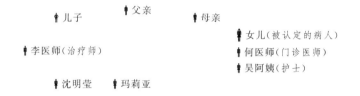

母亲对这次会谈的愿望

玛莉亚　妈妈,您今天来这里的时候希望发生什么？您希望有哪些改
　　　　变,以至于家庭可以快乐一点？您有什么愿望？

母　亲　我希望所有老师和大师可以帮我们(母亲站起来)。我还没介
　　　　绍我的家人;这是我丈夫。(父亲站起来)我是妻子,这位是我
　　　　儿子,(儿子站起来)这是我女儿(女儿站起来,坐下)。(其他
　　　　三人都站着,只有女儿坐着)我们四个人是相亲相爱的一家
　　　　人,在这两年中,我们之间的沟通就像水池里的四条鱼,游得
　　　　不是很顺畅。

玛莉亚　什么？

沈明莹　(玛莉亚不明白母亲说什么,沈明莹对她解释)母亲做了比喻,
　　　　我们一家四人就像水池里的四条鱼,这四条鱼游得不是很
　　　　顺畅。

　　　　　(儿子坐下,李医师邀请父亲也坐下,母亲继续站着。)

母　亲　我们夫妻双方对"游得不顺畅"非常苦恼,今天我们有幸来到这里,想通过在座这么多专家,和"大师奶奶"(指玛莉亚)帮助我们,引导我们的生活,让我们家庭在以后可以更幸福、和谐。

玛莉亚　您认为需要什么样的改变,可以让游泳池里的四条鱼快乐一点、相处好一点? 我也希望你们会这样。

母　亲　特别在这一年,我们四个人很难沟通。

玛莉亚　我同意,沟通很重要。您最想跟谁先沟通好? 用不同的方式吗? 我想我可以帮你们用不同的方法沟通。

母　亲　说实话,我是"三面楚歌",我和谁都沟通得不好。

玛莉亚　"三面楚歌"是什么意思? 他们都是您的敌人吗? 您丈夫、儿子、女儿,他们都把您看成是敌人吗?

母　亲　不是,我觉得自己没有把角色扮演好。面对丈夫的时候,我不会承担妻子的角色;面对孩子的时候,我心里想,谁能代替我做母亲,我不会做母亲了。两个孩子都是我亲生的。儿子生在八十年代后期,女儿生于九十年代后期,所以我是八十年代后期和九十年代后期出生的孩子的母亲。

玛莉亚　他们两个都长大了,您也做了一些好的工作吧。

母　亲　我现在很困惑,我都不会做(母亲)了。

玛莉亚　他们两位都是成年人,她(女儿)差不多是成年人,而儿子已经是成年人。通常孩子们长大之后,和父母的关系会改变,您希望和孩子们有怎样的关系? 您可不可以直接告诉儿子,您想跟他有怎样的关系?

母子之间的沟通

玛莉亚　(玛莉亚指向儿子)直接告诉他,您想要发生什么事?

母　亲　(母亲仍然看着玛莉亚)他不能接受我的方法。

玛莉亚　直接告诉他。您说要学"沟通",沟通的第一件事,就是您要看着和您沟通的人,直接告诉他。告诉儿子,您想要什么,待会儿轮到他,他有机会说想要什么,家庭的每位成员都有机会说自己想要什么。如果您想要有多一些沟通,您想从他这里要什么?例如,您想要他聆听您吗?或者您想要他多和您说话?或者是要被尊重?我不知道您想要什么?

母　亲　我要儿子三十而立。

玛莉亚　您要他三十而立的意思,是他要独立吗?但您对着我们说,他不见得能得到讯息,您得看着他说。(玛莉亚再次邀请母亲直接告诉儿子,母亲看了儿子一眼)对,看着他,他是个英俊的男士,告诉他。

母　亲　我希望我儿子,不要像八○后的人一样……

玛莉亚　您都没看着他,只是朝着那个方向说。您不是说要学沟通吗?我现在正在教您如何沟通。

母　亲　我希望我儿子……

玛莉亚　用"你"来表达。

母　亲　我希望儿子能三十而立。(母亲从会谈一开始就站着,她看着儿子,这时儿子也站着)

玛莉亚　这是您的愿望?

母　亲　对。

玛莉亚　(玛莉亚问儿子)这也是你的愿望吗?

儿　子　我……我……我希望她身体健康,……平平安安。

玛莉亚　刚才你母亲说,要你三十而立,你愿意三十而立吗?

儿　子　我肯定愿意。

玛莉亚　告诉她。

儿　子　三十而立,这个范围有些广和大。

玛莉亚　那你要不要问她,三十而立是什么意思?

儿　子　我想问你,具体的意思是什么?指哪方面?

母　亲　我觉得三十岁,如果还不结婚,就应该把你自己的巢弄得像一个家。

儿　子　我知道你的意思,你是说,我应该结婚了。我母亲对我个人的婚姻比较着急,正常的父母都很关心儿女的婚姻,要他们结婚。

玛莉亚　你愿不愿意告诉母亲,三十岁既然独立了,是个成年人,你会做适合自己的选择,是不是?

儿　子　对。

玛莉亚　我儿子结婚的时候,是他想要结婚的时候,而不是我要他结婚的。但那仍然是你母亲的愿望。她可以告诉你,它很重要,但要不要做是你的事。

儿　子　我也能够接受我父母的愿望。

玛莉亚　你也可以决定自己将来要怎么做。你现在不是二十八岁了?

儿　子　对,一方面随缘;另一方面还没遇见合适的人。

玛莉亚　很好,(问母亲)可以吗?

母　亲　可以。

玛莉亚　因为您的儿子是个成年人,身为母亲当然仍然有您的愿望。我相信,您希望他找到一个合适的妻子。

母　亲　是。

玛莉亚　很好,您开始跟他沟通了。(玛莉亚转向儿子)我希望你跟母亲讲话的时候也看着她。你还有什么话要对母亲说。

儿　子　放手吧。让孩子走他自己的路,人生必须经历挫折,失去后才知拥有。希望父母健康、平平安安,这是我最大的愿望之一。

玛莉亚　谢谢。

儿　子　我希望大家身体健康、快乐;还有您,老奶奶也要这样。

玛莉亚　谢谢。

母亲在家中的地位很权威

玛莉亚　(对母亲)您想对丈夫说什么? 对他,您有什么愿望? 您想要你们的夫妻关系有什么改变?

母　亲　我们结婚三十年,我最大的幸福就是相濡以沫走到今天,他对
　　　　我始终如一,我对他也是始终如一。

玛莉亚　您跟您丈夫有沟通吗?

母　亲　我最大的不安是,我们结婚、走了三十年,但是沟通仍有困难。
　　　　我们和对方的想法、声音似乎很难凑在一起。前三十年,大多
　　　　数时间是他顺从了我。

玛莉亚　每对夫妻都有不同的想法,因为每个人都来自不同的家庭。
　　　　真正的问题是,当我们想法不一样的时候怎样处理。当您跟
　　　　他意见不一样时,谁妥协? 谁赢? 是您赢? 还是他赢?

母　亲　前三十年,好像我赢得比较多。我反省自己,我把我们家带到
　　　　极端去了。

玛莉亚　可不可以解释这是什么意思?

母　亲　走到极端了。假设我们要走一条直的路,本来是走得稍微弯
　　　　一点。但是,我现在走得可能太弯曲了。

玛莉亚　您的意思是您在家里有很大的权威?

母　亲　这又得说到我女儿了。

玛莉亚　但在你们夫妻之间发生了什么事?

母　亲　之前,她(指女儿)把和我的交流,写出对母亲的印象是"一手
　　　　遮天"。

玛莉亚　您同意吗?

母　亲　刚开始我抗议。之后这个交流已经一个月了,我反省了一个
　　　　月,后来我能接受。我觉得,我都是为了这个家。

玛莉亚　您想改变吗? 所以在这游泳池里,您是那条最大的鱼。您想
　　　　要这条鱼变小一点,大家可以多点水喝,是吗?

母　亲　是。

玛莉亚　好,等一下我们会讨论这个部分,这是您很想要的吗? 我对您
　　　　真的很欣赏,您愿意自我反省。根据您刚才说的,在这个家里
　　　　您很权威。但是,您对这个家有一份好意,要每条鱼都和您游

向同一个方向。刚才您说，这些鱼开始不跟您游向同一个方向了。

母　亲　　现在就剩我自己在游。

玛莉亚　　您现在孤单了。您真聪明，您现在给大家一个讯息，想要其他人也可以有平等的水。

母女之间的沟通

玛莉亚　　您是不是想告诉女儿什么？您想要怎样改变母女俩的关系？

母　亲　　我女儿再过一年就十八岁了。因为女儿，所以我最想寻求帮忙，以后我们都是平等的。不管家里的大小事，我都会跟她商量，我要多听她的意见。我觉得从现在开始，她可以当我的向导，因为我碰到很多事，她想得都比我还周全。

玛莉亚　　她不见得是你的向导，你们两个可以互相指导。她到十八岁的时候，就可以引导自己，您也得继续引导自己。我很欣赏您，这条路不好走，但您努力让自己可以明白这个情况。您可以帮助这个家很多，我知道您很想要帮忙。

母　亲　　我有这个能力吗？

玛莉亚　　是的。我想邀请您。首先要改变的是别再指责自己，您已经尽力而为了，而且是出自一番好意，我们都是从经验中学习的。您之前不知道如何处理一些情况，不代表您是坏母亲，只是当时"您不知道"，只要是人都会犯错。我很高兴，您站得好好的，请您告诉家里的每一个人，您想要什么。

　　　　　（玛莉亚指着女儿）所以，从女儿这里，您想要什么？

　　　　　（母亲从一开始到现在都站着，这时女儿也站着）

母　亲　　我要女儿快乐、健康。

玛莉亚　　告诉她，我要"你"……，你们开始沟通了。

母　亲　　我要你快乐、健康，做你喜欢的。

玛莉亚　　你的意思是，要给她自由了，做她自己，是吧。

母　亲　是的。

女　儿　我想告诉我母亲的是……

玛莉亚　直接对她说。

女　儿　我不希望你是游泳池里的大鱼，我希望，我们都是差不多大的鱼，可以依照自己想游的方向游，而不否定对方游的方向都是错误的。

母　亲　我肯定能做到，我真的游累了，我真的想跟你们一起游。

女　儿　我可以理解为，是因为我和哥哥、爸爸让你操太多的心，你累了，对我们失去希望了吗？

母　亲　不是。

玛莉亚　母亲没这么说，她没这么说。

女　儿　我和我的家人沟通时，总是想到坏的一面。

玛莉亚　你都想到坏的那一面？

女　儿　对。

玛莉亚　你想要改变吗？不往坏处想？

女　儿　我想要改变。

玛莉亚　告诉你母亲说，说你会改变，不会再往坏处想。

女　儿　妈妈，我保证以后会让自己保持积极。我相信我的家人是世界上最爱我、最关心我的人，"他们"永远不会骗我。无论你们的想法是对或是错，但是意图一定是好的。

母　亲　我相信。

玛莉亚　我认为刚才那一刻很美，谢谢两位。等一下我会再回到你们两位身上。（母亲和女儿坐下）

　　　　　　（玛莉亚转向父亲）

父亲对这次会谈的愿望

玛莉亚　我想要问爸爸，您今天来有什么愿望？（父亲站起来）

父　亲　我的愿望是通过这个团体的帮忙，能帮助我们家走出目前的困境，帮我们家解决我们看不到的问题。

玛莉亚　您觉得问题是什么？有什么是您特别想要的，它就可以解决家里的问题？刚才您妻子说她会改变，而您认为还需要发生什么，这个问题就可以解决？

父　亲　我们家仍然有沟通上的问题。

玛莉亚　我明白。沟通的第一要事，就是跟对方沟通时要看着他，直接告诉对方。第二，您真的可以说出自己心里想要的是什么，而不会害怕说出心里想要的。

父　亲　我心里想要的是我们家人诚心对待，实实在在地说了心里话后，不要被误解所说的不是真心话。

促进夫妻之间的沟通

玛莉亚　这是很美的。您现在想直接告诉您妻子什么？当你们两位有不同意见的时候，您想要什么？

　　　　（母亲站起来）

父　亲　她跟我结婚这么多年……

玛莉亚　用"你"来称呼。（玛莉亚教导父亲用"你"代替"她"）

父　亲　你跟我结婚这么多年，为家里受累、操心多年，辛苦了。孩子现在大了，我们应该放手。你为他们操心、替他们设想，你是关心他们的，但是他们可能不了解你的想法。孩子大了，我们应该放手，让他们自由自在，爱做什么就做什么，你不要管了。你认为对的，他们不见得能理解，该放手就放手，不用再管了。这就是我的想法。

玛莉亚　这很重要、很美，所以您就帮助您妻子"放手"。对所有父母来说，最困难的一件事就是对孩子"放手"，这很困难。你们较亲近的时候，它会比较容易一点。因为你们拥有彼此，当你们两位愈拥有彼此的时候，对孩子就愈容易放手，谢谢。

女儿对这次会谈的愿望

（玛莉亚转向女儿，父母坐下）

玛莉亚　在这个家庭里，你想要什么样的改变，可以让你觉得自己的生活和每个家人都会好过一点。

女　儿　我希望我的父母可以更亲密、更相亲相爱；我希望他们两人的目光少放在我和哥哥身上；我希望哥哥可以更大方、开朗一些，给我安全感。

玛莉亚　我希望，你听到你父亲刚才说的，你父亲准备好要对孩子"放手"了。

女　儿　我希望，他们不只是对我们放手；我希望我的父母能更了解彼此，更关心彼此。

玛莉亚　他们共同生活三十年以上了，所以这告诉我，他们之间肯定是有关系的。他们要怎么相处是他们的事，但我知道这是你的愿望。

女　儿　我觉得他们的结合，只是为我和哥哥以后的发展而存在，他们之间没有真正的感情。

玛莉亚　你认为对他们来说，什么是最好的？

女　儿　我希望，他们能够真正地为对方着想、生活快乐就好。如果这样，我和哥哥就能真正放心去追求我们想要的东西。

玛莉亚　对我来说，你的意思是，你真的很爱你的父母。不如直接看着他们，告诉他们，你有多爱他们，而不是教他们应该怎么做。

　　　　（女儿突然站起来，面对父母）

女　儿　我希望爸爸、妈妈，你们可以为自己多活一些。因为我害怕你们之间的距离，会让我觉得这个家是不和谐、不幸福的。这样，我会觉得自己的背后都没有一点力量，而害怕出去闯一闯。（女儿坐下）

玛莉亚　你没有表达这个愿望，是因为你爱他们，是吗？

女　儿　我要怎么表达？

玛莉亚　你爱不爱他们？是不是因为这样，你才对他们有这个愿望。

女　儿　是的，我爱他们。

玛莉亚　你是否可以简单地告诉他们？在你们家里不会彼此告诉对方"我爱你"，是吗？

女　儿　一次都没有。

玛莉亚　你从来没有听过妈妈说"我爱你"。

女　儿　没有。

玛莉亚　爸爸也从来没有说过吗？

女　儿　没有。

玛莉亚　你感觉到他们是爱你的、关心你的吗？

女　儿　我感觉得到，但是不知道程度有多深？

玛莉亚　我不知道爱是不是可以测量，但是我知道爱是一种感受。有时候，家里的问题是，他们不知道怎样让彼此知道是爱对方的。每个人用不同方式来表达自己的爱。我认为，妈妈以为表达爱最好的方法，就是照顾你，告诉你去做什么，这是表达爱的一个方法。但是，我想她要改变这些。

女儿想学习看重自己的价值

女　儿　我不希望妈妈总是要为我扫清前面的障碍，并告诉我这样做、那样做。我希望她能对我有更多的认可，能够以欣赏我做事的态度来对待我。

玛莉亚　这很重要。

女　儿　我不希望她总是指责我，或说我不足的地方。

玛莉亚　如果她可以表达对你的欣赏，或对你的认同，你就觉得被爱，是吗？这对你很重要。

女　儿　只有他们认可我的时候，我才觉得我是很乖、很好的孩子。那时候，我才觉得自己值得被爱。

玛莉亚　你不重视自己吗？

女　儿　我不知道什么是对的，父母对我的评价才是我的价值。

玛莉亚　我今天想要帮助你，我希望你能好好重视自己。你已经快十八岁了，当我们还是孩子的时候，的确需要依靠父母的评价来知道自己的价值。但"成年人"的意思是，自己也要重视自己。我从李医师那里得知，我很肯定你有足够的理由自己重视自己了。当然，有父母的认同也很好。但是我希望，你可以学到重视自己、看见自己的价值。你明白我说的吗？

女　儿　但是我觉得，我父母眼中的价值，总是高于我看待自身的价值。

玛莉亚　这很重要。但是当你到了十九岁或二十五岁的时候，你怎样评价自己、重视自己、看到自己的价值，我认为这才是重要的。这是一个很重要的学习。

女　儿　我想要学，但是不知怎么去做？

玛莉亚　我会让你看到，好吗？但是我要先问哥哥。（玛莉亚转向儿子）

儿子对这次会谈的愿望

玛莉亚　你想要什么？你认为家里发生什么样的改变，可以让每个人都快乐一些？

儿　子　大家还是需要顺畅地沟通。我自己也有做得不够好的地方，我希望先反省自己，发现自己的缺点，尽力做好自己的角色。每个人都扮演好家庭里的角色，做好父亲、母亲、哥哥、妹妹该做的事。虽然在实际生活中没做得那么好，但是我希望大家可以有共同的认知与行动，往好的方向走，往更好的层面前进。这就是我目前想要的。

玛莉亚　对于你妹妹刚才说的话，你觉得怎样？

儿　子　我妹妹刚才说的话是对的，我也正在面对这些事。

玛莉亚　你同意妹妹刚才说的话吗?

儿　子　相对同意。

玛莉亚　你也同意在这个家里,大家不知道彼此是否相爱。

儿　子　彼此心里有爱,大家却只用行动来表达爱,而不用言语来
　　　　表达。

玛莉亚　你喜欢言语的表达吗? 你想知道父母爱不爱你? 或是你妹妹
　　　　爱不爱你?

儿　子　我肯定我们彼此爱着对方。

玛莉亚　我相信。而你又怎么知道他们重视你,因为你妹妹不太确定
　　　　这些。

儿　子　这是不争的事实。人是为亲人、为自己而存活,如果有余力的
　　　　时候再帮助别人。我知道,人最基本的本能是家人互相爱着,
　　　　而家人是彼此关心的。我们家不善于用言语表达,或许跟个
　　　　性有关吧。

玛莉亚　不,这跟个性无关,而是跟"家庭规条"有关。我相信你们家里
　　　　有个不成文的规定:不要说出心里的感受。

儿　子　我同意。

从家庭中学到如何表达感受

玛莉亚　你知道世界上有很多家庭都是这样,因为你父母或许从他们
　　　　成长的家庭中学到这些。(对母亲)妈妈,在您自己生长的家
　　　　庭里,也会表达感受吗?

母　亲　(摇头)没有。我的生长背景注定了我现在这个样子。我儿子
　　　　今年二十八岁了,但是从小到大,我没有拥抱过他。要不是女
　　　　儿这次生病了,我也没有拥抱过她。

玛莉亚　当年您的父母拥抱过您吗?

母　亲　没有。

玛莉亚　所以您没学过拥抱。在成长过程中,我们从家庭中学习怎样

来表达感受。如果您在家里，从来没有人拥抱过您或对您表达爱，您就不可能知道怎样去拥抱您的孩子。但是，如果您想要的话，您就可以改变。（对父亲）爸爸，在您的成长家庭里是怎样的？你们家里会谈感受吗？

父　亲　在我们家里，以前也是不谈感受的。他们不但没拥抱过我，小时候我还挨打。

玛莉亚　您打过他们两个吗？

父　亲　两个孩子我都打过。

玛莉亚　所以，您学到了，您就做了。我只是要告诉你们，我们把学到的东西传给下一代，持续地传下去。现在我们把它说出来，如果您想要改变，您就可以改变。这样，您的子女就一定可以用不同的方法养育他们的子女。所以，知道他们想要什么很重要。我刚才只是提问，我知道妈妈想要游泳池里的水是温暖的，四条鱼在池里很开心地游来游去。对我来说，在感受的层次上，彼此之间互相了解、彼此相爱。我相信，您刚才所说的话，也是相同的事。

　　（对父亲）一个事实是，你们全家来到这里，这就告诉我，你们一定有过许多很好的感受。只是因为你们在小时候没学到怎样表达感受，而且没有被肯定过。

　　（对母亲）我认为，不只是你们两位子女需要，每个人都希望在别人眼中是重要的，这就是你（指女儿）刚才说的"认同"的意思。她现在要怎样才知道您重视她？如果您不告诉她，她怎么知道这些？

　　基于我们的爱，基于我们的重视，我们会告诉他们"我要你怎么做"，但是他们不知道我们真的重视他们。如果我们只是不断地告诉他们，您想要他们做些什么，或只是告诉他们"我要你这么做"，却不告诉他们"你这么做，我的感觉如何"。他们就不知道我们的爱和重视他们。我希望，你们可以学到多表达自己的感受,我相信在这里的李老师会继续帮助你们。

（对女儿）我现在要多给你一点注意力,因为你在这里有些很重要的愿望,我认为这很重要。你想要知道父母是怎样重视你,而你可以怎样重视自己。

在我们进入这部分之前,我想要让你们先看到我心里看你们沟通的图像。妈妈刚才说要学沟通,爸爸也在某种程度上说,希望可以有更好的沟通。我尝试让人们知道我怎么想,我把我听到的讯息雕塑成一幅图像。之后,你们也可以呈现你们观点中的图像。最后,再看你们想要家庭改变的图像,也就是看全家每个人想要的理想图像是什么,可以吗?

（每个人都点头）

雕塑家庭动力:女儿的图像

玛莉亚　我们每位都得站起来,你们都是我的"协同制片人",好吗? 我们看看家里的图像是怎么样。（对女儿）根据你的观点,有时你说爸爸、妈妈彼此不同意,特别是你不同意的时候,根据我刚才听到妈妈说的,她自己很有权威,一手遮天是吗?

女　儿　是。

玛莉亚　我们看图像的时候,当"一手遮天"的时候,就请她站上椅子,代表她的地位崇高。我们可以让母亲站上椅子吗?（对母亲）您自己也说,过去三十年都是您在掌管,对吧? 您愿意站上椅子吗?

母　亲　可以。

玛莉亚　父亲会支持您,我认为他会支持您。请您站在椅子上,是代表您在家里的权威。我知道,您今后不想再这样,这只是一个关于您刚才提到,而把它呈现出来的一幅很简短的图像。然后,再看每个人心目中的图像。只是让你们看看,我们怎么用图像来了解事情。所以,有段时间,母亲在家里是很有权威的。

（母亲站上椅子）

　　爸爸会帮忙扶住您（指站在椅子上的母亲），您不会跌下来的。所以，妈妈，您很有权威。

　　爸爸，您的位置在哪里？

　　你（指女儿）觉得妈妈在那个位置上，爸爸和妈妈有多靠近？

女　儿　站在那个台子上。（爸爸离妈妈的距离有一百公分）爸爸比妈妈矮一点。

玛莉亚　他比她矮，但他也蛮高的。会不会妈妈说什么，他都同意？或者是妈妈说什么，他都说好？他是支持妈妈或是指责她？

女　儿　他同意百分之八十。

玛莉亚　在雕塑中，"摊出手"表示同意的意思。

　　你哥哥在哪个位置？哥哥与他们的距离是怎么样？是近一点？还是远一点？让我们想一想，你进高中时压力很大的那一刻，或是你选一个时间点，你觉得在家里压力很大的那一刻，爸爸、妈妈这样站着的时候，哥哥在哪个位置？

女　儿　在椅子之外，很远。

玛莉亚　他是背对他们？还是看着他们？

女　儿　从很远的距离看着他们。

玛莉亚　指责他们吗？

女　儿　是。

玛莉亚　"指责"就是"手指着他们"。哥哥指责妈妈？或爸爸？或是指责他们两位？

女　儿　两个人都指责。

玛莉亚　妈妈有没有指责谁。

女　儿　指责我爸爸。

玛莉亚　这时候，你在做什么？你在哪里？

女　儿　在角落。

玛莉亚　有多远？哪个角落？

女　儿　在那个角落。

玛莉亚　好，我们去那里。你是背对着他们吗？你觉得有多渺小？

女　儿　就是蜷缩在角落里。

玛莉亚　你做给我们看。(要女儿蜷缩在角落里)这是你看到他们三个人的感觉。

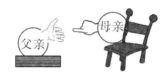

（女儿蜷缩在角落里）

　　　当你面对他们，妈妈在指责爸爸，但不是指责你，你就蜷缩起来。

女　儿　什么意思？

玛莉亚　妈妈指责爸爸，她没有指责你。都没有人指责你，为什么你要离他们这么远？你在害怕什么？

女　儿　他们是为着我的事而吵，我很不知所措。

玛莉亚　你觉得不知所措，那是以前的事，是吗？

女　儿　对，最近一年。

玛莉亚　这是去年的经验吧，你现在没那么渺小了。(对母亲)妈妈，您站在这里的感觉怎么样？

母　亲　我觉得在这个位置上，势单力薄，我非常希望有个人帮助我，让我从椅子上下来。2010年，我女儿选高中的时候，我们家就是这样的结构……就是这个结构。

玛莉亚　您知不知道当时她的感觉？当初你是否知道她离你们这么
　　　　远？因为在家里，如果不交谈，就不知道别人的感受。当初您
　　　　是否知道她离你们这么远、那么渺小吗？

母　亲　我知道，那时候我必须为她做选择。我觉得，她没有能力选择
　　　　自己要读什么样的学校。

玛莉亚　这是一件事；另外一件事，您做了假设，她没有那样的能力。
　　　　我不认为您给过她机会做选择。（问女儿）你觉得你有机会说
　　　　你想要什么吗？

女　儿　我有机会说，但被否定了。

玛莉亚　（对父亲）爸爸，您在这里的感觉怎么样？这对您有意义吗？

父　亲　虽然她妈妈在我上面，但是不管她说什么，我都有自己的主见
　　　　和想法，只是不说出来而已！

玛莉亚　所以您没有跟她沟通。

父　亲　有时跟她沟通，也沟通的……

玛莉亚　您现在告诉她（指母亲），您之前没对她说的话，那时您的想法
　　　　是什么。现在说，至少您女儿可以听得到。

父　亲　如果你认为自己是对的，我也不跟你抬杠。你说就是了，咱们
　　　　就不生气了。

玛莉亚　（转向儿子）你站在这边，看了这幅图像、看到你妹妹在那个角
　　　　落里，你的感觉怎么样？

儿　子　我觉得每个人都很自私，没有站在对方的角度为对方着想，其
　　　　实大家的希望和出发点都是好的。

玛莉亚　我知道。在这幅图像里，我也看到你们是很难沟通的，就
　　　　像妈妈在会谈一开始时说的，这游泳池里的四条鱼游得很
　　　　不顺畅。

澄清父女之间的议题

玛莉亚　爸爸，这是刚才女儿的图像，您有没有不同的图像？告诉我，

您的图像为何？我会问每一个人的图像为何？（玛莉亚看到蹲在角落的女儿站起来）我很高兴你站起来了，来这里，你蹲在那边够久了。

玛莉亚　（转向父亲）您有什么样的图像？

父　亲　我女儿有自己的想法，就像考高中，她的愿望是想要读另一所高中，而且考上了。但是她妈妈没让她去。虽然女儿喜欢原先那所高中，但她妈妈做了决定，要她留在同一所初中，直升高中。

玛莉亚　当初您知不知道，女儿要读哪所学校。

父　亲　当初我知道，可是妈妈的意见要她留在原来的学校，继续读高中。

玛莉亚　所以，您没有帮助女儿得到她想要的。即便如此，您同意了她（指母亲）。

父　亲　那时候，她妈妈有她的道理。我不知道她已经帮女儿办好直升高中的手续。她有些事并没有尊重孩子。

玛莉亚　（对女儿）你相不相信，你父亲明白你要什么？但是，他也觉得帮不了你的忙。

女　儿　我觉得当初那件事好像是妈妈做决定，而爸爸是不管这件事的。

玛莉亚　刚才他说他很关心。你现在问他，他是不是真的不管这件事？

女　儿　我觉得当初你给我的感觉，是你不作决定。所以你愿意承担后果，因为你没做决定。

玛莉亚　你认为后果是什么？他现在可以做些什么？对于当初他没做的，你认为他现在可以做些什么？我们没办法改变已经发生的事实，但是我们可以改善现在。

女　儿　他曾说过，他可以代表我和哥哥去和妈妈商谈。

玛莉亚　这是好意见。（玛莉亚握着女孩的手，带她到父亲的面前，站着）你现在可不可以告诉他："爸爸，我期待你可以代表我和哥

　　　　　哥,平等地去和妈妈讨论。"你为自己挺身而出。

女　儿　爸爸,我认为,一个男人在家庭中的位置很重要。我希望你可
　　　　以承担你的责任,和妈妈站在平等的位置,能够为我和哥哥向
　　　　妈妈争取更多的机会。

玛莉亚　你愿意做这个吗? 这是您能做的改变。

父　亲　我愿意,因为我现在已经放手了。你和你哥哥的事,你们自己
　　　　想做什么就去做。

女　儿　这是我爸爸自己的态度,不是我妈妈的态度。我爸说对我们
　　　　放手,但是我妈没有。

玛莉亚　好,待会儿会去你妈妈那里。现在是你和爸爸之间的事,你相
　　　　信他可以像个男人般地挺身吗? 他能做到吗? 如果你妈妈从
　　　　椅子上下来,他可以挺身吗? 我知道,你妈妈其实很想从椅子
　　　　上下来。

女　儿　但是我觉得,我爸爸没有那个能力站上椅子。

玛莉亚　我不觉得有谁需要站上椅子,连你也不用站上椅子。

女　儿　但是一个家需要有领导人。

玛莉亚　家里的领导人,是他们夫妻俩共同来领导。我们待会儿看图
　　　　像,他们是一起的,但同时每个人也是一个个体。

女　儿　但是这很难做到。

玛莉亚　我同意,要改变是困难的。我们现在正在谈论一件很难的事
　　　　情,但一小时前,大家都说想要改变。今天我们只能决定"你
　　　　想要改变什么"。改变是个困难的历程,因为我们要从旧有的
　　　　习惯走到新的方法。但是如果可以在这里做出承诺,这个家
　　　　就可以走到改变的方向上。我看你爸爸,相信他是强壮的男
　　　　人。你妈妈早就想从椅子上下来,其实妈妈从椅子上下来,爸
　　　　爸也不需要站上椅子。没有人需要比其他人更有权力,因为
　　　　家庭中的每个人都有平等的价值与力量,所以爸爸可以跟妈
　　　　妈平起平坐。

鼓励兄妹放下控制,彼此接纳

玛莉亚　(转向儿子)你站在那边的感觉怎样?你离妹妹好远,在刚才的图像里,你站在那里的感觉怎样?

儿　子　即使我们是一个家庭,但我感觉大家都是分离的。如何解决问题、面对问题,而运用个人的力量,就像手对手指一样。

玛莉亚　现在你是用脑袋在回应我。我却在问你的感受怎样?你看,大约在一年前,当你妹妹站得那么远,(玛莉亚指着女儿刚才蜷缩的角落)那时候你的心情怎么样?我看到你想把自己排除在外,把自己拉开,而不想要待在那一团糟里。但是你对妹妹是有感觉的,是吗?

儿　子　我心里着急和伤心。

玛莉亚　你有没有告诉妹妹?

儿　子　我还是比较用“头脑”告诉我妹妹,而不是用“心”和她说话。

玛莉亚　我真的很欣赏你这样说。(转向女儿)你知不知道,你哥哥着急又难过?

女　儿　我知道,但是他讲的都是大道理,一点都不亲和及符合现实。

玛莉亚　对,我注意到,这是哥哥保护他感受的方法。你用什么方法保护你自己的感受?

女　儿　我就是不接受他的想法。

玛莉亚　告诉他,那就沟通吧。

女　儿　我觉得你把你身上没完成的梦想套在我身上,要我帮你实现。我觉得那不是我想要的,我不会接受的。

玛莉亚　告诉哥哥,你想要什么?

女　儿　我现在还不知道自己要追求什么?但是我希望我所做的事,你不要加以否定或批评。

玛莉亚　他会批评你吗?用他的脑袋批评你吗?

女　儿　哥哥觉得我做的事不好。

儿　子　我给她的是意见、建议或看法,不是在为她做决定。

女　儿　你一直在用你的人生追求梦想,而用这样的标准来评量我的
　　　　人生追求。

玛莉亚　你希望将来跟哥哥有什么样的关系?你们两个现在都是成年
　　　　人了。

女　儿　我想做的是我目前还达不到的,我希望你可以帮助我。

儿　子　可以,可以。我希望我们是一个团队、一个整体。我同意,当
　　　　你做不到的时候,我可以帮你,不论好或不好,我们一起面对
　　　　未来。

玛莉亚　你相信哥哥吗?他愿意跟你同一个团队。

女　儿　我相信,但我觉得他现在没有那个能力,他需要提升自己的
　　　　能力。

玛莉亚　你认为他缺少怎样的资源?

女　儿　除了学习理论之外,无论是在社交、个人生活各方面,希望他
　　　　可以在日常生活中学习。不只是说,而且还要能做到。不要
　　　　只说而做不到!

玛莉亚　你内在住着一位大法官,你决定"他应该怎么样",但是他对你
　　　　说"应该怎么样"的时候,你又不满。

女　儿　他叫我做什么,但他自己却不能做到。他为什么要叫我做?

玛莉亚　我真希望你们不用告诉别人怎么做,只要彼此支持、听到对方
　　　　就好了,你们两个人都可以成为自己想要的样子。你们愿不
　　　　愿意把这个看成是新的可能性呢?在你们家里,每个人都要
　　　　告诉别人怎么做,但是又不支持对方去做他想要做的。

女　儿　所以,我现在不用考虑那么多事,我只要把自己该做地做好
　　　　就好。

玛莉亚　你对你母亲不满的地方,现在却对你哥哥做同样的事情。你
　　　　告诉你哥哥要怎么生活,而你哥哥也告诉你要怎么生活。那
　　　　些都是你妈妈以前在做的,可是你们又不满妈妈做的,你们两

位都不喜欢妈妈当初那样做。但是又都从妈妈那里学到告诉别人应该怎么做。我希望在这个家庭里,你们每个人都可以得到自由,同时还可以彼此联结。如果你们可以放弃给彼此压力,这是一个可能性。你可不可以接纳哥哥过他想要的生活呢? 就算你不喜欢他的生活方式,他还是你哥哥。

女　儿　只要他不干涉我想要做的事,他要怎么做,我都无所谓。

玛莉亚　是的,你也不要干涉他的生活。你可以要他别干涉你的生活,不过他不干涉你,不表示他就不能告诉你,这两件事并不一样。你要怎么做,还是你的选择。我不认为,我有权力告诉别人一定要做什么。你也一样,不可以这样做。所以,我希望每个人都可以放下控制。根据我从李医师那里听到的,你当时觉得被控制。所以,你大概也知道,被控制是很痛苦的。我希望你们不要再彼此控制,没有人需要控制任何人,在这里的每个人都是成年人。

　　但是,只要你继续控制你哥哥,就不能拥有兄妹之间的平等关系。对于我刚才说的话,你们觉得怎样? 我希望在这个家庭里,你们可以得到你们想要的自由。我们就快要达到那个目标了。

女　儿　我知道,我现在所做的就是要接受现实,接受我的家庭。我的家人是怎么样,就是怎么样。

玛莉亚　好,你可不可以接受哥哥就是这个样子呢?

女　儿　需要一些时间。

兄妹间彼此欣赏与靠近

玛莉亚　你可以告诉哥哥,你知道他有哪些优点吗? 是你欣赏感谢的,可以跟他学的优点,有吗?

女　儿　就是心地善良,心软。

玛莉亚　用"你"很善良。

女　儿　你很善良,也很正直。

玛莉亚　那是很美的。我真的印象深刻,你可以看到哥哥的一些好处。
　　　　(对儿子)你在妹妹身上看见什么资源?

儿　子　中文能力比我强。

玛莉亚　就直接说,"你是"。

儿　子　你能力挺优秀的,以后你的思想会更成熟、更好。我还会努力
　　　　让自己更好。如果我改善自己,家人会和我一起高兴。我觉
　　　　得,自己过去也犯了一些错误。

女　儿　我现在觉得很快乐,因为有一个哥哥,让我觉得是很有安全感
　　　　的幸福。

玛莉亚　你现在能不能靠近他一点?(女儿走过去,靠近儿子)你真的
　　　　欣赏有一位这样的哥哥,他是可以支持你的? 你们两位可不
　　　　可以在这里做承诺,将来你们可以看着对方,用这样的方式对
　　　　话。作为成年人,你们可以彼此交谈,记得欣赏彼此的优点。

女　儿　我希望与你是朋友、是兄妹,而不是父亲的替代品。

儿　子　好的。

玛莉亚　你知道她的意思吗?

儿　子　我知道。

玛莉亚　这很重要,她不想要你成为父亲的替代品,他只要你当她的哥
　　　　哥、做她的朋友。

儿　子　我知道她的意思。

玛莉亚　这是你想要的吗?

儿　子　对,希望我们多沟通,而不是替对方决定要做的事。有时候,
　　　　大家可以提供意见与建议,但只是提醒,不需要决定对方的
　　　　行动。

玛莉亚　你学得很快。不再是控制。彼此的意见只是参考。你可以告
　　　　诉她:"这是我的建议,你不需要遵从。你可以有自己的想法,
　　　　不见得要照我的意见去做。"

玛莉亚　（问女儿）这样，你觉得好吗？

女　儿　很好。

玛莉亚　你在这里有很好的支持。

清除母女之间的阻隔

玛莉亚　让我们看看妈妈。你想要告诉妈妈什么？在将来，你想要跟妈妈有什么关系，是你以前没有机会向她表达的？

女　儿　我希望你真的觉得我是你的贴身小棉袄。

玛莉亚　你要你妈妈觉得温暖，是因为你吗？还是你想要妈妈感觉她自己也很好？

女　儿　我想要我妈妈知道，我是真正地信任她、爱护她。

玛莉亚　直接告诉她。

女　儿　我希望你知道，我是真心信任你、爱你。我希望你支持和肯定我的想法。如果我做不到，你可以帮我，而不是你认为我做不到就阻止我去做。

玛莉亚　告诉她，你将来想做什么？你们不再谈过去了，你是脚踏实地、好好地站在这里。告诉她，你的想法。关于自己、关于学校，你想要做些什么？我相信你真的知道自己想要什么。

女　儿　我想顺顺利利地读完高中和大学，以后做我自己想做的事业。我不想为别人做事，我想要自己创业，你们可以帮助我。

母　亲　我可以说话吗？你两年前告诉我："高中、大学毕业之后，要有自己的事业，不要留在北京，我要到其他国家做我想做的事。"当时我回答你："不要做不实际的梦，许多孩子去了国外，回来后就病了、疯了。如果你可以在北京找到工作，你是幸运的，能在北京占有一席之位。"

玛莉亚　这是你两年前说的话，你现在要怎样回应她？

母　亲　对我两年前说的话，我发现大错特错。

玛莉亚　你现在的感受和想法是什么？

母 亲　我的心里话是,不管你走到哪里,我都会尽我所能地支持你。

玛莉亚　你相不相信妈妈说的话?

女 儿　相信。

玛莉亚　我相信,你可以做你想要做的,我站在你这边。从我自己的经验我知道,如果我们相信自己,就可以得到我们想要的。从你的历史,我知道你是有生命韧力的女孩,你可以用你的生命韧力去实现你的梦想。你现在相不相信妈妈会支持你?不管将来你要做什么,她都会支持你。

女 儿　我相信。

玛莉亚　你确定吗?你怎么说服我,让我相信你真的很确定。

女 儿　我想要让我妈妈从椅子下来。

玛莉亚　这是个好主意。你不会再让妈妈站在椅子上吗?

女 儿　是的。

玛莉亚　你愿意吗?(女儿走到母亲身旁,帮助她从椅子上下来)

母 亲　我愿意。我早就想从椅子上下来了。

玛莉亚　太棒了。所以,你们两位现在是在平等的位置。你不再需要感觉自己渺小,也不需要把自己藏在角落里。现在,你再一次告诉妈妈,尽可能地靠近妈妈,告诉她有关你的一切,是你之前都没有告诉妈妈的。你们以前发生过很多事情,都可以忘掉了。

女 儿　我以前告诉过你,你不能帮到我。从现在开始,我会告诉你我想要的,这样你就可以帮助我实现那些可能实现的。

玛莉亚　你对妈妈说"我要你的帮助"。我喜欢你问她,是支持你,而不是帮助你。你不需要她的帮助,"支持"和"帮助"并不一样,你不是无助的。

女 儿　我希望你能支持我做的事情,对我来说,妈妈的支持是可能的,不要一开始就否定我。

玛莉亚　你这个要求对妈妈来说很困难,她会不习惯。我希望你们有

一点距离,这样你们可以互相看到对方。太靠近,就看不见彼
此,你们是两个分开的个体。我很喜欢你想抱抱妈妈,但是请
记得,你们是两个不同的个体。妈妈,您有什么话要说吗?

母　　亲　　这一年多来,我女儿真的长大了。

玛莉亚　　直接告诉她。

母　　亲　　你真的长大了。你不要再提从前,以后我们会多肯定你,我们
是平等的,而且是个团队。

女　　儿　　让我们忘掉过去,重新开始。

母　　亲　　我相信可以的。(女儿拥抱母亲)

玛莉亚　　我同意忘记过去,同时,我也要告诉你们一个有关我的比喻。
妈妈,您明白比喻,您说的"游泳池"就是个很好的比喻。我们
可以放下过去很多事情,你们家是需要放下很多事。我总是
建议每个人要建立自己的博物馆,你们知道"博物馆"吧。博物
馆展示了很多有趣的东西,但它们都属于"过去"。有些东西很
美,有些东西没那么美,但是我们不会天天去参观博物馆。所
以,你们得把你们的过去放在自己建造的博物馆里。妈妈也
得把她的过去放在博物馆,爸爸也是,哥哥也是。这样,你们会
在游泳池里游得很快乐,每个人都是平等的。这样说来,你几
乎是个成年人了。我认为在你脑袋里已经是成年人,但是在
你心里也是成年人了吗?你知不知道,你想要什么?

女　　儿　　还不知道。

玛莉亚　　但是你已在这条路上了。在"路上"的意思是,你要告诉妈妈
你想要的东西,对爸爸也是一样,甚至对你哥哥也是如此,而
且要相信自己。我认为,当你愈来愈相信自己,就可以愈来愈
知道自己想要什么。

雕塑女儿的资源

玛莉亚　　所以我现在想要让你看一幅图像。让你明白,为什么我说你

可以相信自己。告诉我一些你的资源，一些你拥有的特质，而且是你很欣赏的。我认为你很聪明。

女　　儿　我很有耐力、很细心，并且很踏实。

玛莉亚　很好。所以，你在这教室里找人来代表你的资源。我真的希望你好好欣赏这些特质。你找个人扮演你的"耐力"。你看看，谁有耐力？我认为在这团体里的每个人都可以代表你的"耐力"，他们来这里上课都经过筛选的，看你想找谁代表你的耐力，他们都知道什么叫做"耐力"。但是，你的能量需要被他吸引，你觉得他有耐力，那个人就可以扮演你的"耐力"。

　　　　　（女儿选择一个学员扮演"耐力"）

玛莉亚　（问角色扮演耐力者）你知道什么是耐力吗？（对女儿）他代表"你的耐力"，属于你的一部分。

女　　儿　是。

玛莉亚　你有"细心"的特质，再找一个人代表你的细心。

　　　　　（女儿选择一个学员扮演"细心"）

玛莉亚　这个意思是，她能仔细地看到事情。好，第三样是踏实，你要找谁？再多说一点，我认为你很聪明，你在学校功课很好。如果你真的想要，会是最好的学生，你有这个能力，是吗？

女　　儿　我功课很好。

玛莉亚　找人扮演你的"功课很好"。

女　　儿　我找李医师扮演。

玛莉亚　你愿意吗？

李医师　我可以。

玛莉亚　你的感受呢？我知道，你对妈妈和家人有很多的感受，你真正关心的感受是什么？

女　　儿　对我自己吗？其实我很优秀。

　　　　　（女儿选择一个学员扮演"优秀"）

玛莉亚　好的，你还有哪些其他的资源，你是引以为傲的。

女　儿　善解人意。

玛莉亚　好，找人扮演你的"善解人意"，它很重要。你有没有些你自己不喜欢的资源，而阻止你运用这些很好的资源呢？你想把它藏起来，例如，你有没有任何生气的感觉？或者是你压抑什么呢？

女　儿　有时候我不喜欢"善解人意"。

玛莉亚　你不喜欢"善解人意"的什么？它会怎样阻止你。

女　儿　我不喜欢它，因为我会先顾到别人，放弃我想要的。

玛莉亚　我认为，你缺少的是"自我认同"，还是"自我接纳"，是哪一个？你会称它是"自我照顾"，还是"自我接纳"？

女　儿　是"自我接纳"。

玛莉亚　找人扮演你的"自我接纳"。还有没有其他的资源，是你喜欢或藏起来的？

女　儿　没有了！

玛莉亚　如果你有自我接纳，我认为，你就会重视自己。

女　儿　我不知道怎样自我接纳。

玛莉亚　你不知道怎样自我接纳，所以你要别人重视你吗？

女　儿　是的。

玛莉亚　听你这样说，我蛮难过的，我认为这很重要。如果我遇到你，并且看见你，我会优先注意你的什么？你的功课很好吗？我们来做你的资源雕塑吧。

女　儿　我不知道怎么雕塑。

玛莉亚　举例来说，如果你觉得让别人看见这个东西是很重要的，我们就把它放在前面。你是个好学生，也很有耐力，是不是？你觉得"耐力"和"功课很好"有多靠近？"耐力"怎样帮助你有比较"好的学习"。你很有耐力，读书就会很好。（扮演功课很好者站在扮演耐力者的旁边）

女　儿　对啊。（扮演功课很好者和扮演耐力者并排站着）

玛莉亚　我们把它们放得很近。再看看别的,喔,"优秀"可能是我看到你的第一件事。别人看到你都先看到你的优秀,"优秀"会站在椅子上吗？对你来说,很重要的"优秀"站在椅子上吗？

女　儿　对。("优秀"站在椅子上,旁边是"功课很好")

玛莉亚　这些都是你内在的一些部分。做为人,我们有很多能量,我也是,妈妈也是。但是我们用不同的方式运用我们的能量。做为人,有很多不同的资源。有时候我们只呈现它们的一部分,比如别人现在只看到我是最好的学生,但是有时候我们会呈现出"喔！我是你们可爱的女儿",每一部分都显示我们是谁,你明白吗？

女　儿　明白。

玛莉亚　所以,我真的看到"优秀"。在这里,我看到一位很细心的年轻女士,"细心"帮助你成为好学生。你怎么联结它们呢？你的"细心"帮助你"功课很好",这些都是你的资源,它们怎样联结呢？告诉它(指"细心"),"细心"要站在哪儿？

女　儿　一起在这里。("细心"站在"耐力"的旁边)

玛莉亚　让自己"踏实"站在哪儿？

女　儿　旁边。("踏实"在"优秀"的旁边)

玛莉亚　"善解人意"站在哪儿？

女　儿　在"踏实"旁边。

玛莉亚　"自我接纳"站在哪儿？

女　儿　很远、很远。

玛莉亚　多远？很小吗？

女　儿　是的,很小。

"自我接纳"是最重要的部分

玛莉亚　我现在要建议你一些东西,这是我个人的信念。只要"自我接纳"是渺小的,你所有的部分(指资源)全都要蹲下来。只要

"自我接纳"是渺小的,你就几乎看不到"它们"(指资源)在那里,因为你根本不重视你拥有的其他资源。所以,我对你的愿望是,首先让"自我接纳"站起来,你就可以闪闪发光。只要你不接纳自己,你就不能运用你的其他资源。(玛莉亚要所有的"资源"变得很小和看不到)

女　儿　那我要做的是让"自我接纳"站到前面来吗?

玛莉亚　你不是说说就可以,为了让"自我接纳"站起来,你需要过来跟它谈谈。(女儿走向"自我接纳")(玛莉亚问扮演自我接纳者)如果你在这里坐了十几年,而没有被她(指女儿)接纳,你的感觉怎么样呢?

扮演自我接纳者　我没想到自己对其他资源有这么大的影响力。我有点害怕,有点担心。

玛莉亚　它(指"自我接纳")代表的是你最重要的部分,它是你的内在,是你拥有的能量。

女　儿　我不了解。

玛莉亚　你之前说过你不重视自己,意思是"你不接纳自己"。你说,只有在妈妈认可你的时候,你才接纳自己。我知道,你有资源可以重视自己,你需要(用新的方法,跟它联结)。

　　　　(女儿邀请"自我接纳"站起来,带到众"资源"的面前。所有"资源"全都站起来)

玛莉亚　这些都是比喻,你能明白吗?我希望你开始重视自己,你的这些资源,再加上很多很美的资源,全都会站起来,将来你就可以成为"你想要成为的人"。

　　　　我现在邀请你做一个很大的决定,对于你目前做的一切,你都可以好好珍惜,重视自己,因为你已经为自己做了一切。刚才你在妈妈面前站起来,你之前不知怎样做得更好,因为有时候你会践踏你自己。当你进医院的时候,你让自己生病,就不能做好学生了。但是你的耐力帮助你康复,在医师们的帮助下,你让自己好一点。因为你很细心,这些都是你内在的一切帮助你求生存。所以,我邀请你真的好好欣赏感谢你所有部分和你自己。

在这个家庭里,你很容易把自己变得很渺小,但现在你看它们(指所有资源)全都站着,所以我要你对自己做个承诺:"重视自己"。当你重视自己之后,你的家人和朋友,每个人都会重视你。我对这个深信不疑,因为我从自己的生命经验里知道,要先重视自己,别人就会重视我,你相信我吗?

女　儿　相信。

女儿对每个资源表达欣赏

玛莉亚　所以你可以告诉她(扮演自我接纳者),你重视自己而且你很棒。

女　儿　我应该说"我是很棒的"或者"你是很棒的"?

玛莉亚　是的,就说"我是……"

女　儿　其实我很棒,而且也很优秀。在别人眼里我是很好的,只是我看不见自己。

玛莉亚　你爱你自己,而且爱你所有的部分吗?

女　儿　爱。

玛莉亚　现在请你一个一个地告诉他们,你喜欢他们什么,跟他们说说话。这是你的"善解人意",你很容易了解事情,是不是?它是你的资源,你可以主导它。

女　儿　因为我很"善解人意"、体贴别人,所以我很爱别人、很关心别人。因为我很"踏实",所以可以让我父母很放心。因为我很"优秀",我的朋友和亲人都以我为荣。因为我"功课很好",我可以为以后奠定很好的基础,有所作为。因为我有"耐力",所以我会坚持不懈,完成自己的梦想。因为我很"细心",可以发现很多问题,然后去解决问题。因为我"自我接纳",我可以用很好的品格,让我有更好的成长和发展。

玛莉亚　你相信自己刚才说的,是吗?

女　儿　相信。

玛莉亚　我很高兴,你不只有这些特质,还拥有更多。我对你还有另一个建议,为了好好善用它们,你需要好好照顾自己的身体。我们的身体想要食物,我们的身体想要移动,如果我们没有身体,就不能拥有这一切。"自我接纳"也包括身体,因为身体也是你的一部分。

女儿对家人表达欣赏感谢

玛莉亚　你现在知道要"重视自己"。看看你的家人,你可以告诉你的爸爸、妈妈,你欣赏感谢他们什么吗?虽然他们出自一番好意,但是他们所做的不见得永远都是最好的。你的每个部分,有些是跟他们学来的。所以,你从妈妈身上学到什么,是你愿意拥有的?

女　儿　从我妈妈身上学到"功课很好"和"优秀";从我爸爸身上看到"耐力";我从哥哥身上看到"细心""踏实"还有"善解人意"。

玛莉亚　所以你在他们三位身上都有学习,你可以好好地欣赏感谢他们。我相信,他们也在你身上有些学习。

家人对未来家庭希望的图像

玛莉亚　我现在想请你呈现一幅图像,你希望将来你的家人如何地联结?刚才你们说"要忘记过去"。所以,我们要忘了刚才妈妈站在椅子上的那张图像。你希望,将来你们的家庭要怎样联结呢?

（女儿呈现的图像是:父亲、母亲站在中间,儿子站在父亲旁边,女儿站在母亲旁边,并且握住母亲的手;母亲则亲密地握住父亲的手;儿子也握住父亲的手）

玛莉亚　这是你的图像，妈妈，您会希望这个图像吗？还是不一样的？

　　（母亲的图像是：家人站成一排，从左到右是女儿、母亲、父亲、儿子。母亲用手搭起两旁的丈夫及女儿的肩；儿子亲密地将手放在父亲的肩膀上，父亲的手也放在儿子的肩膀上）

玛莉亚　更靠近了。爸爸，您希望怎样的图像？

父　亲　我不希望更近。

玛莉亚　您告诉我，您想怎么样？您就摆出您的图像来。

父　亲　我就想这样，离开一点，有些距离。（每个人中间隔了一步）

女　孩　创造美感。

父　亲　距离才能产生美，有距离才能互相支持，有距离才能互相理解，紧靠在一起就无法理解。

　　（父亲的图像是：家人仍然站在一排，但彼此间有一步之遥）

玛莉亚　（问儿子）你的图像如何？

儿　子　我有两个不同的图像。

玛莉亚　把它们摆出来。

儿　子　一个是大家手拉手，围成一个圆；另一个图像是大家举起一只手，在圆圈中间大家握在一起。这个意思是我们是有关联的，大家是一个整体，可以听到彼此的心声，一起面对明天，彼此支持、扶持。

玛莉亚　喔！你不需要二十四小时都举手在一起，太累了吧！

儿　子　大家团结了。

玛莉亚　有时候，你们也可以分开。（指着父母）你们要在一起。

父　亲　我希望她身体健康，我身体也健康。

玛莉亚　您想要您俩的关系怎样？

父　亲　就是我们手拉手，共同进步，共同努力。

玛莉亚　妈妈，您同意吗？

母　亲　我同意，但是我不欣赏我丈夫的堕落；他对孩子各方面的责任心很少。

玛莉亚　孩子已经不再是孩子了,儿子已经是个成年人了,女儿也已经快要成年了。你们两位的关系,我认为可以让李医师或其他人帮你们整理一下。到目前为止,我很高兴知道,您让子女们都有他们自己的空间。(问女儿)你现在听到了大家对未来的理想图像,你的图像有没有改变?

女　儿　有。你们两位站靠近一点(把父母亲摆在一起)。我们两个站在这儿。(儿子站在父亲旁边,距离一步;女儿站在母亲旁边,距离一步;兄妹之间对望)

玛莉亚　我们可以在这上面努力,希望将来有这个图像。我想听听看,这些扮演资源者在他们"去角色"之前有哪些反馈。你愿意听他们反馈吗?

女　儿　我愿意。

角色扮演者的反馈

扮演优秀者　我感到很优秀,也很自豪,但是有点害怕,因为站在椅子上有点不安全,所以我很想从椅子上下来。这样就可以跟其他资源平等地在一起。我知道自己很优秀,但是我害怕很多人注意我,这是我的感受。

扮演细心者　我是你的"细心"。你刚才说,你不知道怎样重视自己。我认为你可以运用我,就是你可以细心地欣赏自己很多的优点。之后,也很细心地对待自己的需要。这样,你就可以往"重视自己"的方向多走好几步。我很高兴成为你的细心,你要常常记得我和重视我。

扮演自我接纳者　我刚被选上来的时候,觉得所有资源都属于我的,我很高兴。当我站在这里,看着玛莉亚老师帮她排列资源时,我一直都觉得很有力量。但是,不知道为什么,突然就被安排到一个角落,在角落里我非常孤独。同时我的眼睛一直在看这边的资源,我发现,当我看资源愈来愈多的时候,我就愈想站起来,回到他们的身边。纵使你不过来,拉我到这边来,每当我看着每部分的"资源"一段时间后,就觉得自己很愿意从角落走到这里来。其实你给我一个很好的台阶,你拉我,让我更快地可以和他们在一起。当我和他们在一起的时候,觉得很踏实。我甚至还有种感觉,我觉得"资源"都是一圈一圈地围绕着我,他们都属于我,我拥有他们,我可以驾驭他们,随时要谁,他们都可以过来帮助我,我觉得我特别有力量,特别有爱。

扮演耐力者　我是你的"耐力",我站在这里,自始至终都觉得非常踏实且充实,感觉很有能量。有时候会看到某些图像,但是我觉得有我在,什么都能过得去。我觉得有希望,看到好多的未来。所以,我在这里心情是喜悦的。

玛莉亚　是他(指"耐力")帮你求生存。

扮演耐力者　后来你说,我是来自爸爸的时候,我又多了一份跟家里的亲近,我觉得更有力量。所以,我真的站得很踏实。我很开心,我在这儿。

扮演功课很好者　谢谢你选择我,让我感受到爱的流动。我很感激妈妈拥有这样美好的特质,"功课很好"。我也很感激从妈妈身上继承了这部分,成为你资源的一部分,我确实看到妈妈多么善于学习。我还感谢你从爸爸、哥哥身上学到了很多优秀的特质。同时也因为我站在所有资源之中,所以感觉非常地踏实。感谢你这么多年滋养了我这些特质,让我可以不离不弃地陪着你。我想说,我们会一直陪着你,只要你能够以我们为傲,我们就会帮助你成为你自己。

扮演踏实者　我是"踏实",很感激你选择我站在这里。当我站在这里的时候,感觉特别平静。看到你的变化,我也很平静。看到最后,你家人站成你想要的图像的时候,我觉得特别地安全,也有了希望。我们会一直陪着你,我们是很有力量的。

扮演善解人意者　谢谢你选择了我做你的"善解人意"。我站在这里感到很温暖,因为我感受到爱,我感受到家人对我的爱,也感觉到我对自己的爱。谢谢你选择了我。

玛莉亚　所以,我希望你心里记得这些图像。

女　儿　我会永远记得,铭记在心。

玛莉亚　你要记得,你还有其他很多很棒的资源。所以,现在请角色扮演者"去角色"。爸爸、妈妈,我认为你们真的能以两位子女自豪。我希望你们知道,就算很困难,你们还是做了很好的工作,他们在你们两位身上学了很多的特质。像爸爸之前说的,现在可以让他们起飞了;像妈妈刚才说的,你们四条鱼可以在游泳池里游来游去,游得很开心。你们可以彼此联结,还可以做自己。

家庭成员的承诺和学习

玛莉亚　所以,我想听听,妈妈,您今天在这里学到了什么? 您愿意做出什么样的承诺? 待会儿,每位成员也都要说说自己的承诺和学习。

母　亲　今天真的很荣幸,我们家很幸运,在这里找到了方向。尽管以后还会有迷失的时候,可是我相信我身边有很多的帮助,如李医师、唐医师等,对于他们,我已经久仰了。对于将来,玛莉亚老师指点了我们家日后的生活方向,这样我们就能尽快步入正轨,让在座的专家为我们家松口气。

玛莉亚　我希望,你们全家都可以定时地来找李医师。

李医师　一定的。

母　亲　肯定的,一定的。我可能无法直接见到您了,但间接地,我能看到您成为我们家的领航者。

玛莉亚　好,谢谢。爸爸,您今天学到了什么?

父　亲　今天来这里,学到家里有些问题是以前我没想到、没看到的。

今天透过会谈,我看到我们家有好些问题,将来应该改进。尤其是对我儿子跟我闺女,以后应该让他们大胆地去尝试一些事情,不要绑住他们,不要约束他们。我的心情还是如一开始说的那句话,让他们各自飞,像鸟一样自由地飞翔。

玛莉亚　是的。您甚至可以改善您和妻子的关系。

　　　　（对女儿）这不是你的责任,不关你的事,是他们两个的责任。

　　　　（对母亲）有可能吗? 妈妈,人是可以改变的。

母　亲　我会试。

玛莉亚　哥哥,我知道,你大概会给我们一篇有关你学到的演讲,我很好奇你会说些什么。

儿　子　有时候是很难用言语表达,有时候我们必须用心去体会,而不是用言语来表达。我以前曾经抱怨父母只是要我们学习,但没有教我们怎样做人。但是从今天的会谈,我学到许多事,我们是无法用语言来表达的。就像善良,我是在生活中从我父母身上一点一滴学到的。

玛莉亚　但是,如果你努力,还是可以用言语表达的。今后,我希望你从电脑上去找一些字眼来形容感受,这样你就能增加一些词汇。如果有什么感受,你都可以找到词汇来形容自己的感受,然后你再教他们怎么说。

儿　子　我现在就是比较感恩,感谢大家,感谢亲爱的玛莉亚老师（儿子站起来向玛莉亚鞠躬）。

玛莉亚　谢谢。（对女儿）你呢? 你学到些什么? 有什么承诺?

女　儿　我发现每个人都是独特的,每个人都是独一无二的,没有什么好的、不好的品格,我觉得每个人都是一个奇迹。所以,我要接受每一个人,尤其是接受我自己。

玛莉亚　很好。这是一个承诺。你们愿不愿意听听几位学员分享他们的学习,可以吗? 有没有任何的分享?（家庭成员点头）

学员分享

学员一　我的学习是关于"自我接纳",从玛莉亚的雕塑中,当"自我接纳"处在很远的角落的时候,其他的资源就变得很渺小。这样的图像对我来说印象非常深刻。

　　　　后来"自我接纳"的扮演者也提到:"当我看到我愈多的资源的时候,我就愈想要走过来。"我想,这是一个提升自我接纳的好方法。

　　　　此外,"自我接纳"的扮演者说,他感觉到所有资源都围绕着他,他位在中心,他想要谁帮助,谁就会帮助他。他也时时和他们在一起。

　　　　他很肯定是和他的资源在一起的,当他被要求站得远远的时候,十分惊讶。当他跟所有资源在一起时,他感受到很有爱、很有力量。我很享受这段。

学员二　在刚才的历程中,当玛莉亚问女儿,她想要什么时。刚开始她很不确定她想要什么。我当时可以同理女儿这个经验,能够理解她的内心,因为我当年也是这样不接纳自己,我也有过这种经历和历程。当我看到女儿可以那么快地把"自我接纳"从角落里拉到这里来时,心里的压力和内疚变得很轻松,因为只有这样,才能够真正知道自己想要什么,这是自己的成长历程。谢谢你,让我从你身上看到我的历程。

学员三　谢谢。我今天觉得十分震撼,因为我自己也有一个不接纳自己的历程。我一直撑着,一直到去年八月的一场车祸,我的腰受伤了,才不得不停下来,让我好好反省自己。

　　　　在这个历程中,我才知道我已经很久很久不关心自己了。看到今天这个历程,就像电影一样,演出自己的过去。我不认同自己,也不接受生活中给予我的经验。刚才从这个女儿身上,我看到一种力量,所以我刚才一直在流泪,陪伴着整个历程。我从女儿身上看到一个历程,所以今天特别谢谢你,同时也为你感到骄傲,你真的很棒。你就像我的儿子,也是一个感受力很强的孩子,生活在一个超理智和超控制的家庭里,真的很不容易。所以,我能够感同身受,我的儿子也生活在这样一个家庭里,他现在也走出来了。所以在你身上,我今天学到很多东西。我知道,当我回去的时候,我要如何面对儿子,谢谢你。

学员四　我今天很感动,特别是你去拥抱妈妈的时候,我也是从小没有被爸爸、妈妈拥抱过的孩子。到目前为止,我得逞过一次,那是我去领奖的时候,爸爸在我旁边。

　　　　我觉得,那个历程很受苦,因为一直很希望他们可以看到我的好。有一次我问爸爸,为什么你从来不称赞我? 他回说"我骂你,就已经是在称赞你"。我其实不太理解爸爸说的这句话。之后,我的方式就是让自己更努力、做得更好。所以我很谢谢今天的历程。我想,我没有机会邀请我的父亲来到现场,因为他可能连意愿都没有,他会觉得那都是我的问题。

　　　　我看到你们有很多的爱,我不是说我爸爸不爱我,因为他不会选择这种方式来爱,所以我很谢谢今天的历程,让我更清楚知道我爸爸的挣扎是什么。对我来说,这很遗憾,因为我可能永远都不会听到他说"我爱你"。可是我好像慢慢能接受这是我的现实,可以接受这个部分。

学员五　今天我学习到,今后在家里和孩子相处的时候,我要问我的心,而且要更贴近地靠近我孩子的心,去感受他心的跳动,而不是用我的大脑。第二点是:我只能重视自己,我才知道自己要什么,谢谢。

家庭作业

玛莉亚　我要你们回去后做作业,妈妈,您可以记下来,同时我们要在这边先练习。每天你们见面的时候,要给彼此一个欣赏感谢,不见得是大事才要欣赏感谢,比如为对方打通电话,或煮一道菜,或修理某些东西。对于任何小事,都要表达欣赏感谢。

(对女儿)你要负责这件事。一开始时,我们先有个架构,以后你们自动就会做了。因为在每个家庭里,特别是你们这个家庭,只会看对方的"错",而不会看对方的"对",你们得先欣赏感谢,现在先练习。

首先从你(女儿)开始。你先对他们三位表达一个欣赏感谢。现在先对妈妈,你有什么欣赏和感谢呢?

家庭成员练习彼此欣赏

女　儿　我觉得你做什么事都好认真,照顾我这么多年,我真的好感谢你。

玛莉亚　对爸爸呢?

女　儿　我觉得你好直率,说话特别直、特别实,不会伪装自己。我觉得我从你身上学到这么多,让我可以真心对待别人,而别人也可以真心地对待我。

　　　　哥哥,我知道你一直是位很好学的人,什么都想要学。我从你身上也学到人一定要不停地学习,因为我不断学习,让自己拥有了这么多好的资源,所以你真的是个很好的榜样。

玛莉亚　对于李医师,你要欣赏和感谢什么?

女　儿　我觉得他很有耐心、很有方法。(沈明莹提醒她用"你")你很有耐心、很有方法,我觉得我很佩服你。希望你可以继续引导我,让我变得更好。

玛莉亚　妈妈,您可以对其他三位表达您的欣赏和感谢。

母　亲　我欣赏我先生的……

玛莉亚　看着他,用"你"来说。

　　　　(沈明莹示范:我欣赏你的……)

母　亲　我欣赏你的忠厚,有时候你比我圆滑。我先说个题外话,我没谈过恋爱就结婚了,就是通过别人介绍而结婚的。然后糊里糊涂生下儿子,当儿子的妈妈。我也没有准备好就当女儿的妈妈,所以我"妻子"没做好,"妈妈"也没当好。以后共勉之,我努力做好妻子、妈妈。以前我可能做错了,有时候我想我真的不适合当女人。

　　　　当我看女儿的时候,她有时提醒了我。我年轻时,十七八岁时,也有理想,但是没有去追求,就步入婚姻,走进家庭,但是家庭又被我搞成这个样子。不过我特别为我的女儿、儿子感到自豪。

玛莉亚　您现在告诉儿子,表达对他的欣赏。您最欣赏他的什么特质?

母　亲　我最欣赏儿子没有任何的不良嗜好,(沈明莹提醒母亲直接表达,用"我欣赏你……")我欣赏你没有任何不良的嗜好,儿子,你没有任何的不良嗜好。二十八年来,你没有任何让妈妈操心的事,甚至连一点小事都没有让我操心过,妈妈真的以拥有你这个儿子而感到特别的舒心。我也觉得我的先生很踏实,我跟他结婚三十年,我都很踏实。

玛莉亚　很好,您欣赏女儿什么?

母　亲　女儿,我三十六岁生你,这是我人生最大的幸福和快乐,我觉得很幸运。尽管这十几年的路,我没有把你带好。可是我现在有了信心,我觉得我应该有这方面的能力,走好明天之后的路。

玛莉亚　好。爸爸呢?

　　　　(此时团体为母亲鼓掌,母亲站起来,向大家一鞠躬)

玛莉亚　妈妈,您可以以这个家为荣了。爸爸,您可以告诉他们,您的欣赏感谢了。

父　亲　我先说你(指母亲),以后在家里尽量少操点心,不要什么事都管,别人做什么你都不放心。

玛莉亚　要说"欣赏感谢",(玛莉亚提醒父亲)不是教训,说你欣赏感谢她的地方。

父　亲　我感谢她这么多年，（沈明莹提醒，用"我最欣赏你……"）我感谢你这么多年对家里面的贡献，为我生了一个儿子和一个闺女。

玛莉亚　对女儿，您欣赏她什么？

父　亲　女儿非常优秀，（沈明莹提醒用"你"）你非常的优秀，非常的好强、好胜。所以，希望你好好地放松自己，不要把自己弄得太疲累了。

玛莉亚　对儿子呢？

父　亲　儿子，你这二十多年来确实没给家里添过任何麻烦的事，你很诚实，对父母也很孝顺。至于将来，你要好好考虑自己的问题了。（成员都笑了，母亲拍了一下父亲的腿，提醒他要"欣赏"）

玛莉亚　好，轮到哥哥说欣赏感谢了。

儿　子　我欣赏我妹妹，（沈明莹提醒儿子用"你"）我欣赏你有优秀的能力。哥哥一直支持你，不论你以后是成功或失败。我唯一的妹妹，在我心里都是最优秀的。无论以后你成功或失败，都是我们家的一员，记得要随时回来。

　　　　我母亲是善良的，（沈明莹看着儿子，提醒他用"你"）你很善良。我收到你很多的母爱，母爱是世界上最无私、伟大的爱。

　　　　我父亲不怕辛苦，不管有什么脏活、累活，都是我父亲在做。（沈明莹提醒儿子用"你"）你不怕脏、不怕累，这也是一种默默的父爱。父爱如山，默默地奉献；你很幽默。

玛莉亚　所以，你们都知道要表达对彼此的欣赏和感谢。你们每天要给彼此一些欣赏感谢，纵使一件小事也都可以找到欣赏感谢的地方。

专业人员分享

玛莉亚　即将结束了，李医师，你要说什么话吗？你对这个家庭想要说什么吗？

李医师　我非常荣幸，今天能有机会和你们全家一同经历这个深刻的体验。我觉得从刚才的历程里，我好像知道"不接纳自己"是从哪儿学来的，所以我也希望以后若有机会，再帮助妈妈看看她自己有哪些资源，以便帮助她学习如何"重视自己""接纳自己"。我想，今天玛莉亚老师做了很重要的一步，就是"重视自己"。接下来，你（指女儿）还要在家里，帮着你的家人去做些什么。

　　我刚才突然有股特别强烈的感情，就是哥哥对妹妹表达时，我非常感动，包括哥哥对父亲的表达，它几乎跟我的家庭一样。所以，我感受很多，也学到很多。以后，我一定会和你们全家一起走下去。谢谢玛莉亚老师给我们这么精彩的会谈。

玛莉亚　谢谢。刚才那位医生在哪里？（何医师坐在玛莉亚的后面，所以玛莉亚在找她）

何医师　我一直在擦泪，当我听他们说话时，有很多次都非常感动。我有对妈妈的感动，也感受到爸爸很有力量，同时也感受哥哥一直支持妹妹，让我觉得这个家庭很有希望。我希望你们愈来愈好。

护　士　当你第一次来这家医院时，是住在我负责的病房里。你现在比那个时候真的好了很多。我也见过你的爸爸、妈妈。妈妈现在的情绪，也比当时好很多。那时候，妈妈很焦虑，眼泪老是在眼眶里打转。所以，我今天觉得这个家庭的改变真的很大，而且还非常真实，你们呈现了自己。我相信你们会愈来愈好，祝你健健康康地回到学校。

学习"拥抱"

玛莉亚　谢谢你们。对你们，我还有个愿望。希望你们以后能学习彼此拥抱，你（指女儿）刚才跟妈妈拥抱过一次，每天都要这样做。就算爸爸、妈妈没学过这些，你们还是可以学习的。（女儿——与母亲、父亲、哥哥拥抱）爸爸、妈妈你们两位也要拥抱。

　　　　（女儿与玛莉亚拥抱）

　　　　（父亲与母亲拥抱）

玛莉亚　你们学得很快。

母　亲　这是我们家最欠缺的。

玛莉亚　这是很容易学到的，需要每天练习。

　　　　（母亲走过去拥抱儿子）

母　亲　我儿子都二十八岁了，从来没有牵过女孩子的手，一次手都没
　　　　牵过。现在我拥抱他，以后他可以学会怎样牵女孩子的手。

玛莉亚　他先要在家里学习，您要记得每天都要拥抱他，他就可以学会
　　　　牵女孩的手。这是你们家的作业。（对女儿）你要提醒他们。
　　　　谢谢你们。

（会谈结束后，母亲拥抱玛莉亚，玛莉亚拥抱儿子，父亲向玛莉亚鞠
躬）

三　反馈、提问和教导

学员一　我们小组有个提问，关于会谈一开始的时候怎样和家庭联结，
　　　　有没有个可能的做法，就是直接问全部家庭成员，"你们有什
　　　　么愿望？"看谁先回答，然后借此来看家庭的动力呢？

玛莉亚　我们设定整个会谈情境时，"做出接触"是最重要的一个元素。
　　　　因为这个理由，我在门口欢迎他们，要在他们见到整个团体之
　　　　前，先和他们做出接触，我尽可能欢迎他们，让他们觉得这是
　　　　很重要的。

　　当然，不同的人、不同的文化，会有不同的方法。萨提亚女士做出
接触的时候，常常是用她的手，跟人家握手或者接触。因为她告诉我
们，第一次见面握手时，她已经可以感觉到这个人的沟通姿态是什么；
他们愿不愿意来这里，当对方与他们做出接触时，他们是否欣赏感谢

等等。

但是，这里有个不寻常的情境，有个"人工化"的情境。因为前来的家庭，在来之前已经和他们的治疗师做出接触，他们来的时候已经带来很多期待，他们知道他们是被筛选的，所以就更愿意和期待来这里了。

在我加拿大办公室会见的案主，很多家庭是不情愿来的。很多是法院要他们过来，或者学校叫他们过来，或者别人决定他们非来不可，所以不见得全家的成员都愿意来。所以你跟他们握手，看着他们的时候，说出你自己的名字，对方就有回应了。所以，你马上跟他建立某种程度的关系。例如，我跟一位青少年握手，他看都不看我一眼，我可以对这个反应做个评语，我可能会说："你大概不愿意来吧！"所以，我立刻可以跟他有某种的接触。因此，我怎样跟他们建立桥梁？就是带着一份"我可以接纳他们"的态度，不管他们在哪里，我都接纳他们就在哪里。

一开始的接触很重要，你和每个人怎样接触，就是你跟他们做出的联结。当他们进来这里的那一刻，我就尝试和他们接触，通过你们介绍自己的名字跟他们接触。如果他们不觉得受到欢迎，就不会觉得安全。他们就会有我们所谓的"抗拒"，我把抗拒称为"保护自己"。如果握手不适合你，我不建议对任何人都要握手。因为我们假装不了，对你来说，如果握手是不舒服的。基于你的文化、你的原生家庭，你要用你觉得舒服的方法来和对方联结。

在萨提亚模式中，我们相信如果你不做出接触，就可能什么事都不会发生。

明确地回应你的提问。这是我的经验——如果我只是笼统地问"你们想要什么"，"你们要怎样的改变"，然后看谁先回应，对我来说，看不到任何线索。可能是家里最有权力或最痛苦，或被指定的那一个人来回答。但是，当我个别地问每个人时，他们会有更多的参与。我和每个人个别地接触，并且用他们的回应去联结他们，以及联结他们彼此。如果个别地问他们想要什么，他们就有更多的参与。

学员二　为什么要个别问他/她想要什么呢？

玛莉亚　在家庭里，每个人都是一个个体，都有自己的渴望与期待。基本上，我在问他们"你要什么"时，是在问他们冰山渴望的层次。如果我问母亲，她说："我希望我们家里有比较好的沟通。"那我下一个问题会问母亲，她想要跟谁？想要用怎样的方法？所以，我要跟随她冰山的历程走。如果她有个渴望，她就有个与她观点有关的期待。今天这个家庭，母亲用很多不同的方法说出她想要的，所以我要知道她跟"谁"要和想要"什么"。我要她有机会告诉每个人她的期待。

如果我只是问人们"你们要什么？"或是"你们要有怎样的改变？"无论谁先回答，对我来说，可能线索不够多。因为可能是由家里最爱说话或最具控制力，也可能是最害怕的那一个人回答。

问这个问题的另一个观点是：我们要他们明白，在家庭里，我们对待每位成员都是一个个体，同时我尊重他们，也想要他们有联结。进行家庭治疗时，还有一个重要、基本的原则就是给每个人一样多的时间，并且要注意到每一个人。所以，每个人都可以说出他要什么。有时候，我立刻利用他们说的话去跟每个人联结。例如，母亲说，她想对儿子要些东西。因为在这个家里有沟通上的困难，所以我立刻请她看着儿子，并且直接告诉儿子。我尽可能让他们彼此间有沟通，而不是每个人只和我个别地沟通。我会利用每个人说的一切，让彼此可以有直接对话的机会。我会告诉他们："你直接告诉他。"

如果我是对整个家庭说，只是问他们，"你们来，要什么？"我可能没有机会做到今天早上做到的那个部分。我比较喜欢自己选择要先问谁。我知道在这个家庭里，最控制的人是母亲，所以我就先问她。如果爷爷、奶奶在这边，我可能会先问老人家。

玛莉亚的教导

要给每个人相同的时间吗？

如果你的时间有限，像我在见这个家庭时，我的时间是有限的。我真的想要多注意这个女儿，我想多花点时间给她。可是母亲不停地说话，我也觉察到不要冷落了儿子，要给他一些时间，虽然我对他的演讲没什么兴趣，但是我追随自己的信念，就是给予每个人同样的时间。后来我发觉那个儿子很重要，他和妹妹的沟通，对妹妹来说很重要。所以，你永远都不知道自己会发现什么。你必须注意到每个人，因为有时候，你会发现某些东西是你没有预期到的。女儿说过，对她来说，她和哥哥的关系很重要。

让家庭成员间有互动

要留意人与人之间的互动，我尝试示范尽可能地让他们彼此间有对谈，是他们之间的互动，而不是只和我互动。这个家庭，我示范出我与母亲之间的互动。母亲一开始只跟我对谈，我要她转而对另外三个家人说话，表达她想从他们身上要什么，所以对母亲说："你直接告诉他们"。有时候，我们会安排两张椅子，要他们面对面坐着，彼此交谈。所以，整个目的是他们不只和我交谈，而是要他们之间开始有互动。

评估"自我价值"的层次

我假设来求助的人，他们"自我认同"的程度一定是低的，尤其在家庭系统的层次。如果他们可以一致性，觉得有安全感，就不会出现在你的办公室。所以，你要观察在这家庭里谁最有安全感。有趣的是，昨天我得到的感觉是，根据我的第一个印象，在开始时，一家四口谁的"自我价值"最低？谁最高？我觉得父亲比较安全一点，他讲的第一句话呈现出他蛮重视自己的。我不认为儿子的自我价值感高，因为他用这么多的头脑，就是在掩饰他的不安全感，所以他才会超理智。在你们的观察，谁的自我价值最低？是母亲自我价值最低，是的，这能清楚地察觉出。我做这项评估，其实是来自很多不同层次的观察，从他们的身体语言、谈话多少，以及谈些什么。母亲一站起来时，叙述的第一句话就在保护自己。如果我需要保护自己这么多，表示我真的不重视自己。这不是负向的,我不评论"正向"或"负向",我是说,他们前来寻求帮助,在这种情况下,她真的需要有很多的自我保护。

和女儿工作的几位医生,一定对女儿做了很好的工作,因为她还可以,她蛮安全的。根据她的历史,我本来认为她走进来时是个很没安全感的小女孩。但是我和她坐得很靠近,我可以感受到,她可以脚踏实地站着。所以,我觉得女儿很有希望。从我们听到的有关她的历史,我相信和她接触的医师们已经和她做了很好的工作。

还有,母亲来这里,她要保护自己,所以一开始就告诉我们所有人,她是错的。母亲说:"我是游泳池里那条最大的鱼,我觉得很不舒服、很难过,这都是我的错。"母亲这一段的叙述也告诉我们,她已经学了很多。

父母在原生家庭的学习

如果你没有时间问很多原生家庭的问题,就永远要记得,每一个人都是在家庭里成长,父亲、母亲坐在你面前,但是他们的后面还坐着他们的家庭。你们大概注意到我问过父亲、母亲的成长情况,在原生家庭里学到什么?

当我问父亲:"你打过她(指女儿)吗?"父亲说:"有。"我再问:"你父母打过你吗?"他说:"有。"所以我说:"喔,这是学来的。"我重组框架,我的意图是为了孩子也为了父母,"这只是我学来的,不证明我是坏人",这导致了很大的不同,这不是一个噱头。这是真的,我们重复自己以前学过的东西,而且往往不在我们的觉察里。所以,要牢记在心原生家庭的议题,每个父母的后面都有自己一整个原生家庭的学习与经验。

作　业

我给他们的作业,是他们在会谈中已经练习过的,昨天我要他们回去后对家人表达欣赏感谢,为什么我选择这个呢? 为了表达欣赏感谢,他们非得表达感受不可。他们必须练习沟通,先在这里练习。

　　如果丈夫和妻子从来没有花时间彼此相处过，我们可以给这样的"作业"，就是让这对夫妻有时出去约会，花些时间单独与对方相处；或者彼此都不交谈的话，他们的作业是每天至少花十分钟聆听彼此。

　　所以你们要创造一些适合他们的练习，是他们需要学的，而且永远是他们能力范围可及的。不要给他们做不到的作业，让他们感觉到失败。给作业的目的是让他们有成功的经验，并且觉得自己可以改变，感觉到希望。

后　记

本书能够问世，是许多家庭、治疗师和机构、译者和出版商合作的结果。

和华人家庭相遇，并和他们工作，既是我个人的荣幸，也是我很好的学习经验。华人传统的家庭文化对祖先推崇备至，极度认同，而萨提亚模式的基础正是家庭和原生家庭，我可以感觉到自己和他们的基本哲学之间存在着深刻的联结。

我能够和书中描述的每一个家庭有共鸣，并且得到他们的信任，深感荣幸。

我向那些和我们分享他们的生命、并同意让他们的故事出现在书中的家庭，献上我的谢意，并将这本书献给他们。我们期盼他们的挣扎和成功能够引起其他家庭的共鸣，为他们带来重要的学习。

维琴尼亚·萨提亚曾经与许多国家和不同文化的家庭工作，她在众多的差异中寻找普遍性。纵使每个家庭系统在实践家庭的独特任务时都有其独特之处，她却看见了相似的基本历程。因为如此，我们每个人都能在人性上与彼此联结。

我感谢带这些家庭来晤谈的治疗师们，他们持续追踪家庭和从不放弃的学习精神。

我要感谢我在中国香港、台湾和大陆地区那群很棒的学生，他们跟着我，在带领、教导小组上，投入了相当多的时间。

　　我要感谢每一位将 DVD 译成英文的伙伴，尤其是释见晔，感谢她愿意接下这本书中文版的翻译和定稿工作。谢谢台湾地区参与这些翻译工作的每一个人。

　　我也要感谢上海三联书店和编辑愿意出版这本很特别的书。

　　沈明莹，谢谢你始终如一的支持、友谊和翻译。你是我不可或缺的工作伙伴。你是我的耳朵、我的口。

　　最后，我要感谢上海同济大学心理咨询中心、上海高校心理咨询协会萨提亚模式研究与发展中心，以及增爱同路人公益专项基金，感谢他们一直以来对这项计划的赞助、筹划和支持。当然，我也要向在幕后推动这些工作坊、进而催生出这本书的每一位赞助者、义工和朋友，献上我由衷的谢意。

图书在版编目(CIP)数据

大象在屋里:萨提亚模式家庭治疗实录/玛莉亚·葛莫利著;释见晔等译.
—上海:上海三联书店,2013.
ISBN 978-7-5426-4379-7

Ⅰ.① 大… Ⅱ.①葛…②释… Ⅲ.①家庭—精神疗法

Ⅳ.①R749.055

中国版本图书馆 CIP 数据核字(2013)第 222902 号

大象在屋里——萨提亚模式家庭治疗实录

著　　者	玛莉亚·葛莫利(Maria Gomori)	
审　　阅	沈明莹　杨志贤　成　蒂　王凤蕾	
译　　者	释见晔　等	

责任编辑　钱震华
装帧设计　孙豫苏

出版发行　上海三联书店
　　　　　中国上海市威海路 755 号
印　　刷　上海新文印刷厂有限公司

版　　次　2014 年 2 月第 1 版
印　　次　2025 年 1 月第 9 次印刷
开　　本　640×960　1/16
字　　数　485 千字
印　　张　34.75
书　　号　ISBN 978-7-5426-4379-7/B·306
定　　价　78.00 元